연하장애

Dysphagia

Clinical Management in Adults and Children

군자출판사

연하장애

Dysphagia: Clinical Management in Adults and Children

첫째판 1쇄 인쇄 | 2011년 9월 10일
첫째판 1쇄 발행 | 2011년 9월 20일

지 은 이 Michael E. Groher and Michael A. Crary
옮 긴 이 대한연하재활학회
발 행 인 장주연
편집 · 표지 민영선
발 행 처 군자출판사
등 록 제 4-139호(1991. 6. 24)

본 사 (110-717) 서울특별시 종로구 인의동 112-1 동원회관 BD 6층
Tel. (02) 762-9194/5 Fax. (02) 764-0209
대구지점 Tel. (053) 428-2748 Fax. (053) 428-2749
광주지점 Tel. (062) 228-0252 Fax. (062) 228-0251
부산지점 Tel. (051) 893-8989 Fax. (051) 893-8986

This edition of ***Dysphagia*** by **Michael E. Groher and Michael A. Crary**
is published by arrangement with Elsevier Inc.

Original Edition ISBN : 978-0-323-05298-6
Translated Edition ISBN : 978-89-6278-463-3
Publication Date in Korea : 2011. 9. 20

Translated by Koonja Publishing Inc.
Printed in Korea

www.koonja.co.kr

* 파본은 교환하여 드립니다.
* 검인은 저자와의 합의로 생략합니다.

ISBN 978-89-6278-463-3

정가 27,000원

저자소개

MICHAEL E. GROHER, PHD, FASHA

Professor

Truesdail Center for Communicative Disorders

University of Redlands

Redlands, California

MICHAEL A. CRARY, PHD, FASHA

Professor, Communicative Disorders

Director, Swallowing Research Laboratory

College of Public Health and Health Professions

University of Florida

Gainesville, Florida

감사의 글

이 책, 연하장애(dysphagia)가 발간되기까지 다양한 치료적 개념들을 보완하고 재정립해 주신 연하재활 영역의 많은 선구자들과 현장의 임상가 여러분들께 감사의 말씀을 전합니다. 이 책에서 제시한 각 임상기법과 연구의 결과들은 앞으로도 계속 발전해 나갈 것이며, 우리가 치료적으로 접근하는 다양한 환자분들께 보다 나은 섭식을 위한 지속적인 지침으로 활용될 것이라 믿습니다.

이 책이 나오는데 더 없는 노고를 아끼지 않으신, Joan Arvedson, Ian Cook, Nick Diamant, Olle Ekberg, Michael Feinberg, Susan Langmore, George Larsen, Maureen Lefton-Greif, Jeri Logemann, Arthur Miller, Robert Miller, JoAnn Robbins, Reza Shaker 및 존스 홉킨스 대학병원의 복합 연하장애팀 여러분들께도 감사의 말씀을 전합니다.

또한 Jim Bosma, David Bucholtz, Martin Donner, Bronwyn Jones, Haskins Kashima, Patti Linden, Bill Ravich를 비롯한 차세대 임상연구가 분들과 노고를 아끼지 않고 본 책이 발간되는데 직접적인 도움을 주셨던 모든 분들께도 감사드립니다.

Magareta Bülow, Susan Butler, Giselle Carnaby-Mann, Julie Cichero, Ichiro Fujishima, Maggie Lee Huckabee, Paula Leslie, Rosemary Martino, Gary McCulloch, Bonnie Martin-Harris, Cathy Pelletier, David Smithard, Catriona Steele, Koji Takahashi, 이 밖에도 감사드리고 싶은 많은 분들이 있습니다.

임상연구는 매우 오랜 시간을 필요로 하는 전문영역입니다. 시간과 노력의 할애와 더불어, 이러한 노력을 통해 환자들에게 좋은 예후를 가져오는 진심어린 치료가 절실합니다. 임상연구에 위험이나 결점이 아예 없을 수는 없을 것입니다. 그럼에도 다양한 임상연구는 이어져 나가야 하며, 환자의 치료를 위한 과학적 근거를 위해 노력해야 할 것입니다. 끝으로 세대를 거쳐간 위인들의 말을 빌어 이러한 임상연구의 어려움과 책임감에 대한 노고를 기억하고자 합니다. 이 말의 뜻이 제 의도대로 여러분들께 전달되지 못한다하더라도, 본 저자의 부족함을 핑계삼아 양해부탁드립니다.

마하트마 간디(Mahatma Gandhi)

사람들은 당신을 무시할 것이다. 그리고 당신을 비웃을 것이다. 그리고 또 그들은 당신에게 싸움을 걸어올 것이다. 하지만 당신은 결국 승리할 것이다.

프랭클린 루즈벨트(Franklin D. Roosevelt)

새로운 방식을 시도해 보라. 그 방식이 먹혀들지 않는다해도 언제나 또 다른 방법은 존재한다.

모든 분들의 행복을 빌며,
M. G. & M. C.

저자서문

이 교재는 연하장애 증상을 보이는 유아, 아동 및 성인의 치료에 대한 치료적 기초와 기법들의 이해를 습득하고자 하는 임상가들을 위한 책입니다. 이 책은 다양한 연구의 결과를 바탕으로 연하장애를 보이는 사람들을 위한 진단과 치료의 과정을 제공합니다. 본 교재의 포괄적인 내용은 진단과 치료의 세부사항을 필요로 하는 초보임상가의 시선을 넘어 숙련된 임상가들에게도 유용할 수 있도록 다양한 영역의 접근이 포함됩니다. 본 교재는 기초에서 전문 수준에 이르는 넓은 범위의 연하장애 관리지침을 제공하여 임상가 및 교육자들에게 큰 도움이 될 수 있을 것이라 생각됩니다.

새롭게 대두되는 진단 및 연하장애 증상에 관한 다양한 임상사례, 각 사례에 필요한 논리적 사고 및 문제해결 능력을 향상시키는 현장기반의 많은 예시들은 임상가와 학생들에게 객관적인 평가를 가능하게 하고 치료적 방향성을 수립하는데 도움을 줄 수 있을 것입니다. 이 밖에, 수많은 환자들의 치료 경험을 바탕으로 얻어진 Practice Note의 제시를 통해 저자의 치료적 숙달과 통찰력을 담아내고자 노력하였습니다.

연하장애의 관리에는 최선의 접근 방법이 있을 뿐 정답은 없을 것입니다. 이를 위해, 우리는 치료에 필요한 다양한 선택사항들을 고려하는데 중점을 두었으며, 이러한 선택사항의 위험과 이점에 대해서는 어느 한쪽에 치우치게 저울질하지 않으려고 노력하였습니다. 또한 과도한 임상치료의 규정은 환자의 증상에 대한 깊이 있는 사고 및 유연한 치료적 변형을 저해할 수 있기 때문입니다.

궁극적으로, 본 교재는 연하장애를 보이는 사람들에 대한 문제점과 어떻게 전문가들이 이러한 문제점을 개선시킬 수 있는지에 대해 초점을 두고 있습니다. 연하장애는 의학적이고 신체적인 문제뿐만 아니라 때로는 비의학적 즉, 정신적 장애로도 나타날 수 있습니다. 본 교재는 이러한 연하장애가 증상의 발현 뿐 아니라 결과적 관점에서도 의학적 및 정신적으로 중요한 문제를 초래할 수 있다는 가능성도 염두에 두고 있습니다. 흡인성 폐렴, 영양부족, 탈수와 같은 이차합병증 및 동반질환, 정신혼란, 사망과 같은 또 다른 합병증도 연하장애로 인해 유발될 수 있으므로, 연하장애전문가는 일반적인 의료상식 수준을 넘어서는 높은 의료적 지식을 필요로 합니다. 이를 위해 본 교재의 각 장에서는 독자가 다양한 연하장애의 상황에서 중요한 의료적 개념을 익히고 이해할 수 있게 설명하고 있지만, 보다 진보된 개념들은 본 교재 이외의 보다 세밀한 정보를 담고 있는 다른 교재가 필요할 수도 있을 것입니다.

자기가 좋아하는 음식을 더 이상 안전하게 섭취할 수 없거나, 공공장소에서 정상적으로 음식을 먹을 수 없게 된다면, 우울증이나 불안 및 사회적 퇴보 등의 이차적 문제를 초래하여 개인의 삶의 질을 저하시키게 됩니다. 이렇듯 우리의 일상은 식사를 중심으로 영위되는 경우가 많습니다. 연하장애로 인해 이러한 보편적인 일상생활활동을 중단하게 되는 것은 궁극적으로 개인에게 커다란 충격으로 인식될 수 있습니다. 따라서 연하장애의 치료는 단순히 생리적인 기능의 회복을 넘어 궁극적으로 삶의 질과 사회심리적 안정을 확보해주는 수단이 될 것입니다.

미국의 경우 지난 삼십년 동안 연하재활이 오직 언어병리학자들의 영역이었으나, 이제는 작업치료사를 비롯한 많은 의료전문가들이 연하장애 환자를 위한 다각적인 방법을 통해 접근하고 있습니다. 이러한 노력을 통해 연하장애 환자들의 병리, 진단, 치료에 관한 객관화되고 세밀한 지식들이 축적되고 있으며, 지속적으로 많은 연구들이 이어지고 있습니다.

마지막으로 본 교재를 통해 임상가들이 연하장애를 지닌 사람들의 삶을 개선하기 위해 과학적 방법에 근거하여 다각적으로 모색하고, 임상의와 연구자들에게는 계속해서 연하장애에 대한 관심을 기울여 질 높은 탐구를 지속하기 위한 기초자료로 활용되기를 바라는 바입니다.

역자소개(가나다 순)

감수위원

장기연	우송대학교	최지현	서울대학교병원

편집위원

김지연	우송대학교	이수정	강북삼성병원
오종치	동국대학교 일산병원	차태현	경운대학교
우희순	우송대학교		

역자진

김두규	강북삼성병원	신원호	삼성서울병원
김미현	분당서울대병원	신진용	서울대학교병원
김선영	국립암센터	양효준	부천성모병원
김세연	용인생생병원	우혜영	강원도재활병원
김세연	우석대학교	원성윤	연세대학교 치과대학
김지윤	부산대병원	윤인진	서울아산병원
남경완	분당서울대병원	이의연	원주기독병원
남철우	보바스병원	이혜정	캐나다 유학중
류성운	서울재활병원	임선진	동인천길병원
문성희	고대안산병원	최보운	동국대학교 일산병원
문정인	부산대병원	최성창	강남세브란스병원
박상균	분당제생병원	한대성	상지영서대학
서상민	서울시립어린이병원	홍익표	University of Pittsburgh
손지은	건국대학교병원	홍호진	동국대학교 일산병원
송원일	삼성서울병원	황명옥	분당제생병원
신수정	원주기독병원		

역자서문

개별적인 질환이 아닌 증상으로서의 연하장애는 음식물이 입안으로 들어가 위장에 이르는 과정 중에 해부생리학적, 구조적, 인지적, 심리적 문제로 발생하는 정상식이를 방해하는 모든 증상들을 말합니다. 뇌졸중, 치매, 파킨슨병 등 증가하고 있는 노인성 신경계 질환 뿐만 아니라, 구강 및 인후두부의 구조적인 문제와 각종 암, 그 외의 다양한 질환들로 인해 연하장애는 유발되며 사회적, 경제적, 심리적으로 많은 어려움을 불러일으키고 있습니다.

첨단의료기술이 고도로 발달한 현 시점에도 우리는 여전히 많은 질병 앞에 노출되어 있으며, 증상들로부터 회복되고 질병으로부터 조금이라도 자유로워지기 위해 여러 분야의 전문가들이 함께 중지를 모아 노력할 뿐입니다. 연하장애 역시, 유발질환이 다양한 만큼 그 치료적 접근에 있어서 의사, 작업치료사, 언어치료사, 영양사, 간호사, 발달전문가, 호흡전문가 등의 진정한 팀 접근을 필요로 하며, 접근영역에 있어서도 재활의학과, 신경과, 신경외과, 이비인후과, 소화기내과, 방사선과 등 관련 분야의 통합적 접근을 필요로 합니다.

국내의 경우 연하장애 재활의 과학적 접근은 1990년대 후반에 이르러 체계화된 평가와 다양한 치료적 기법들을 기반으로 활성화되기 시작하였습니다. 이후 관련 수가의 개발 및 작업치료사를 비롯한 연하장애전문가들의 수적인 증가에 힘입어 10여년이라는 짧은 기간 안에 연하재활은 전문재활의 한 영역으로 확고히 자리 잡아가고 있습니다.

현재 작업치료사들은 임상에서 연하장애 환자의 임상적인 평가와 실제적인 치료를 맡고 있습니다. 연하장애의 치료는 단순한 기술과 몸으로 체득한 노하우가 아닌, 전문적인 지식을 바탕으로 과학적인 원리 이해에 근거한 고도로 전문화된 치료법이라 할 수 있습니다. 누구나 치료를 할 수 있지만, 누구나 잘 치료할 수 있는 것은 아닐 것입니다. 진단 및 평가법의 정량화와 객관화에 따른 과학적 치료기법의 적용과 각각의 증상에 맞는 이론적 근거에 입각한 치료법의 선택이 더욱 중요해지고 있으며, 이를 위해 관습적인 치료법의 선택이 아닌 환자의 상태를 기반으로 한 연구자적인 접근이 치료사에게 요구되고 있는 것이 현 시점입니다.

이에 대한연하재활학회에서는 양질의 연하재활 관련 해외 도서들을 번역하고, 국내 실정을 반영 및 감수하여, 국내의 연하재활전문가들이 실제 치료에 임하는데 있어 근거에 입각한 과학적 치료의 과정을 밟도록 돕고 있습니다. 본 교재는 임상치료사들이 환자를 평가하고 치료계획을 수립하는 과정 중의 모든 답을 담고 있지는 않지만, 과학적 치료 기법 적용을 위한 기초적 지식 및 다양한 고려점을 실제증례에 입각하여 판단하고 적용할 수 있도록 도울 것입니다. 또한 연하재활에 임하는 많은 치료사들의 실제적 지식들이 쌓이고 쌓여, 머지않은 미래에 국내에서도 양질의 저술서들이 다양하게 발간되기를 기대합니다.

끝으로 본 교재가 출간되기까지 꼼꼼한 번역에 힘써주신 전국의 임상가분들과 감수를 맡아주신 각 대학 및 병원의 교수님들께 감사를 드리며, 몇 번의 우여곡절 과정에서도 끊기있게 본 학회에 믿음을 보여주신 군자출판사 장주연대표님과 임직원에게 다시 한 번 감사의 인사를 전합니다.

2011년 9월
대한연하재활학회 도서편집위원회

목차

PART I

기본 이론

Foundations

01 연하장애의 개요

개요

목표

1 연하장애를 정의하고, 증상을 알아본다.
2 연하장애의 원인을 토의한다.
3 연하장애의 의학적/사회적 결과를 토의한다.
4 연하장애의 전반적인 임상적 접근을 제공한다.
5 연하재활팀의 역할을 토의한다.
6 연하장애 환자의 질환별 특성과 접근법에 대해 토의한다.

연하장애의 정의

'dysphagia' 라는 용어는 '삼키다' 혹은 '에워싸다' 의 의미를 가진 그리스 어원의 'phagein' 에서 유래된 용어이다. 여기에 'phagein' 이란 용어 앞에 삼킴의 어려움 혹은 장애의 뜻을 가진 접두사 'dys' 를 결합시켰다.

Taber's Cyclopedic Medical Dictionary는 연하장애의 5가지의 아래 항목을 다음과 같이 정의하고 있다.

1. 협착성 연하장애(constricta): 인두(pharynx) 또는 식도(esophagus)의 좁아짐
2. 기형성 연하장애(lusoria): 오른쪽 빗장밑동맥(right subclavian artery, 우쇄골하동맥)에 의한 식도의 압박(esophageal)
3. 구인두성 연하장애(oropharyngeal): 음식덩이를 입에서 식도로 이동시키는 추진(propulsion)의 어려움
4. 마비성 연하장애(paralytica): 입, 인두 및 식도 근육의 마비(paralysis)
5. 경련성 연하장애(spastica): 인두와 식도의 연축(spasm)으로 인한 연하장애

임상적 경험에서 보면 위 항목 중 구인두성(orophary-ngeal)의 연하장애가 가장 빈번하게 발견된다. 정상적인 삼킴은 구강

기(oral), 인두기(pharyngeal), 식도기(esophageal)의 3단계로 구분할 수 있다. 연하장애(swallowing disorder)는 이 단계 중의 어느 부분에서라도 문제가 발생하는 것을 말하는데, 의학적 진단이라기보다는 다양한 질병에 동반된 증상으로 나타나며 대부분 임상적 특징으로 묘사 되어진다. 식사 중 또는 식사 후에 발생하는 기침(coughing), 목 메임 증상(choking), 음식이 들러붙는 느낌(food sticking), 역류(regurgitation), 연하통(odynophagia), 침 흘림(drooling), 원인을 알 수 없는 체중감소, 영양 결핍 같은 증상들이 모두 연하장애와 관련된다. 연하장애는 삼킴의 경로상에서 발생하는 구체적인 문제로 인한 것이 아닌 잠재된 질병으로 인한 경우가 많기 때문에 다양한 진단과 관계될 수 있다. 연하장애를 유발하는 다양한 진단들은 Box 1-1에 요약되어 있다.

연하장애를 유발시키는 다양한 질환들에 대한 보다 심도 깊은 토의는 7장에서 이루어진다.

연하장애의 사전적인 정의는 삼킴에 필요한 근육들의 생리적인 변화를 내포하고 있다. 연하장애로 인한 생리적 변화는 흔히 두 가지 유형으로 나타난다. 첫째, 음식덩이(bolus)가 입에서 위까지 이르는데 있어서의 시간 지연과, 둘째, 잘못된 방향으로의 추진(misdirection)이다. 잘못된 방향으로의 추진이란 삼킴 동안 음식덩이가 입, 인두, 식도를 거쳐 위에 도착하지 못하고 기도의 상부 및 폐로 들어가는 것을 말한다. 이로 인한 연하장애는 임상적 혹은 도구적 검사를 통해 간단히 확인할 수 있다.

삼킴 기전의 생리적 비정상을 보이는 모든 환자들이 음식덩를 삼키는데 있어서의 시간 지연이나 잘못된 방향으로의 추진을 보이는 것은 아니다. 임상가들은 대상자를 연하장애로 분류하기 이전에 삼킴 관련 근육의 생리적 변화의 원인을 고려할 필요가 있다. 예를 들어, 노인들의 삼킴 근육의 생리학적 변화는 혀 근육의 약화, 식도의 운동성의 감소 등으로 나타나며, 이 역시 음식물을 위까지 전달하는데 지연을 발생시킨다. 이처럼 자연적인 변화가 아닌 단시간 내에 지각할 수 있을 정도의 식이 양상의 변화 및 영양결핍(undernutrition), 폐렴(pneumonia) 등과 같은 의학적 합병증과 관련이 있을 경우에만 연하장애로 정의내릴 수 있다. 삼킴은 짧은 시간에 일어나

Practice Note 1-1

식료품 생산 회사의 상담가 역할을 하던 나는, 회사 측에 연하장애 증상을 가진 사람들이 흡인의 위험을 줄이는 특수한 식품 생산을 요구하는 비율에 대한 자료를 요청하였다. 받은 자료를 통해 연하장애 환자들을 대상으로 하는 잠재된 고객들이 있음을 알 수 있었다. 이를 상품화하기 위해 정부에 연하장애의 발병률에 대한 자료를 요청하였는데, 약 2주 후 15페이지 분량의 자료가 담긴 우편물을 받을 수 있었다. 첫 페이지를 살펴보던 나는 그 문서의 시작이 dysphagia(연하장애)가 아닌 dysphasia(실어증)로 시작된다는 것을 발견했다. 그들은 내가 요구한 자료와는 전혀 다른 자료를 보내 준 것이다. 연하장애의 영문명은 dysphagia이다. 하지만 실어증을 의미하는 dysphasia와 혼동하는 경우가 많다. 심지어 dysphasia라고 인터넷에 검색해보면 무수한 연하장애 관련 자료를 획득할 수 있다. 그만큼 혼동하는 사람들이 많다.

Box 1-1 삼킴 장애를 유발할 수 있는 질환 및 진단

신경학적 진단
- 뇌졸중(stroke)
- 외상성 뇌손상(traumatic brain injury)
- 치매(dementia)
- 운동신경원질환(motor neuron disease)
- 중증근무력증(myasthenia gravis)
- 뇌성마비(cerebral palsy)
- 길랑-바레증후군(Guillain-Barre syndrome)
- 급성 회백수염(poliomyelitis)
- 감염 장애(infection disorder)
- 근육병증(myopathy)
- 진행성 질환(progress disease)
  - 파킨슨병(Parkinsonism)
  - 헌팅턴병(Huntington's disease)
  - 진행성 핵상 마비증(progressive supranuclear palsy)
  - 윌슨병(Wilson's disease)
- 노화로 인한 변화(age-related change)

결합조직/류마토이드 장애
- 다발성피부근염(polydermatomyositis)
- 진행성 전신경피증(progressive systemic sclerosis)
- 쇠그렌증후군(Sjögren's syndrome)
- 피부경화증(scleroderma)
- 중복증후군(overlap syndrome)

구조적 진단
- 특정 종양과 관련된 질병(any tumor involving the alimentary)

중재과정이 원인이 되는 진단
- 방사선치료(radiation therapy)
- 화학요법(chemotherapy)
- 기관내삽입 또는 기관절제술(intubation or tracheostomy)
- 수술후 경추융합술(postsurgical cervical spine fusion)
- 관상동맥 우회 접목술
  (postsurgical coronary artery bypass grafting)
- 약 복용과 관련(medication-related)

그 밖의 관련된 진단들
- 심각한 호흡문제(severe respiratory compromise)
- 정신적 장애상태(psychogenic condition)

CLINICAL CORNER 1-1

A씨는 좌측 뇌의 출혈로 인해 뇌졸중 진단을 받고 입원하였다. 급성기에 A씨는 탈수를 방지하기 위해 비위관(nasogastric feeding tube)을 삽입하였다. 이후 전신의 기능이 어느 정도 회복됨에 따라 비위관을 제거하고 구강 식이를 시작하게 되었다. 하지만 구강으로 음식물을 섭취하게 되자 지속적인 목 메임 증상이 나타났다. 의료진은 임상적 평가를 통해 A씨의 혀 움직임과 후두 상승(laryngeal elevation) 근육의 약화를 발견했다. 또한 비디오투시검사를 통해 음식물 섭취시 흡인이 일어나고 있음을 판별해 냈다. A씨는 뇌졸중의 합병증으로 연하장애가 발생한 것이다.

논리적 사고

1. A씨에게 계속하여 구강 식이를 추천할 수 있는가?
2. 비위관을 추천한다면 그 이유는 무엇인가?

는 역동적인 과정이기 때문에, 연하장애의 증상과 징후들을 명확하게 판별하기 어려울 때가 많다. 하지만 외형적으로 보이는 증상을 판별하기 어렵다고 해서 연하장애의 위험이 없는 것은 아니다.

또한 삼킴에 관여하는 근육계가 정상이라고 해도 환자가 충분히 근육들을 사용할 수 있을 만큼 명료한 의식 수준을 지니고 있지 않거나, 의학적 상태가 안정되지 않았을 경우에도 삼킴의 문제가 발생한다. 이러한 경우 무리한 삼킴의 시도는 다양한 합병증을 유발할 수 있으며, 이러한 환자 역시 연하장애의 위험군으로 분류할 수 있다. 그러므로 '연하장애는 삼킴 근육 및 삼킴 기전의 비정상적 활동에 의한다' 라고 정의할 수 있다. 또한 삼킴의 실패에 의한 2차적인 이유로 발생할 수도 있으며, 삼킴 기전과 관계없이 부가적인 요소들로 인한 정상적 삼킴의 실패 가능성까지도 그 범주에 포함할 수 있다. 이러한 이유들을 고려했을 때 Tanner에 의한 정의가 보다 연하장애의 정의로 합당할 수 있다. "연하장애란 감정적, 인지적, 감각적 운동적 손상을 원인으로 입에서 위로 음식덩이를 전달하는 경로상의 문제와 더불어, 목 메임(choking), 흡인(aspiration), 탈수(hydration), 영양 결핍 등의 결과를 초래하는 것을 말한다."

연하장애(swallowing disorder)는 섭식장애(feeding disorder)와 구분된다. 섭식장애는 영양 시스템의 문제가 아닌 음식물을 입으로 가져가는데 발생할 수 있는 문제들에 초점을 맞춘다. 섭식장애는 주로 음식물을 떠서 입으로 가져갈 때 발생하는 손 및 상지의 근력과 협응력 등의 문제를 지칭하는 용어로 쓰인다. 하지만 영국과 미국의 경우 유아나 아동에 국한하여 섭식장애와 연하장애를 같은 의미로 사용하기도 한다. 신경학적 손상을 입은 사람들의 경우 섭식장애와 연하장애가 동반되어 나타날 수 있다.

CLINICAL CORNER 1-2

B씨는 머리와 목, 상체에 심각한 화상을 입어 화상 전문병원에 입원하였다. 음식물 섭취와 관련하여 B씨는 침을 삼키기도 어렵다고 호소해 삼킴 평가를 실시하였다. 평가를 통해 B씨의 삼킴 관련 근육들에는 이상이 없고 흡인의 위험도 없다는 것을 알아내었다. 문제는 그의 안정화되지 않은 정신 상태였는데 30초 이상 각성 상태를 유지하지 못했다. B씨는 기능적인 문제가 아닌 저하된 각성 수준 때문에 연하장애의 위험성이 있다고 판단되어 구강 식이를 금지하였다.

논리적 사고

1. 저하된 각성 상태가 연하장애와 연관될 수 있는가?
2. B씨의 연하장애를 개선시키기 위한 치료 전략은 무엇인가?

CLINICAL CORNER 1-3

C씨는 스스로 급성 정신분열 증상을 보인다고 하였다. C씨는 식사할 때 지나치게 오랜 시간을 필요로 하고 간간히 목 메임 증상이 관찰되었다. 그의 연하장애 증상을 평가한 작업치료사는 구인두 삼킴 근육계가 모두 정상이라고 판단하였다. 문제는 C씨가 음식을 너무 크게 베어 물고 급하게 먹으려 한다는 것이었다. 또한 먹는 동안 지나치게 많은 이야기를 하며, 목 메임 증상도 말하는 도중에 일어난다는 것을 발견했다.

논리적 사고

1. C씨의 연하장애를 유발하는 행동적 유형은 무엇인가?
2. 음식물을 씹으며 말을 하면 목 메임 증상이 나타날 수 있는 이유는 무엇인가?

연하장애는 또한 거식증(anorexia)과 신경성 과식증(bulimia nervosa) 같은 식이장애(eating disorder)와 구분되어야 한다. 연하장애와 마찬가지로 과식증 및 거식증 환자들은 식욕부진이나 음식물 선택의 어려움을 겪긴 하지만, 과식증 및 거식증에서는 음식덩이의 형성이나 삼킴 자체의 문제들이 관찰되지는 않는다.

발병률과 유병률

장애의 발병률이란 일정한 시간에 일정한 인구집단에서 새롭게 발생한 일정 증상의 비율을 의미하며, 유병률이란 일정한 시점을 기준으로 현재 존재하는 증상자의 총 숫자를 의미한다. 장애의 발병률은 인구 비례 및 지역과 집단 특수성에 따라 달라질 수 있으므로 발병률과 유병률 역시 정확하게 측정하기란 불가능하다. 이는 연하장애의 정의가 광범위하고, 급성기, 재활기, 만성기(acute, rehabilitation, chronic)의 구분이 명확하지 않으며, 연하장애를 진단내리는 측정도구 역시 다양하기 때문이다. 예를 들어, 연하장애의 유무를 평가하기 위한 방법으로 비디오투시검사(videofluoroscopy) 같은 검사 도구를 사용할 때와 임상선별검사를 활용할 때의 증상 출현률은 달라질 수 밖에 없다. 하지만 장애의 유병률을 정확히 파악하는 것은 장애의 발생 여부를 파악하는데 도움을 줄 수 있고, 증상 발현 시 활용할 자원들에 대한 계획을 세우는데 있어 중요하다. 예를 들어, 어떤 특이 증상에 대한 발병률이 인구의 1% 이하라는 것이 알려졌다고 하면, 연구자는 향후 기대되는 발생률이 적기 때문에 그 증상에 대해 할애하는 시간을 줄일 수 있을 것이다. 그러나 만약, 특별한 증상이 어떤 인구 집단에서 50% 이상의 수치로 발현한다면, 연구자는 이 증상과 관련된 문제들을 해결하기 위해 보다 많은 시간을 투자하게 될 것이다.

그러므로 만약 본 문헌에서 급성기 뇌졸중 환자의 50%에서 연하장애가 발현하며, 그 중 20%가 무증상 흡입(silent aspiration)을 가지고 있다고 한다면 이 책을 읽는 독자들은 급성기 뇌졸중 환자의 절반은 연하장애를 가지고 있으며, 또 그들 중 절반은 무증상 흡입의 위험을 갖고 있다고 생각할 것이다. 더욱이 급성기 뇌졸중 환자의 37%가 흡인성 폐렴을 겪게 된다.

환경에 따른 유병률

연하장애의 유병률에 대한 추정치는 연령 집단(노인, 신생아), 진단명,, 거주 환경에 따라 다양하게 나타난다. 예를 들어 재활을 위한 기관에 머물고 있는 환자는 사설요양원에 있는 환자만큼 새로운 의학적 문제들이나 연하장애 증상이 발현되지는 않을 것이다. 역으로 조산아들은 다양한 질환의 합병증으로 인해 연하장애 증상을 보이는 많은 의학적 문제들을 보일지 모른다. 병원의 특성도 유병률을 변화시킬 수 있는데 일반 병원의 급성기 환자군과 뇌졸중을 전문으로 하는 병원의 급성기 환자들을 대상으로 한 연하장애의 출현률은 달라질 수 밖에 없다.

지역사회

지역사회(community)에 거주하는 노인들의 연하장애 유병률은 어림잡아 16~22%에 이른다. 한 연구에서 지역사회 노인들을 대상으로 한 추적조사(14~30년간) 결과 이들의 70%에서 연하장애와 동반된 병적 상태를 보고하였다.

급성기 및 만성기 노인 보호시설

싱가폴의 한 급성기 노인센터에서 211명의 환자들을 대상으로 진행한 연구에 따르면 연하장애 증상의 유병률이 입원 환자에서 29%, 퇴원 환자에서 28%를 보였다. 미국 메릴랜드에 위치한 만성기 환자들을 위한 요양병원의 경우에는 무려 60%의 환자들이 삼킴과 섭식에 관련한 문제들을 보인다고 보고하였다. 또 다른 연구는 일반 가정에 거주하는 노인 인구 중 87%에서 삼킴과 섭식의 문제가 결합될 경우 불충분한 영양 및 구강 섭취의 위험에 놓이게 된다고 보고하였다. 구인두 연하장애(oropharyngeal dysphagia)를 보이는 요양원 입원 환자들의 사망률은 1년에 45%를 나타낸다.

급성기 종합병원

Layne 등이 개발한 연하장애 평가도구인 Fleming Index of Dysphagia는 종합병원에 입원한 환자들의 1/3에서 연하장애 증상을 가지고 있음을 선별해냈다. 이러한 수치는 Grohoer와 Bukatman에 의해 비슷한 환경에서 조사된 13% 유병률 보다 거의 18%나 더 높은 수치이다. 이 유병률의 차이는 Layne 등의 연구에서는 탈수 증상도 연하장애로 분류되어 유병률을 높인 반면, Grohoer와 Bukatman의 연구에서는 이를 연하장애로 분류하지 않았기 때문이다.

급성기 재활병동

급성기 재활병동에 계속적으로 입원 중인 307명의 환자 중 1/3에서 연하장애 증상을 보이는 것으로 보고되었다. 연하장애 증상을 보이는 환자들 중 절반은 뇌졸중이 원인이었고, 20%가 외상성 뇌손상, 7%가 척수 손상과 뇌종양으로 인한 것이었으며, 5%가 진행성 신경질환이 원인이었다. 입원 환자 중 연하장애가 가장 심한 환자군은 뇌졸중 후 외상성 뇌손상을 입은 환자였으며, 가장 경증의 연하장애를 보이는 환자들은 뇌종양이었다.

특수 인구 집단

중추신경계와 말초 신경계에 영향을 미치는 질병 및 암과 같은 소화관의 구조에 영향을 미치는 몇몇 질병들은 연하장애와 밀접한 관계를 갖는다. 미국의 경우 어림잡아 매년 30~60만명의 사람들이 신경학적 장애(대부분 뇌졸중으로 인한)에서 오는 연하장애를 경험한다. 대부분의 연구에서 연하장애는 뇌졸중 후의 흔한 증상 중 하나이다.

뇌졸중(stroke). 뇌졸중 후에 보고되는 연하장애의 유병률은 뇌졸중 발병 이후의 경과 기간에 따라 많은 차이를 보인다. 발병한지 5일도 지나지 않은 급성기 뇌졸중 환자의 연하장애 유병률은 50% 이상이다. 반면에 뇌졸중 후 2주가 지난 환자는 오직 10~28%에서 연하장애가 탐지된다. 이를 검증하기 위하여 Smithard 등은 121명의 급성기 뇌졸중 환자를 6달 동안 임상선별 검사와 비디오 투시 검사를 실시하여 유병률의 변화를 추적관찰 하였다. 이 6개월간 별도의 연하장애 재활치료는 실시되지 않았다. 실험 결과 뇌졸중 직후 51%에서 흡인의 위험을 보인 환자들은 7일 후에는 오직 27%만이 흡인의 위험을 나타냈다. 또한 6개월 후에는 이 중 3%에서만 연하장애 증상을 나타냈으며, 3%의 환자군에서는 뇌졸중 직후에는 연하장애의 위험이 발견되지 않다가 6개월 후에 오히려 흡인의 증상이 발현되었다. 이러한 결과를 통해 급성기에 연하장애 증상의 이른 파악과 이에 대한 중재가 연하장애의 합병증을 예방하는 중요한 방법으로 고려될 수 있으며, 상당한 숫자의 환자들은 연하장애의 특별한 치료 없이 흡인의 위험에 노출되지 않게 하는 적절한 관리 만으로도 기능적 향상을 보일 수 있음을 알 수 있다. 급성기 환자들의 연하장애 유병률에 대한 다른 연구들을 보면 Gordon 등에 의해 입원환자의 연하장애 유병률이 Smitard 등과 유사한 수치(43~51%)로 조사되었다. Mann 등은 발병 후 6달이 지난 환자의 유병률을 다른 연구들과 달리 3~9%의 보다 높은 수치로 보고하였다. Daniels 등은 급성기 뇌졸중 환자의 55명 중 36명의(65%) 환자에게서 연하장애가 발견되었다고 보고하였으며 연하장애 증상을 보이는 36명 중 절반 이상에서 흡인이 관찰되었다고 하였다. 추적조사 결과 이들 환자 중 94%는 구강섭취가 가능하게 회복되었으며, 초기의 무증상 흡인(silent aspiration)의 존재 여부는 성공적인 구강 섭취와는 밀접한 관계가 없는 것으로 나타났다.

머리/목 암(head/neck cancer). 머리/목 암의 경우 빈번하게 연하장애를 유발하는 질환이라고 알려져 있음에도 불구하고, 지금까지 이들 환자의 치료 전후 연하장애에 대한 유병률이나 발병률에 대한 연구가 거의 없었다. 머리/목 암 환자의 연하장애는 암종으로 인한 조직의 제거와 그에 따른 감각과 운동성 손실, 뒤따르는 방사선 치료(radiational therapy)와 화학 요법(chemotherapy)에 기인하는 경우가 많다. Pauloski 등의 연구에서 치료를 받기 전 머리/목 암 환자들의 59%에서 연하장애의 증상이 나타난다고 보고하였다. 종합병원에서 성문위 후두절제술(supraglottic laryngectomy)과 방사선 치료 혹은 방사선 치료와 화학 요법을 받은 환자는 대략 33%에서 2년여에 걸쳐 여러 형태의 삼킴과 관련된 문제들을 갖는 경우가 많다. 성문위 후두절제술을 받은 46명의 환자들 중 60%는 퇴원한 후까지도 연하장애 증상이 지속된다. 이 결과는 인두의 종양절제술을 및 혀 기저부에 위치한 종양을 절제한 환자들의 경우 더 많은 수에서 연하장애 증상을 보일 것이라 추측할 수 있다.

뇌손상(head injury). 연하장애는 심각한 뇌손상 이후에 흔하게 나타나는 증상이다. 연하장애의 발병률은 급성기 뇌손상 환자 대상의 병원에서 4.5%(199명 중 9명)의 수치를 보였고, 비슷한 환경의 다른 연구에서는 78%(40명 중 40명)의 수치를 나타냈다. 이 두 보고서의 커다란 발병률 차이는 손상의 심각성의 차이와 연하장애를 정의내리고 선별하는 방법의 차이에서 기인한다. 뇌손상의 경우 급성기에는 매우 높은 빈도로 연하장애 증상이 발현되지만 급성기를 지나며 급격하게 감소한다. 이로인해 뇌손상 환자를 대상으로한 발병률 조사는 급성기 이후 재활 환경에 노출된 환자들을 대상으로 한 자료가 가장 의의가 있다: 이러한 환경에서 조사된 발병률의 범위는 27~42%(524명 중 218명)였다. 뇌손상의 급성기와 만성기 환자군이 혼합된 집단을 대상으로한 Lazarus와 Logemann의 연구는 비디오 투시 검사를 통해 환자의 대략 절반 정도에서 연하장애 증상이 발견된다고 보고하였다. Weinstein은 뇌손상을 입고 재활 환경에 노출된 환자들 중 27%에서 연하장애를 보이고 있었으며, 5개월의 재활 과정 이후에는 오직 6%만이 연하장애의 문제를 보인다고 하였다. Yorkston 등은 외래로 재활치료를 받고 있는 62명의 뇌손상 환자 중에 13%만이 연하장애 증상을 보인다고 보고하였다. 일반적으로 더 심한 뇌손상일수록 연하장애의 더 높은 발병률을 보이는데, 초기에 혼수상태를 경험하고 음식을 스스로 먹을 수 없는 환자들은 장기간의 삽관(prolong intubation)과 더불어 신경학적인 수술을 요할 수 있다. 이러한 중증의 환자 및 정신 상태가 안정화되지 않은 환자들의 경우 구강으로의 모든 음식 섭취를 금한다. 그러나 일단 환자들이 재활 환경으로 들어올 만큼 안정화되면 구강 섭취의 회복율은 아주 좋은 편이다.

진행성 신경학적 질환(progressive neurologic disease). 진행성 신경학적 질환 역시 연하장애 증상의 흔한 원인이 되는데, 이에는 파킨슨병(Parkinson' s disease), 근위축성측삭경화증(amyotrophic lateral sclerosis, 루게릭병), 다발성경화증(multiple sclerosis), 중증근무력증(myasthenia gravis), 전신 류마티스성 질환(systemic rheumatic origin), 피부근염(dermatomyositis), 다발성근염(polimyositis), 류마티스 관절염(rheumatoid arthritis), 피부경화증(scleroderma), 쇠그렌증후군(Sjögren's syndrome) 등이 있다. 이러한 진행성 질환들의 경과에 있어 연하장애 증상이 항상 발생하는 것은 아니다. 예를 들어, 몇몇 환자들에게서는 질환명에 관계없이 첫 증상으로 연하장애가 보고되는 반면에, 어떤 사람들에게서는 질환의 말기까지 연하장애 증상이 발생하지 않는다. 하지만 일반적으로 질병이 중증 단계를 넘어서면 연하장애 증상이 발현되는 경우가 많다. 연하장애의 합병증은 특히 폐 기능에 영향을 많이 미치고 폐렴으로 이어져 결국 죽음에 이르는 경우가 많다.

파킨슨병(Parkinson's disease). 파킨슨병의 2차적인 결과로 연하장애가 빈번하게 발생하기는 하지만 연하장애의 발병률에 대한 통계는 연구에 따라 다양하다. 그러나 대부분의 연구에서 동의하는 부분은 적어도 파킨슨병의 50%에서 연하장애 증상이 발생한다는 것이다. Leopold와 Kagel은 증상의 정도가 다양한 72명의 파킨슨병 환자 중 82%가 삼킴에 어려움을 겪고 있다고 보고하였다. 이 수치는 심각한 치매 환자보다도 더 높게 보고된 수치이다.

근위축성측삭경화증(amyotropic lateral sclerosis). 근위축성측삭경화증이 연수에 위치한 근육들(bulbar musculature)을 침범했을 때 연하장애는 심각한 초기 증상으로 나타난다. 근위축성측삭경화증 진단을 받은 초기 환자들을 대상으로한 연구에서 25~30%의 환자들이 연수 쪽의 문제를 보고하였다. 이는 근위축성측삭경화증 진단을 받은 환자 중 적어도 1/3에서 초기부터 삼킴의 어려움을 보일 수 있다는 것을 말한다. 연수는 삼킴의 핵심적 역할을 하는 중추이며, 이 부위를 침범한 질환일 경우 초기 뿐만 아니라 질환의 진행에 따라 심각한 연하장애 증후들을 동반하게 된다.

다발성 경화증(multiple sclerosis). Hartelius와 Svensson은 다발성 경화증으로 진단받은 환자들 중 33% 이상에서 씹거나 삼키는 능력에 문제를 보인다고 보고하였다. 외래로 내원하는 환자들도 30~40% 정도가 연하장애의 치료를 지속적으로 받았다. 근위축성측삭경화증 환자와 유사하게 다발성 경화증 환자들도 질환이 연수 및 관련 근육계를 침범하지 않았다면, 연하장애의 문제를 보이지 않을 수도 있다. 또한 질환이 경과될수록 연하장애 증상의 빈도가 증가한다는 점도 유사하다. 반복된 다발성 경화증을 보인 143명의 환자들을 대상으로한 Calcagno 등의 연구에서는 34%의 연하장애 증상의 출현을 확인하였다. 309명의 다발성경화증 환자를 조사한 후에 DePauw 등은 24%에서 만성적 삼킴의 어려움을 보인다고 보고하였고, 5%에서는 일시적인 증상을 보인 후 곧 안정되었다. 증상의 심각도에 따라 연하장애 발현율의 차이가 있지만 다발성경화증의 후기로 갈수록 연하장애의 발병률은 65% 가까이 증가된다.

중증 근무력증(myasthenia gravis). 중증 근무력증을 앓는 환자들은 대략 1/3정도가 연하장애를 보이는 것으로 알려져있다. 연하장애의 발병률은 근육 피로에 의한 경우가 많으며 호흡의 문제가 발생할 경우, 보다 가속화된 근육의 약화를 보이게 된다.

근이영양증(muscular dystrophy). 구인두 장애를 지닌 근이영양증 환자와 뒤센형 근위축증, 근긴장성이영양증(myotonic muscular dystrophy)을 가진 환자에게서 2차적인 문제로 말초 구인두와 식도 근육의 약화로 인한 삼킴의 문제를 보인다는 보고가 있기는 하지만, 아직 근이영양증 환자들의 연하장애 발병률에 대한 정확한 조사는 없다.

다발성근염과 피부근염(polimyositis and dermatomyositis). 다발성근염과 피부근염으로 진단 받은 환자들을 대상으로 한 연하장애 유병률에 대한 조사는 아직 이루어진 것이 없다. 다른 진행성 신경학적 질환들처럼 이들의 진행 과정에 있어서 연하장애 증상의 출현 여부 및 그 정도는 달라질 수 있다. 이들 질환에서 발생하는 연하장애의 특징은 근육들의 약화로 인한 경우가 많다.

류마티스 관절염(rheumatoid arthritis). Geterude 등은 류마티스 관절염을 가진 29명의 환자 중 8명이 연하장애의 문제를 가지고 있다고 보고하였다. Ekberg 등은 류마티스 관절염과 연하장애를 동시에 가진 31명의 환자 중에 20명에게서 인두기의 문제를 보인다고 하였다.

피부경화증(scleroderma). 피부경화증을 가진 환자들의 90% 이상에서 삼킴과 관련된 문제를 보인다. 피부경화증을 가진 환자 중 부식성 식도염(erosive esophagitis)을 동반한 환자의 경우는 53명의 환자 중 60%가 삼킴과 관련된 문제를 가지고 있었다. 연하장애 증상을 보이는 피부경화증 환자들은 구강기와 인두기 모두의 문제를 보일 수 있지만 대부분의 치료적 초점을 식도에 국한시킨다.

쇠그렌증후군(Sjögren' s syndrome). 쇠그렌증후군을 가진 환자 중 75%가 연하장애의 문제를 보인다. 이 증후군 환자들은 삼킴의 모든 단계와 관련하여 문제를 보이는 경우가 많다.

미숙아(premature infants). 미국에서 미숙아의 출생률은 전체 신생아 중 12% 이상을 차지하고, 흑인과 백인의 혼혈아에서는 18% 이상의 수치를 보인다. 저체중 신생아의 경우 감각의 문제와 신경발달적인 장애를 보일 확률이 높고, 어림잡아 90% 이상에서 섭식장애를 동반한다고 보고되고 있다.

연하장애의 결과

연하장애는 다양한 의학적 진단과 동반되는 경우가 많기 때문에, 환자를 중재하는 데에 있어서 질환의 특성에 대한 이해가 중요하다. 연하장애는 특정 질병으로 인한 하나의 증상이지만 2차적인 질환을 유발하고 사망률을 높이는 역할을 한다. 연하장애는 전신 건강상태에 미치는 영향력이 상당하고, 환자의 전반적인 삶의 질을 좌우할 수 있다.

의학적 결과

구강 및 인두에 문제를 보이는 연하장애 환자의 가능성 있는 합병증은 흡인성 폐렴이다. 흡인성 폐렴의 치료는 비용이 많이 들며, 부가적인 입원기간을 3~6개월까지 늘릴 수 있다. 또한 재원기간 동안 영양 상태를 악화시키는 요소로 작용한다. 한 연구에 의하면 뇌졸중 발병 후 6개월 동안 삼킴의 위험이 동반될 경우 사망률이 증가한다고 보고하였다. 탈수 역시 뇌졸중 이후 빈번하게 발생하는 증상 중 하나이다. 탈수는 정신의 혼란스러움을 가중시키며, 내부 장기의 파괴 및 이로 인한 삼킴의 보상 작용 상실을 유발한다. 연하장애는 영양부족의 원인이 되며, 에너지 수준을 떨어뜨리는 결과를 가져온다. 만약 연하장애 증상이 심하거나 만성이 되면 면역체계까지 영향을 미칠 수 있다. 면역체계에 혼란이 온 경우 질환의 치유를 더디게 하고 심하면 감염(sepsis)으로 인한 사망의 위험성을 높인다.

심리사회적 결과

구강을 통한 음식과 음료의 섭취는 대부분의 사람들에게 즐거운 활동 중 하나이다. 타인과 음식을 함께 하는 행위는 사회적 교류의 큰 부분이다. "점심 먹으러 가자!, 편한 시간에 함께 저녁 먹자!, 우리 만나서 아침밥 먹을까?" 케익을 먹으면서 파티를 하고, 스낵을 먹으면서 함께 즐기며, 좋아하는 레스토랑에 가는 것은 일상적인 활동이며, 이를 위해서는 먹고 삼킬 수 있는 능력이 필요하다. 그러므로 삼킴 능력의 어려움은 사회생활에 제한을 가져오며, 정상적인 삶에 큰 변화를 가져온다. 목 메임의 두려움과 삼킴의 불편함은 사회적 고립의 원인이 되며 나아가 우울증을 불러일으킨다. 이때, 환자 뿐만 아니라 배우자와 가족들 역시 함께 사회적 제한을 가져올 수 있으며, 연하장애를 보상하기 위한 미묘한 식단의 변화조차도 환자에게 불만족을 초래할 수 있다. 이들에게 먹는다는 행위는 더 이상 기쁜 일이 아니며, 단지 영양 섭취를 위한 하나의 행위에 지나지 않게 된다. 또한 연하장애를 위한 특별한 식이의 준비는 추가적인 스트레스를 가져올 수 있으며, 재정적인 부담으로 작용할 수 있다.

임상적 관리

연하장애가 의심되는 환자에 대한 관리는 환자에게 연하장애가 있는지에 관하여 묻고 대답하는 기본적인 확인 과정에서부터 시작한다. 이 과정은 환자가 식사하는 것을 관찰하거나 음료를 마시는 것을 확인하는 등의 간단한 과정을 통해 판별할 수 있다. 이러한 판별은 뇌졸중 같은 급성기 신경학적 환자에게 적용할 수도 있으며, 몇몇 환자들은 이러한 과정을 통해 연하장애의 위험 요소가 없다고 판별하여 즉시 구강을 통한 섭취를 추천할 수 있다. 특정한 수술을 받은 환자들의 경우, 과거에 삼킴의 어려움이 없었더라도 수술 이후에는 식이관을 삽입해야 하는 경우도 있다. 또한 퇴원 후 외래로 방문환 환자들이 삼킴의 어려움을 호소할 수도 있으며, 이런 모든 상황에서 삼킴의 의학적 평가는 시작된다.

CLINICAL CASE EXAMPLE 1-1

작업치료사에게 연하장애가 의심되는 70대 환자에 대한 평가가 의뢰되었다. 그는 뇌졸중 진단 후 2년여가 경과된 환자로 실어증과 움직임의 제한을 겪고 있었다. 요양원에 입원해 있는 그는 대부분의 시간을 TV를 보며 지내거나 휠체어에서 의존해 생활하기 때문에 욕창의 위험도 있었다. 간호사들에 의해 보고된 그의 식이 패턴은 액체 음식 섭취시 목 메임 증상이 있으며, 식사로 나온 음식들을 다 먹지 못한다는 것이었다. 그의 의학적 기록을 살펴봤을 때, 체중이 2주전 보다 5% 감소하였으며, 고나트륨혈증과 알부민 수치가 3.0g/dL이라는 것을 알 수 있었다. 이 수치들은 기본적으로 그가 영양부족과 탈수 증상을 겪고 있다는 것을 말해준다. 이러한 원인이 연하장애 증상 때문으로 의심이 되어 치료사는 침상 평가와 비디오투시검사를 시행하였다. 그는 1단계 지시따르기가 가능하였지만 시간이나 장소에 대한 지남력은 저하되어 있었다. 검사하는 동안 환자는 자주 잠이 들었으며 치료사는 매번 그를 깨워서 집중력을 유지시키기 위해 노력해야 했다. 구강 외부 상태의 경우 오른쪽 얼굴 근육의 근력이 약간 저하되어 있는 것을 제외하고는 정상적이었다. 다양한 음식 종류를 가지고 시행한 삼킴검사에서 음료를 섭취할 때 상당한 목 메임 증상을 보였으나 흡인은 관찰되지 않았으며, 지연된 삼킴 반응을 보였다. 이러한 평가를 통해 그의 구강 식이에 위험성은 없으며, 명료하지 않은 정신 상태가 적당한 수분 섭취와 영양공급을 방해하고 있는 것으로 결론 내렸다. 그는 이러한 급성기 변화 이전까지 정상적인 식사를 해왔기 때문에 연하장애의 원인이 신경학적 증상 때문이 아닌 신체의 전반적 약화로 인한 것이라는 것을 추측할 수 있다. 그의 현재 탈수 상태와 영양상태 및 단백질 공급이 원활이 이루어지지 않으면 그의 욕창 증세가 심해질 것이기에, 의료진은 즉각적인 개선을 위하여 비위관을 추천하였다. 정기적인 평가를 통해 그의 정신 상태가 구강 식이를 하는데 지장 없는 시점에서 비위관은 제거될 것이다.

임상적 평가

임상적 평가는에는 의학적, 사회 심리적 과거력이 포함되어야 한다(9장 참조). 이는 현재의 정신 상태 판별을 포함하여, 머리와 목의 근육계에 대한 신체적인 평가까지 포함된다. 또한 가능하다면 액체, 반고체, 고체 음식의 삼킴 시도까지 포함되어야 한다. 만약 임상적 평가가 불가능하다면, 환자의 증상을 확인하고, 삼킴의 단계에 있어 어느 부분의 문제인지를 깊이 있게 시각화 할 수 있는 기구적인 평가가 필요할 수 있다.

기구적 평가

호흡 소화관(aerodigestive tract)의 가장 흔한 기구적 평가는 바륨을 통해 X선 영상을 직접적으로 시각화하는 방법이다. 또 다른 방법으로는 삼킴 시도 동안 소화관 안의 압력을 측정하는 방법이 있다. 가장 광범위하게 쓰이는 X선 영상은 삼킴이 일어나는 과정 동안 구강, 인두, 목, 식도 구간을 통과하는 음식덩이를 시각화하여 확인할 수 있으며, "modified barium swallow(비디오투시검사)" 라고 부른다. 또한 인두, 후두, 식도 구간의 직접적인 시각화를 위해 내시경(endoscope)이 사용되기도 한다(이러한 기구적 평가들의 세부 사항은 10장, 11장에서 다룬다).

부가적 중재

임상적 평가와 기구적 평가 이후에 치료 계획을 결정하게 된다. 대부분 치료 계획의 목표는 환자가 충분한 음식과 음료를 섭취할 수 있도록 하여 영양소와 수분을 적절히 공급하는 것이며, 구체적으로는 음식물의 섭취 시에 기도를 보호하고 흡인의 위험을 제거하여 폐렴 등의 우려 없이 안전한 식이를 확보해 주는 것이다. 치료 계획을 수립할 때에는 4가지 주된 사항들이 고려된다; 행동적 중재, 식이요법, 의학적 중재, 수술적 중재.

행동적 측면에서의 중재는 환자가 스스로 행동적인 변화를 통해 삼킴에 참여하는 것을 말한다. 행동의 변화는 자세를 변경하거나 삼킴의 비율을 달리하는 단순한 보상적 방법의 형태를 취한다. 이밖에 삼킴의 새로운 방법을 교육받거나 근육을 강화시키는 재활적 전략을 수행하는 형태를 취하기도 한다. 식이 요법적 중재는 음식의 재질, 맛, 부피를 변화시키는 것을 말한다. 의학적 중재는 정신 상태에 부정적 영향을 미치는 약물 투약을 통한 변화를 포함하고, 비위관 삽입 등의 처치가 해당될 수 있다. 수술적 중재로는 약한 성대의 움직임을 활성화시키는 시술이나 위창냄술을 통한 식이관의 배치를 포함한다. 연하장애의 재활에 있어서 이러한 다양한 중재들의 결합은 흔하게 일어나며, 각각의 중재 시기는 환자의 상태에 따라 달라진다(각각의 중재와 이에 따른 상세한 치료계획은 12~14장에서 다룬다).

연하장애의 팀 접근

연하장애 환자의 많은 수는 의료기관에 입원한 상태로 치료를 받는다. 연하장애 환자와 관련된 의료팀으로는 재활의학과 전문의, 이비인후과 전문의, 치과 전문의, 작업치료사, 언어치료사, 또는 신경과 전문의 등이 포함된다. 연하장애의 가시적인 판별을 위해 방사선 전문의의 도움을 받기도 한다. 식도에 문제를 보이는 연하장애 환자라면 소화기계 전문의가 치료팀에 포함될 수 있다. 만약 연하장애가 급성기 호흡 상태와 관련이 있다면, 환자는 호흡기 전문의, 호흡 물리치료사, 호흡 치료사 등의 관리가 필요하다. 만약 연하장애가 음식을 떠먹는 과정 중의 인지와 운동 능력에 관련된다면 작업치료사의 역할이 보다 중요해질 수 있다. 또한 연하장애로 인해 영양체계가 위태롭다면 영양사의 상담이 필요하다. 환자가 병원에 입원해 있는 동안, 간호사 역시 환자의 연하장애를 확인하고 관리하는데 참여하게 된다. 요약하면, 연하장애를 가진 환자들은 다양한 의료전문가들의 관심이 요구되고, 의료팀은 환자가 안전하게 삼킴을 수행하고 영양적 안정성을 확보하는데 협력해야 한다. 각자 역할의 중요성은 환자의 상태에 따라 달라진다.

환자의 안전한 삼킴과 적절한 영양공급에 관여하는 전문가들은 환자의 삼킴 수행 능력을 향상시키는 공동의 목표를 향해 협력해야 한다. 팀 안에서 각각의 전문가들은 적절한 중재 시기를 조율하고 변화하는 환자의 상태에 발맞추어 역할을 수행한다.

> **Practice Note 1-2**
>
> 뉴욕병원의 외래 클리닉을 다니는 George를 만났다. 그는 활동적인 성격으로 세계 각지를 다니는 여행가였다. 삼킴 평가에 의뢰된 그는 인두기 근육의 약화가 발견되어 구강 식이가 안전하지 않다는 결론 하에 위창냄관(gastrostomy tube)이 추천되었다. 그는 이 처방에 매우 당황하였는데, 그의 나이가 이제 35세였으며 위창냄관으로 인해 여행가로서의 삶이 끝날 것이라고 생각하였다. 하지만 George는 위창냄관 시술을 받아들였으며, 이 후 여행가로서의 삶도 계속 되었다. 그는 위창냄관 시술 3주 후 부터 스페인과 포르투갈을 여행하였다. 이전과 달라진 것은 위창냄관으로의 영양 공급을 위한 가방 하나가 여행에 추가 되었다는 것이다. 위창냄관 안으로 하루에 총 6개의 캔 액체를 넣고서 유럽의 분위기를 즐기면 되는 것이었다. 심각한 인두기의 연하장애가 그의 다른 영역의 삶을 방해하지 않은 것이다.

언어치료사

연하장애 영역에서 국내(한국) 작업치료사가 하는 역할을 서구에서는 언어치료사가 시행하기도 한다. 언어치료사, 혹은 언어병리학자(speech-language pathologist)는 구강 섭취가 부족하고 인두기 삼킴에 문제를 보이는 환자를 대상으로 연하장애 재활치료를 시행한다. 미국언어청각협회(American Speech and Hearing Associtation, ASHA)에서는 언어치료사를 위한 연하장애 관리 실무 지침이 개발되기도 하였다. 이 지침서의 개요에는 연하장애를 치료하는데 요구되는 지식과 기술을 포함하고 있으며, 효율적인 연하장애의 치료를 위한 적절한 의학적 의뢰 과정이 포함되어 있다.

서구의 언어치료사는 1940년대 초부터 뇌성마비 아동의 발음 장애를 평가하고 치료해 왔다. 뇌성마비 아동에서 구강 운동의 보상작용 상실은 언어와 삼킴 모두에 영향을 미치게 된다. 하지만 이런 아동을 대상으로 삼킴 기능을 치료하는 것이 언어치료사의 일상적인 치료 분야는 아니었다. 1960년대 후반 파킨슨병 환자를 연구하는 의료기관에서 일하던 Jeri Logemann 박사는 비디오투시검사(videofluoroscopy)가 환자의 언어와 삼킴 기술을 연구하는데 이상적이라는 것을 발견하였다. 곧 이 검사 기술은 머리/목 암 환자의 삼킴 수행에 미치는 영향을 연구하는데 사용되었고, 1976년 ASHA에서 그녀는 언어치료사로는 처음으로 머리/목 암 수술 후의 삼킴 장애 진단과 치료에 대한 논문을 발표했다. 이 논문의 발표를 계기로 전통적인 언어치료사의 영역에서 제외되어 있던 연하장애의 평가 및 치료가 언어치료에 포함되게 되었다.

이비인후과 전문의

이비인후과 전문의(otolaryngologist)는 상부 소화관을 평가하는데 전문적 역할을 수행한다. 이비인후과 전문의는 내시경을 사용하여 비강인두, 구강인두, 인두, 후두의 구조를 직접 눈으로 관찰하며, 더불어 삼킴과 관련한 구조, 감각, 운동 영역과 관련된 정보와 인두기 삼킴 단계의 운동 양상을 확인한다. 수술이 필요한 머리/목 암 환자에게 이비인후과 전문의는 수술과 수술 후 관리를 제공한다. 이비인후과 전문의는 환자의 기관절개관(tracheostomy tube)을 삽입하고, 제거하는 수술도 시행한다. 기관절개관이 정상적인 삼킴을 방해할 수 있기 때문에, 이비인후과 전문의는 의학적으로 실현 가능하다면 최대한 빨리 기관절개관을 제거하기 위해 노력한다.

소화기계 전문의

연하재활팀에 참여하는 소화기계 전문의(gastroenterologist)는 일반적으로 식도의 문제들에 관여한다. 특정 식도 장애는 일차적으로 연하장애를 촉발시키고, 인두와 구강 단계의 삼킴에도 부가적인 영향을 주기 때문에, 구강이나 인두기의 삼킴에 문제를 보이는 환자를 평가하는데 소화기계 전문의가 관여할 수도 있다(7장 참조). 소화기계 전문의는 위-식도 역류(gastroesophageal reflux disease, GERD), 속 쓰림 등의 증상과 관련된 연하장애를 관리한다. 소화기계 전문의는 특별한 센서를 사용해 소화관 내의 산성(acid) 내용물의 양을 측정하거나, 압력측정기(manometry)를 사용해 식도의 움직임을 측정하기도 하고, 식도의 움직임을 향상시키고 위-식도 역류를 조절하는 약을 처방하기도 한다. 식도 내시경을 사용해 식도 점막을 시각적으로 관찰하고, 협착이나 암을 판별하는 것 역시 소화기계 전문의의 역할이다. 소화기계 전문의는 경피내시경위창냄술(percutaneous endoscopic gastrostomy, PEG)을 시행하는 책임을 맡는다.

방사선 전문의

방사선 전문의(radilolgist)는 연하재활팀의 고정적인 일원이 되는 경우가 많다. 방사선 전문의는 X선이나 비디오투시검사를 통하여 호흡소화관(aerodigestive tract)과 폐 부위의 정적 및 동적 이미지를 제공한다. 이러한 검사들은 연하장애 치료를 위한 진단적 정보를 제공한다. 방사선 전문의에 의해 호흡소화관의 이미지가 촬영된 후 추가로 전산화단층촬영(computed tomography, CT)과 같은 특별한 검사가 시행되기도 한다. 작업치료사는 방사선 전문의와 함께 비디오투시검사(VFS, MBS)를 시행하기도 한다.

신경과 전문의

구인두기 연하장애의 대다수가 신경학적 질환의 결과로 생기기 때문에 신경과 전문의(neurologist)는 삼킴 문제를 발견하고 관리하는데 중요한 역할을 맡는다. 원인불명의 연하장애 증상을 가진 환자는 신경과 전문의의 신중한 평가가 필요하다. 연하장애를 유발하는 몇몇 신경과적 질환은 약물로 치료가 가능하다. 환자에게 연하장애에 대해 설명하고, 미래의 합병증과 예후를 알려주기 위한 원인을 찾는 것 역시 신경과 전문의의 역할이 되는 경우가 많다.

치과 전문의

치과 의사(dentist)에 의한 정기적인 치과 검진을 통해 처음으로 연하장애 증상이 확인되는 경우도 있다. 치아와 관련한 골괴사로 인해 씹기 및 음식덩이 형성의 문제가 발생하기도 하며, 이로 인해 연하장애 증상이 발현한다. 보철전문의는 구강에 보철장치를 만들어서 암으로 인해 구강 구조물이 제거된 환자의 삼킴을 촉진시킬 수 있다. 일본에서는 치과 의사가 종종 연하재활의 팀 리더가 되기도 한다.

간호사

간호사(nurse)는 병동에서 환자의 삼킴과 관련한 문제를 24시간 확인하고 관리하는 역할을 한다. 음식의 섭취량을 기록하는 것은 간호사의 중요한 역할 중 하나이다. 연하장애가 의심되는 환자의 식사 중의 문제를 곁에서 확인하고, 확실히 연하장애가 의심되는 환자라면 연하재활팀에 평가 의뢰하거나 다양한 삼킴 전략을 교육시키기도 한다. 또한 환자들의 경관식이 및 구강위생을 관리하고, 식사 시간에 보조가 필요한 경우 환자에게 자원봉사자를 배치할 수도 있다.

영양사

영양사(dietitian)는 환자에게 필요한 영양과 수분공급 필요량을 평가하고 환자의 요구량과 섭취량을 감시한다. 연하장애는 환자의 영양과 수분공급에 영향을 미치고, 결과적으로 영양과 수분 공급에 불균형이 생기면 전반적인 의학적 상태가 저하되므로 영양과 수분 공급의 관리는 영양사가 연하장애 환자의 치료를 계획하는데 꼭 필요한 이유가 된다. 영양사는 환자의 음식 섭취량을 확인하는 역할을 하며, 이로 인해 연하장애를 처음으로 발견하는 전문가가 되기도 한다. 특별한 연하장애 식이가 필요한 환자라면 영양사는 조리팀과 상의하여 특별한 식이

CLINICAL CORNER 1-4

삼킴 반응이 촉발되지 않는 뇌수종(hydrocephalus) 환자를 만났다. 평가 결과 그의 구강 근육 기전은 정상이었으며, 환자 스스로 삼킴을 시도하지 못했기 때문에 추가로 후두를 자극하는 방법을 생각해 내야 했다. 침습적 전기 자극을 활용하여 갑상연골 패임(thyroid notch)을 통해 전류를 흘려보내자 환자의 삼킴 반응이 유발되었다. 환자의 문제는 삼킴을 일으킬 수 있는 자극이 부족한 것이었다. 하지만 이러한 전기적 자극은 환자의 삼킴 반응을 촉발시키는 자극으로 사용될 수도 있지만 후두 경련(laryngospasm)이나 사망을 유발할 수도 있기 때문에 주의가 필요하다.

논리적 사고

1. 전기 자극이 삼킴을 촉발시키는 이유는 무엇인가?
2. 위험을 수반하는 또 다른 치료들에는 어떤 것들이 있는가?

가 적절하게 준비되도록 한다. 만약 환자가 입으로 음식을 먹지 못할 경우, 영양사는 경관식이를 추천하게 되는데, 영양사는 경관식이의 속도와 섭취량을 권고하는 역할도 수행한다.

작업치료사

작업치료사(occupational therapist)는 구인두 연하장애 환자의 삼킴 능력을 회복시키고 안전한 식이를 가능하게 하는 실제적 치료를 제공한다. 또한 식사 외적인 인지 및 운동 능력을 회복시켜 환자가 스스로 식사하는 것을 재훈련시키는 전문가의 역할을 수행한다. 환자가 근력약화나 운동조절 부족으로 스스로 식사하는 것이 불가능할 때 작업치료사는 접시 보호대(plate guard)나 쉽게 잡을 수 있도록 손잡이가 두꺼운 도구(built-up utensil)와 같이 특별히 조절된 식사 도구를 제공하여 환자가 식사를 독립적으로 하도록 돕는다. 몇몇 의료기관에서는 작업치료사가 신생아 집중치료실에 투입되어 유아들의 섭식과 관련한 자극을 제공하여 발달을 유도한다.

신경발달 전문가

신생아 집중치료실(neonatal intensive care unit, NICU) 환경은 부모와 영아의 관계 형성뿐만 아니라 영아의 뇌 발달에 영향을 미친다. 신경발달 전문가(neurodevelopmental specialist)는 이런 관계를 빈틈없이 살피고 영아의 개인적 요구에 맞춰 치료해야 한다. 작업치료사가 신경발달 전문가의 역할을 수행하기도 하는데, 조산아나 영아의 신경체계가 발달하는 동안 발달을 활성시키는 치료를 제공하여 신체상의 성장을 돕는 전문가 역할을 한다. 신경발달 치료에는 영아에게 발달을 촉진하는 적절한 자세를 제공하여 근육의 긴장도 조절과 전반적인 성숙을 돕는다. 또한 영아에게 시각, 촉각, 청각 자극 등의 제공을 통해 저항력을 조절해 주는 것도 중요하다. 조산아의 생존을 위한 매우 힘든 과제 중의 하나가 먹는 것이다. 신경발달 전문가는 아기가 모유나 젖병으로 구강 식이하는 것에 대한 시간과 안전성에 관하여 지속적인 평가를 제공해야 한다. 신경발달 전문가는 환경 및 양육자에 대한 신체적, 행동적 반응이 긍정적인지 역시 관찰해야 한다.

호흡기 전문의/호흡치료사

호흡기 전문의(pulmonologist)는 일반적인 연하장애 치료팀의 구성원은 아니지만, 호흡기 환자가 연하장애 증상을 보이는 경우가 많기 때문에 이때 팀의 일원으로 활동하게 된다. 호흡기 장애를 가진 환자는 기관절개술(tracheostomy)과 외부 호흡기(ventilatory support-respirators)가 필요한 경우가 많고, 호흡의 조절이 삼킴과 함께 인두에서 조절되기 때문에 연하장애 증상이 흔히 관찰된다. 호흡치료사(respiratory therapist)와 호흡기 전문의는 원활한 호흡기 배출(pulmonary toilet)과 빠른 삽관 제거(decannulation)를 위해 함께 노력한다. 환자의 호흡 보조기를 제거하는 것은 종종 삼킴 반응을 향상시키기 위한 필요조건이 된다.

치료 단계

연하장애 환자를 관리하는 시설의 유형에 따라 필요한 연하재활 팀의 구성이 달라질 수 있다. 예를 들어, 요양시설(nursing home facility)의 경우 소화기계 전문의가 상주하거나 방사선 전문의가 있는 경우가 드물다. 이렇듯 관리하는 환자의 심각도에 따라 치료의 단계 및 기관의 특성이 바뀔 수 있는데, 전통적으로 연하재활의 치료 단계는 다음의 5개 범주로 분류한다: 급성기(acute), 아급성기(subacute), 재활기(rehabilitation), 전문 간호기(skilled nursing), 가정 관리기(home health)

급성기 치료 환경

급성기 치료 환경의 유병률 조사(Groher, Bukatman)에 따르면 연하장애의 유병률이 13%로 나타났다. 급성기 치료 환경에서 환자의 대부분은 집중치료실과 신경과, 신경외과 병동에 있었으며, 환자들은 다양한 의학적 합병증을 보였으며, 삽입관(intuvbation tube)과 호흡기를 연결한 경우가 많고, 기관절개관 및 영양 공급을 위한 식이관(feeding tube)이 필요한 경우가 많았다. 또한 환자의 신체적, 정신적 상태가 자주 변화하였다. 이런 환경에서는 환자가 시설에 머무는 시간이 짧기 때문에(평균 2~5일), 환자의 연하재활에 대한 필요성이 신속하게 다뤄져야 한다. 하지만 이런 환경 내의 환자는 평가할 시간이 충분하지 않거나, 낮은 의식 수준으로 인해 복잡한 실험실

CLINICAL CASE EXAMPLE 1-2

심혈관우회술을 받고 호흡기 합병증으로 기관절개관이 필요한 환자의 삼킴 평가가 의뢰되었다. 환자는 현재 의학적으로 안정적이고 구강 식이를 다시 시작할 필요가 있었다. 환자의 구강 평가에서는 혀 근육의 약화가 관찰되었으며, 젤리, 푸딩, 얼음 조각, 물 등을 가지고 진행한 실제 음식 평가에서는 모든 음식에서 삼킴 반응의 지연을 보였으며, 액체 섭취시 기침을 하였다. 의료진은 인두의 약화로 인하여 흡인의 위험성이 있다고 판단하였으며, 이를 확실히 하기 위하여 삼킴 내시경 검사가 침상에서 이루어졌다. 삼킴 내시경 검사에서 환자의 기도가 보호되기는 하지만 왼쪽 진성대의 약화를 발견했다. 이 환자의 치료적 접근을 위하여 영양사는 개별화된 연하 식이를 제공하였으며, 이비인후과 전문의는 약해진 성대를 위한 치료적 중재를 계획하였으며, 작업치료사는 치료를 실행하며, 그 결과를 환자와 간호사들과 공유하였다.

검사가 불가능한 경우가 많다. 이러한 상황에서 임상가는 과거력과 임상 관찰에 의지해 진단하고 치료 계획을 세워야 한다. 도구적 검사가 추천될 경우에는 반드시 환자의 상태와 입원 일정을 고려해야 한다. 만약 환자가 도구적 검사에 협조적이고 보다 집중적인 재활을 받을 수 있다면, 비디오투시검사(videofluoroscopy)나 내시경(endoscopy) 검사를 통해 지속적인 치료와 관리를 시작해야 한다.

신생아 치료실

아이가 조산으로 태어나면 종종 신생아 집중치료실(NICU)에 일정기간 입원해야 한다. 분만호흡체계(delivering respiratory support)를 향상시키는 특별한 중재는 조산하는 신생아 및 저체중아의 생존율을 높인다. 1980년대에, 통합된 발달 치료의 개념은 퇴원 후 감정적 장애와 신경발달 장애의 가능성을 최소화하기 위해 소개되었다. 신생아 치료실은 의사, 간호사, 치료사들의 협력적인 접근이 특히 중요하며, 아이의 발달이나 부모와 아동과의 분리, 병원환경의 특수성 등도 고려해야 한다.

최근에는 신생아 집중치료실에 입원한 영아들의 경우 "집중 치료(cluster care)"를 통해 관리되는 경우가 많다. 집중치료가 활성화 되기 전에는 영아들은 하루 중 몇 시간만 의학적 관리의 대상이었다. 하지만, 집중치료의 개념이 도입된 이후에는 실제의 영아의 행동 패턴과 유사하게 먹기, 기저귀 교환, 요구되는 검사와 치료 등을 제공하고 3시간 가량의 수면 시간을 주며 이를 24시간 반복한다. 이는 병원 밖에서 일어나는 영아의 생활 환경과 유사하게 만들어주며, 영아의 일정을 규칙화해 준다.

아급성기 치료 환경

아급성기 치료실에 입원한 환자는 아직까지 집중적인 재활 프로그램을 적용하지는 않게 된다. 이들은 부가적인 의학적 관찰이 요구되지만, 급성기 입원 환자처럼 집중 치료 및 비용이 많이 드는 검사를 필요로 하지는 않는다. 급성기에는 연하재활을 위한 목표의 수립 정도가 가능하다면, 아급성기 치료실에서는 목표를 성취하도록 행동을 계획한다. 예를 들어, 환자의 기관절개관을 제거하는 것이 목표라면, 환자의 삼킴의 안전성 확보를 위해 연하재활팀이 이 목표를 위해 조직적으로 치료적 접근을 할 수 있게 된다. 만약 환자가 이 단계에서도 지속적으로 경관식이가 필요하다면, 아급성기 치료실의 연하재활팀의 목표는 구강으로의 영양 보충을 시작하는 것이 될 수 있다. 환자가 아급성기 치료실에서 머무는 기간은 평균 5~28일 정도이다. 환자는 퇴원 후, 집, 재활치료기관, 요양원 등으로 옮겨져 지속적인 재활을 수행하게 된다.

재활치료 환경

재활치료 기관에 들어온 환자는 대체로 잃어버린 기능을 회복하기 위해 설정된 과제를 수행할만한 근력과 지구력을 지니고 있다고 여겨진다. 대부분의 경우, 재활치료 환경의 환자들은 새로운 정보를 배울 수 있는 능력이 있다는 전제하에 다양한 치료적 접근을 제공받는다. 연하장애가 있는 환자라면, 환자는 다양한 치료 전략을 이해하고 적절한 삼킴 전략을 습득하고 활용할 수 있는 능력이 요구된다. 치료사의 역할 역시 환자에게 안전하고 기능적인 삼킴 전략을 가르치는 것이다(12~14장 참조). 이에는 특별한 치료적 전략이나 자세들이 포함되며, 또한 특별한 식이가 수반되기도 한다. 재활치료 환경에서 환자의 삼킴에 관한 목표는 삼킴이 안전하다고 확인되는 범위 내에서 환자의 식이 수준을 가능한 정상에 가깝도록 하는 것이다. 이러한 삼킴의 안전성은 의학적 합병증 없이 영양과 수분공급이 유지 되는 것으로 정의 내릴 수 있다. 음식이나 액체가 환자의 폐로 들어가는 의학적 위험성뿐만 아니라 정상적인 신체기능을 유지하기 위한 충분한 영양과 수분공급이 중요하다. 영양과 수분의 적절한 공급이 무너지면 과도한 피로, 의식 수준 변화, 상처회복 저하, 거식증, 감염 발생 기회 증가 등을 초래한다. 재활치료 환경에 머무는 기간은 평균 1개월 정도로, 이 기간 안에 성공적인 재활이 이루어지면 환자는 대부분 집으로 퇴원하게 된다. 재활기간 동안 의학적 합병증이 생긴 환자나, 독립성 수준이 향상되지 않은 환자의 경우 요양시설로 의뢰되어 지속적인 치료를 받기도 한다.

전문 요양 기관

전문 요양 기관(skilled nursing facility)에 의뢰되는 환자는 대부분 기존의 재활치료에서 차도가 없었거나, 급성기 입원 기관에 머무르기에는 발병한지 오래 되었으며, 집에 있기에는 너무 아프고, 만성적인 의학적 상태로 구조화된 환경에서 지속적 관찰이 필요한 경우이다. 이 치료 환경에서의 연하장애의 유병률은 많게는 60% 이상으로 높게 나타나며, 이러한 높은 유병률은 환자가 가진 다양한 의학적 문제들이 연하장애를 유발시키기 때문이다. 예를 들어, 다수의 신경학적 질환을 가진 환자는 삼킴 근육이 침범 당했거나, 완전한 삼킴에 필요한 대뇌 피질의 조절 능력이 저하된 경우이다. 이 단계 환자들의 연하장애는 만성적인 경우가 많으며, 몇몇 환자는 연하장애가 약간 회복되기도 하지만 지속적으로 경관식에 의존해야 하는 경우도 많다. 요양 기관에 입원한 환자들의 경우 의학적으로 불안정하기 때문에 뇌졸중과 같은 큰 사건 보다는 약간의 의식변화에도 삼킴 기능의 부전에 빠지기 쉽다. 한 예로는 충분한 양의 액체를 삼키지 못하는 환자라면 요로감염이 발생할 수도 있고, 그 결과 열이 나고 일반적 피로, 거식증 및 먹는 것에 무관심하게 되는 악순환에 빠질 수 있다.

또 다른 예로는 평상시 잘 먹던 환자가 약이 바뀌어서 못 먹는 경우이다. 의도치 않은 약의 부작용이 신경 체계에 부정적인 영향을 미치고, 운동신경 움직임에 문제를 만들어 이차적으로 삼키는데 영향을 미친다. 진정효과를 주는 약물은 운동신경의 움직임을 느리게 하고 전체 식사를 완전하게 하는데 필요한 대뇌피질 조절을 방해하며, 이미 약화된 삼킴 작용을 아예 기능부전으로 만들 수도 있다.

전문 요양 기관에 입원한 환자들은 대부분 노년층인 경우가 많다. 노년층에서 발견되는 연하장애는 질병(예: 뇌졸중, 파킨슨 병)의 영향으로 생기는 것뿐만 아니라, 자연스러운 노화 과정의 결과로도 삼킴의 장애가 생기기도 한다. 노화로 인하여 미각이 감소되고 삼킴 근육의 힘과 속도가 저하되기 때문이다. 전문 요양 기관에 입원한 환자들은 특정한 식이 단계의 음식만 안전하게 섭취할 수 있는 경우가 많고, 별도의 식사 전략이 필요한 경우가 많다. 또한 새로운 신경학적 손상으로 인해 환자의 삼킴 기능이 악화되기도 하며, 의학적 합병증을 불러일으키기도 한다. 전문 요양 기관에서 일하는 치료사는 많은 시간과 노력을 증상의 예방에 맞추어야 하며, 심지어 연하장애가 의심되지 않는 상황에서도 가능한 안전한 구강 섭취를 할 수 있도록 다양한 치료적 방법들을 고려해야 한다.

이런 예방적 노력에는 행동적, 식이요법적 전략을 활용하는 직접적 중재 뿐만 아니라, 흡인 위험이 있는 환자의 경우 중재 받은 치료적 전략들을 정확하게 수행하는지 실제의 식사 활동을 감시하는 것도 수반되어야 한다.

전문 요양 기관에 있는 환자의 만성적 의학 상태는 종종 생명을 위협한다. 이러한 이유로, 환자와 그 가족들은 사전의료지침서(advance directive)를 작성하기도 한다(15장 참조). 사전의료지침서는 환자나 가족(대리인 권한이 있다면)에 의해 작성되며, 환자의 생명이 위급한 상황에서 필요한 의학적 치료, 즉 심정지가 오면 심폐 소생술을 적용할 것인지, 아닌지를 명확히 규정해 놓은 성명서이다. 지침의 일부는 그들이 원하는 영양공급 상태 유지와 관련이 되기도 하는데, 특히 영양 공급을 위해 식이관(feeding tube)이 포함된 경우이다. 환자는 흡인의 위험이나 생명이 위태로운 폐렴 등의 증상에도 불구하고 구강 식이를 자발적으로 포기하지 않는 경우가 있을 수 있다. 이런 경우 임상가의 역할은 치침서 대로 수행하되, 꾸준히 가장 안전한 섭취 방법을 피력하고 환자와 가족에게 위험의 잠재성을 확인시키는 것이다.

가정 건강 관리

병원이나 재활 치료 환경에서 집으로 퇴원한 환자는 부가적인 관찰이 요구되거나 별도의 치료가 필요할 수 있다. 연하장애 환자는 의료팀에 의해 구강 식이를 시도하기 위한 정기적인 재평가를 받아야 한다. 가정에서 머무는 연하장애 환자를 위해 치료사는 안전한 삼킴 전략을 추천할 수 있으며, 환자의 기능 증진에 발맞추어 식이 단계를 변경해 줄 수 있다. 이러한 변경의 근거는 환자와 가족과의 면담이나 식사 관찰 및 체계적 평가를 통해 이루어진다.

CLINICAL CORNER 1-5

뇌졸중 진단을 받고 요양원에 입원중인 86세 남성이 있다. 환자는 혼돈된 정신 상태를 보이고 있으며, 이로 인해 주치의는 구강 섭취가 안전하지 않다고 판단하여 비위관 삽입이 이루어졌다. 환자는 이전에 위식도 역류(GERD)와 바렛 식도(Barrett' s esophagitis)의 병력을 가지고 있었다.

논리적 사고

1. 이 환자의 삼킴 능력 증진을 위한 치료에는 어떤 분야의 의료진이 개입될 것인가?
2. 환자의 병력 중 연하장애 증상을 가져올만한 원인이 될 질환이 있는가?
3. 이 환자의 나이와 현재 입원중인 환경이 치료 계획에 영향을 미칠 것인가?

요점

1. 연하장애(dysphagia)는 질병에 따른 증상의 하나로 질병 자체는 아니다. 연하장애는 음식물을 입에서 위로 이동시켜 삼키는 과정 중 무엇인가 잘못되거나 지연되는 것으로 특징지어진다. 연하장애 환자의 관리는 환자의 삶에 있어서 의학적, 정신사회적 면에서 매우 중요하다.
2. 섭식장애(feeding disorder)는 일반적으로 음식물을 떠서 입으로 가져가는 이동의 과정과 관련이 있다. 섭식장애는 삼킴장애(swallowing disorder)와 관련이 없을 수도 있다.
3. 연하장애의 유병률은 신경학적 질환을 가진 환자군에서 높게 나타난다.
4. 집중치료실에서 치료를 받는 급성기 환자만큼 전문요양병원에 있는 환자군에서도 연하장애의 위험성은 높게 나타난다.
5. 전문요양병원에 머무는 환자의 경우 연하장애 증상과 환자의 기본적인 의학적 진단 사이의 관련성이 확실하지 않을 수 있다.
6. 전문요양병원 환자는 의학적으로 불안정하기 때문에 그들의 삼킴 반응의 작은 변화나 피로, 감염과 같은 급성 의학적 상태로 인해 기능 부전이 되기 쉽다.
7. 흡인이란 음식물이 기도내 성대 주름 아래로 들어간 결과이다.
8. 음식물의 흡인이 일어나면 흡인성 폐렴(aspiration pneumonia)으로 알려진 폐 감염을 유발시킬 수 있다.
9. 기관내 삽관이나 기관절개관은 호흡과 삼킴의 문제를 불러일으킬 수 있다.
10. 다양한 분야의 전문가들이 연하장애 환자를 치료하는데 포함된다.
11. 신생아 집중 치료실의 발전은 임신 23주의 영아까지 살릴 수 있는 진보된 기술을 제공했다. 신생아 집중 치료실의 식이 전문가는 발달전문가의 역할을 겸하기도 한다.

참고문헌

1. *Taber's cyclopedic medical dictionary*, Philadelphia, 1993, F.A. Davis.

2. Achem SR, Devault KR: Dysphagia in aging, *J Clin Gastroenterol* 39:357, 2005.

3. Tanner DC: *Case studies in communicative sciences and disorders*, Columbus, OH, 2006, Pearson Prentice Hall.

4. Barofsky I, Fontaine KR: Do psychogenic dysphagia patients have an eating disorder? *Dysphagia* 13:24, 1998.

5. Agency for Health Care Policy and Research: *Diagnosis and treatment of swallowing disorders (dysphagia) in acute-care stroke patients (evidence report/technology assessment No. 8)*, Rockville, MD, 1999, Agency for Health Care Policy and Research.

6. Doggett DL, Tappe KA, Mitchell MD et al: Prevention of pneumonia in elderly stroke patients by systematic diagnosis and treatment of dysphagia: an evidenced-based comprehensive analysis of the literature, *Dysphagia* 16:279, 2001.

7. American Speech-Language-Hearing Association: *Ad Hoc Committee on Dysphagia Report*, April, 57, 1987. Available at www.asha.org.

8. Kuhlemeier K: Epidemiology and dysphagia, *Dysphagia* 9:209, 1994.

9. Bloem BR, Lagaay AM, van Beek W et al: Prevalence of subjective dysphagia in community residents aged over 87, *Br Med J* 300:721, 1990.

10. Lindgren S, Janzon L: Prevalence of swallowing complaints and clinical findings among 50-70 year old men and women in an urban population, *Dysphagia* 6:187, 1991.

11. Lundquist A, Olsson R, Ekberg O: Clinical and radiologic evaluation reveals high prevalence of abnormalities in young adults with dysphagia, *Dysphagia* 13:202, 1998.

12. Lee A, Sitoh YY, Lien PK et al: Swallowing impairment and feeding dependency in the hospitalized elderly, *Ann Acad Med Singapore* 28:371, 1999.

13. Siebens H, Trupe E, Siebens A et al: Correlates and consequences of eating dependency in the institutionalized elderly, *J Am Geriatr Soc* 34:192, 1986.

14. Steele CM, Greenwood C, Ens I et al: Mealtime difficulties in a home for the aged: not just dysphagia, *Dysphagia* 12:43, 1997.

15. Croghan JE, Burke EM, Caplan S et al: Pilot study of 12 month outcomes of nursing home patients with aspiration on videofluoroscopy, *Dysphagia* 9:141, 1994.

16. Layne KA, Losinski DS, Zenner PM et al: Using the Fleming Index of Dysphagia to establish prevalence, *Dysphagia* 4:39, 1989.

17. Groher ME, Bukatman R: The prevalence of swallowing disorders in two teaching hospitals, *Dysphagia* 1:3, 1986.

18. Cherney LR: Dysphagia in adults with neurologic disorders: an overview. In Cherney LR, editor: *Clinical management of dysphagia in adults and children*, Gaithersburg, MD, 1994, Aspen.

19. Smithard DG, O'Neill PA, England R et al: The natural history of dysphagia following a stroke, *Dysphagia* 12:188, 1997.

20. Gordon C, Langton HR, Wade DT: Dysphagia in acute stroke, *Br Med J* 295:411, 1987.

21. Mann G, Hankey GJ, Cameron D: Swallowing function after stroke—prognosis and prognostic factors at 6 months, *Stroke* 30:744, 1999.

22. Daniels SK, Brailey K, Priestly DH et al: Aspiration in patients with acute stroke, *Arch Phys Med Rehabil* 79:14, 1998.

23. Pauloski BR, Rademaker AW, Logemann JA et al: Pretreatment swallowing function in patients with head and neck cancer, *Head Neck* 22:474, 2000.

24. Hillman RE, Walsh MJ, Wolf GT et al: Functional outcomes following treatment for advanced laryngeal cancer, *Ann Otol Rhinol Laryngol* 107:2, 1998.

25. Beckhardt RN, Murray JG, Ford CN et al: Factors influencing functional outcome in supraglottic laryngectomy, *Head Neck* 16:232, 1994.

26. McConnel FM, Logemann JA, Rademaker AW et al: Surgical variables affecting postoperative swallowing efficiency in oral cancer patients: a pilot study, *Laryngoscope* 104:87, 1994.

27. Field LH, Weiss CJ: Dysphagia with head injury, *Brain Injury* 3:19, 1989

28. Yorkston KM, Honsinger MJ, Matsuda PM et al: The relationship between speech and swallowing disorders in head-injured patients, *J Head Trauma Rehabil* 4:1, 1989.

29. Winstein CJ: Neurogenic dysphagia: frequency, progression, and outcome in adults following head injury, *Phys Ther* 63:1992, 1983.

30. Cherney LR, Halpern AS: Recovery of oral nutrition after head injury in adults, *J Head Trauma Rehabil* 4:42, 1989.

31. Lazarus C, Logemann JA: Swallowing disorders in closed head trauma patients, *Arch Phys Med Rehabil* 68:79, 1987.

32. Lieberman AN, Horowitz L, Redmond P et al: Dysphagia in Parkinson's disease, *Am J Gastroenterol* 74:157, 1980.

33. Edwards LL, Pfeiffer RF, Quigley EMM et al: Gastrointestinal symptoms in Parkinson's disease, *Mov Disord* 6:151, 1991.

34. Bushmann M, Dobmeyer SM, Leeker L et al: Swallowing abnormalities and their response to treatment in Parkinson's disease, *Neurology* 39:1309, 1989.

35. Leopold NA, Kagel MC: Prepharyngeal dysphagia in Parkinson's disease, *Dysphagia* 11:14, 1996.

36. Bine JE, Frank EM, McDade HL: Dysphagia and dementia in subjects with Parkinson's disease, *Dysphagia* 10:160, 1995.

37. Caroscio JT, Mulvihill MN, Sterling R: Amyotrophic lateral sclerosis: its natural history, *Neurol Clin* 5:1, 1987.

38. Mulder DS: *The diagnosis and treatment of amyotrophic lateral sclerosis*, Boston, 1980, Houghton Mifflin.

39. Hillel AD, Miller RM: Bulbar amyotrophic lateral sclerosis: patterns of progression and clinical management, *Head Neck* 11:51, 1989.

40. Hartelius L, Svensson P: Speech and swallowing symptoms associated with Parkinson's disease and multiple sclerosis: a survey, *Folia Phoniatr Logop* 46:9, 1994.

41. Restivo DA, Marchese-Ragona R, Patti F: Management of swallowing disorders in multiple sclerosis, *Neurol Sci* 4:338, 2006.

42. Calcagno P, Ruoppolo G, Grasso M et al: Dysphagia in multiple sclerosis—prevalence and prognostic factors, *Acta Neurol Scand* 105:40, 2002.

43. DePauw A, Dejaeger E, D'hooghe B et al: Dysphagia in multiple sclerosis, *Clin Neurol Neurosurg* 104:345, 2002.

44. Murray JP: Deglutition in myasthenia gravis, *Br J Radiol* 35:43, 1962.

45. Restivo DA, Marchese R, Staffieri A et al: Successful botulinum toxin treatment of dysphagia in oropharyngeal myotonic dystrophy, *Gastroenterology* 199:1416, 2000.

46. Nozaki S, Umaki Y, Sugishita S et al: Videofluorographic assessment of swallowing function in patients with Duchenne muscular dystrophy, *Clin Neurol (Rinsho Shinkeigaku)* 47:407, 2007.

47. Bellini M, Biagi S, Stasi C et al: Gastrointestinal manifestation in myotonic muscular dystrophy, *World J Gastroenterol* 12:1821, 2006.

48. Geterude A, Bake B, Bjelle A: Swallowing problems in rheumatoid arthritis, *Acta Otolaryngol* 111:1153, 1991.

49. Ekberg O, Redlund-Johnell I, Sjoblom KG: Pharyngeal function in patients with rheumatoid arthritis, *Acta Radiol* 28:35, 1987.

50. Fulp SR, Castell DO: Scleroderma esophagus, *Dysphagia* 5:101, 1990.

51. Zamost BJ, Hirschber J, Ippoliti AF et al: Esophagitis in scleroderma: prevalence and risk factors, *Gastroenterology* 92:421, 1987.

52. Grande L, Lacima G, Ros E, Fint J, Pera C. Esophageal motor function in primary Sjögren's syndrome, *Am J Gastroenterol* 88:378, 1993.

53. Martin JA, Hamilton BE, Sutton P et al: *Births: final data for 2002* (national vital statistics report, vol 52, no 10), Hyattsville, MD, 2003, National Center for Health Statistics.

54. Arvedson J, Brodsky L: *Pediatric swallowing and feeding: assessment and management*, ed 2, San Diego, 1993, Singular.

55. Smithard DG, O'Neill PA, Park C et al: Complications and outcome after acute stroke. Does dysphagia matter? *Stroke* 27:1200, 1996.

56. Kidd D, Lawson J, Nesbitt R et al: The natural history and clinical consequences of aspiration in acute stroke. *Q J Med* 88:409, 1995.

57. DePippo KL, Holas MA, Reding MJ et al: The Burke Dysphagia Screening Test, *Stroke* 24:173, 1993.

58. Andreoli TE, Carpenter CCJ, Griggs RC et al: *Cecil essentials of medicine*, ed 6, Philadelphia, 2004, WB Saunders.

59. American Speech-Language-Hearing Association: *Clinical indicators for instrumental assessment of dysphagia: guidelines, ASHA 2002 Desk Reference*, Rockville Pike, MD, 2002, ASHA.

60. American Speech-Language-Hearing Association: Guidelines for speech-language pathologists performing videofluoroscopic swallowing studies, *ASHA Supplement*, 24:178, 2004.

61. American Speech-Language-Hearing Association: *The role of the speech-language pathologist in the performance and interpretation of endoscopic evaluation of swallowing, technical report*, Rockville Pike, MD, 2005, ASHA.

62. American Speech-Language-Hearing Association: Knowledge and skills for speech-language pathologists providing services to individuals with swallowing and/or feeding disorders, *ASHA Supplement* 22:81, 2002.

63. Larsen GL: Rehabilitation of dysphagia: mechanica, paralytica, pseudobulbar, *J Neurosurg Nurs* 8:14, 1976.

64. Larsen GL: Rehabilitation for dysphagia paralytica, *J Speech Hear Disord* 37:187, 1972.

65. Logemann JA: *Evaluation and treatment of swallowing disorders*, San Diego, 1983, College-Hill Press.

66. Groher ME, editor: *Dysphagia: diagnosis and management*, Stoneham, MA, 1984, Butterworth.

67. Miller RM, Groher ME: Speech-language pathology and dysphagia: a brief historical perspective, *Dysphagia* 8:180, 1993.

02 성인의 정상적 삼킴

개요

목표

1. 삼킴과 관련된 주요 해부학적 구조물들을 정의한다.
2. 삼킴에 관여하는 근육군을 정의한다.
3. 삼킴의 말초 및 중추 신경 조절에 관하여 정의한다.
4. 입에서 위까지 음식덩이가 운반될 때 발생하는 주요 생리학적 요소에 대하여 토의한다.
5. 정상적인 삼킴 시 음식덩이의 유형에 따라 어떤 영향을 받는지 토의한다.
6. 정상적인 노화와 관련된 삼킴을 설명한다.

정상 삼킴(normal swallowing)은 뇌줄기(brainstem, 뇌간)에 있는 뇌신경(cranial nerve)의 통합적인 상호작용에서 유래하고, 연수(medulla oblongata, 숨뇌)의 신경조절기전 뿐만 아니라 감각운동(sensorimotor) 및 변연계통(limbic system)에 의해서도 영향을 받는 복잡하고도 상호의존적인 행동이다. 건강한 성인은 각성 상태에서 적은 노력으로 씹기(mastication, 저작) 및 삼킴(swallowing)을 위한 순차적인 감각과 운동양상을 동시에 수행한다. 이러한 감각을 유도하고 먹는 동작 및 감각 신호의 단순화를 위해 정형화된 삼킴 행동들은 대개 4단계로 나눠진다(Practice Note 2-1); ① 구강준비기, 음식물을 구강 뒤쪽으로 이동하기 전 씹는 단계, ② 구강기, 입에서 입인두(oropharynx, 구인두)까지 음식물이 이동 하는 단계, ③ 인두기, 음식물이 입인두, 닫힌 후두안뜰(laryngeal vestibule, 후두전정)과 식도 윗부분의 느슨해진 반지인두근(cricopharyngeus muscle, 윤상인두근)을 통과하는 단계, ④ 식도기, 음식물이 식도에서 위의 분문(cardiac orifice, 들문) 안쪽으로 이동하는 단계.

Leopold와 Kagel은 삼킴 단계의 구강기에 음식덩이를 보고 반응하는 시각적인 면을 포함시켰다. 음식에 대한 시각적 자극은 음식이 입안으로 들어가기 전에 침(saliva, 타액)을 분비하도록 돕는 인지적 신호를 만들어 낸다.

일반적으로 중추신경계, 뇌신경, 근육에 가해진 손상 및 질환으로 인해 넓은 범위에 걸쳐 신경학적이고 구조적인 손상이 동반되며, 이러한 손상을 동반한 연하장애 환자의 재활치료에는 수의적이고 불수의적인 상호의존적인 삼킴 과정에 대한 해부학적 및 생리학적 측면의 상세한 지식을 필요로 한다.

Practice Note 2-1

사람들은 대화를 나누면서 다양한 재질 및 크기의 음식덩이를 씹거나 삼킬 수 있으며, 입안에 큰 고형의 음식물을 유지하면서 음료를 마실 수도 있다. 인두수축근(pharyngeal constrictor muscle)이 이완된 상태에서는 칼도 인두를 지나 반지인두근을 통과시킬 수 있으며(연습없이 추천되지 않음), 노력한다면 물구나무 선 상태에서도 고형 물질을 삼킬 수 있다.

성인의 정상 해부학

구강(oral cavity)이란 앞쪽으로는 입술에서부터 뒤쪽으로는 코인두(nasopharynx, 비강인두)까지 부위를 말하며, 혀(tongue, 설), 잇몸(gum, 치은), 치아(tooth, 치)를 포함한다. 입안은 단단입천장(hard palate, 경구개)과 물렁입천장(soft palate, 연구개)에 의해 비강(nasal cavity, 코안)과 분리되어 있다. 그리고 구강의 기저면에는 가동성이 매우 크고, 근육의 중요한 부착 부위가 되며 융기부위를 포함하고 있는 U자형의 뼈인 아래턱뼈(mandible, 하악골)가 놓여 있다. 구강의 천장을 구성하는 위턱뼈(maxillae, 상악골)는 광대뼈(zygomatic, 관골)와 연결되며, 코안의 뒤쪽에 놓여 있는 L자 모양의 입천장뼈(palatine, 구개골)와도 붙어 있다. 입천장뼈의 수직판은 코안의 뒤쪽을 형성하고, 수평판은 입천장을 이루는 뼈의 뒷부분을 구성한다. 물렁입천장과 코인두의 뒤쪽 벽은 삼킴 활동 및 호흡 활동시 코 안과 입 안의 연결을 열거나 닫는다. 코인두는 물렁입천장 윗부분을 말하며, 입인두는 입의 뒷쪽을 가리킨다. 인두는 식도 아래까지 확장되어 있으며, 이 부위를 후두인두(laryngeal pharynx, 후인두)라 부르고 반지인두근에 의해서 식도와 분리된다(그림 2-1).

후두연골(laryngeal cartilage)은 기관의 위쪽 끝에서 후두인두의 앞쪽에 놓여 있으며 목뿔뼈(hyoid bone, 설골)에 부착되는 근육들에 의해 매달려 있다. 반지연골(cricoid cartilage, 윤상연골)은 기관의 위쪽 및 방패연골(thyroid cartilage, 갑상연골)의 바로 아래에 놓여 있다. 반지연골과 방패연골은 목뿔뼈에 부착되는 근육들에 의해 매달려 있으며, 목뿔뼈는 목뿔위(suprahyoid muscles, 설골상근) 및 목뿔아래근육(infrahyoid muscles, 설골하근)들에 의해 아래턱뼈, 혀 및 복장뼈(sternum, 흉골) 사이에 매달려 있다.

호흡계통은 후두덮개(epiglottis, 후두개)의 아래쪽 젖힘 및 후두안뜰(laryngeal vestibule, 후두전정)을 폐쇄하는 수축근육의 작용으로 삼킴 과정 동안 보호된다. 성대(vocal cord)는 후두실(laryngeal ventricle, 후두실)의 아래모서리에 있으며, 방패연골의 앞 및 모뿔연골(arytenoid cartilage, 피열연골)의 뒤쪽에 부착되어 있다. 후두안뜰주름(vestibular fold, 전정주름)은 후두실과 후두안뜰을 나눈다. 후두덮개는 혀의 바닥에서 인두강(pharyngeal cavity, 인두공간) 안쪽으로 펴져 있다. 후두개곡(valleculae, 외측주름)은 후두덮개의 각 측면에서 혀의 바닥 위에 놓여 있는 가쪽오목(lateral recess, 외측함요) 이다. 조롱박오목(piriform recess, 이상함요)은 후두와 앞쪽 후두인두벽 사이에 생기는 가쪽오목이다(그림 2-2). 이러한 오목들은 인두부위 삼킴 활동의 비디오방사선촬영(videoradiographic) 평가 시 중요한 해부학적 표지점으로 다루어진다. 그림 2-3에는 머리와 목 부위의 주요 해부학적 구조의 가쪽면을 보여준다.

구강준비기

삼차신경(trigeminal nerve, CN V)의 아래턱신경(mandibular nerve; V_1, 하악신경)은 씹기 작용을 하는 주동 근육들에 분포한다. 씹기의 주동 근육에는 깨물근(masseter muscle, 교근), 관자근(temporalis muscle, 측두근), 그리고 나비뼈 날개돌기(pterygoid process of sphenoid bone, 익상돌기)에서 이는 근육인 날개근(pterygoid muscles, 익돌근)들이 있다. 관자근이 아래턱뼈를 앞으로 혹은 뒤로 움직이는 동안 깨물근은 턱뼈를 닫는다(표 2-1). 안쪽날개근(medial pterygoid muscle, 내측익돌근)은 아래턱뼈를 올리기 위해 양쪽 근육들이 함께 작용하고, 동측 근육만 작용하면 반대쪽으로 이동한다. 가쪽날개근(lateral pterygoid muscle, 외측익돌근)은 양쪽 근육이 함께 수축하면 아래턱뼈를 내리거나 내미는 작용을 하고, 동측근육만 작용하면 반대쪽으로 턱 및 아래턱뼈가 움직인다. 안쪽날개근과 가쪽날개근은 씹기 작용시 함께 움직인다. 얼굴신경(facial nerve; CN VII, 안면신경)은 머리뼈 중 위턱뼈와 아래턱뼈에 부착되어 있는 얼굴표정근육에 분포한다. 볼근은 얼굴근육에 포함되며, 입술을 압축하고 전체 치아에 걸친 음식덩이의 움직임을 볼에 납작하게 만든다(표 2-2). 볼근 섬유는 입둘레근(orbicularis oris muscle, 구륜근)의 섬유와 섞이며, 입술의 조임근이 된다. 혀밑신경(hypoglossal nerve, 설하신경)은 4개의 혀의 자체근육에 분포하며, 이 근육들은 모양, 윤곽, 기능에 따라 혀에 다른 영향을 미친다.

구강/인두기

목의 인두강은 머리뼈 바닥에 매달려 있으며, 복장뼈(sternum, 흉골)의 꼭대기 부위에 고정되어 있다. 인두강은 6개의 뇌신경과 4개의 목신경들에 의해 운동신경의 지배를 받는 26쌍의 가로무늬근육(striated muscle, 횡문근)에 의해 형성된다. 말굽 모양의 목뿔뼈는 혀의 뒷부분, 인두, 후두부위의 삼킴 작용과 관련한 인두근육들의 기계적인 이점을 제공하는 버팀목(buttress)으로써 역할 한다. 코인두의 5개 근육들은 음식덩이의 종류에 따라서 후두덮개의 위치를 조정한다; 입천장혀근(palatoglossal muscle, 구개설근)과 입천장올림근(levator veli palatini muscle, 구개범거근)은 물렁입천장을 올리거나 코인두와 입인두 사이를 폐쇄한다. 이들 근육들은 더부신경(accessory nerve; CN XI, 부신경)과 미주신경(vagus nerve, CN X)을 통해 분포한다; 입천장긴장근(tensor veli palatini, 구개범장근)은 유스타키오관(eustachian tube, 이관)의 구멍을 넓히거

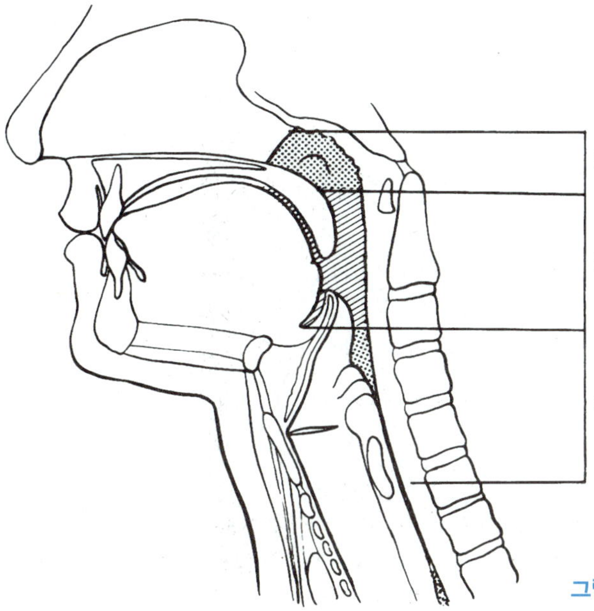

그림 2-1 머리와 목의 세부분 중요 영역의 경계에 대한 해부학적 가쪽면

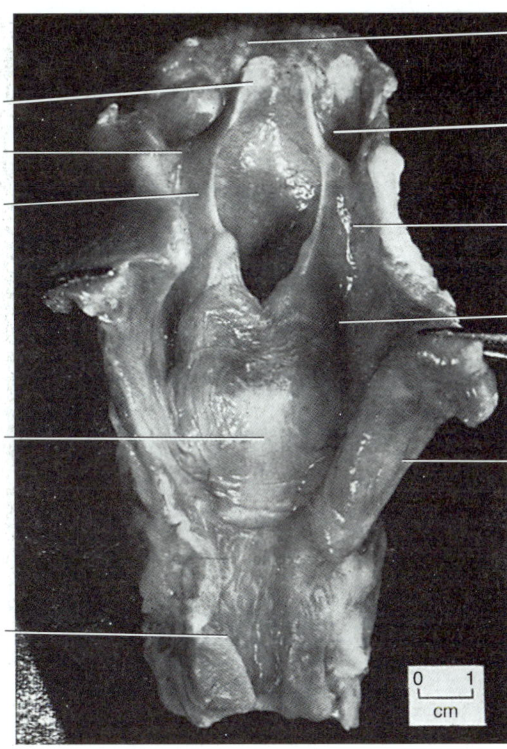

그림 2-2 기도(airway)를 둘러싸는 인두영역을 나타내는 해부학 표본

나, 물렁입천장을 팽팽히 한다. 이 근육에는 삼차신경의 아래턱신경이 분포한다; 입천장인두근(palatopharyngeus muslce, 구개인두근)은 인두와 후두를 올리고, 입천장과 인두주름을 가깝게 만들어 구인두오목(oropharyngeal isthmus, 구인두협)을 막고, 입안을 인두로부터 분리시키는 작용을 한다. 이 근육에는 혀인두신경(glossopharyngeal nerve; CN IX, 설인신경)이 미주신경을 통해 분포한다; 목젖근은 목젖을 올리는 역할을 하며 더부신경이 분포한다(표 2-3).

혀밑신경, 삼차신경, 얼굴신경은 목뿔위근육(suprahyoid muscle, 설골상근)에 분포한다. 혀밑신경은 목뿔뼈를 위, 앞쪽

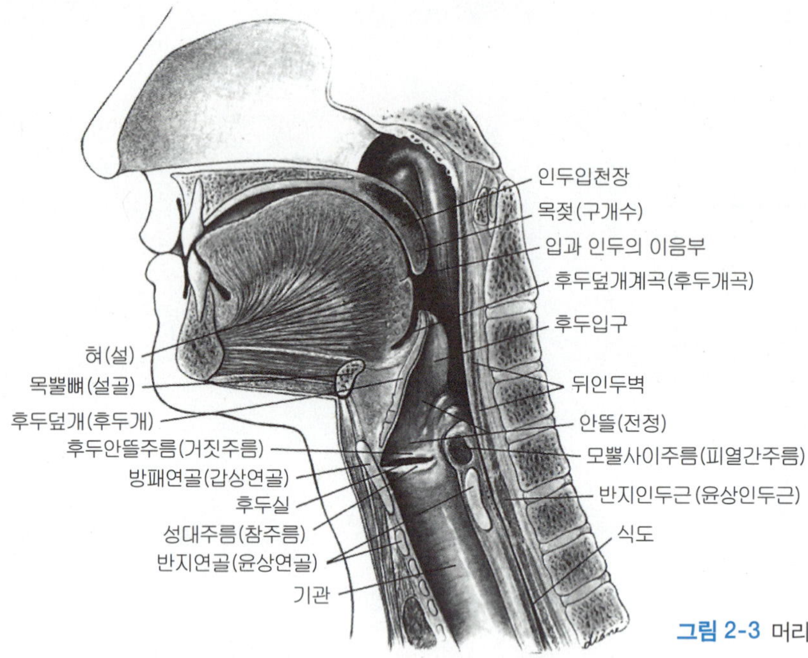

그림 2-3 머리와 목의 가쪽에서 관찰한 삼킴과 관련된 해부학 구조

표 2-1
씹기근육

근육	이는곳	닿는곳	신경	작용
관자근 (temporalis)	머리뼈 관자오목	아래턱뼈의 턱뼈가지 및 근육돌기	삼차신경(trigeminal)	아래턱 올림 및 닫힘, 아래턱 들임
깨물근(masseter)	광대활	아래턱뼈의 턱뼈가지	삼차신경(trigeminal)	아래턱 올림 및 닫힘
안쪽날개근 (medial pterygoid)	입천장뼈, 나비뼈의 날개돌기 가쪽판의 안쪽면	아래턱뼈의 턱뼈가지	삼차신경(trigeminal)	아래턱 올림 및 닫힘
가쪽날개근 (lateral pterygoid)	나비뼈의 날개돌기 가쪽판의 가쪽면	아래턱뼈 목의 날개근오목	삼차신경(trigeminal)	아래턱 내림, 열림, 내밈과 좌우 움직임

으로 끌어올리거나 아래턱뼈를 내리는 턱끝목뿔근(geniohyoid muscle, 이설골근)에 분포한다. 삼차신경은 목뿔뼈와 혀 바닥을 올리거나 아래턱뼈를 내리는 턱목뿔근(mylohyoid muscle, 악설골근)에 분포한다(표 2-4). 두힘살근(digastric muscle, 이복근)은 중간힘줄에 의해 앞힘살과 뒤힘살로 나뉘는 근육이다. 두힘살근의 앞힘살은 삼차신경의 아래턱신경에 의해 운동신경 지배를 받으며, 아래턱뼈를 내리거나 목뿔뼈를 올린다. 반면 두힘살근의 뒤힘살은 얼굴신경의 분포를 받으며 목뿔뼈를 위로 올리거나 뒤로 당긴다. 얼굴신경은 삼킴 시 목뿔뼈를 올리는 작용을 하는 붓목뿔근(sylohyoid muscle, 경돌설근)에 분포한다. 그리고 목뿔혀근(hyoglossus muscle, 설골설근)과 턱끝혀근(geniolossal muscle, 이설근)은 후두 올림근으로써 역할을 하는 것 뿐만 아니라 혀의 바깥기원근육으로 작용한다. 이 근육들은 혀를 내리며, 혀가 고정되어 있을때는 목뿔뼈 올림 작용을 도울 수 있다.

혀밑신경의 성분을 포함한 더부신경은 붓목뿔근에 분포하며, 이 근육은 삼킴 시 혀를 위, 뒤쪽으로 당긴다. 혀인두신경이 미주신경을 통해 입천장혀근에 분포하며, 이 근육은 입천장을 내리고 혀를 위쪽으로 당긴다.

미주신경과 더부신경은 인두의 근육에 분포한다. 위인두수축근(superior pharyngeal constrictor muscle, 상인두수축근), 중간인두수축근(middle pharyngeal constrictor muscle, 중인두수축근), 아래인두수축근(inferior pharyngeal constrictor muscle, 하인두수축근)은 바깥 돌림층을 형성하고 삼킴 과정 동안 식도쪽으로 음식덩이를 운반하기 위해 함께 작용한다. 입천장인두근, 붓인두근(stylopharyngeal muscle, 경돌인두근), 귀관인두근(salpingopharyngeus muscle, 이관인두근)은 인두의 속세로층을 형성한다. 붓인두근(CN IX)은 인두 및 일

표 2-2
얼굴근육

근육	이는곳	닿는곳	신경	작용
입둘레근	입주위 이웃한 근육섬유	입술주위 피부와 입꼬리	얼굴신경	입술의 닫음, 열림, 내밈, 번짐, 비틂림
작은광대근	광대뼈	입둘레근의 위입술 부위	얼굴신경	위입술을 위가쪽으로 올림
위입술올림근	위턱뼈 눈확아래구멍 아래	입둘레근의 위입술 부위	얼굴신경	위입술의 올림
위입술콧방울올림근	위턱뼈 이마돌기	입둘레근과 입꼬리 피부	얼굴신경	입꼬리 올림
큰광대근	광대뼈	입둘레근과 입꼬리	얼굴신경	위입술의 위쪽올림, 입꼬리의 위뒤쪽 올림, 웃음근
입꼬리올림근	위턱뼈 송곳니 오목	입꼬리 근처 아래입술	얼굴신경	입꼬리의 올림
입꼬리내림근	아래턱뼈 아래모서리 위 및 바깥면	볼의 피부, 입꼬리, 아래턱뼈 아래모서리	얼굴신경	아랫입술 내림, 입꼬리 내림
아래입술내림근	아래턱뼈 아래모서리	입둘레근과 아랫입술 피부	얼굴신경	아랫입술의 내림
턱끝근	아래턱뼈 앞니오목	턱의 피부	얼굴신경	아랫입술 내림, 턱의 올림
입꼬리당김근	넓은목근, 깨물근 피부 위 근막	입둘레근, 입꼬리	얼굴신경	입꼬리의 가쪽 당김, 보조개 생성
볼근	위턱뼈의 이틀돌기, 아래턱뼈 아래턱뼈 볼근능선	입둘레근, 입꼬리	얼굴신경	볼을 편평하게 하고, 치아와 접촉하는 음식을 잡아줌, 입꼬리 뒤로 당김

표 2-3
입천장근육

근육	이는곳	닿는곳	신경	작용
입천장올림근	관자뼈의 꼭지	물렁입천장의 입천장널힘줄	미주신경과 더부신경	물렁입천장 올림
입천장긴장근	나비뼈오목	물렁입천장의 입천장널힘줄	삼차신경	물렁입천장 긴장
입천장혀근	물렁입천장의 아랫면	혀의 옆면	미주신경과 더부신경	삼킴의 첫 번째 단계 동안 혀의 뒤쪽을 올림
입천장인두근	물렁입천장	인두벽	미주신경과 더부신경	삼킴의 두 번째 단계 동안 코인두를 잠금
목젖근	뒤코가시와 입천장널힘줄	목젖이 가장 두꺼운 부위	미주신경과 더부신경	목젖을 짧게하고 올림

표 2-4
목뿔위근육

근육	이는곳	닿는곳	신경	작용
턱목뿔근(두힘살근 앞힘살)	아래턱뼈 안쪽면	목뿔뼈 위모서리	삼차신경	혀와 입안바닥의 올림; 목뿔뼈가 고정되어 있을때 아래턱뼈 내림
두힘살근 앞힘살	중간힘줄	아래턱뼈 아래모서리	삼차신경	아래턱뼈가 고정되어있을때 목뿔뼈 올림;목뿔뼈가 고정되어 있을때 아래턱뼈 내림
턱끝목뿔근	아래턱뼈 턱끝가시	목뿔뼈	혀밑신경을 통해 목신경(C1, C2)	목뿔뼈를 앞쪽으로 당김; 목뿔뼈가 고정되어 있을때 아래턱뼈 내림
붓목뿔근	관자뼈의 붓돌기	목뿔뼈 큰뿔	얼굴신경	목뿔뼈와 혀바닥 올림
목뿔혀근	목뿔뼈 큰뿔	혀의 안쪽면	혀밑신경	혀의 내림
턱끝혀근	아래턱뼈 위턱끝가시	목뿔뼈, 혀끝, 혀등	혀밑신경	혀의 내밈 및 내림
붓혀근	붓돌기 앞쪽	혀의 안쪽면	혀밑신경	혀의 위뒤쪽 올림
입천장혀근	물렁입천장 앞면	혀등, 혀의 옆면	혀인두신경, 미주신경, 더부신경	구인두오목을 좁히고 혀의 뒤쪽을 올림

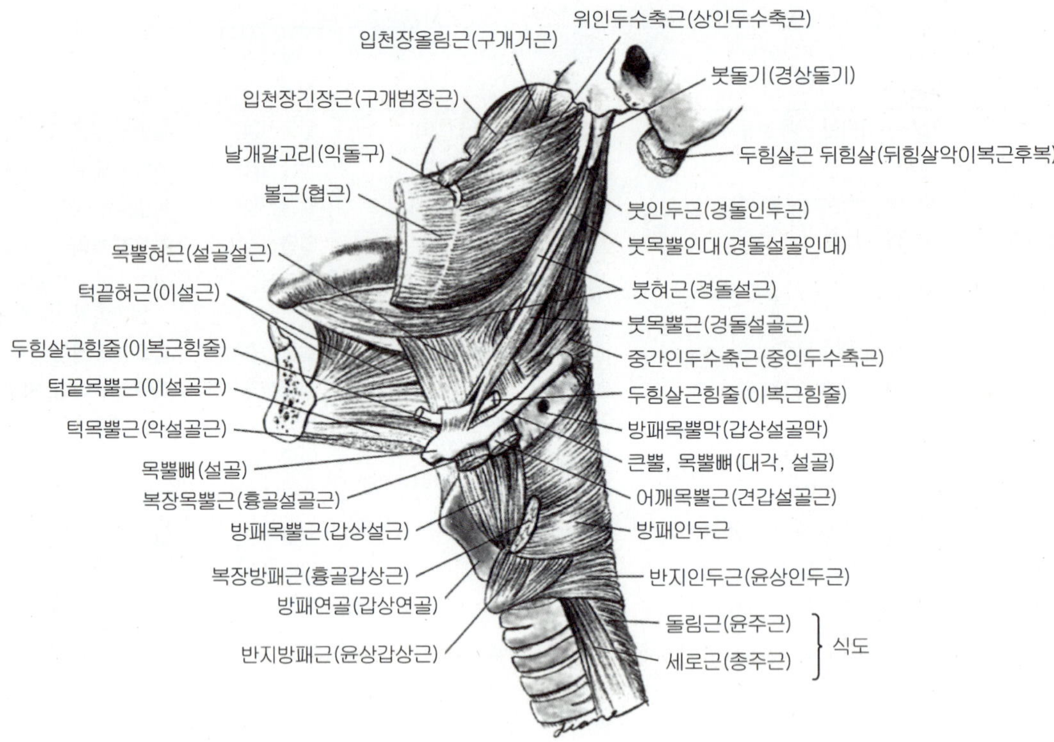

그림 2-4 삼킴시 사용되는 머리와 목의 주요 근육들을 가쪽에서 관찰한 모습

부 후두를 올리고, 귀관인두근(CN XI과 CN IX의 인두신경얼기)은 인두의 가쪽벽을 위로 당기고, 입천장인두근은 입천장을 아래로 당긴다.

반지인두근(윤상인두근)은 인두와 식도의 이음 부위에 있는 중요한 단일 근육이다. 기능적으로, 반지인두근은 인두와 식도로 분리되며, 수축근으로써 작용하고, 음식덩이가 인두에서 식도로 통과하는 동안 이완된다. 반지인두근은 미주신경의 인두신경가지와 중간목신경절(middle cervical ganglion, 중경신경절) 및 아래목신경절(inferior cervical ganglion, 하경신경절)의 교감신경가지의 지배를 받는다. 삼킴의 구강 및 인두기에서 사용하는 주된 근육들을 그림 2-4에 표시하였다.

식도기

식도는 인두(C6)에서 위(T12)로 연결하는 긴 관으로 팽창성을 갖고 있으며 길이는 21~27cm이다. 식도는 인두-식도 분절(pharyngeal esophageal segment, PES)에 의해 인두와 분리되고, 아래식도조임근(lower esophageal sphincter, LES; 하부식도괄약근)에 의해 위와 분리된다. 휴식기에 식도대롱속(esophageal lumen, 식도관내강)은 삼킨 공기, 액체, 고체를 수용할 수 있는 공간을 제공하기 위해서 3cm까지 쉽게 팽창하는 잠재적인 공간을 만들 수 있으며, 이를 위해 평상시에는 접혀 있다. 식도는 돌림섬유의 속층과 세로섬유의 바깥층을 구성하는 방어적인 중층상피와 편평상피가 늘어서 있다. 식도의 몸쪽끝 근육섬유는 줄무늬이며, 먼쪽 2/3의 근육섬유는 민무늬근육으로 구성되어 있다. 식도의 중간 1/3은 대동맥이 있는 부위로 민무늬와 줄무늬 근육섬유가 조합되어 있다. 식도는 기관융골(tracheal carina) 높이에서 가슴속으로 진행하며, 가로막구멍(diaphragmatic opening) 앞으로 나아감에 따라 자연스러운 굽이(bend)를 만들면서 심장의 왼쪽심실 뒤가쪽으로 진행한다. 식도는 가로막구멍을 통과한 후에 아래식도조임근 높이에서 위의 몸통과 연결된다. 아래식도조임근의 민무늬근육은 위의 속빗근 부위로 합류되면서 특수화된 나선 형태로 배열되어있다. 심장 및 기관-기관지나무(tracheo-bronchial tree, 기관-기관지목)와 식도와의 관계 뿐만 아니라 가로막구멍을 통과하는 통로를 그림 2-5에 표시하였다.

성인의 정상 생리학

구인두에서 일어나는 삼킴 순서(oropharyngeal swallow sequence)의 정상적인 측면을 조사하는 많은 연구들이 진행돼 왔다. 이런 연구들로 알 수 있는 이론적 설명은, 임상가는 반드시 이상(abnormality)이 존재하는지를 알아내기 위해 환자의 상태를 표준 자료와 비교해야 한다는 것이다. 삼킴의 구강 준비단계(oral preparatory)와 구강단계(oral stage)에서 정

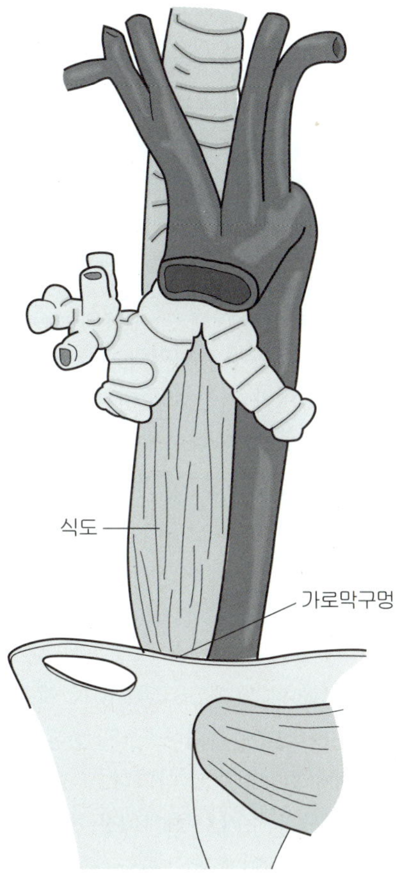

그림 2-5 식도(esophagus)는 가슴공간(chest cavity, 흉강)과 횡격막(diaphragm) 열공(hiatus)을 통과하고, 위(stomach)의 높이에서 끝난다.

상적인 삼킴의 연구가 정상적인(건강한) 대상자들 사이에서 의미 있는 가변성(variability)이 있다는 것이 밝혀졌다. 이 가변성은 대상 선정(subject selection), 음식덩이(bolus, 식괴), 삼킴 수행(swallow performance) 측정을 위해 쓰인 도구들에 따라 달라질 수 있다. 다른 가변성으로는 선천적인 삼킴 과정의 차이로 발생할 수 있다. 정상적 삼킴 기전은 다양한 환경에서 다양한 속도로 얘기하며 식사할 때도, 음식물 종류의 변화에 관계없이 안전한 삼킴을 가능하게 한다.

정상적인 삼킴은 구강에서부터 위까지 음식덩이의 빠른 이동을 의미한다. 액체는 2초 이내에 인두를 지나가고 5초 이내에 위로 들어간다. 효과적인 이동은 중력 및 음식덩이에 압력을 가하는 신경근의 수축(neuromuscular contraction)력에 의해 영향을 받는다. 효과적인 음식덩이의 이동은 신경근의 수축과 이완을 통해 음식덩이를 높은 압력으로 밀어내리고 그 밑 부분에 음압(negative pressure)이 가해질 때 원활히 이루어진다. 식도와 같은 삼킴 고리(swallowing chain)의 어떤 부분은 그 위치 때문에 음압이 발생한다. 높고 낮은 압력의 야기는 대게 다음 구조물들의 협응과 삼킴 밸브(swallowing valves)의 힘에 의해 이루어진다: 입술(lips), 연구개(velum), 기도 폐쇄(airway closure, 숨길 닫힘), 인두-식도 분절(pharyngoesophageal segment, PES), 상부식도조임근(upper esophageral sphincter, UES) 열림과 폐쇄. 비강쪽의 기도(nasal airway) 역시 중요하다. 혀는 초기의 긍적적 영향력을 주는 힘을 제공한다. 혀의 뒤쪽 편향(deflection)은 목뿔뼈를 잡아당기며 후두올림(laryngeal elevation)의 근본적인 힘으로 직용한다. 인두-식도 분절에서 시기적절하고 강한 후두 올림이 안전한 삼킴에 있어 특히 중요한데, 이는 음식덩이가 빠르게 움직이게 하고, 높은 압력의 부분에서 반대 힘 쪽으로 안전하게 갈 수 있게 한다. 근육 약화나 협응의 저하로 인한 병적인 상태는 음식덩이를 아래로 내려보내는 높은 압력을 만들어 내지 못하고, 이로 인해 음식덩이는 정체되고, 이 잔여물이 기도로 들어가 흡인을 일으킨다.

> **Practice Note 2-2**
>
> 삼킬 때 입술을 벌리는 것과 닫힌 코의 통로가 영향을 주는 것을 경험해 본다. 첫 번째로 침을 삼킨다. 그리고 나서 입을 열고 침을 삼켜보면 더 많은 노력이 드는 것을 알 수 있다. 코를 막지 않고, 그리고 콧구멍을 막고 같은 방법으로 삼켜 본다.

구강 준비기

음식이나 액체는 입속에서 미각(taste), 온도(temperature), 압력(touch, 촉각) 수용기들(receptors)을 활성화(stimulates) 시킨다. 미각의 주요 수용기는 혀, 단단 입천장(hard palate, 경구개)과 물렁 입천장(soft palate, 연구개), 인두 그리고 후두 위(supralaryngeal)에 위치해 있다. 이 수용기들은 침(saliva)에 의해 활성화 된다. 침은 턱밑샘(submandibular), 하악선(submaxillary), 귀밑샘(parotid glands, 이하선)이 활성화 되면서 생성된다. 이 샘들(glands)은 음식덩이 준비 동안 턱(jaw), 혀, 그리고 목뿔뼈의 움직임들과 음식덩이의 고유의 맛에 의해 활성화 된다. 짜고, 달고, 시고, 쓴 맛을 지각하기 위한 혀의 등쪽(dorsum)에 있는 주요한 감각 수용기들은 침에 의해 활성화된다. 혀는 미각과 음식덩이 형성을 촉진시킨다. 침은 중탄산염의 구성물이고 탄수화물을 분해하기 때문에, 위와 식도 안의 산도(acidity levels) 조절을 통해서 미생물을 관리함으로써 적절한 구강위생을 유지시키는 역할을 한다. 사람이 침을 삼키는 횟수는 1시간에 18~400번 사이이고, 대게 침의 흐름 속도에 의해 결정된다.

혀의 2/3 앞쪽 미각은 구개(연구개, 경구개)를 지나는 큰바위신경(greater petrosal branch)을 통하여 7번 뇌신경의 가지인 고실끈신경(chorda tympani branch)으로 전달된다. 혀의

1/3 뒤쪽 미각은 9번 뇌신경을 통해 전달된다. 미각은 뇌간의 고립로핵(nucleus tractus solitarii, NTS)으로 보내지는데, 미각은 이곳을 통해 시상의 감각운동 피질로 연결된다. 후두구멍(laryngeal aditus)부위의 미각수용체는 10번 뇌신경의 가지인 상위 후두신경(superior laryngeal branch)을 통해 고립로핵으로 연결된다. 맛에 대한 식별은 후각의 큰 영향을 받는데, 주로 저작하는 과정에서 이루어진다. 후각은 비강의 직접적인 자극으로 전달되어 코인두(nasopharynx) 뒷쪽으로 이동한다. 후각의 정보는 시상을 거쳐 1번 뇌신경을 통하여 전두엽과 측두엽으로 전달되며 이곳에서 후각의 해석이 이루어진다. 후각과 관련된 정보(기억)는 해마(hippocampus)에 저장된다.

음식물은 혀와 턱의 협동적 움직임을 통해 큰 어금니(molar table)쪽에서 음식덩이로 변형되는데, 경구개에서 완전한 음식덩이로 변형된다. 하지만 혀의 이러한 큰 역할에도 불구하고 단단한 음식을 음식덩이로 형성하는 과정에서 입 안에는 약간의 잔여물이 남을 수 있다. 음식덩이는 삼킴 반응이 시작하기 전 혀 기저부(tongue base)인 후두개곡(vallecular) 안쪽에서 잠시 머문다. 혀는 이 밖에도 많은 역할을 하는데 조작하기, 모양 만들기, 유지하기, 그리고 입인두(oropharynx)로 음식덩이 보내기가 있다. 또한 혀는 구강기에서 인두기로 넘어가는 과도기적인 입인두 단계를 알리는 신호로서의 역할을 한다. 이러한 혀의 움직임을 통해 음식덩이는 삼킴반응을 일으키게 되는데, 삼킴반응을 일으키는 감각의 확실한 성질은 아직까지 완벽하게 밝혀지지는 않았다. 그러나 여러 연구들에서 미주신경의 가지인 상위 후두신경(superior laryngeal branch)이 삼킴을 시작하고, 기도를 보호하는 기능에 있어서 중요하다고 밝히고 있다.

구강기

음식덩이가 형성되면, 혀 끝(tip)이 올라가면서 치조능선(alveolar ridge)부분인 구강 앞쪽이 폐쇄된다. 이때 음식덩이는 경구개 쪽에서, 혀의 등(dorsum)쪽 가장자리 부분에 의해 외측으로 유지된다. 구강기가 시작되고 음식덩이의 위치를 유지시키기 위해 혀의 끝과 등쪽은 뒤쪽보다 더 긴 움직임을 하게 된다. 혀의 뒤쪽은 음식덩이를 인두로 보내기 위해 더욱 중요한 역할을 수행한다. 혀를 뒤쪽으로 움직이기 위해 혀의 외측근인 두힘살근(digastricus, CN V), 턱목뿔근(mylohyoid, CN V) 그리고 턱끝목뿔근(geniohyoid, CN XII)이 함께 수축한다. 혀의 기저부에서 만들어진 압력은 음식덩이를 인두뒤쪽 벽과 입천장에 닿게 하며, 인두를 빠르게 지나게 하는 추진력으로 작용한다. 이때 입천장올림근(lecator veli palatinii muscles)은 입천장을 위로 올려 열려있는 코인두를 닫는다. 혀가 목뿔뼈쪽으로 이동하고, 목뿔뼈가 갑상선과 반지연골을 잡아당김으로써, 후두는 전상방으로 이동하고, 혀 기저부는 기도를 부분적으로 덮는다. 후두가 올라감으로서 연골 형태의 후두덮개는 기도를 막게 되는데 이로써 기도를 보호하기 위한 정교한 시스템이 완성되며, 음식덩이는 기도가 아닌 식도로 즉시 들어가게 된다. 후두덮개가 기도를 막는 정도는 목뿔뼈가 앞쪽으로 이동하는 것과 혀 기저부가 뒤로 수축하는 힘, 그리고 음식덩이의 크기에 의해 결정된다. 후두가 2~3cm 정도 위로 빠르고 정교하게 올라가는 것은 음식덩이가 후두를 향해 움직이지 않도록 돕는다. 음식덩이가 인두로 들어감으로서 혀 기저부는 후두개곡(vallecular spaces)을 좌우로 나누고, 음식덩이가 기도로 들어가지 않도록 기도를 보호한다.

호흡과 삼킴

구강인두기의 삼킴 반응에서 상부 기도의 보호 반응은 삼킴 안전성에서 중요하다. 호흡과 삼킴은 그것들의 해부적 구조(입과 인두의 공유하는 관)와 뇌간(brainstem)의 연수(medulla)에서의 신경해부학적 관계로 연결되어 있다. 호흡은 삼킴에 의해 억제되어지기 때문에 기능적으로 나타나고, 호흡의 장애는 때때로 삼킴 안전에 영향을 주기도 한다(8장 참조). 대부분의 정상 성인에서 공기흐름의 억제(swllow apnea, 삼킴무호흡)는 삼킴의 구강기 시작 전에 시작된다. 씹는 동안, 호흡 양상의 변화는 정상적이고 주기적이다. 무호흡은 음식덩이가 후두개곡 수준(vallecular level)에 모이기 전까지는 일어나지 않는다. 짧은 호기가 삼킴 무호흡보다 먼저 일어난다. 음식덩이가 PES를 지나는 동안, 후두는 내려가고 호흡은 PES가 닫히기 전까지 약하게 내쉬어진다. 호기는 성대주름을 분리시키는 성문 아래(subglottic)의 압력에 수반하여 일어난다. 이 압력의 해제는 청음기를 사용하여 후두 수준에 대보면 파열음을 들을 수 있다. 이 호기의 파열음은 삼켜지는 물질이 상부기도에 막히는 경우 보호양상으로 인해 생기는 것으로 보인다. 이 공기를 내뱉는 폭발은 하임리히법에 의해 인위적으로 만들 수 있다. 호기-삼킴-호기의 양상은 정상노화 및 질병에 따라 변할 수 있다(CLINICAL CORNER 2-1). 정상군에서 삼킴 무호흡의 기간은 대상자의 나이와 음식덩이 크기에 따라 0.75~1.25초까지 다양하다. 일반적으로, 음식덩이의 크기가 커질수록 삼킴 무호흡이 더 길어진다. 삼킴 무호흡 동안 진성대주름(true vocal fold)은 중간으로 이동한다. 그러나 완전히 가까워지진 않는다. 삼키는 동안의 무호흡은 후두절개 환자들과 정상군의 무호흡 기간을 비교하였을 때 비슷하게 보여지기 때문에, 성대주름의 움직임과 무호흡이 생리학적으로는 관련되어 있지 않은 것으로 보인다.

인두기

인두기(phryngeal stage)는 음식덩이가 후두개곡의 수준에 도착 했을 때 시작되고 PES가 닫힐 때 끝난다. 음식덩이가 인두로 들어올 때, 목뿔뼈는 턱 모서리 방향으로 향하며 위앞쪽 움직임이 계속되고, 위쪽 기도로 들어오는 음식덩이로부터 보호하기 위해 수축하는 혀 기저부 아래쪽으로 후두를 기울인다.

가성대주름들은 피열후두개주름(aryepiglottic folds) 옆에 위치하며, 후두구(laryngeal aditus) 닫힘과 함께 추가적인 기도 보호를 제공한다. 갑상후두(thyroepiglottic) 인대 수축과 뒤쪽 혀 수축 때문에 후두 연골은 후두구(laryngeal aditus) 위에서 수직으로 내려간다. 이런 식으로 상부 기도로 들어오는 음식덩이를 막는 보호 기전들이 작용하게 된다: ① 능동 호흡의 정지, ② 가성대와 진성대의 접근(approximation) ③ 후두구(layngeal aditus)의 닫힘, ④ 올라가는 후두 위쪽의 혀 기저부에 의한 음식덩이의 기울어짐(deflection), ⑤ 후두개곡을 지나 기도 입구의 윗부분에서 음식덩이가 좌우로 나뉨.

음식덩이가 인두로 들어갈 때, 식도로 음식덩이가 추진되는 것을 돕기 위해 인두의 뒷벽에서 위, 중간, 아래 수축근이 연속적으로 활성화된다. 인두 근육의 수축 기간은 음식덩이 크기에 의해 영향을 받지 않는다.

목뿔뼈가 전방으로 움직이는 것은 PES에 견인력을 제공하여 최대 열림이 이루어지게 한다. 인두로 음식덩이가 도달하기 전, 삼키기 전에 닫혀 있는 PES 주변 근육들은 9번 뇌신경에 의해 뇌간으로 전해지는 부교감신호에 의해 이완된다. 이완 후, 설골후두운동(hyolaryngeal movement)에 의해 PES는 열리도록 당겨진다. PES 부위를 향해 계속해서 내려가는 음식덩이는 둘로 나눠진 채로 후두 옆쪽을 지나 식도로 들어가기 위해 음식덩이가 다시 합쳐지는데, 이 부위가 하인두의 조롱박 오목이다. Seta 등은 167명의 정상 환자에서 음식덩이 흐름의 좌우 차이를 연구하였다. 모든 환자들이 인두의 양쪽 모두에서 음식덩이의 흐름을 보였으나, 58%는 양쪽 차이를 보이지 않았고, 35%는 좌측 우세, 7%는 우측 우세를 보였다. PES는 PES의 이완과 기계적인 견인에 더하여, 음식덩이의 추진력에 의해 확장된다. PES의 늘어남과 닫힘에 요구되는 신경학적, 생역학적 과정은 그림 2-6에 요약되었다.

음식덩이의 끝이 PES 부위를 지나갈 때, PES가 닫히면서 일차적인 식도의 연동운동이 시작된다. 이때 기도가 다시 열리고 목뿔뼈는 휴지기 위치로 되돌아간다. 이러한 활동은 삼킴의 인두기가 끝이 났음을 말해준다. 성대가 닫히기 시작하면서부터 삼킴 순서의 끝부분에서 다시 열릴 때까지의 구인두 삼킴 활동의 시간은 그림 2-7에 묘사되어 있다(7장 참조). 측면 및 전후면에서 보여지는 삼킴의 구강기와 인두기의 구조적 관점과 생역학적 관점은 비디오투시검사를 통해 확인 가능하다.

CLINICAL CORNER 2-1

한 식당에서 식사중인 누군가가 그의 목에 무언가 들러붙었다며 갑자기 일어서며 큰 소리로 숨을 못 쉬겠다고 호소하였다. 그는 꽤 불편해 보였고 땀을 흘리기 시작했다. 웨이터가 달려와 그의 손을 손님의 허리 부위에 올려 놓고, 횡격막을 빠르고 강하게 밀어내는 하임리히법을 적용하였다. 불행하게도, 이 방법은 손님의 증상을 경감시키지 못하였고 손님은 계속해서 무언가 들러붙어 있음을 호소하였다.

논리적 사고

1. 하임리히법이 손님의 증상을 경감시키지 못한 이유는 무엇인가?
2. 어떤 원인을 추측할 수 있는가?

식도 단계

식도(esophagus)로 들어가기 전 음식덩이는 가슴 공간(chest cavity, 흉강) 아래쪽에 머물다가, 음압(negative pressure)으로 식도의 대롱 속(lumen)에 빨려 들어간다. 상부식도조임근(UES)이 닫혔을 때 발생되는 압력은 카테터(catheter)압력 측정 자료에서 30~110mmHg로 변화하였다. 식도에서 음식덩이가 이동하는데는 정돈된 패턴의 기능을 요구하고, 구분된 분명한 3개의 영역 안에서 협응된다. 근위부, 가로무늬근(striated muscle, 횡문근)과 중간부위(body), 원위부(distal)의 민무늬근(smooth muscle)이 그것이다. 이 영역들을 통하여 움직이는 음식덩이는 위(stomach)와 하부식도조임근(LES)으로 음식덩이가 들어갈 때까지 원형(ringlike)으로 수축하는 것을 특징으로 한다. 액체 음식덩이들은 점성에 영향을 받는다. 액체는 근육의 수축 움직임보다 앞서 아래로 향하기도 한다. 경추 부분에 있는 하인두와 결합된 식도의 작용은 인두-식도 분절(PES)이 음식물 크기와 관련하여 충분한 이완과 팽창을 하기 위한 공간을 제공한다.

식도로 음식덩이가 들어가면서, 가로무늬 부분 - 원심성신경(efferent activity)인 미주신경(CN X)에 인해 최초의 수축 움직임(최초의 연동운동 - primary peristalsis)이 근위부에서 일어난다. 이 활동이 억제된다면, 많은 삼킴 시도에서 인두가 내용물을 깨끗이 제거하지 못할 것이다. 그 내용물들이 원위부의 식도 부근과 중앙(level of aortic arch, 대동맥궁)에 접근하면, 경추 식도(cervical esophagus)에서 움직임이 점진적으로 느려진다. 일반적으로 경추 식도 안에서의 수축력은 강하고, 음식덩이가 하부식도조임근에서 위로 들어갈때는 압력이 떨어진다. 식도의 민무늬근 수축은 근위부의 활동을 성공적으로 억제한 후, 식도의 원위부를 억제하는 순차적인 작용을 한다.

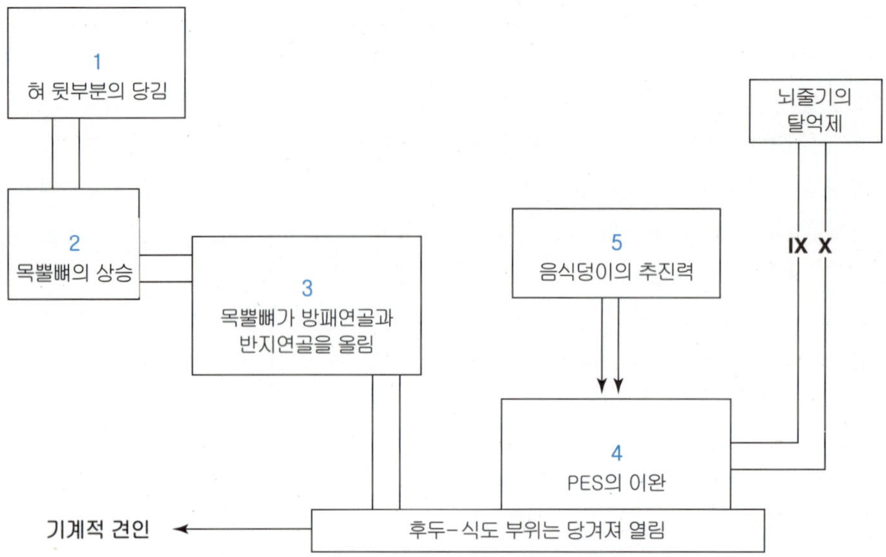

그림 2-6 PES의 열림의 세 기전의 도해. 기계적인 견인(1, 2, 3), 뇌줄기의 탈억제(이완) (4), 음식덩이의 추진력(5)을 포함한다.

음식덩이 전달압력은 일반적으로 식도 안에서 발생된 압력을 측정한다. 최초의 연동운동은 그림 2-8에 시각적으로 나타나 있다. 식도의 연동운동을 방사선 촬영할 때, 환자는 액체와 반고체(semisolid)의 음식덩이를 삼키기 위해 선 자세로 검사를 받는다. 이 영상을 통해 음식덩이가 하부식도조임근을 통해 위로 들어갈 때 식도의 대롱 속 파동은 원형으로 수축하는 것을 알 수 있다. 액체 음식덩이에서 최초 연동운동의 파동 뒤에 이차적인 파동(secondary peristalsis)이 뒤따른다. 그것은 분명 반고체 음식덩이 흐름보다 느린 속도로 흐른다.

최초의 연동운동은 이차적인 연동운동을 뒤따르게 되는데, 이차적 연동운동의 파동은 최초의 연동운동과 음식덩이가 식도에서 팽창되어 전달될 때 뒤따른다. 최초와 이차적인 연동운동은 세로 근육(longitudinal muscle)의 수축을 동반한다(7장의 젠커 곁주머니(Zenker's diverticulum, 게실)과 식도 좁아짐의 설명에서 확인할 수 있다).

식도의 세 번째 수축은 무작위 수축으로 본래 연동이 아닌, 음식덩이의 비효율적인 이동을 만들어 낸다. 일반적으로, 삼킴 활동 중에 독립적으로 일어나지만, 나이든 성인에게서 흔하게 일어나는 것으로 알려져 있다. 세 번째 수축은 아마도 식도 안에 공기가 가두어져 있거나, 위식도 역류(gastroesophageal reflux)로부터 식도의 대롱 속 염증에 의해서 생긴다.

음식덩이와 전달법 변형

음식덩이의 양(volume), 질감(rexture), 맛(taste), 전달법(delivery method)의 변화는 정상적인 삼킴의 생체역학(biomechanics)에 영향을 미친다. 음식물의 수정은 결손을 보상하기 위한 방법으로 연하장애 환자의 치료로써 빈번하게 사용된다(12~14장 참조). 정상적인 삼킴을 촉진하기 위한 양, 질감(viscosity, 점도), 맛의 변형은 이런 변수들에 미치는 영향을 기초로 하고 있다. 대상자들의 변화되는 상태와 사용된 측정도구(근육내(intramuscular)와 표면의 근전도 검사(electromyography), 초음파 검사(ultrasound), 혈압계(manometry), 비디오투시검사(videofluoroscopy)), 대상자 지시사항, 생체역학적 발생의 시작과 종료의 정의들의 차이 때문에, 이와 같은 연구에서의 결과는 획일화 되어있지 않다. 연하장애 환자의 양, 질감, 맛의 수정에 의한 정확한 효과에 대한 자료는 발표되지 않았지만, 이런 변수들은 경험을 통해 조율되는 경우가 많다.

부피와 생체역학

다양한 연구에서 일반적으로 삼킬 수 있는 액체의 양이 검사 지시, 성별, 컵의 형태, 신체 크기에 따라 10~25ml 범위에서 변화한다는 것을 보여주었다. 삼킴의 생체역학에서 부피의 효과를 검증한 대부분 연구는 1~20ml 범위의 큰 음식덩이를 대상으로 하였다. 이러한 연구들은 목뿔뼈의 움직임과 부피와의 관계에 초점을 맞추었다. 몇몇 연구에서는 작고, 큰 음식덩이 사이에서 목뿔뼈 움직임의 변화를 검증했고, 이 밖의 연구에서는 남성에서 더욱 현저한 음식덩이 부피와 관련한 변화를 제시하였다. 또 다른 연구들은 특별히 목뿔뼈의 역학에 초점을 맞추지는 않았지만, 구강 통과, 인두 통과, 삼킴 무호흡 기간, PES 기전과 관련한 생체역학과 압력 변화에 대해 초점을 맞추었다.

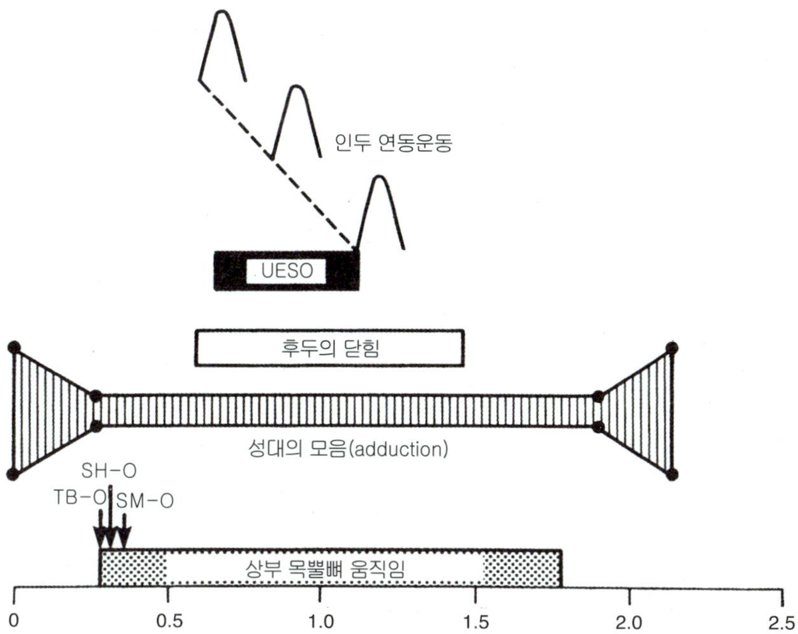

그림 2-7 **5-mL 바륨 삼킴 동안에 성대 주름(vocal fold) 닫힘과 목뿔뼈 상승의 시간적 관계.** 음식덩이 이동은 성대 주름이 모여지는 동안에 인두와 상부식도조임근을 통해서 시작되고 끝난다. SH-O, 위쪽 목뿔의 시작; SM-O, 턱밑(submental, 이하)의 근전기적 활동; TB-O, 혀 기저부(togune base)의 움직임; UESO, 상부식도조임근의 열림

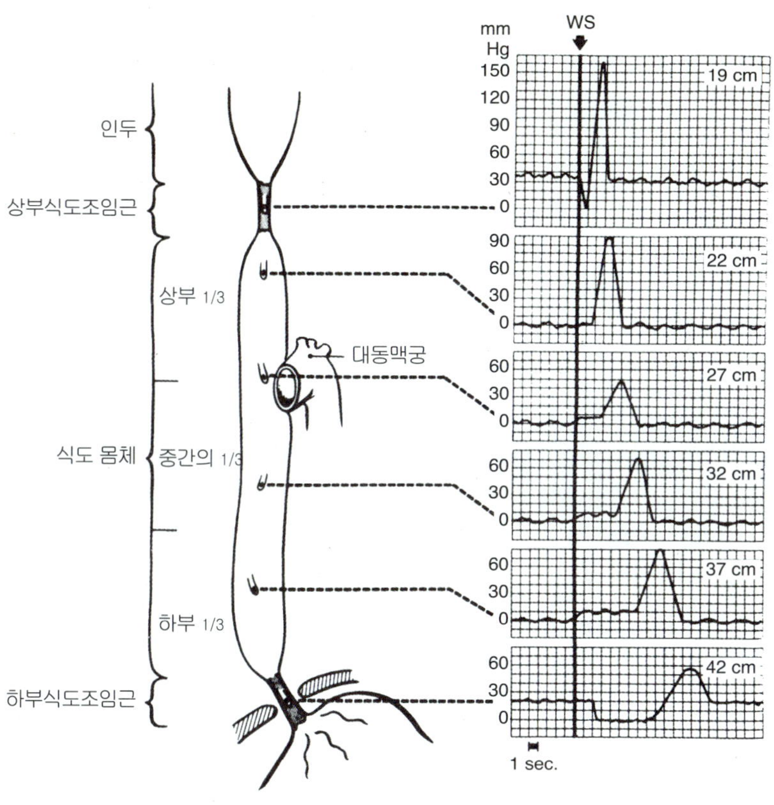

그림 2-8 **최초 식도의 연동운동 압력측정 투시.** 식도단계의 다양한 부위의 카테터 압력. 그림의 오른쪽 정점은 각 부위의 측정 대표 압력이다. 첫 번째 파동 전에 약 0~40Hg(조임근 닫힘) 압력이 떨어짐을 볼 수 있다. 이 떨어진 압력은 상부식도조임근의 이완과 열림을 의미한다. 최초의 식도 수축은 가장 높고, 가장 세다. 음식덩이가 대동맥궁의 단계에 이르면, 식도 주위 아치(arch)의 굽힘(bending)과 민무늬근에서 가로무늬로의 변이(transition, 이행) 때문에 수축의 패턴이 감소한다. 최초의 연동운동 파동이 시작되면 그것에 상응해 다가오는 음식덩이를 기다리며, 이완하기 위해서 하부식도조임근의 압력을 약 0~25Hg 떨어뜨린다. 압력이 떨어진 후 하부식도조임근의 파동은 조임근이 닫히는 결과로 볼 수 있다.

다양한 음식덩이의 부피와 관련한 혀의 삼킴 압력은 음식덩이 크기에 영향을 받지 않았고, 이는 구강 단계에서 증가된 압력이 음식덩이가 원활히 이동하게 하는 것과는 관계가 없음을 말해준다. 그러나 혀는 삼킴 시작 전, 더 큰 음식덩이의 삼킴을 위해 그것의 외형을 변화시킨다. Ekberg와 Nylander는 작고 큰 음식덩이들 사이에서 인두 통과 속도에 변화가 없음을 발견했다.

점도

점도(viscosity)는 일반적으로 연구자들은 삼킴 압력에 일정한 양의 변화를 주는 것보다 점도를 변화시키는 것이 더 유용하다는 것에 동의한다. 음식덩이가 단단해질수록 구강으로부터 음식을 밀어내는 더 큰 혀의 압력이 필요하다; 연구에서는 남녀 간의 차이는 없음을 보여준다. 이렇게 발생되는 힘의 증가는 단단한 입천장과 접촉하는 앞쪽 혀 지점에서 가장 높다.

Palletie과 Dhanaraj는 건강하고 젊은 10명의 피실험자를 대상으로 삼키는 압력에 있어 단맛, 짠맛, 신맛, 쓴맛의 효과를 연구했다. 피실험자들에게 각각의 실험 음식의 미각을 '매우 좋다' 부터 '싫다' 까지의 척도로 판단하도록 하였다. 연구결과 미각의 판단은 섭식 압력에 영향을 주지는 못했다.

빨대로 마시기는 액체를 섭취하는 전형적인 방법중 하나이다. 환자들은 빨대로 음료를 마시는 경우가 많은데, 각각의 삼키는 짧은 시간동안 기도(airway, 숨길)가 잠시 열린다. 성공적인 빨대 마시기는 적절한 입술 강도와 구강으로 액체를 끌어당기는 구강내부 압력을 필요로 한다. 일반적으로, 기도는 순차적인 섭식 시도동안 계속 닫혀 있어야 한다. Daniels와 Foundas은 15명의 건강하고 젊은 남자에게 순차적으로 빨대 마시기를 하는 동안, 상부기도와 후두의 입구가 닫히는 시간의 길이 변화를 측정하여, 빨대를 사용한 순차적인 삼킴 동안 기도보호 기전의 차이를 확인할 수 있었다.

삼킴과 노화

노화가 진행됨에 따라 삼킴 능력에 있어서 몇 가지 변화가 생기며, 이러한 변화는 삼킴 기능을 떨어뜨린다. 이러한 변화 중 일부는 이르면 45세부터 나타나는데 냄새와 맛과 같은 감각인식을 저해하는 말초적인 변형부터, 근력 감소와 이차적인 근육의 부피와 신축성 감소에 이르기까지 다양하다. 노인에게 있어서 근육의 힘과 속도는 젊은 사람과 비교했을 때 전체 삼킴 소요 시간에서 유사하긴 하지만, 다소 지연되는 모습을 보인다. 삼킴 시간의 증가는 뇌실 주변 백색질에 병변이 있는 노인들과 건강한 노인들과 비교했을 때, 병변을 가진 노인들에게서 두드러진다. 또한 삼킴에 관여하는 혀, 입술, 턱, 연구개, 폐와 같은 구조물에서도 부피와 신축성에 변화를 보인다. 폐조직 탄성의 손실도 발생하는데, 이는 호흡과 삼킴의 상호작용 때문에 호흡 능력과 삼킴에 간접적으로 영향을 주는 요소로 작용한다. 비록 이러한 변화가 연하장애를 직접적으로 촉발시키지는 않지만, 상태를 악화시키는 일차적 원인이 될 수 있다(예: 신경질환). 종합해 봤을 때 노화로 인한 다양한 기능저하가 뒤따르기는 하지만 정상 노화로 인한 일부 삼킴 기능의 약화는 안전한 삼킴을 위협하는 정도까지 이르진 않는다. 하지만 이러한 약화가 다른 질환과 연관되면 문제가 될 수 있으며, 이 경우 노화의 영향과 질환에 의한 일차적 원인 요소를 임상적으로 명확히 구분하기 어려울 수 있다.

구강 단계와 노화

지방 침착물로 발생하는 혀의 비대(hypertrophy)와 결합조직의 증가는 혀의 이동성과 압력계 측정상의 혀의 근력 감소를 발생시킨다. 정상적이고 건강한 노인층과 젊은층 간에 삼킴 능력의 유의한 차이는 없을지라도, 삼킴이 일어나는 동안 최대 압력에 도달하는 시간은 노인층에서 더 느리게 나타난다. 노인층과 젊은층의 삼킴에서 중요한 차이점은 혀의 일반적인 최대 압력에서 관찰된다. 노인층에서는 혀의 등장성 최대 압력과 정상 삼킴시에 필요한 최대 압력 사이의 차이를 보이지만, 젊은층에서는 그렇지 않았다는 것이 Logemann등에 의해 논의되었다.

노화와 관계된 후각과 미각을 포함한 감각의 변화는 감각수용체의 일차적 손실, 구강위생의 결여, 건강 악화에 따른 타액 공급 감소, 영양 상태의 악화, 복용하는 약물 등 다양한 원인에 의할 수 있다.

또한 치아 상태에 따라 의치로 대체하는 등의 방법이 구강 단계의 역학에 효과적일 수 있다. 맞춤형 의치는 구강 준비 단계(oral-stage preparation)에 영향을 미치고 단단입천장(hard palate)의 감각수용체에 접촉하는데 관여한다. 씹기가 필요한 음식덩이 물질에서 노인은 턱의 씹는 힘의 약화로 인해 추가적인 시간이 필요할 수도 있다.

인두기와 노화

비디오투시영상에서 인두-식도 분절(pharyngoesophageal segment, PES) 열림의 이차적인 감소는 인두의 앞쪽 움직임이 불충분하기 때문이며, 이는 인두 상승을 지원하는 목뿔위 근육들(suprahyoid musculature)의 약화에 의한 경우가 많다. 건강한 노인의 방사선촬영술(radiographic) 연구에서 인두 수축(pharyngeal constriction)은 젊은 층과 비교했을 때 차이가 없는 것으로 나타났다. 정상 노인과 비교한 젊은 성인의 비디오투시검사(videofluoroscopy) 영상에서, 노인층은 목뿔뼈(hyoid bone) 앞쪽 움직임의 명확한 감소가 나타났고, 결과적으로 인두-식도 분절이 덜 팽창 되는 것으로 나타났다. 인두-식도 분절에서 충분한 팽창이 이루어지지 못하면 인두-식도 분절의 휴식이 짧아지고, 열리는 시간이 짧아지는 것에 대한 보상작용으로 인두 수축 압력이 증가하게 된다. 음식덩이에 가해지는 높은 압력은 인두-식도 분절에서 흐름에 제한을 주고, 이러한 증상의 노인 환자는 경부 연하장애(cervical dysphagia)로 분류된다(7장 참조). 휴식시의 인도-식도 분절에서의 압력은 노인층에서 더 낮게 나타나고, 이는 식도(esophagus)부터 뒤쪽 인두까지 움직이는 삼킴의 과정에 장애물이 될 것이다.

노인과 젊은 성인층을 비교한 비디오투시검사에서 50세 이상에서 기도침습(penetration)의 더 많은 사례가 나타났다. 하지만 이러한 위험이 기도보호(airway protection)의 과정에 명확히 발견된다 하더라도, 상부기도(upper airway)에 물질이 들어가는 흡인(aspiration)으로 항상 이어지는 것은 아니다.

노인의 기도폐쇄(airway closure) 시간에 대한 연구에서 젊은층보다 그 시간이 길어지는 것으로 나타났다. 노인층의 구강기와 인두기의 전이시간(oral- and pharyngeal-stage transit time) 기록과 관련하여 이러한 차이점은 기도 폐쇄와 안전한 삼킴을 위한 생리적 보상작용을 하도록 한다. 상부 기도의 보호 반사는 노화에 따라 그 민감도가 변하게 된다. 노인과 젊은 대상자의 성문 위의 후두부(supraglottic larynx)로 이동되는 내뿜어지는 숨을 측정을 했을 때, 높은 압력 단계에서의 숨을 내뿜는 동안 노인에서는 후두 반사(닫힘)(laryngeal reflex(closure)) 반응이 일어나지 않았다.

식도와 노화

일반적으로 방사선검사와 압력검사에서 나이가 들어감에 따라 식도 운동의 감소가 나타나지만, 삼킴장애가 항상 노화 한가지로만 설명되는것은 아니다. 식도기의 수축 폭의 감소는 민무늬근(smooth muscle)이 두꺼워지는것 때문으로 보고되고 있고, 식도 청결의 지연과 연동 운동이 일어나지 않는 수축은 식도 통과 시간의 지연과 정체를 야기한다.

삼킴의 신경조절

삼킴의 신경 조절은 뇌신경(cranial nerve), 뇌줄기(brainstem), 소뇌(cerebellum), 피질하부(subcortex), 변연계 피질(limbic cortex), 신피질(noecortex)의 신경 체계에서 각각 다른 단계에서의 들신경과 날신경 경로의 복합적인 단계를 활성화 하는 것을 포함한다. 삼킴의 일부는 완전히 반사적인 단계에서 조작되는 것으로 나타나지만, 비슷한 종류와 크기의 음식덩이가 각각 같은 방법으로 삼켜지는 것은 드물기 때문에 삼킴이 완전히 반사적인 것으로 대표되는 뇌줄기만의 반응으로 일어나는 것은 아니다. 일반적으로, 삼킴은 뇌줄기와 그 상위 단계에 있는 조절 중추에 의해 영향을 받는 좀 더 정형화된 신경학적인 반응이라고 알려져 있다. 삼킴에 관여하는 근육들은 순차적으로 수축하지만 식습관에 따라 바뀔 수 있다. 그러므로 말초 및 중추신경계에 의해 조절되는 삼킴은, 식이 환경에 따라 다르게 나타날 수 있다. 예를 들어, 알약을 먹을 때, 삼키는 것을 "생각"할 수는 있지만 삼킴을 시작하기 위해 수의적으로 "생각"하지는 않는 것이다. 비록 삼킴의 기전이 완전히 이해되고 있지는 않지만, 삼킴은 다양한 단계에서의 신경 체계의 연결을 잠재적으로 포함한다.

말초와 연수 조절

인두 삼킴(pharyngeal swallow)은 목구멍(fauces), 편도(tonsils), 물렁입천장(soft palate), 혀 기저부(base of the tongue), 뒤쪽인두벽(posterior pharyngeal wall), 후두덮개앞면(anterior surface of the epiglottis)에 있는 수용체를 자극한 결과인 감각 신호(sensory impulses)의 전달로 시작된다. 이러한 감각 신호는 주로 IX, X, XI, XII번 뇌신경을 통해 연수(medulla)의 고립로핵(NTS)에 이른다. 이런 날신경의 기능(efferent function)은 의문핵(neucleus ambiguus, NA)과 IX, X, XI, XII번 뇌신경을 중재하는 것이다(표 2-5, 2-6)(그림 2-9) 높은 기능수준의 삼킴은 입술, 치아, 턱, 뺨, 혀가 관련되고, 모든 뇌신경에 의해 복합적으로 중재받는 수의적이고 불수의적인 기능의 조합으로 이루어진다. 5번 뇌신경의 신경분포를 통해, 깨물근(masseter)과 날개근(pterygoid muscle)은 구강의 움직일 수 있는 부분에 지렛대원리와 안정성, 위치조절을 제공한다. 씹기근은 주로 뇌신경 V에 지배받고, 입술과 뺨의 근육들은 뇌신경 VII의 운동기능에 지배받는다. 뇌신경 X, XII의 지배를 받는 입천장혀근(palatoglossus, 혀뿌리 올림근)을 제외한 혀의 바깥근육은 뇌신경V, XII의 지배를 받는다. 혀의 모든 안쪽 근육은 뇌신경 XII에 신경 분포해 있다. 뇌신경 V에 신경분포한 입천장긴장근(tensor veli palatini)을 제외한 물렁입천장의 근육들은 주로 뇌신경 X의 지배를 받는다. 세로방향 근육인 붓인두근(stylopharyngeus)은 인두를 넓히고 뇌신경 IX에 의해 신경분포하고, 입천장인두근(palatopharyngeus)은 주

CLINICAL CORNER 2-2

82세의 남자는 그의 주치의를 찾아가 몇 개월 전부터 단단한 음식을 삼킬 때 어려움이 있다고 말했다. 그는 최근 아내를 잃고 이에 적응하지 못하여 6개월 전부터 우울증 치료제를 복용하고 있다. 그는 질식 경험은 없다고 했고, 그래서 의사는 바륨 식도경사진법(Barium esophagram)을 처방했다. 방사선사는 단단한 음식을 삼킬 때 대동맥궁(aortic arch) 부근에서 약간의 지연을 보였고 삼킴의 제한이 될 만한 근거는 없다고 보고했다.

논리적 사고

1. 환자의 주치의는 연하장애가 어떤 질환에 의한 것으로 생각할 것인가 아니면 노화로 인한 것으로 생각할 것인가?
2. 환자는 왜 1년 전에는 연하장애가 없었는지 생각해볼 것

표 2-5

삼킴에 관여하는 들신경 조절

감각 기능	신경 분포(뇌신경)
일반 감각, 혀의 앞쪽 2/3	혀신경, 삼차신경(V)
맛, 혀의 앞쪽 2/3	얼굴 신경(VII)
맛과 일반감각, 혀의 뒤쪽 1/3	설인신경(IX)
후두개곡의 점막	상부 후두신경의 내측분지(미주신경; X)
일차 들신경	-
이차 들신경	설인신경(IX)
편도선, 인두, 물렁입천장	미주신경의 인두분지
인두, 후두, 내장	설인신경(IX) 미주신경(X)

표 2-6

삼킴에 관여하는 날신경 조절

날신경/단계	신경 분포(뇌신경)
구강	
씹기근, 볼근, 입의 바닥	삼차신경(V)
입술 조임근	얼굴신경(VII)
혀	설하신경(XII)
인두	-
수축근과 붓인두근	설인신경(IX)
입천장, 인두, 후두	미주신경(X)
혀	설하신경(XII)
식도	
식도	미주신경(X)

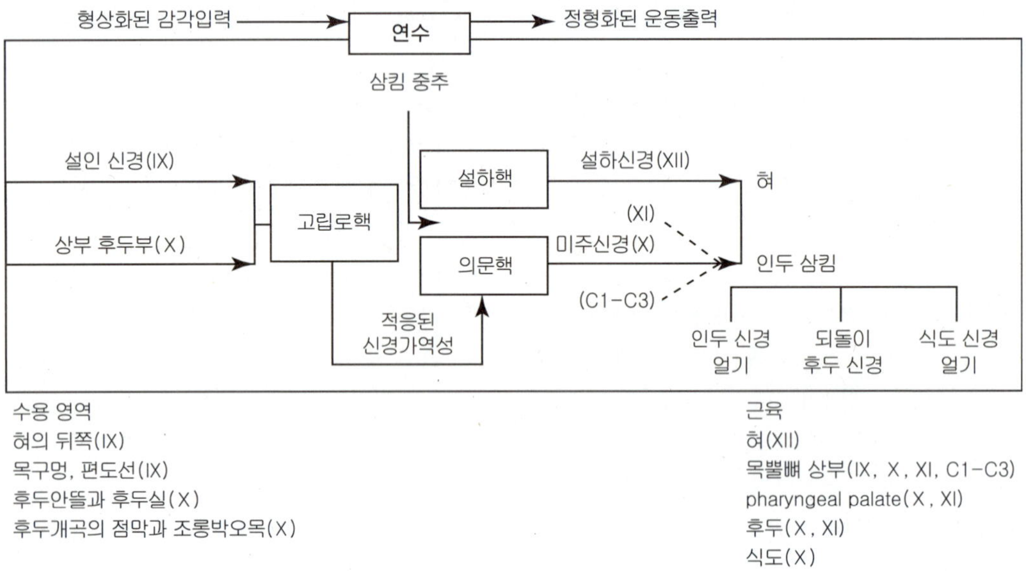

그림 2-9 인두 삼킴의 감각신호와 정형화된 행동에 대한 구성요소

로 뇌신경 X, XII에 의해 신경분포 되어있다. 뇌신경 V의 위턱(maxillary)과 아래턱(mandibular) 감각 분절은 주로 입술, 입천장, 치아와 씹기근육의 고유감각 측면에 존재하는 감각제공을 포함한다. 구역반사와 코의 역류는 설인신경(glossopharyngeal nerve)과 미주신경(vagus nerve)의 기능(또는 역기능)에 의해 나타난다. 인두-식도 분절(PES, cricopharyngeal, 반지인두)의 안정시 긴장도의 근원이 목교감신경계(cervical sympathetic nervous system)에만 지배 받지는 않을 것이지만, 미주신경으로 들어오는 수축과 이완의 정보에 좀 더 많이 의존한다는 것에는 논란의 여지가 있다.

삼킴 중추(swallowing center)는 제4뇌실의 빗장(obex)에 위치한 연수에 있는 호흡 중추(respiratory center)의 신경 세포와 연결이 되어 있는 삼킴 조절 기능의 들신경(afferent)과 날신경(efferent)과 관련된 중심 핵(key nuclei)으로 구성되어 있다고 문헌에서는 말하고 있다. 이 삼킴 중추는 등쪽 고립로핵(dorsal NTS)과 배쪽 의문핵(ventral NA)과 그물망상체(reticular fomation)에 인접한 것이라고 정의되어 왔다. 하지만 이 개념은 지나치게 단순화된 것이다. 최근의 연구에 따르면, 구강조절과 인두 삼킴의 수의적이고 불수의적인 행동들과 관련된 뇌교(pons), 중뇌(mesencephalon), 변연계(limbic), 대뇌겉질(cerebral cortex)과 같은 연수상부 구조물(supramedullar structure)에서의 신경의 활동이 더 주요한 기여를 한다고 말하고 있다.

뇌줄기(brainstem)는 구인두의 근육으로 오는 삼차신경(trigeminal), 미주신경(vagus), 혀밑신경(hypoglossal)의 경로, 하인두 근육으로 오는 뇌신경 X의 경로, 후두의 바깥쪽(extrin sic muscle of the larynx)으로 오는 뇌신경 V, XII의 경로, 그리고 후두와 식도의 근육으로 오는 뇌신경 X의 경로를 조정한다. 목의 식도는 목에 있는 신경들 중에서 두 개의 미주신경의 날신경을 공급받는다. 하나는 되돌이후두신경(recurrent laryngeal nerve)이고 또 다른 하나는 상부후두신경(superior laryngeal nerve, SNL)에서 식도 쪽으로 분지한 인두식도 신경(pharyngoesophageal nerve)이다. 인간에서 이러한 목과 식도에서의 이중 연접(double innervation)은 입증되지 않았지만, 식도 팽창이나 역류를 안전하게 예방할 수 있는 여지를 제공할 것이다.

연수에서 순차적으로 알맞은 때에 나오는 분비물은 식도 근육계의 연속적인 단계로 음식덩이의 움직임을 유발한다. 식도의 민무늬근 근육(smooth muscles) 수축은 식도의 근위부 움직임이 다음 부분의 움직임을 억제함으로서 연속적인 움직임을 보인다. 식도 팽창은 압력, 화상, 가스중독 통증과 같은 질환을 나타내는, T5 또는 T6의 상부 가슴교감신경계(upper five or six thoracic sypathetic roots)를 지나서 아래 중심뒤이랑(inferior postcentral gyrus)으로 가는 내장구심신경(visceral afferent nerves)으로부터 신호를 받는다. 이러한 질환은 통증의 형태로 나타나는데, 이는 해당 척수수준을 지나는 체신경(somatic nerves)에 연접한 세포로부터 보내지는 감각 신호(sensory impulse)의 형태이다.

의문핵(NA)에서 나오는 운동섬유(motor fibers)는 인두, 후두, 상부식도의 가로무늬근(striated muscles)에 연접한다. 등쪽 미주신경핵(dorsal vagal nucleus)의 경로에 의해 의문핵은 또한 심장, 폐, 위-장 경로(gastrointestinal tract)의 민무늬근에 연접한다. 연수에서 나오는 잔뿌리(rootlet)는 머리뼈의 목정맥구멍(jugular foramen)으로 나오는 미주말초신경(peripheral vagus)을 형성한다. 하신경절(nodose ganglion) 위쪽으로 미주신경은 인두, 후두, 인두-식도 분절(PES)로 이어지는 인두 신경 얼기(pharyngeal plexus)로 가지(branch)를 보낸다(그림 2-10).

미주신경의 가장 중요한 가지는 (위후두신경, superior laryngeal nerve) 후두 점막의 감각신경과 반지방패근(cricothyroid muscle)의 운동신경이다. 미주신경은 대동맥 주변과 후두, 하인두(hypopharynx)에서 고리모양으로 돌아가는 되돌이후두신경(recurrent laryngeal nerve)에서 종료된다. 되돌이후두신경(RLN)은 후두 안쪽 근육들에 이어지고, 인두 신경 얼기(pharyngeal plexus)로 연접하는 윤상인두근(cricopharyngeus)에는 이어지지 않는다고 여겨진다.

인두삼킴을 보조하는 신경조절 체계는 뇌신경의 들신경에 의해 시작되지만 수의적인 구성요소가 있다 하더라도 독립적인 중심 활동이 가능하지는 않다. 원활한 삼킴을 시작하기 위한 들신경 신호는 뇌줄기(brainstem)의 고립로핵(nucleus of the tractus solitarious, NTS)의 다발(fasciculus)과 V, VII, XII 뇌신경핵과 의문핵을 따라 존재하는 운동신경이 연결되어있는 그물체(reticular formation)의 경로로 뇌줄기의 고립로핵이 들어가는 형태로, 철저히 정해진 자극패턴이 일치해야한다.

삼킴의 신경조절에서 흥미있는 뇌줄기의 운동 신경원은 뇌신경 VII, IX 안의 양쪽에 있는 침분비핵(salivatory nucleus)이고, 이는 구강과 식도 민무늬근에 연접한 미주신경의 뒤쪽운동신경핵에 침을 제공한다(그림 2-11).

인두 삼킴에서 뇌줄기의 신경조절체계에는 제4뇌실 빗장(ovex) 양쪽의 중심으로부터 수질망상체(medullary reticular formation) 1.5mm 이내에 존재한다. 중심의 양쪽은 반대편으로 가로지르는 연결이 지나가며, 결과적으로 양측 대칭적인 인두 삼킴이 이루어진다. 수질망상체(medullary reticular formation)의 각각 절반은 동측을 완화하고 반대쪽의 흥분을 유발하는 아래수축근(inferior constrictor muscle)을 제외한 운동신경의 흥분을 유발한다.

인두 삼킴에서는 일련의 자극과 뇌줄기 가측의 몇몇 운동

CLINICAL CASE EXAMPLE 2-1

86세의 남자는 최근 심장수술을 받았다. 수술 후 왼쪽대뇌반구의 전운동피질에 뇌졸중이 발병했다. 그는 과거 항우울제로 우울증을 치료받은 과거력이 있으며, 왼쪽 얼굴 위쪽과 아래쪽 절반에서 VII번 뇌신경의 영향을 받아 안면근육실조(Bell's plasy)증상을 보였다. 그는 현재 연하장애를 보이는데, 임상평가에서 씹는데 어려움이 있고 음식의 맛을 잘 느끼지 못하였다. 그는 숨막힘과 음식이 목에 걸리는 느낌이 있다고 하였다. 뇌신경 기능의 검사에서 뇌졸중으로 인한 오른쪽 얼굴 근육계의 약화와 안면근육실조로 인한 왼쪽 얼굴 근육계의 약화가 나타났다. 또한, 양측 7번 뇌신경의 약화로 입술을 단단하게 다물기가 어려웠다. 혀는 내밀때 오른쪽으로 치우쳤고, 움직임의 범위가 줄어들었다(뇌신경 XII). 구강검사에서 구강건조증을 보였으며, 구토반사검사에서 연구개(velum)는 고르게 올라가 있었지만 쉰목소리를 내고 숨가빠했다. 삼킴 연구에서는 음식덩이 준비의 어려움, 후두부 상승의 제한, 푸딩질감 음식의 인두부 정체, 삼킬 때 묽은 액체에서의 흡인이 보였다. 결론적으로 환자의 음식덩이 준비의 어려움은 다음과 같은 여러 가지 원인에 의한 것이다: 혀의 약화, 음식덩이를 준비하는데 중요한 영역으로 알려진 대뇌피질에 관련된 운동조절기능의 결여, 구강건조증으로 인한 맛 인식의 저하(약의 부작용), 7번 뇌신경의 분지인 고삭신경(chorda tympani)의 관여이다(좌측). 더 나아가 인두부의 증상은 혀의 약화로 인한 후두상승의 결여가 원인이다. 이것은 인두-식도 분절(PES)의 열림을 감소시키며, 푸딩과 같은 음식덩이가 식도로 들어가는것이 어려워지고, 목에 음식이 걸리는 느낌을 받는다. 액체를 삼킬 때 흡인이 되는 것은 심장 수술 때 뇌신경 X의 분지의 손상 때문에 성대주름이 충분한 속도로 빨리 닫히지 않기 때문이고, 혀의 약화로 인해 후두의 상승과 앞쪽으로 움직임이 어려워지는 것이 복합적으로 결합되어 나타나는 결과이다. 온전한 구토반사는 뇌신경 IX과 X의 인두부가 영향을 받지 않은 근거가 된다.

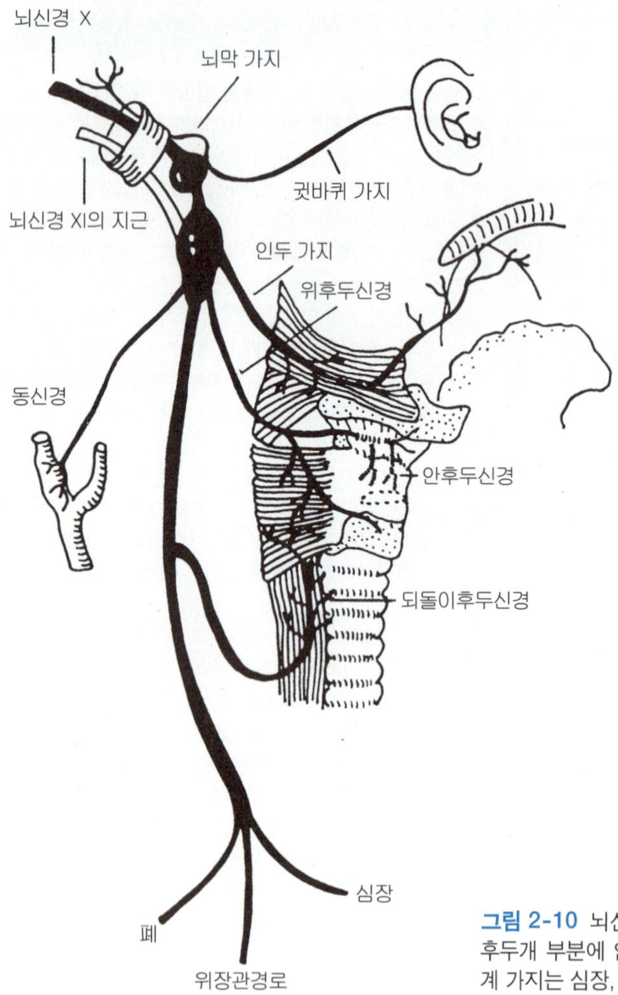

그림 2-10 뇌신경 X의 세 말초가지를 보여주기 위한 모형: 인두와 후두개 부분에 인두가지가 닿는다; 안쪽, 되돌이후두신경; 자율신경계 가지는 심장, 폐 위장관 경로로 나간다.

신경세포집단(motor neuronal pools)에 의한 억제가 나타난다. 한쪽 연수를 제거한 실험에서는 인두 수축 근육의 경로를 제외한 동측 근육의 삼킴이 나타나지 않았다. 그러나 손상 부위의 들신경의 영향을 받는 반대쪽의 반응은 여전히 정상이었다. 예를들어, 왼쪽 연수가 손상되었을때 왼쪽 위후두신경(superior laryngeal nerve)이 자극 되면 오른쪽 삼킴이 일어났다. 이는 한쪽 뇌줄기 손상을 입은 상황에 직접적이고 임상적인 해석을 제공한다.

삼킴의 말초 신경학적인 구성은 턱목뿔근(mylohyoid)의 수축 시작과 뇌신경 V에 연접한 동시에 활성하는 근육인 혀뒤, 상부조임근(superior constrictor), 입천장 인두근(palatopharyngeus), 입천장혀근(palatoglossus), 붓목뿔근(stylohyoid), 턱끝목뿔근(geniohyoid)과 같은 근육의 전기적 활성의 기록에 의해 설명된다. 이러한 시작 근육들을 '선도 복합체(leading complex)' 라고 부른다. 인두수축근들(pharyngeal constrictor muscles)은 가로무늬근의 연속적인 판모양을 형성하기 때문에 겹쳐지는 입쪽(thyropharyngeus)과 꼬리쪽(cricopharyngeus)의 구성을 포함한 상부인두조임근(superior pharyngeal constrictor, 기본적인 근육), 중간인두조임근(middle pharyngeal constrictor) 그리고 하부인두조임근(inferior pharyngeal constrictor)에서 "연쇄적인 시작"이 관찰된다. 상부 조임근은 선도 복합체가 활성화 될 때 함께 활성화 된다. 시작 패턴의 재구성을 억제하는 것은 아마도 삼킴의 자극을 감싸거나(surround) 괄호로 묶는(brackets) 것이라는 결론을 이끌어 낸다.

하나로 모이는 핵위(supraneclear)의 들신경 체계(뇌줄기의 입쪽)는 뇌신경 V, IX, X의 위턱신경(maxillary) 가지를 포함한다. 고립로핵(NTS)의 확대세포성(magnocellular) 부분은 감각운동피질(sensorimotor cortex)과 배내측시상(ventromedial thalamus)으로부터 감각 입력을 받는다. 뇌신경 IX, X의 일부는 시상의 배쪽뒤안쪽핵(ventroposteromedial)과 변연계 피질(limbic cortical system)의 중계를 제공하는 가쪽 쐐기핵(lateral cuneate nucleus)으로 투사한다.

삼킴의 식도 구성에는 내·외부적인 신경생리학적 요소가 있다. 외적인 부분은 식도의 가로무늬근과 민무늬근에 연접하

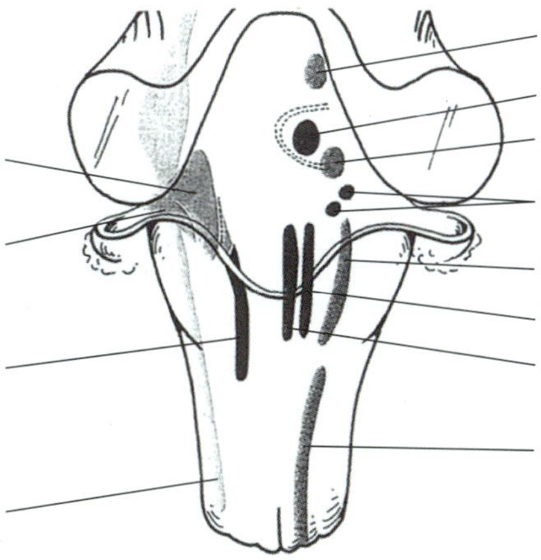

그림 2-11 삼킴에 관여하는 뇌줄기의 중요 신경핵의 관계도. 연수의 등쪽과 배쪽에 핵이 가장 근접해 있다.

는 신경 섬유를 포함한다. 식도의 가로무늬근(근위부 1/3)은 뇌줄기의 의문핵에 의해 미주신경의 되돌이신경 가지에 연접한다. 교감, 부교감 신경 섬유는 뇌줄기의 등쪽 미주신경핵에서 나와 의문핵을 지나 식도의 민무늬근(원위부 2/3)에 연접한다. 식도 신경연접의 내적인 부분은 원형과 세로의 식도 근육계간의 연결을 제공하고 창자간막신경얼기(mesenteric plexus)와 연결이 된다.

핵상 삼킴 조절

정상적인 구강 식이는 변연계와 감각운동피질 경로의 중심성 촉진(central facillitation)과 같은 말초 흥분의 여러 방법에 의해 뇌줄기 반사의 시작으로 나타난다. 말초 들신경 자극의 중요성은 음식덩이 생성이 반복적인 삼킴 활동을 지속하는데 필요하기 때문에 과소평가 할 수 없다. 운동 활동(motor activity)의 반복적인 습관과 감각 입력이 상위의 피질 구조(higher cortical structure)에 의해 조절된다는 의심할 여지가 없는 잠재적 차이점 때문에 삼킴 활동이 완전히 반사적이거나(brainstrem mediated) 완전히 수의적이라는(supranuclear mediated)것 모두 생각하기 어렵다. 뇌줄기 삼킴 중추(brainstem swallowing center)로의 핵상(supranuclear) 연결이 다른 감각 자극에 적절하게 반응하는 것처럼, 필요한 때의 지속, 수정, 삼킴활동 모니터에 필요하다는 것을 생각할 수 있다. 상상컨대, 핵상 체계(supranuclear system)는 턱의 활동과 전두 운동 영역(frontal motor areas)간의 연결된 피드백 고리들이 지속되어 반복적이고 과학습된 원심성 반응 네트워크(예: 씹기)로 조직화 된다. 이런 네트워크는 하부 뇌줄기 중추(lower brainstem center)와 소통하는 개재뉴런과 함께 상호작용한다. 다른 중추 피질들(cortical center)은 삼킴 활동에서 과제에 대한 수의적인 습관 또는 운동 행동에서 필요한 대체방법에 대한 정보들에 의해 수정이 나타난다. Kennedy와 Kent은 삼킴이 3개의 다른 신경 계통에서 발생한다는 이론을 제시했다; ① 음식덩이의 특징을 전달하는 말초신경의 단계(peripheral level), ② 학습된 원심성 활동 패턴을 조직화 하고 실행하는 피질하 단계(subcortical level), ③ 수정된 식사 자세를 필요로 하는 감지된 변화에 근거한 운동 행동에서의 어떤 필요한 변화에 반응하는 피질의 내림 부분(descending cortical portion). 수의적인 행동의 예로 빠르게 먹는 것, 가래를 뱉는 것, 또는 말하는 것과 씹는 것을 동시에 하는 것이 있다. 이런 다양한 경로와 중추들은 fMRI, 전기자극, 의심되는 조절 중추를 절제(ablation of suspected control centers), 양전자방출 단층촬영술(positron emission tommography), TMS 등 다양한 실험 기술과 함께 인간과 동물에서 조사되었다. 다양한 수의적, 비수의적 삼킴을 하는 동안 중추 사이에서의 상호관계의 완전한 이해는 추측으로 남아있다.

삼킴을 하는 동안 활동하는 것으로 알려진 대뇌피질의 부분들은 일차운동영역과 보완운동영역(primary and supplementary motor cortices), 눈확이마덮개(orbitofrontal operculum), 앞쪽 띠이랑의 중간-위쪽 부분(the medial and superior portion of the anterior cingulate gyrus)과 연결된 앞쪽 섬피질(anterior insular cortex)이다. 흥미롭게도 이 영역들 중 몇몇은 물 또는 진한 액체 같은 특정한 타입의 음식덩이에만 반응했다. 예를 들어, fMRI를 사용한 Shibamoto 등의 연구에서 물과 캡슐을 함께 삼키려고 시도하는 것이 소뇌와 같은 신생피질(neocortical) 등을 활성화 하는 것을 발견했다.

또 다른 연구들에서 기저핵(basal galglia)을 비롯한 피질 및 피질하 영역의 다양한 활성이 이루어지는 것을 확인하였다. 예비 연구들에서는 우측 대뇌 반구가 수의적인 삼킴 동안 더 활성화 되었고 반면에 왼쪽은 반사적 활동 시 더 활성화되었다.

요점

1. 삼킴은 감각 요소와 운동 요소가 다수의 뇌신경들에 의해 전달되는 가로무늬근과 민무늬근의 복합 상호작용에 의해 완성된다.
2. 뇌신경은 삼킴시 감각정보를 NTS로 보내는데 연관된다. 운동 요소들은 NA에서 조직화 된다. NTS와 NA가 함께 뇌줄기(brainstem)의 연수(medulla)에 위치한 삼킴중추(swallowing center)를 구성한다.
3. 상위의 피질 조절 중추(higher cortical control center)들은 뇌줄기의 삼킴 중추(brainstem swallowing center)에 영향을 줄 수 있다.
4. 삼킴 동안 음식덩이의 준비와 움직임에는 닫히고 열리며 공동작용하는 방식의 일련의 밸브들이 관여한다. 이런 밸브의 활동은 음시덩이 주변에 강한 압력을 만들고 음식덩이의 아랫 부분에 음압을 형성한다. 중력과 함께 작용하는 이런 압력들의 조절된 움직임이 음식덩이를 이동시킨다.
5. 삼킴 동안 호흡은 중단된다. 안전한 삼킴을 하기위한 기도의 보호는 다면적이다. 진성대와 가성대 부분의 주된 기도 닫힘, 후두 상승, 혀 기저부의 뒷당김, 후두개의 기울어짐 등이 이것을 완성한다.
6. 오직 노화의 과정만으로 연하장애가 생기지는 않지만, 노화가 연하장애에 기여할 수는 있다. 특히 보상적 움직임을 제한하는 연관된 질병이 있는 경우 연하장애의 빈도가 높아진다.

참고문헌

1. Leopold NA, Kagel MA: Dysphagia—ingestion or deglutition? A proposed paradigm, *Dysphagia* 12:202, 1997.

2. Stephan JR, Taves DH, Smith RC et al: Bolus location at the initiation of the pharyngeal stage of swallowing in healthy older adults, *Dysphagia* 20:266, 2005.

3. Kendall KA: Oropharyngeal swallowing variability, *Laryngoscope* 112:547, 2002.

4. Mishellany A, Woda A, Peyron MA: The challenge of mastication: preparing a bolus suitable for deglutition, *Dysphagia* 21:87, 2006.

5. Hiiemae KM, Palmer JB: Food transport and bolus formation during complete feeding sequences on foods of different initial consistency, *Dysphagia* 14:31, 1999.

6. Kapila YV, Dodds WJ, Helm JF et al: Relationship between swallow rate and salivary flow, *Dig Dis Sci* 29:528, 1984.

7. Ponderoux P, Logemann JA, Kahrilas PJ: Pharyngeal swallowing elicited by fluid infusion: role of volition and vallecular containment, *Am J Physiol* 270:G347, 1996.

8. Widdicombe JG: Airway receptors, *Resp Physiol* 125:3, 2001.

9. Wilson EM, Green JR: Coordinative organization of lingual propulsion during the normal adult swallow, *Dysphagia* 21:226, 2006.

10. Logemann JA, Kahrilas PJ, Cheng J et al: Closure mechanisms of the laryngeal vestibule during swallowing, *Am J Physiol* 262(2 Pt 1):G388, 1992.

11. Cook IJ, Dodds WJ, Dantas RO et al: Timing of videofluoroscopic, manometric events, and bolus transit during the oral and pharyngeal phases of swallowing, *Dysphagia* 4:8, 1989.

12. Martin-Harris B, Brodsky MB, Price CC et al: Temporal coordination of pharyngeal and laryngeal dynamics with breathing during swallowing: single liquid swallows, *J Appl Physiol* 94:1235, 2003.

13. Palmer JB, Hiiemae KM: Eating and breathing: interactions between respiration and feeding on sold food, *Dysphagia* 18:169, 2003.

14. Cichero JAY, Murdoch BE: What happens after the swallow? Introducing the glottal release sound, *J Med Speech Pathol* 11:31, 2003.

15. Shaker R, Li Q, Ren J et al: Coordination of deglutition and phases of respiration: effect of aging and tachypnea, bolus volume, and chronic obstructive pulmonary disease, *Am J Physiol* 263(5 Pt 1):G750, 1992.

16. Hiss SG, Treole K, Stuart A: Effects of age, gender, bolus volume, and trial on swallowing apnea duration and swallow/respiratory phase relationships of normal adults, *Dysphagia* 16:128, 2001.

17. Leslie P, Drinnan M, Ford G et al: Swallow respiration patterns in dysphagic patients following acute stroke, *Dysphagia* 17:202, 2002.

18. Klahn MS, Perlman AL: Temporal and durational patterns associating respiration and swallowing, *Dysphagia* 14:131, 1999.

19. Hiss SG, Strauss M, Treole K et al: Swallowing apnea as a function of airway closure, *Dysphagia* 18:293, 2003.

20. Kendall KA, McKenzie S, Leonard R et al: Timing events in normal swallowing: a videofluoroscopic study, *Dysphagia* 15:74, 2000.

21. Ekberg O, Olsson R, Sundgren-Borgstrom P: Relation of bolus size and pharyngeal swallow, *Dysphagia* 3:69, 1988.

22. Ishida R, Palmer JB, Hiiemae KM: Hyoid motion during swallowing: factors affecting forward and upward displacement, *Dysphagia* 17:262, 2002.

23. Seta H, Hashimoto K, Inada H et al: Laterality of swallowing in healthy subjects by anterior-posterior projection using videofluoroscopy, *Dysphagia* 21:191, 2006.

24. Castel JA, Castell DO: Modern solid state computerized manometry of the pharyngoesophageal segment, *Dysphagia* 8:270, 1993.

25. Bardan E, Xie P, Aslam M et al: Disruption of primary and secondary esophageal peristalsis by afferent stimulation, *Am J Physiol Gastrointest Liver Physiol* 279:G255, 2000.

26. Castell DO: Esophageal manometric studies: a perspective of their physiological and clinical relevance, *J Clin Gastroenterol* 2:91, 1980.

27. Ekberg O, Nylander G: Cineradiography of the pharyngeal stage of deglutition in 150 patients without dysphagia, *Br J Radiol* 55:253, 1982.

28. Ren J, Shaker R, Kusano M et al: Effect of aging on the secondary esophageal peristalsis: presbyesophagus revisited, *Am J Physiol* 268:G379, 1995.

29. Adnerhill I, Ekberg O, Groher ME: Determining normal bolus size for thin liquids, *Dysphagia* 4:1, 1989.

30. Lawless HT, Bender S, Oman C et al: Gender, age, vessel size, cup vs. straw sipping, and sequence effects on sip volume, *Dysphagia* 18:196, 2003.

31. Wintzen AR, Badrising UA, Ross RAC et al: Influence of bolus volume on hyoid movements in normal individuals and patients with Parkinson's disease, *Can J Neurol Sci* 21:57,1994.

32. Ekberg O, Olsson R, Sundgren-Borgström P: Relation of bolus size and pharyngeal swallow, *Dysphagia* 3:69, 1988.

33. Leonard RJ, Kendall KA, McKenzie S et al: Structural displacements in normal swallowing: a videofluoroscopic study, *Dysphagia* 15:146, 2000.

34. Chi-Fishman G, Sonies BC: Effects of systematic bolus velocity and volume changes on hyoid movement kinematics, *Dysphagia* 17:278, 2007.

35. Jacob K, Kahrilas PJ, Logemann JA et al: Upper esophageal sphincter opening and modulation during swallowing, *Gastroenterology* 97:1469, 1989.

36. Miller JL, Watkin KL: The influence of bolus volume and viscosity on anterior lingual force during the oral stage of swallowing, *Dysphagia* 11:117, 1996.

37. Cook IJ, Dodds WJ, Dantas RO et al: Timing of videofluoroscopic, manometric events, and bolus transit during the oral and pharyngeal phases of swallowing, *Dysphagia* 4:8, 1989.

38. Youmans SR, Stierwalt JAG: Measures of tongue function related to normal swallowing, *Dysphagia* 21:102, 2006.

39. Pelletier CA, Dhanaraj GE: The effect of taste and palatability on lingual swallowing pressure, *Dysphagia* 21:121, 2006.

40. Daniels SK, Foundas AL: Swallowing physiology of sequential straw drinking, *Dysphagia* 16:176, 2001.

41. Robbins JA, Hamilton J, Lof G et al: Oropharyngeal swallowing in normal adults of different ages, *Gastroenterology* 103:823, 1992.

42. Robbins J: Normal swallowing and aging, *Semin Neurol* 16:309, 1996.

43. Levine R, Robbins JA, Maser A: Periventricular white matter changes and oropharyngeal swallowing in normal individuals, *Dysphagia* 7:142, 1992.

44. Shaker R, Lang IM: Aging and deglutitive motor function: effect of aging on the deglutitive oral, pharyngeal, and esophageal motor function, *Dysphagia* 9:221, 1994.

45. Nicosia M, Hind JA, Roecker EB et al: Age effects on the temporal evolution of isometric swallowing pressure, *J Gerontol A Biol Sci Med Sci* 55:634, 2000.

46. Logemann JA, Pauloski BR, Rademaker AW et al: Temporal and biomechanical characteristics of oropharyngeal swallow in younger and older men, *J Speech Lang Hear Res* 43:1264, 2000.

47. Murphy C, Shubert CR, Cruickshanks KJ et al: Prevalence of olfactory impairment in older adults, *JAMA* 288:2307, 2002.

48. Schiffman SS: Taste and smell losses in normal aging and disease, *JAMA* 278:1357, 1997.

49. Schiffman SS, Graham BG: Taste and smell perception affect appetite and immunity in the elderly, *Eur J Clin Nutr* 54:S54, 2000.

50. Smith CH, Logemann JA, Burghardt WR et al: Oral and oropharyngeal perceptions of fluid viscosity across the age span, *Dysphagia* 21:209, 2006.

51. Peyron MA, Blanc O, Lund JP et al: Influence of age on the adaptability of human mastication, *J Neurophysiol* 92:773, 2004.

52. Jones B, Donner MW: *Normal and abnormal swallowing: imaging in diagnosis and therapy*, New York, 1991, Springer-Verlag.

53. McKee GJ, Johnston BT, McBride GB et al: Does age or sex affect pharyngeal swallowing? *Clin Otolaryngol* 23:100, 1998.

54. Logemann JA, Pauloski BR, Rademaker AW et al: Temporal and biomechanical characteristics of oropharyngeal swallow in younger and older men, *J Speech Lang Hear Res* 43:1264, 2000.

55. Van Herwaarden MA, Katz PO, Gideon M et al: Are manometric parameters of the upper esophageal sphincter and pharynx affected by age and gender? *Dysphagia* 18:211, 2003.

56. Shaker R, Ren J, Podvrsan B et al: Effect of aging and bolus variables on pharyngeal and upper esophageal sphincter motor function, *Am J Physiol* 264: 427, 1993.

57. Daggett A, Logemann JA, Rademaker AW et al: Laryngeal penetration during deglutition in normal subjects of various ages, *Dysphagia* 21:270, 2006.

58. Selley WG, Flack FC, Ellis RE et al: Respiratory patterns associated with swallowing. Part 1. The normal adult pattern and changes with aging, *Age Aging* 18:168, 1989.

59. Aviv JE, Martin JH, Jones ME et al: Age-related changes in pharyngeal and supraglottic sensation, *Ann Otol Rhinol Laryngol* 10:749, 1994.

60. Zboralske FF, Amberg JR, Soergel KH: Presbyesophagus: cineradiographic manifestations, *Radiology* 82:463, 1964.

61. Jean A: Brainstem organization of the swallowing network, *Brain Behav Evol* 25:109, 1984.

62. Mu L, Sanders I: Sensory nerve supply of the human oro- and laryngopharynx: a preliminary study, *Anat Rec* 258:406, 2000.

63. Jean A: Brain stem control of swallowing: neuronal network and cellular mechanisms, *Physiol Rev* 81:929, 2001.

64. Ekberg O, Nylander G: Cineradiography of the pharyngeal stage of deglutition in 150 individuals without dysphagia, *Br J Radiol* 55:253, 1982.

65. Rontal M, Rontal E: Lesions of the vagus nerve: diagnosis, treatment, and rehabilitation, *Laryngoscope* 87:72, 1977.

66. Mu L, Sanders I: Muscle fiber-type distribution patterns in the human cricopharyngeus muscle, *Dysphagia* 17:87, 2002.

67. Doty RW, Bosma JF: Electromyographic analysis of reflex deglutition, *J Neurophysiol* 19:44, 1956.

68. Bass N: The neurology of swallowing. In Groher, ME, editor: *Dysphagia: diagnosis and management*, ed 3, Boston, 1997, Butterworth-Heinemann.

69. Martin RE, Sessle BJ: The role of the cerebral cortex in swallowing, *Dysphagia* 8:195, 1993.

70. Kennedy JG, Kent RD: Physiologic substrates of normal deglutition, *Dysphagia* 3:24, 1988.

71. Daniels SK, Foundas AL: The role of the insular cortex in dysphagia, *Dysphagia* 12:146, 1997.

72. Martin RE, Kemppainen P, Masuda Y et al: Features of cortically evoked swallowing in the awake primate, *J Neurophysiol* 82:1529, 1999.

73. Shibamoto I, Tanaka T, Fujishima I et al: Cortical activation during solid bolus swallowing, *J Med Dent Sci* 54:25, 2007.

74. Hamdy S, Rothwell JC, Brooks DJ et al: Identification of the cerebral loci processing human swallowing with H2(15)O PET activation, *J Neurophysiol* 81:1917, 1999.

75. Suzuki M, Asada J, Ito K et al: Activation of cerebellum and basal ganglia on volitional swallowing detected by functional magnetic resonance imaging, *Dysphagia* 18:71, 2003.

76. Kern MK, Jaradeh S, Arndorfer RC et al: Cerebral cortical representation of reflexive and volitional swallowing in humans, *Am J Physiol* 280:G354, 2001.

03 만삭아와 조산아의 정상 삼킴 발달

개요

목표

1 신생아 발달의 주요 개념을 확인하고 이해한다.
2 비영양적 빨기(nonnutritive sucking, NNS)와 영양적 빨기(nutritive suck)의 차이를 확인한다.
3 모유의 장점을 확인하고 이해한다.
4 태어나서 돌때까지의 정상 삼킴 발달과정(milestones)을 확인하고 이해한다.

소아 연하장애 전문가는 영아기의 정상적인 삼킴 과정을 이해하는 것이 중요하다. 만삭아는 자궁 내에서 성숙한 신경학적, 생리학적 발달을 이룰 수 있는 적당한 시간을 가지고 있지만, 조산아는 발달할 수 있는 시기가 짧다. 만삭아의 특징은 아이가 엎드리거나 바로 누운 자세에서 자연스러운 생리학적 굴곡(physiologic flexion)이 나타난다는 것이다. 이 자세는 영아가 깨어있을 때나 섭식 동안에 신경학적 조직화와 안정성을 유지하도록 도와준다. 조산아는 자궁 밖에서 생리학적 안정성을 유지하는데 필요한 기술들이 발달하여야 한다.

발생학과 태아발달

발생학과 태아 발달에 대한 지식은 태아의 삼킴 습득과정을 이해하는데 중요하다. 태아기에서부터 출산 전까지의 발달까지는 약 23단계로 나눌 수 있다. 초기 배아발달은 형태학적 특성으로 단계를 나눌 수 있다. 배아기(embryonic period)는 수정 후 8주까지 기간을 말하며, 이 시기에는 모든 신체 구조들이 나타나기 시작한다. 수정 후 9주부터 출생 때까지를 태아기(fetal period)라고 하고, 이때 태아는 성장하고 신체구조는 정교해진다. 수정 후 23주가 지나면 태아는 뚜렷하게 알아볼 수 있다. 23주 이전에 출생한 태아의 생존율은 낮다. 장배형성(gastrulation)은 배아에서 3개의 층이 형성되는 과정으로 배아에서 축면 위치(axial orientation)가 성립된다. 장배형성은 원시 선조(primitive steak)가 형성되면서 시작된다. 외배엽, 내배엽, 중배엽의 3개의 층은 신체를 구성하는 조직과 기관으로 발생한다.

배아의 외배엽(embryonic ectoderm)은 표피, 중추신경계와 말초신경계, 눈의 망막 등 다양한 구조로 발달한다. 내배엽(embryonic endoderm)은 간과 췌장과 같은 연계 기관의 샘세포와 위장관의 샘의 입구를 포함하여 호흡과 소화관의 표면상피를 구성한다. 중배엽(embryonic mesoderm)은 평활근 내벽, 결합조직, 조직과 기관으로 연결된 혈관을 구성한다. 중배엽은 또한 대부분의 심혈관계를 형성하며 혈액 세포, 골수, 골격, 횡문근, 생식기 및 배설기관의 구성요소가 된다. 이러한 과정은 임신 3주 동안 나타난다. 이 시기에 중추신경계는 신경관으로 변형되는 신경판으로부터 발생한다.

수정 후 초기 4주째에 인두기관(pharyngeal apparatus)이 발달하기 시작한다. 이러한 점에서 인간 배아의 발달은 물고기 배아 발달과 닮아 있다. 이것은 예전에 아가미 기관(branchial apparatus)이라는 용어를 사용한 것으로도 설명할 수 있다(그리스어로는 "brancha"는 아가미를 의미함). 과거 논문들에서는 "아가미궁(branchial arch)"이라고 사용하였지만, 최근 논문에서는 인두궁(pharyngeal arch)이라고 사용하고 있다. 인두기관은 인두궁, 낭(pouch), 고랑, 막으로 구성되어 있다. 모든 배아 구조는 머리, 목 형성과 연관되어 있다. 대부분 이 부분에서의 선천성 기형은 인두기관이 성숙 유도체(adult derivatives)로 변형되면서 발생하게 된다. 수정 후 4주가 지나는 시기의 끝에 4쌍의 인두궁을 외적으로 볼 수 있다. 첫 번째 한 쌍의 인두궁은 얼굴 발달에서 중요한 역할을 한다. 특히 머리와 목의 근육 부착점인 얼굴, 목, 비강, 입, 인두, 후두는 인두궁에서 유래된다. 인두궁은 머리와 목의 근육과 점액 공급을 담당하는 신경과 궁에서 유래되는 근육으로 분화되는 근육 요소를 포함하고 있다. 4주차에 배아는 머리의 눈에 띄는 돌출이 나타나면서 전뇌부(forebrain)의 발달이 시작되고 C자-모양의 굴곡이 생겨난다. 상하지의 형태는 4주차 말에 확인할 수 있다. 이 시기에 호흡계와 장관계가 발달하기 시작한다. 호흡계와 장관계 모두 원시 인두(primitive pharynx)의 후두기관 고랑(laryngotracheal groove)에서 발달한다. 후두기관 고랑은 후두, 기관, 기관지, 폐, 식도를 형성하게 된다.

임신 4~8주 사이는 신경과 장기 발달에 있어서 매우 중요하다. 12개의 뇌신경은 임신 5~6주 사이에 형성된다. 이 시기에 신체의 중요한 장기와 계통이 배아의 3개의 층에서 형성된다. 배아의 3개 층은 다양한 조직과 기관으로 분화되며 배아기 말기에 모든 주요 기관들의 형성이 시작된다. 4~8주 사이에 가장 필수적인 외/내적 구조가 발달되기 시작한다. 이 시기는 발달에서 가장 중요한 기간이다. 이 기간에 발생되는 문제점은 선청성 기형의 중요한 요인이 된다.

임신 9~12주에 태아의 머리는 태아 전체 길이의 반을 차지한다. 이 시기의 태아의 길이 성장이 빠르게 진행된다. 임신 9주 쯤에 간은 적혈구 형성에 중요한 역할을 하며, 신장은 9~12주에 형성되기 시작하고 양수가 방출되기 시작한다. 비영양적 빨기(non-nutritive sucking)는 11~12주 사이에 나타난다. 12~13주 사이에 태아는 양수를 마실 수도 있다. 태아는 13주에서 16주까지 빠르게 성장한다. 사지 움직임은 14주차에 협응을 이루기 시작한다. 임신 12~14주에는 성기(genitalia)가 외부적으로 발달하여 성별을 확인할 수 있고 17~20주에 산모는 태동을 처음으로 느낄 수 있다. 임신 18주쯤에 구역반사(gag reflex)가 나타난다. 피부는 치즈와 같은 물질로 덮여 있으며, 20주의 태아는 미세한 털로 온 몸이 덮여 있다. 임신 20~25주에 태아는 빠르게 성장한다. 이 기간에 눈의 움직임은 빨라지고 폐는 표면활성제(surfactant)를 분비하기 시작하고 손톱도 나타난다. 임신 25~29주의 태아는 의학적 도움을 받는다면 자궁 밖에서 생존할 수 있다. 중추 신경계는 직접적으로 리듬감 있게 숨 쉬는 움직임을 가능하게 하고, 체온 조절을 할 수 있을 정도로 성숙한다. 이 시기에 태아는 눈을 뜨고 있고, 머리털이 생긴다. 임신 30~34주에 태아는 성장을 계속하고, 이 때 태어난 미숙아는 의학적 처지를 적게 받아도 생존할 수 있다. 찾기반사(rooting reflex)는 32주에 나타나고, 빨기-삼킴-호흡(suck-swallow-breathe)의 협응은 보통 34주에 발달한다.

정상발달단계

소아 연하장애 전문가는 삼키는 것에 더해 정상발달을 이해하는 것이 중요하다. 여러 계통에서 비정상적인 발달이 나타날 수 있으며 아동의 기능 수준에 대한 단서를 제공할 수 있다. 시각, 미각, 후각처럼 감각계통에서의 정상적인 발달은 아동의 섭식 장애를 이해하는데 중요하다.

청각발달

청각발달은 재태기간 약 24주에 시작하여 3~4세까지 계속된다. 조직이 고주파를 흡수함으로써 태아를 보호한다. 태아는 양수와 뼈를 통해 저주파를 듣는다. 태아는 엄마의 목소리를 인식할 수 있다. 태아의 청각계는 강력한 저주파 소음에 의해 쉽게 손상 받을 수 있다. 출생 후에 태아는 양수와 조직을 통해 소리를 듣는 것에서 공기전도를 통하여 소리를 듣게 되면서 고주파의 소리에 노출되게 된다. 조산아의 경우 청각을 보호하는 것이 중요한데, 특히 23~32주 사이에 더욱 그러하다. 영아는 45dB 이상의 소음으로부터 보호받아야 한다. 32~34주 사이에서 조산아의 청각은 달팽이관(cochlea)과 청각신경(auditory nerve)이 빠르게 성장한다. 34주 이후의 영아의 청각은 전도 속도와 소리에 집중하고 구별할 수 있는 능력이 증가한다. 주변 환경에서 지속적으로 들리는 소리와 인큐베이터에서 나는 일시적 소리들은 시간당 55dB을 넘지 않아야 한다. 목소리나 장비에서 나는 일시적 소리도 70dB을 넘지 않아야 한다. 일반적으로 인공호흡기 등에서 나오는 소음은 60~80dB 정도이다. 미국 소아과 협회에서는 신생아 중환자실(neonatal intensive care unit, NICU)에서의 소음은 달팽이관 손상을 막기 위해서 60dB 이하를 유지하여야 한다고 권고하고 있다.

시각발달

과도한 소음, 밝은 빛, 수면장애, 장기간의 진정 상황(sedation)은 초기 시각발달에 영향을 미칠 수 있다. 임신 20주까지 시각에 대한 뇌의 구조적 발달과 유전적 매핑이 나타난다. 임신 23~24주에서는 대략적인 구조물들이 자리 잡기 시작한다.

신경과 세포의 재배치가 이루어지는 임신 20주부터 3세까지는 중요한 시기이다. 임신 24~28주에 태아의 눈꺼풀이 떨어지고, 수정체는 아직 뿌옇고, 각막은 27주까지 흐릿한 상태가 나타난다. 25주에는 혈관 다발이 생기기 시작하고, 망막은 간상체(rod)로 분화된다. 이와 같은 시기에 피질은 수상돌기가 빠르게 성장한다. 신생아는 아직 동공반응이 나타나지 않으며, 근시가 심하다. 임신 30주부터 약 3~4개월까지 안우위기둥(ocular dominance column) 형성에는 망막의 성숙과 가쪽 무릎핵(lateral geniculate nucleus), 피질 복사(cortical radiation), 내생 각막 자극(endogenous retinal stimulation)의 파장(자는 동안에 나타나는 안구의 빠른 움직임) 등이 포함된다. 안구 기둥(ocular column)을 형성하기 위해서 렘수면(rapid eye movement sleep)이 필요하다. 40주에서 7개월까지 시각 기둥이 발달한다. 시각 기둥 발달에는 시각적 우세성, 선, 패턴, 움직임, 깊이, 색깔, 시각적 매핑과 복잡한 시각 과정이 포함된다. 특히 23~32주의 신생아의 시각계는 특히 보호되어야 한다. 34주쯤에 신생아의 눈은 물체를 따라가며 보기 시작하며, 시각적 우세성을 보이고, 부드러운 빛에 자동적으로 반응하는 것이 가능해진다. 40주쯤에 신생아의 눈은 형태, 물체와 얼굴에 집중한다. 신생아는 시각적으로 따라가며 보기를 시작하고 2피트 정도 떨어진 물건을 볼 수 있으나 8~12인치 사이에 있는 물건에 가장 잘 집중할 수 있다.

미각과 후각의 발달

구강의 화학적 반응(맛)은 자궁 내에서 일찍이 발달한다. 임신 12~13주 사이에 삼차신경의 자극과 미뢰의 활성화가 발달한다. 임신 16주에 수용기가 두드러지게 나타나며, 40주가 되면 그 숫자는 성인과 비슷해진다. 코의 화학적 반응(냄새)은 11주부터 나타나다. 임신 7~10주 사이에 삼차신경의 끝 부분이 반응한다. 이러한 기본적인 구조는 11~15주 사이에 발달한다. 태아의 호흡 운동은 22주째부터 양수를 대신한다. 태아의 화학수용기의 근원은 혈액과 양수에 있는 향기 분자들이다. 이러한 수용기들은 점액수용기를 거쳐 반응을 이끌어낸다. 이 시기에 태아는 미각의 차이를 느끼면서 삼킴을 한다. 조산아의 화학수용기는 최소 28~29주가 지나야 냄새에 반응할 수 있다. 맛에 대한 선호도 최소 28~29주가 되어야 분화되기 시작한다. 만삭아의 화학 수용기는 발달해 있어서 냄새를 감지하고, 냄새의 위치를 파악하며, 다양한 다른 냄새들을 구분할 수 있다. 만삭아들은 특히 엄마의 향기와 젖 냄새에 민감하게 반응하게 한다.

운동반사발달

정상적인 반사와 운동발달은 성공적으로 먹기 위한 아동의 능력과 정확하게 통합된다. 임신 28주에는 찾기반사(rooting reflex), 빨기반사(sucking reflex), 모로반사(Moro reflex), 교차신전반사(crossed extension), 굴곡근 회피반사(flexor withdrawal)와 족저반사(plantar grasp reflex)가 모두 나타난다. 이러한 반사들은 태아가 움직임, 보호, 섭식 동안 신체 전체의 안정성을 확립하는 것을 돕는다. 임신 35주가 되면 신생아기의 목과 신체 정위 반응(neck and body righting), 양성 지지반응(positive support), 긴장성 경반사(tonic neck)와 고유반사(proprioceptive placing)가 나타난다. 이러한 반사들은 올바른 자세에서 체중을 지지하고, 전완에 체중을 싣는 능력, 머리를 돌리는 것을 돕는다. 1개월의 신생아는 이러한 과제를 더 잘 조절하여 수행할 수 있다. 아이가 자랄수록 팔, 다리, 몸통, 머리, 목은 성공적인 섭식과 움직임을 위한 지지를 제공해 준다.

정상 영아의 삼킴

삼킴은 자궁에서 대략 12~13주 때 시작된다. 신생아는 출생 후 빨기-삼킴-호흡 과정의 협응을 배워야 한다. 성공적인 섭식은 운동과 감각의 복합적인 활동이다. 성공적인 섭식을 위해서는 ① 생리학적, 행동적으로 도전하는 과제에 지속적으로 관심을 가지고 참여하는 능력 ② 장시간의 기능적인 이득을 얻기 위해 구강운동 움직임을 조직화하는 능력 ③ 무호흡(apnea)이 길어지거나 흡인(aspiration)을 피하기 위해서 삼킴과 호흡을 협응시키는 능력, ④ 생리학적인 안정성을 유지하기 위해 호흡의 깊이와 빈도를 조절하는 능력 등이 포함된다. 섭식은 신경학적 성숙을 위한 지표이다. 협응된 섭식은 빨기, 삼킴, 호흡의 감각운동적 통합을 요구한다. 조산아는 연속적인 삼킴과 정지가 조직화되지 않은 형태를 보인다. 임신 34~36주가 되면 리듬감 있는 빨기와 삼킴이 좀 더 안정성을 보이게 된다. 이러한 협응된 패턴은 흡인을 예방하는데 필수적이다. 영아는 엄마의 젖꼭지(또는 젖병의 젖꼭지)를 찾기 위해 찾기반사를 사용하고 젖꼭지를 꼭 문다. 구강 내 빨기와 외부 압력이 조화를 이룸으로써 젖꼭지에서 젖이 나오게 된다. 젖은 압력의 변화로 인해 나오는 것이다. 이러한 변화는 턱에서 나오는 양압(압박, 젖이 나오도록 누름)과 젖꼭지에서 젖을 짜낼 수 있는 혀와 구강에서 나오는 음압(흡입)을 의미한다.

정상적 해부학

성공적인 섭식을 위해 필요한 구강운동 요소들에는 입술, 턱, 혀, 볼점막(buccal mucosa), 경구개, 연구개 등이 있다. 입술은 젖꼭지 또는 젖꽃판(areola) 주위를 단단하게 물게 되는데 이것은 젖꼭지가 중심에 위치되도록 도와준다. 턱은 다른 구조들에 대한 안정성을 제공하고 혀와 함께 작용함으로써 음압을 만들어 준다. 영아의 혀는 구강에 비하여 비교적 큰 편이다. 혀는 중심 고랑을 형성해서 젖꼭지 주변의 가장자리를 단단히 감싸고 턱과 함께 작용하여 젖을 짜내기 위한 음압을 형성한다. 경구개는 혀가 압박에 대한 표면과 젖을 짜내기 위한 양압(positive pressure)을 제공하고 또한 젖꼭지를 안정화시킨다. 연구개는 혀와 함께 구강의 뒤쪽을 닫아 준다. 또한 인두쪽으로 음식덩이가 통과할 수 있도록 통로를 만들어 주기 위해 상승하고 코 쪽으로의 역류를 예방하기 위해 비강을 닫는다. 혀의 뒷부분이 아래로 내려가면 볼근(buccinator muscle, 협근)과 흡지방체(fat pad)에 의해 지지되는 볼점막은 안쪽으로 움직이고 압박 단계에서는 바깥쪽으로 움직인다.

영아의 인두는 성인의 인두와 다르다. 설골은 갑상연골과 함께 목의 높은 부분에 위치한다. 따라서 음식물을 삼키는 동안 성인과 비교하면 후두가 덜 상승한다. 영아의 후두는 코인두(nasopharynx)에서 후두 원위부까지 완만한 곡선의 움직임을 보여준다. 영아가 성장함에 따라 완만한 곡선 움직임은 성인에서 관찰되듯이 점차적으로 코인두와 입인두(oropharynx) 사이에서 90도에 가깝게 각을 형성하도록 변화한다. 이것은 영아가 코로 숨을 쉴 수밖에 없는 이유를 설명해준다. 생후 1년이 되면 의사소통을 위해 혀와 인두가 내려감에 따라 구강이 아래쪽, 앞쪽으로 더 커진다. 후두는 대략 3세까지 성장을 계속하고 또 다른 성장시기인 사춘기가 시작될 때 까지는 천천히 성장한다.

비영양적 빨기와 영양적 빨기

비영양적 빨기(nonnutritive sucking)는 아이가 노리개 젖꼭지나 손가락을 리듬 있게 빨 때 나타나는 것이다. 비영양적 빨기는 간격이 빠르게 나타나며, 때때로 이러한 간격은 불규칙하고 길이가 다양하다. 영아들은 노리개 젖꼭지, 손가락, 엄지를 빨 때 계속해서 숨을 쉰다. 비영양적 빨기는 위장관계에서 일반적인 연동운동을 향상시키고 영아들이 안정화되도록 도와주기 때문에 조산아들을 매우 평온하게 한다.

영양적 빨기(nutritive sucking)는 빨기와 삼킴이 1:1의 비율로 매우 리듬감 있게 나타난다. 영아는 숨을 쉬기 전에 삼킴과 빨기 과정을 10~30회 연속적으로 하면서 지속적인 섭식을 한다. 건강한 영아는 깨어있는 동안에는 1분에 6회, 자고 있는 동안에는 시간당 6회를 삼킨다. 임신 32주에 영양적 빨기가 시작되지만 성공적인 섭식을 하기 위해서는 최소 34주가 지나야 한다. 영양적 빨기를 하는 과정에서 삼킬 때 무호흡 기간이 있다. 삼킴-호흡 패턴은 Selley 등의 연구에 의하면 흡기-호기-삼킴-호기 패턴을 보이기도 하지만 대개 흡기-삼킴-호기 패턴으로 나타난다. 영아는 생후 2개월 이내에 빨기-삼킴-호흡이 완전히 협응되어 나타난다. 조산아의 경우 이 과정이 협응을 이루는데 어려움을 갖는다. 이들은 전반적인 빨기 활동에서 리듬감이 부족하게 나타나는 것처럼 비조직화된 빨기 패턴을 보여준다. 조산아는 젖의 양에 따라 빨기 압력을 증가시키거나 감소시키는 능력이 부족하다. 영아가 의학적인 문제를 가지고 있다면 조산아에서 나타나는 비조직화된 섭식 문제는 45주까지 지속될 수 있다.

초기 젖빨기와 빨기

영아의 섭식에서 나타나는 초기 젖빨기(suckle)와 빨기(suck)에는 명백한 차이가 있다. 신생아에게 나타나는 초기 섭식 패턴은 초기 젖빨기이다. 이러한 패턴은 임신 2분기와 3분기 사이에서 처음 나타난다. 영아는 혀의 앞-뒤 움직임을 사용해서 젖꼭지로부터 우유를 짜낼 수 있다. 혀는 입술을 거의 지나가지 않고 입술은 젖꽃판 또는 유두 주변을 느슨하게 물고 있다. 생후 6개월이 되면 초기 젖빨기 패턴은 빨기(sucking) 형태로 통합된다. 이때 혀의 움직임은 위-아래 방향으로 나타나게 된다. 입술은 혀 움직임의 이동에 의해 더 강하게 다물 수 있게 된다. 구강이 아래, 앞쪽으로 움직임이기 때문에 혀는 위-아래로 움직일 공간이 더 많아진다. 초기 젖빨기와 빨기 모두 우유를 짜내기 위해 턱과 혀가 움직이는 것이 공통점이다. 두 가지 빨기 형태의 차이점은 혀가 앞-뒤 방향에서 위-아래 방향으로 움직인다는 것이다. "suck"이란 단어는 유두로부터 우유를 조직적으로 짜내는 것을 설명하는 일반적인 용어이다.

모유수유

인간의 모유는 일반적으로 정상적이고 건강한 영아에게 최고의 음식이다. 모유 섭취는 생후 12개월 동안 권장된다. 조산아의 엄마에게서 나오는 모유는 조산아에게 적합하며, 지방, 단백질, 탄수화물의 구성이 분유보다 소화되기 쉽다는 연구가 보고되고 있다. 조산한 산모의 모유는 그렇지 않은 산모의 모유와 차이가 있다. 조산한 산모의 모유에는 조산아를 위해 꼭 필요한 질소, 나트륨, 염화물, 마그네슘, 철, 무기질이 더 많이 농축되어 있다. 모유는 조산아에게 매우 유용한 자연적인 면역성분을 함유하고 있다.

모유는 펌프작용(pumping)에 의해 생산되므로, 모유가 분비되도록 수용체가 활성화되기 위해서는 펌프작용을 많이 하는 것은 필수적이다. 펌프작용은 출산 직후부터 시작하고, 성공적인 모유수유가 확립될 때까지 2~3시간마다 지속한다. 성공적인 모유수유를 위해서는 적절한 자세와 입술을 유두 주위에 단단히 밀착하는 것(latching)이 매우 중요하다. 영아가 입술을 유두 주위에 단단히 밀착하게 되면 유두가 입 뒷부분에 있게 된다. 만일 발달학적으로 지지를 제공할 수 있는 방법으로 영아가 자세를 적절하게 취한다면[역 요람식 자세(cross-cradle) 또는 럭비공 잡는 자세(football hold)], 젖에 단단히 밀착시키는 것이 더 쉬울 것이다. 아이들이 서로 다르게 행동하고 엄마의 가슴형태가 다르기 때문에 모유수유가 항상 쉬운 것은 아니다. 모유수유를 시작할 때에는 엄마가 아이를 가슴쪽으로 가까이 하고 찾기반사를 이용해서 아이가 유두를 찾도록 한다. 일반적으로 영아는 코와 턱을 모두 사용해서 젖을 물도록 해야 하고, 윗입술보다는 아랫입술을 사용해서 젖꽃판 대부분을 덮어야 한다. 가슴에 코가 닿아야 하고, 입술은 턱과 함께 바깥쪽으로 젖혀진다. 입술을 유두 주위에 단단히 밀착하는 것이 성공하면, 엄마의 가슴이 경구개에 닿을 때 빨기 반사가 시작된다. 이 때 지속적으로 아이가 젖을 빨면 모유 생성이 활성화된다. 젖이 빠르게 흐르면 아이는 리듬감 있게 빨기 패턴을 성공할 수 있다. 영아가 이러한 방법으로 젖을 물게 되면, 아래쪽 잇몸은 우유 굴(sinuses) 밑에 있고 모유를 좀 더 효율적으로 빨아낼 수 있다. 젖을 먹을 때 아이의 몸은 엄마를 잘 볼 수 있도록 약간 위로 돌려준다. 충분하게 모유를 섭취하면 체중이 증가하고, 통증 없이 수유가 가능하며, 수유시간이 짧아진다(한번 먹을 때마다 10분씩). 이러한 단계들은 성공적인 모유수유에 있어 중요하며, 모유수유를 통하여 엄마와 아이 사이의 자연스런 유대감 형성이 이루어진다.

초기 영아기

처음 2~3개월 동안 영아의 주요 목표는 환경에서의 항상성(homeostasis)을 획득하는 것이다. 이 시기에는 원시적인 신경학적 반사들이 모두 존재한다. 영아의 신경발달학적 단계들은 정상적인 섭식과정에서 중요한 역할을 한다. 영아는 대개 생리학적 굴곡(physiologic flexion)을 취하고 있는데 이 자세는 섭식을 위한 적절한 자세를 촉진시킨다. 이 시기에 아이들은 포만감을 느낄 때까지 먹고 나서야 배부름의 신호 또는 단서를 제공한다. 이러한 신호들은 영아의 자기조절 시스템을 인식하는데 매우 중요하다.

이유식 적용시기

이유식은 액체 형태로 음식물을 섭취하다가 반고형식(semi-solids)으로 전환하는 단계이다. 영아의 발달 정도에 따라 다르지만 죽이나 과일 으깬 것과 같은 부드러운 고형식으로 이유식을 시작하는 시기는 생후 4개월 이전에 시작하거나 생후 7개월이 지난 후에 시작하면 안 된다. 이 시기에 나타나는 해부학적 큰 변화는 아래턱 뼈가 아래쪽과 앞쪽으로 성장하고 유치가 나오고, 혀가 더 이상 구강전체를 가득 채우지 않는다는 것이다. 이유식 초기에 아이들을 음식덩이를 구강 뒤쪽으로 옮기는 것을 어려워한다. 영아들은 침을 튀기거나, 기침을 하거나, 숨을 막혀 하면서 음식물을 뱉어낼 수도 있다. 가끔씩 영아들은 물기보다 빠는 움직임을 보이기도 한다. 정상발달을 하는 아이라면 5~7개월경에는 숟가락을 이용해서 음식을 먹는 것을 시작하고, 8개월경에는 컵을 이용하여 삼키는 방법을 알려줘야 한다. 이 시기에 영아들은 지지 없이 앉기 위해 필요한 자세의 안정성을 제공하는 머리와 몸통조절 능력이 좀 더 향상되게 된다. 또한 음식을 먹는 동안 보호자와의 상호작용 및 옹알이를 시작한다.

6~12개월

6~12개월 사이에 입을 다무는 것은 음식덩이가 인두 쪽으로 움직이는 것을 도와준다. 다양한 재질의 음식을 먹을 준비가 되도록 이 시기에 혀를 좌우로 움직이는 능력이 나타나게 된다. 씹기를 시작하고 감각과 촉각계를 자극하기 위해 반고형식 음식을 제공하기 시작한다. 보호자는 이유식을 제공할 때에는 아이가 음식의 재질과 맛을 다양하게 하는 것을 천천히 제공하도록 한다. 또한 여러 가지 재질을 혼합하는 것은 피해야 한다. 이 시기에 아이들은 성인에게서 보이는 회전이 있는 씹기(rotatory chewing) 형태가 아니라 위아래로 턱을 움직이는 형태(munching)와 더 유사하다. 이 시기의 아이는 독립적으로 혼자 앉을 수 있다. 9~12개월에는 손가락으로 집어 먹는 음식과 다진 고형식(chopped solids)을 시작할 수 있다. 대운동 동작이 섭식과 통합됨에 따라 입술에서 음식을 핥아서 먹을 수 있는 능력이 향상되고 깨물기 능력이 좀 더 조절되어서 나타난다. 아이들은 사지의 운동성과 몸통, 목, 어깨의 안정성을 좀 더 습득하게 된다. 이러한 운동발달은 독립적인 섭식을 위한 준비를 도와준다. 출생부터 생후 24개월까지의 정상적인 섭식과정이 표 3-1에 요약되어 있다. 4장에서는 후기 아동기의 섭식과 관련된 운동과 의사소통발달을 다루고 있다.

요점

1. 삼킴과 관련해서 태아의 정상발달을 이해하고 인식하는 것은 중요하다. 특히 삼킴에 기초가 되는 심장, 폐, 위장, 신경계의 조절 체계에 대한 지식은 매우 중요하다. 신생아 중환자실 팀은 조산아가 최소한의 손상을 가지고 자궁 밖에서 건강하게 발달할 수 있도록 도와준다.
2. 비영양적 빨기, 영양적 빨기, 빨기 사이의 차이를 기억하는 것은 중요하다. 이것들은 각각 조산아에게 있어서 스트레스

표 3-1
섭식 발달과정(생후 24개월까지)

나이	음식	구강 준비사항 및 구강 내 활동	식사도구
출생~6개월	우유, 액체형태	초기 젖빨기(suckling) 이후 빨기(sucking)	모유나 젖병
4~6개월	시리얼, 퓨레	빨기가 시작됨, 혀가 입천장쪽으로 움직임, 무의식적으로 숟가락에 있는 음식을 밀어냄, 새로운 질감을 제공시 구토를 할 수 있음.	숟가락
6~9개월	딱딱한 퓨레, 으깬 음식, 손가락으로 집어먹을 수 있는 부드러운 음식	우적우적 씹는 패턴이 나타남, 구토 반사가 둔해짐, 음식물을 잇몸 쪽으로 옮길 수 있음, 유치가 나옴.	숟가락, 컵으로 물마시기 (9개월부터)
9~12개월	다진 음식, 손가락으로 집어먹는 음식	입술 밖의 음식을 핥을 수 있음, 물체를 물고 있을 수 있음, 딱딱한 음식을 조절하고 유지해서 씹기가 가능함 (크레커, 비스켓).	숟가락, 컵; 손가락을 이용해서 혼자 식사가 가능함; 컵 사용이 증가함에 따라 모유수유나 젖병 떼기 가능
15~24개월	알레르기를 유발하는 음식을 제외한 모든 음식(예: 땅콩)	입술 주변을 핥을 수 있음. 성인처럼 씹기가 가능해짐, 컵으로 음식물을 마시는 동안 턱의 안정성 증가, 혼자 식사하기 가능, 빨대 사용 가능	숟가락, 컵, 포크; 우세손을 사용해서 혼자 식사가 가능함

를 줄여주고 편안함을 제공하면서 중요한 역할을 한다. 영양적 빨기와 빨기는 어려울 수 있고, 스트레스를 유발한다.

3. 모유는 일반적으로 영아에게 최고의 음식으로 여겨진다. 모유수유는 생후 최소 6개월까지 조산아와 일반아동 모두에게 권장사항이다. 신생아 중환자실 의료팀은 산모에게 출산 직후부터 모유가 충분히 생성될 때까지 출산 후 2~3시간 마다 지속적으로 모유수유나 유축기를 사용해 모유를 펌핑하는 것을 장려한다. 몇몇 산모들에게서는 모유가 충분히 돌게 하기 위해 전기 유축기가 필요할 수 있다.
4. 영아는 출생 후 12개월까지 다양한 액체와 재질의 음식을 받아들이기 위해 필요한 발달과정을 거친다. 이러한 발달이정표는 영아가 정상발달을 하는지를 평가하고자 하는 의료진과 부모들에게 가이드라인이 된다.
5. 조산아의 청각, 시각, 운동, 미각, 후각발달을 보호하는 것은 영구적 손상을 피하기 위해 매우 중요하다. 신생아 중환자실 의료팀과 아동의 부모는 영아가 정상발달 할 수 있도록 보호하기 위해 함께 노력해야 한다.

참고문헌

1. Moore KL, Persaud TVN: *The developing human, clinically oriented embryology*, ed 7, Philadelphia, 2003, Saunders.
2. Hall JW 3rd: Development of the ear and hearing, *J Perinatol* 20(8 Pt 2):S12, 2000.
3. Lickliter R: Atypical perinatal sensory stimulation and early perceptual development: insights from developmental psychobiology, *J Perinatol* 20:S45, 2000.
4. Shaker C: The early feeding skills assessment for preterm infants, *Neonatal Netw* 24:7, 2005.
5. Morris SE, Klein MD: *Pre-feeding skills*, ed 2, Austin, TX, 2000, ProEd.
6. Wolf LS, Glass RP: *Feeding and swallowing disorders in infancy*, Tucson, 1992, Therapy Skill Builders.
7. Arvedson JC, Brodsky L: *Pediatric swallowing and feeding: assessment and management*, ed 2, Albany, NY, 2002, Singular.
8. Hill A: The effects of nonnutritive sucking and oral support on the feeding efficiency of preterm infants, *Newborn Infant Nurs Rev* 5:133, 2005.
9. Cichero J, Murdoch B: *Dysphagia foundation, theory, and practice*, Chichester, UK, 2006, John Wiley.
10. Selley WG, Ellis RE, Flack FC et al: Coordination of sucking, swallowing and breathing in the newborn: its relationship to infant feeding and normal development, *Br J Disord Commun* 25:311, 1990.
11. Newman J, Pitman T: *The ultimate breastfeeding book of answers*, Roseville, CA, 2000, Prima.

PART II

연하장애의 원인과 특성
Causes and Characteristics of Dysphagia

04 영아와 어린이의 장애

개요

목표

1 영아 및 소아 외래 환자들이 보이는 전형적인 섭식장애에 대해 논의한다.
2 영아 및 소아 외래 환자들의 섭식 기술과 발달 수준의 통합에 대해 이해한다.
3 영아 및 소아 외래 환자의 섭식 기술의 발달에 있어서 의학적 및 발달장애의 영향을 논의할 수 있다.

영아의 배경

소아 연하장애 전문가(feeding specialist)는 신생아 중환자실 또는 일반 신생아 병동에서 일을 하면서 출산 중 그리고 출산 후에 생기는 일반적인 임산부와 산전 후유증에 익숙해져야 한다. 심폐기능의 불충분한 발달로 인해 성공적으로 먹이기 위해서는 협응능력과 지구력이 필요하기 때문에 특별한 주의가 필요하지만 이러한 모든 장애나 질환들이 영아의 삼킴과 섭식에 영향을 주는 것은 아니다. 질병 때문에 대상부전이 된 아픈 영아와 안정된 상태의 조산아와는 차이가 있다. 소아 연하장애 전문가는 영아들이 느끼는 안전 범위 이상을 생각하고 특정 평가와 치료 과정을 접근할 때에 효과적이고, 전체적이고 발달적인 접근을 제공해야 한다(11장, 13장 참조).

산모의 상태

많은 위험 요소들이 조산을 초래하거나 출생 후에 영아들에게 문제를 야기할 수 있다. 불충분한 산모의 식이나 다산(3명 이상의 아이들), 임산부의 체중(100lb 이하 또는 200lb 이상), 임산부의 연령(16세 이하 또는 35세 이상), 흡연 습관 및 과다한 알콜 섭취와 같은 약물 남용 등이 영향을 줄 수 있는 요인들이다. 당뇨병 또는 임신성 당뇨병, 심장질환, 자간전증 그리고 경기(아래 참조) 및 부신 피질 호르몬의 사용, 조산이나 출산 후 문제를 야기할 수 있는 빈혈 등을 포함하는 산모의 선재한 건강 상태는 태아에 영향을 미칠 수 있다. 톡소플라스마증(toxoplasmosis), 풍진(rubella), 사이토메갈로바이러스(cytomegalovirus), 헤르페스(herpes) 및 성병 그리고 B군 연쇄상구균 같은 모성의 감염 또한 이에 영향을 주는 요인이다. 분만 중 위험 요소로는 조기 진통, 임신기간 동안 및 출산 중 사용한 약물, 태반 조기 박리(abruptio placentae), 전치 태반(placenta previa), 탯줄 탈출증(umbilical cord prolapse), 골반 위 분만(breech delivery, 둔위 분만), 어깨난산(shoulder dystocia), 재왕절개 분만(cesarean delivery), 산부인과용 진통제(obstetric analgesia) 및 산부인과용 마취제(obstetric anesthesia) 등이 포함된다.

당뇨병 및 임신성 당뇨병

초음파 검사와 같은 출생 전 관리 방법과 태아의 폐 성숙도를 측정할 수 있는 능력의 향상으로 인해 임신 동안에 당뇨병과 관련된 위험 요소와 당뇨병을 가진 어머니의 신생아(infants of diabetic mothers, IDMs)가 갖는 부정적인 주산기 결과들의 발병률을 감소시켜주었다. 엄격한 혈당 조절은 임신기간 전체에 걸쳐 중요하다. IDMs의 가장 흔한 합병증은 선천성 기형(congenital anomalies)이다. 당뇨에 의한 임신 합병증의 약 6~10%는 혈당조절과 직접적으로 연관된 구조의 이상을 포함한다. 임산부 당뇨병 기형과 관련된 가장 일반적인 태아 구조상의 결함은 심장 기형, 신경관 결함, 신장 발육 및 골격 기형이다. 만약 어머니가 과혈당증인 경우, 태아 과혈당 그리고 고인슐린혈증(hyperinsulinemia)을 가져올 수 있고 이는 태아를 지나치게 자라게 할 수도 있다. 이런 아이들은 조산으로 태어나더라도 커 보인다. 이 아이들은 처음에는 명료하고 활발하기 보다는 조용하고 비활동적이다. 불충분한 섭식은 IDMs에서 가장 큰 문제이다. 이 아이들은 천천히 먹으며 먹는 과정을 시작할 때 쉽게 지칠 수도 있다.

자간전증

자간전증(preeclampsia; 임신중독증 또는 독혈증(toxemia))은 임신 이전에 부종을 동반하거나 임신 20주 이전에 단백뇨(소변에 있는 단백질)를 동반한 고혈압이 있는 경우이다. 자간증(eclampsia)은 자간전증과 함께 경기를 동반한 것이다. 정도에 따라서 최고의 치료는 출산을 촉진(유도 분만)하는 것일 수 있다. 산모를 위해 가장 중요한 것은 산모의 혈압을 관찰하고 가능한 안정시키는 것이다. 자간전증을 가진 산모에게서 태어난 영아는 자궁 내 성장 지연(intrauterine growth restriction, IUGR)의 흔적을 보여줄 수도 있고 종종 조산으로 태어나기도 한다. 출생 전에 또는 출생 과정에서 사용된 몇몇 약물들이 태아에게 부정적인 영향을 미칠 수도 있다. 단기적인 영향으로는 근력저하와 호흡저하가 있다.

약물

주산기의 약물 남용은 임신, 태아 및 신생아에 영향을 미칠 수 있다. 담배, 알콜, 자극제, 카나비노이드(cannabinoids; 대마류), 마취제 및 오피오이드(opioids; 아편류), 진정제 또는 최면제 및 흡입제(inhalants)와 같은 약은 모두 임신, 출산 및 신생아가 자궁 생활에서 자궁 외 생활로 전환하는데 영향을 미칠 수 있다. 임신에 있어서 위의 것들은 불충분한 영양, 자연유산, 전치태반, 태반조기박리 그리고 조기 진통 등에 영향을 줄 수 있다. 태아에서 영향은 자궁 내 성장지연(intrauterine growth restriction, IUGR), 선천적 기형 및 변형 그리고 주산기 사망을 포함한다. 신생아에 대한 장기적 영향으로는 정신 지체, 영아돌연사 증후군(sudden infant death syndrome), 발달지연, 인지통합 장애 등이 있다.

조산

조산아(preterm neonate)는 임신기간의 37주를 채우기 이전에 태어나는 것이다. 미국에서는 총 출생아의 12%가 조산아이고 약 2%는 임신 32주 이전에 태어난다. 다태임신의 경우 쌍둥이 57%, 세쌍둥이 93%의 빈도로 조산이 발생한다. 태아는 23주부터는 생존이 가능하다. 조산으로 인한 문제들로는 호흡기, 심혈관, 신경학적, 혈액학적, 영양학적, 위장관, 신진대사, 신장, 체온조절, 면역학 또는 안과학의 문제를 야기할 수 있다.

정상적인 출생 무게는 2500~3999g 사이이며, 저체중 출생아는 2500g 이하, 극소 저체중 출생아는 1500g 이하, 초극소 저체중 출생아는 1000g 이하이다. 일반적으로, 체중이 낮을수록 영아는 섭식을 방해하는 의학적 합병증에 더 많이 취약한 경향을 보인다.

괴사소장대장염

장의 염증, 압통, 공기증(pneumatosis, 기종)(창자벽에 있는 공기)을 보이는 장애인 괴사소장대장염(necrotizing enterocolitis, NEC)은 대개 장에 혈액 공급이 감소하거나 감염이 있을 때 발생한다. NEC의 심각성은 다양하다. 장의 가장 안쪽 내벽에만 침범하거나 장의 전체 층을 침범할 수 있다. 적절한 관리를 시작할 수 있도록 장의 어느 부분까지 침범되었는지를 가능한 한 빨리 진단해내는 내과의의 진단이 꼭 필요하다. NEC의 원인은 분명하지 않다. NEC는 허혈, 감염, 손상에 반응하여야 하는 한 숙주 기전(host protective mechanism)의 부적절함을 포함한 다양한 요인에 의해 유발되는 점막 손상으로부터 복합적인 상호반응의 결과로 발생하는 이질적인 질병이다. 영아는 구강 섭취가 제한되고 총 비경구 영양요법(total parenteral nutrition, TPN)을 받는다. 영아에서 보이는 임상 특징으로는 호흡 곤란, 무호흡 또는 서맥, 혼수상태, 체온 불안정, 과민반응, 섭식 장애, 저혈압 및 산독증을 포함한다. 영아는 혈변, 구토, 복부 팽창, 장의 소리가 감소하거나 들리지 않는 등의 복부 증상을 보일 수 있다. 장기 후유증으로는 협착, 단장증후군(short bowel syndrome, SBS), 영양분 흡수 불량, 만성 설사 및 섭식 장애가 있을 수 있다.

위식도 역류 질환

위식도 역류(gastroesophageal reflux, GER)는 위의 내용물이 식도 안으로 역류하는 것이다. 위식도 역류는 조산아에서 매우 흔하게 나타나고 정상 영아에서도 흔하게 나타 날 수 있다. 위식도 역류 질환(gastroesophageal reflux disease, GERD)은 병리적인 역류 또는 합병증을 동반한 역류이다. 구토(emesis)는 조산아의 섭식 초기나 다음 단계로 진행할 경우 발생할 수 있고, 구토가 없더라도 발견되지 않은 만성 위식도 역류가 될 수도 있다. 구토와 위식도 역류는 조산의 결과로 인한 장운동 장애와 가장 흔하게 관련되어있다. 몇몇의 영아는 이 현상에 대해 부정적으로 반응하고, 몇몇 영아에게는 부정적인 효과가 없다. 호흡기계의 다양한 장애와 위식도 역류질환 사이는 중요한 상호 작용으로 연결되어 있다.

위장 역류에 의한 호흡 문제는 반응성 기도염(reactive airway disease), 흡인성 폐렴(aspiration pneumonia), 성대문연축(laryngospasm, 후두경련), 협착음(stridor), 만성 기침(chronic cough) 및 일시 호흡 곤란(apnea) 등을 포함한다. 출생부터 생후 12개월까지 매일 위식도 역류나 역류(regurgitation)가 있는 영아는 역류가 완전히 해결되더라도 생후 2세까지 섭식에 어려움을 가질 확률이 높다. 신생아중환자팀은 다양한 방법으로 위식도 역류에 접근할 수 있다. 섭식하는 동안이나 섭식 후에 영아를 엎드리게 하거나 왼쪽을 아래로 하여 옆으로 누운 자세를 취하게 할 수도 있다. 맞춤 식사 시간표나 약물 중재는 영아에게 최고의 방법일 수 있다. 약물 중재 시에 선택할 수 있는 방법으로는 산성 억제제(acid suppressants), 프로톤 펌프 억제제(proton pump inhibitors, PPIs) 또는 위장관운동촉진제(prokinetics)가 있다. 때론 점도를 높인 식이를 적용하면 위식도 역류의 빈도와 양을 감소시킬 수 있다. 추가적인 진단적 방법으로는 상부 위장관 방사선 촬영이나 24시간 산도 조사 검사가 있다. 산도 조사 검사의 타당성 및 유용성은 논쟁의 여지가 남아 있다. 위식도 역류 질환의 치료에 대한 영아의 반응은 신생아중환자실에서와 퇴원 후에 성공적인 음식 섭취에 있어서 중요하다.

기관식도 누공과 폐쇄증

기관식도 누공(tracheoesophageal fistula, TEF) 및 식도 폐쇄(esophageal atresia, EA)는 식도와 기관이 비정상적으로 형성되는 때인 임신 3개월의 초기에 발생한다. 병리적으로 기관이 식도와 작은 구멍을 통해 직접 연결되어 있고, 식도의 끝에 맹낭을 이루고 있다. TEF는 다섯 가지 종류가 있다. TEF의 임상적 증상으로는 섭식하는 동안의 호흡곤란이나, 기침, 청색증이 있다. 호흡 곤란과 동반될 경우 흡인의 위험성은 매우 높다. 공기가 위에서 빠져 나갈 수 없기 때문에 복부 팽창에 주의해야 한다. EA에 이환된 영아는 과도한 타액분비가 나타날 수 있다. 엄마가 양수 과다증 병력이 있을 경우에는 태아가 양수를 삼켜서 문제를 일으킬 수 있고 즉시 TEF나 EA를 의심하는 것이 좋다. 진단 후, 영아는 구강 식이를 하지 않고 외과적 수술이 필요할 것이다. 수술 후에도 이러한 경우의 영아들은 구강 식이에 어려움이 있을 것이다.

호흡기 질환

장기적인 호흡 질환을 가진 영아는 구강 식이에 있어서 어려움을 보일 것이다. 이러한 영아들은 빨기-삼킴-호흡 과정의 협응을 배워야하고(3장 참조) 안전하게 전체 섭식 과정을 마치기 위한 지구력을 가져야 한다. 장시간 기계적 인공 호흡을 하였던 영아들은 구강 방어가 발생할 수 있을 뿐만 아니라 호흡 보조를 위한 기관내관(endotracheal tube)으로 인해 구개 위에 홈이 생길 수 있다. 삽관(intubation) 및 인공호흡(ventilation)을 하는 동안 안정적인 발달을 위한 관리가 필요하다. 기관절개술(tracheotomies)과 인공호흡을 받은 영아는 삼킴에 대한 정밀한 평가를 시행한 후 구강 식이를 할 수 있다.

신생아 호흡 곤란 증후군

신생아 호흡 곤란 증후군(respiratory distress syndrome; RDS, 유리질막병(hyaline membrane disease)으로도 알려져 있음)은 불충분한 표면활성제(surfactant)와 조산 질환의 과정이다. 제태 기간이 짧을수록 RDS의 발병률은 증가한다. RDS의 병리생리학은 표면활성제의 결핍, 폐의 무기폐, 세포 손상 그리고 부종을 포함한다. 표면활성제의 생산은 폐의 발달에 의존한다. 표면활성제의 결핍은 폐포낭(alveolar sacs)의 허탈로 폐 순응도 감소를 야기한다. RDS의 초기 증상은 출생 후에 바로 나타난다. 영아는 늑간과 흉골이 뒤로 내려가는 것이 심해지면서 발생하는 빈호흡과, 역행호흡, 어두운 피부색, 코 벌렁거림, 일시적 호흡정지, 그리고 그렁거리는 소리 등의 증상을 보인다. 이 질환을 치료하는데 있어서 중점을 두어야 할 부분은 저산소혈증과 산독증을 예방하고, 체액 관리 및 부종을 안정시키고, 신진대사의 수요와 폐 손상을 감소시키는 것이다. 현재 사용되는 치료 방법은 지속적 양압공급술(continuous positive airway pressure, CPAP)과 기계적으로 호기말 양압술(positive end-expiratory pressure, PEEP)을 적용하는 것이다. 표면활성제 대체 요법(surfactant replacement therapy), 공기의 공급 조절 및 고빈도 인공 호흡(high-frequency ventilation, HFV)과 같은 다양한 기계적 인공호흡과 같은 방법들이 적절한 치료적 중재이다. 기계적 인공호흡의 목적은 폐 허탈의 위험을 감소시키고, 폐포의 팽창을 유지시키고, 폐의 손상을 감소시키거나 예방하는 것이다. 영아가 좋아지고 있는 징후를 보이면 인공호흡기를 떼는 과정으로 이어지게 된다. RDS로 인한 장기 합병증은 기관지폐이형성증(bronchopulmonary dysplasia)이다. RDS를 가진 영아는 장기간 적용하는 구위관(orogastric tubes), 비위관(nasogastric tubes), 비 삽관(nasal cannulae), 기관내관(endotracheal tubes) 같은 기구로 인해 감각 변화와 같은 구강과 인두의 이상이 발생할 위험을 가지고 있다. 이런 증상을 보인 경우에는 구강식이 전에 얼굴과 구강내부에 부드러운 촉각 자극을 제공하는 것이 중요하다. 구강 식이 전에 발달적 접근을 하는 것은 긍정적인 결과를 가져올 것이다(13장 참조).

신생아 일과성 빈호흡

신생아 일과성 빈호흡(transient tachypnea of the newborn, TTN)의 원인은 알려지지 않았지만 출생 시 태아의 폐포 내에 있는 폐액의 제거가 지연되는 것과 밀접한 관련이 있다. 대부분의 폐액은 태어나는 과정에서 가슴이 쥐어짜여지면서(thoracic squeeze) 제거된다. 남은 잔여 폐액은 림프계를 통해 배출된다. 폐액은 기도저항을 증가시키고 폐유순도를 제한시키는 원인이 된다. TTN을 가진 영아들은 분당 80회 이상으로 빠르게 호흡을 한다. 이러한 영아들은 중등도의 호흡 곤란과 청색증, 늑골하 후인(흉부 함몰), 코 벌렁거림, 호기 시 그렁거림이 나타날 수 있다. 이러한 증상의 관리로 산소공급이 있지만 몇몇 영아들은 CPAP가 필요 할 수 있다. CPAP를 받는 영아는 구강 식이를 하지 않는다. 고빈도 호흡 보조를 받는 아이들은 주로 구강식이를 하지 않거나 매우 주의하여 구강식이를 하게 된다. TTN은 보통 일시적(24~72시간)이고 예후가 좋은 편이다.

무호흡

무호흡(apnea)은 공기순환의 정지이다. 만약 무호흡이 20초 이상 지속되거나 서맥(bradycardia)(heart rate < 100beats /mm)을 동반한다면 이것은 병리학적으로 고려해야 한다. 조산아 들은 종종 5~10초의 가쁜 호흡 뒤에 5~10초의 무호흡 주기를 보일 수 있다. 만약 무호흡 주기가 15초 이상이고 청색증, 창백함, 저긴장, 서맥이 동반된다면 무호흡 주기가 비정상적인 것이다. 체중이 1800g 이하인 조산아(제태기간 약 36주 정도)의 25%는 적어도 한 번의 무호흡을 겪는다. 보통, 제태기간이 28주 이하인 영아들 모두 무호흡을 가지고 있다. 무호흡은 중추신경계에 의해 중재되거나 중추신경계의 폐쇄에 의해 야기될 수 있다. 앞의 두 가지 원인이 복합적으로 작용하는 혼합형 무호흡이 발생할 수도 있으며 또한 중추성 무호흡이 발생하기 전에 폐쇄성 무호흡이 먼저 발생할 수도 있다. 조산아에서 나타나는 무호흡의 하나의 원인은 자발적 호흡의 미성숙한 화학조절이다. 무호흡은 또한 감염, 대사장애, 산소화의 손상, 산모의 약물사용, 두개내 병변, 체온 조절 장애 그리고 GERD로 인해 야기될 수 있다. 무호흡의 치료는 부드러운 자극과 함께 지속적인 관찰을 하는 경우가 있다. 조산아의 무호흡에서 테오필린과 카페인의 적용은 효과가 좋다. 이 약들은 중추신경계를 자극하여 이산화탄소 농도에 대한 영아의 반응을 증가시킨다. 영아의 호흡 조절 능력이 성숙할수록 무호흡 기간이 감소하고 34~35주 사이에 사라지지만 몇몇의 영아들은 이 기간 넘어서까지 무호흡을 경험한다.

기관지폐이형성증

기관지폐이형성증(bronchopulmonary dysplasia, BPD)은 생후 1주에 심각한 호흡 기능부전을 가진 조산아에게서 발생할 수 있다. BPD는 폐조직의 비정상적 발달로 인해 발생한다. 미성숙, 영양부족, 산소중독, 기계적 인공호흡은 특징적으로 폐에 염증과 흉터를 남겨 BPD의 원인이 될 수 있다. 기관지(broncho)는 기도나 기관지관을 통하여 산소가 폐까지 이동하는 것을 의미한다. 폐(pulmonary)는 산소와 이산화탄소가 교환되는 폐포를 말한다. 이형성증(dysplasia)은 세포조직이나 구조의 비정상적 변화를 뜻한다. BPD에서 세포의 변화는 작은 기도, 폐포에서 발생할 수 있으며 호흡을 어렵게 만들고 폐 기능의 문제를 야기할 수 있다. 오래된 고산소증(hyperoxia)은 감염, 광범위한 폐포 손상, 폐 기능장애를 일으킬 수 있는 연속적인 폐 손상을 가져온다. 심각한 BPD를 가진 영아는 몇 달 동안 산소나 기계적 인공 호흡에 의지할 수도 있고 몇 년 동안 기도폐쇄의 증상을 보일 수 있다. 장기적 결과로는 청소년기 및 젊은 성인층까지의 폐 기능장애, 잠재적 성장장애 그리고 인지장애 등이 있다. 임상적 증상으로 보통 무호흡이 있거나 청진기를 통한 수포음(rales)을 들을 수 있다. BPD를 가진 영아는 빨기-삼킴-호흡 과정의 협응 시간을 배우는데 어려움을 가질 수 있고 구강 식이를 처음 시작하였을 때 쉽게 지칠 수 있다. BPD를 가진 영아가 식이를 시작할 때, 먼저 많이 빨고 그 다음엔 삼키고 그리고 호흡을 위해 잠시 멈추는 모습을 보일 것이다. 종종 이러한 영아들이 식이를 시도할 때 작은 리듬을 가지고 있다.

신생아 지속성 폐동맥 고혈압

신생아 지속성 폐동맥 고혈압(persistent pulmonary hypertension in the newborn, PPHN)의 가장 일반적인 원인은 태아에서 신생아로 전환될 때의 분열 및 증가된 폐혈관 저항(pulmonary vascular resistance, PVR)이다. 이런 상태는 left-to-right shunting, 저산소증(hypoxemia) 그리고 대사성 산증 및 산중독증을 더 심하게 악화시킬 수 있다. 자궁 안에서 영아는 가스 교환 기관으로 폐를 사용하지 않는다. 태아기에 폐 혈류량은 낮으며 심장에서 직접 폐로 가는 혈류량은 심박출량의 10% 이하이다. 태아기의 저산소증을 포함한 수많은 요인들이 높은 PVR을 지속시킬 수 있다. 출생 후에는 PVR은 감소하고 폐 혈류량은 급격히 증가하며 폐가 가스교환의 기능을 하게 된다. 폐의 주기적인 호흡과 증가된 폐포의 산소 장력의 조합이 이러한 변화를 자극하게 된다. 몇몇 신생아에게서 폐혈관 긴장도의 정상적인 감소가 일어나지 않고, 그 결과 PPHN이 발생하게 된다. 치료는 주로 기계적 인공 호흡이 있다. 통증 및 불안감이 PPHN을 더욱 악화시킬 수 있기 때문에 영아는 진정제 및 마취가 필요할 수 있다. PPHN의 생존자들은 만성 폐질환, NEC, 신경 발달적 장애, 두개내의 출혈이나 경색 그리고 청력소실이 발생할 위험이 있다.

신경학적 장애

인간의 뇌는 매우 불안정하고 수정되는 순간부터 지속적으로 발달한다. 만약 이 과정이 중단된다면 단순한 장애에서 심각한 장애까지의 어려움이 생길 수 있다. 표 4-1은 인간 두뇌 발달에서 중요한 사건들과 발달이 최고조에 이르는 시기에 대한 요약이다.

다음으로 소개되는 신경성 질환은 신생아 중환자실에서 가장 빈번하게 나타난다.

표 4-1
인간 두뇌 발달에서 중요한 사건들과 발생 시기

중요 발달 사건	발생 시기
초기 중화	임신 3~4주
전뇌 발달	임신 2~3개월
신경세포의 증식	임신 3~4개월
신경세포의 이동	임신 3~5개월
구조화	임신 5개월에서 생후 몇 년간
수초화	출생에서 생후 몇 년간

작은 머리증(소두증)

만약 영아가 작은 뇌를 가지고 있거나 후두-전두 주위의 둘레(occipitofrontal circumference, OFC)가 나이 및 성별의 평균보다 2 표준편차 이하인 경우에 작은 머리증(microcephaly, 소두증)을 의심할 수 있다. 작은 머리증을 일으킬 수 있는 위험 요소로는 바이러스성 감염, 대사성 질환, 약물 및 물질 남용, 유전적 질환 및 영양실조 등이 있다. 태아의 위험 요소는 출생 전 또는 출생전후의 감염, 저산소증 그리고 출생 중 외상 등이 있다. 작은 머리증은 임신기간 3~4개월 사이에 일어나는 신경 증식의 결함(neuronal proliferation defect)이다.

물뇌증(수두증)

물뇌증(hydrocephalus, 수두증)은 뇌척수액(cerebrospinal fluid, CSF)의 재흡수가 감소하거나 과잉생산으로 인해 뇌실 안에 뇌척수액이 많아져서 나타나는 결과이다. 임상적 증상은 넓어진 봉합선을 가진 큰 머리이다. 이러한 경우 영아는 불룩하고 팽팽한 숫구멍(fontanelles, 천문), 증가된 후두-전두 주위의 둘레(OFC), setting sun eyes, 구토, 무기력, 불안정한 모습을 보이기도 한다. 만약 영아가 수두증을 가지고 있다면, 신경외과수술을 의뢰하여 뇌의 감압을 위한 뇌실복막 문합(V-P shunt)의 수술도 고려해야 한다. 이러한 영아는 감각운동, 인지 또는 두 가지 모두에 장애가 생길 수 있다.

두개 내 출혈

두개 내 출혈(intracranial hemorrhage, ICH)은 경막하 출혈, 거미막하 출혈, 소뇌내 출혈, 뇌실주위 출혈 그리고 뇌실내 출혈로 분류할 수 있다. 앞에서 언급한 이러한 출혈들 중에서 어떤 종류라도 손상을 받은 영아는 갑작스러운 악화, 산소의 불포화, 서맥, 대사성 산성 혈액증, 쇼크, 저긴장, 과혈당, 발작성 활동, 반복되는 무호흡, 호흡 곤란, 의식 수준의 저하, 운동기능의 비대칭성 등의 증상을 보인다. 증상의 결과는 출혈의 정도에 따라 다르다. 진료 및 발달 평가를 자주 하는 것을 권장한다.

경기

경기(seizure)는 질병이 아니라 신경학적 기능장애의 증상이다. 경기는 신진대사 질환, 감염, 두개내 출혈, 분만 중 외상, 핵황달, 저산소증, 뇌수막염, 약의 금단증상, 가족 유전 또는 특발성으로 인해 야기될 수 있다. 신상아에서 나타나는 임상적 증상은 주로 독특하고 가변적이다. 증상은 눈의 깜박거림이나 떨림, 눈의 편시, 페달을 굴리는 것 같거나 강직-경련성 움직임, 비영양성 빨기(nonnutritive sucking, NNS), 입술 핥기, 침 흘림, 산소의 불포화 등이 있다.

뇌실주위 백질연화증

뇌실주위 백질연화증(periventricular leukomalacia, PVL)은 허혈이나 괴사로 인해 뇌실의 백질 부위의 변화가 나타난 경우를 말한다. PVL은 이차적 출혈과 함께 또는 상관없이 다낭성 뇌연화증(multicystic encephalomalacia)이 나타날 수 있다. PVL은 대뇌 혈류 장애를 일으키기에 충분히 심각한 전신 저혈압, 국소적 경색이나 허혈, 무호흡이나 서맥과 같은 증상에 비하면 부차적 문제이다. 임상적 증상으로 빈번한 진전이나 깜짝 놀람, 과민성, 비정상적 모로 반사(moro reflex)와 함께 또는 상관없이 과긴장이 나타날 수 있다. 장기적 영향으로는 spastic dysplegia, 시각장애, 상지의 감각이상(paresthesłas), 지적 발달 장애, 하지의 약화등이 있다. 위의 영향은 손상의 위치와 정도에 따라 다르다.

출생 시 손상

출생 시 발생할 수 있는 몇몇의 손상들은 섭식장애를 초래할 수 있다. 그러한 손상들로는 두개혈종(cephalohematoma), 머리덮개널힘줄밑(subgaleal, 모상건막하)의 출혈, 두개골 골절, 상완 신경 신경총 손상, 횡격막 신경 마비, 쇄골 및 상완골 골절 그리고 외상성 안면신경마비 등이 있다.

심장혈관질환

태아 심장초음파 검사의 발달로 인해 많은 선천적 심장결함을 태아기에 진단할 수 있도록 해 주었고, 이는 부모들에게 아이가 태어나기 전에 치료에 대한 결정을 고려 할 수 있는 시간을 주었다.

심장 질환을 치료하는데 있어서 상당한 발전이 이루어졌지만 신생아기의 심장 수술 후에 경기, 감각운동 장애와 같은 신경발달학적 합병증이 발생할 수 있다. Limperopoulos 등은 12개월 이전에 첫 심장수술을 받은 영아와 12~18개월 이후에 심장 수술을 받은 영아들을 대상으로 연구를 하였다. 그들은 37%에는 중등도의 장애가 있고 또 다른 6%가 심각한 장애를 보인다는 것을 발견했다. 장애로는 운동 및 인지 손상으로 확인되었는데 신경학적 이상이 41%, 대근육 운동과 미세근육 운동 결함이 42%, 행동장애가 35%이였다.

태아의 심장 발달은 수정 후 18일에서 12주 사이에 급속하게 일어난다. 이 과정에는 심장관, 심장 사이막형성, 대혈관 발달 및 순환의 발달 등이 포함된다. 심장 기형들에는 동맥관 개존증(patent ductus arteriosus), 심실사이막결손(ventricular septal defect, 심실중격결손), 심방사이막결손(atrial septal defect; ASD, 심방중격결손), 심방심실관, 팔로의 4가지 징후(tetralogy of Fallot), 대동맥 협착증, 허파동맥판막 협착증(pulmonary stenosis, 폐동맥판협착증), coarticulation of the aorta, 삼첨판 폐쇄증, 동맥간증이 포함된다. 이런 장애들의 관리는 혈류역학 및 호흡의 안정화, 심장도관술(cardiac catheterization), 풍선 확장술, 광범위한 외과적 수술 등이 있다. 이러한 결함들 중에서 몇몇은 매우 심각한 상태이고 외과적 수술이 필요하기 때문에 완화의료(palliative care)가 환자 및 가족에게 필요할 수도 있다.

선천적 기형

다양한 선천성 기형 및 증후군은 염색체, 환경, 다원적인 또는 특정한 원인으로 인해 발생할 수 있다. 몇몇의 일반적인 장애는 신경관 결손, 구조적 이상 및 대사 장애를 포함한다. 염색체 이상은 21번 염색체의 3염색체성(다운증후군, trisomy 21), 18번 염색체의 3염색체성(Edwards증후군, trisomy 18) 및 13번 염색체의 3염색체성(Patau증후군, trisomy 13) 등의 결함을 포함한다. 다양한 특징들은 특정 증후군을 정의하거나 확인하는 것을 돕는다. 이러한 특성들에는 비정상적 얼굴 생김새 및 근골격계, 심장, 신장, 위장, 생식기 이상 등을 포함한다. 이러한 증후군은 종종 인지 및 운동 손상에 의한 장애를 동반하여 섭식에 영향을 미칠 수도 있다. 상당수의 증후군들이 신경발달 과정에 영향을 줄 수 있고 일반적인 구조적 장애는 머리와 목에 영향을 줄 수 있다. 흔하게 볼 수 있는 얼굴 및 머리의 결함으로는 입술갈림증(cleft lip, 구순열), 입천장갈림증(cleft palate, 구개열) 및 양막띠증후군(amniotic band syndrome, 양막대증후군) 등이 있다.

입술 갈림증 및 입천장 갈림증

입술 갈림증(cleft lip, 구순열)은 안쪽 코융기(medial nasal, 내측비돌기) 및 윗턱융기(maxillary, 상악돌기)의 중간엽덩이(mesenchymal masses)가 결합하는데 실패하면서 발생하는 결과이다. 입술갈림증의 모든 유형의 전체 발생률은 신생아 약 700명 중 1명 정도이다. 여아보다 남아가 더 많은 영향을 받지만 여아는 남아보다 입천장갈림증(cleft palate, 구개열)에는 더 많은 영향을 받는다. 영아들은 입술의 갈림만 나타나거나, 입천장만, 또는 둘 다 나타날 수 있고, 한쪽에만 또는 양쪽에 모두 나타날 수 있다. 다양한 외과 수술적 교정으로 좋은

CLINICAL CORNER 4-1

임상 섭식 평가를 위해 의뢰된 20개월의 유아가 있다. 그 아이는 태아기에 알콜과 약에 노출되어서 모성 합병증이 있었고 임신 32주째에 출생하였다. 아이를 입양할 의사가 있는 다른 가족 구성원이 현재 아이를 돌보고 있다. 그 아이는 출생 후 몇 달 동안 신생아 중환자실에서 머물렀다. 아이의 현재 진단명은 장의 괴사로 인한 단장 증후군(short-gut syndrome)이다. 아이는 수많은 수술과 다양한 의료진을 만나보았다. 아이의 주된 영양 공급 방법은 위루관 및 전비경구적 영양이다.

논리적 사고

1. 단장 증후군과 관련된 의학 및 식이의 제한은 무엇인가?
2. 임신 기간 중에 약에 노출된 아동이 겪을 수 있는 발달적 문제는 무엇인가?
3. 임신 32주에 태어난 아동이 겪을 수 있는 발달적 문제는 무엇인가?
4. 잦은 입원을 경험한 아동이 겪을 수 있는 발달적 문제는 무엇인가?
5. 이러한 정보들이 아동의 평가와 치료계획을 세우는데 있어서 중요한가?

결과를 얻을 수 있다. 이러한 증상을 보이는 영아들에게는 일반적으로 특별한 젖병 및 젖꼭지로 먹인다. 이러한 영아들은 보통 적절한 수분과 영양 공급을 위해 젖병이 필요하지만 접합과정을 유지하기 위해 단기간만 모유 수유를 할 수 있다(13장 참조).

편측이나 양측 입술갈림증 및 입천장갈림증을 가진 아기는 종종 섭식에 어려움을 나타낸다. 그러나 갈라진 입술 또는 입천장이 다른 증후군의 일부분이 아닐 경우에는(CLINICAL CORNER 4-1) 아기를 관리하기 위한 방법이 상대적으로 간단하다. 단순히 입술 갈라짐만 가진 아기는 보통 모유수유나 젖병으로 먹이기가 가능하다. 이러한 아기들은 어려움을 해결하기 위해 더 이상의 중재를 필요로 하지 않는다. 그러나 입천장 갈라짐이 있는 아기는 흡입을 위해 필요한 연구개의 역학이 제한되어 있기 때문에 대부분 적당한 초기 빨기 형태(suckling pattern)를 성취하고 지속하는데 항상 어려움을 갖는다. 아기들은 때때로 젖을 빠는 것처럼 보이고 엄마들은 종종 모유수유를 하게 된 것에 고무된다. 이러한 증상을 가진 아기들은 빠르게 체중이 줄게 되고 탈수에 대한 위험이 생기게 된다. 입천장갈림증을 가진 아기는 좀처럼 모유수유에 성공하기 어렵다.

갈라진 입술 및 구개를 가진 아이들은 섭식에 영향을 미치는 관련된 장애를 가질 수 있다. 관련된 문제들로는 디죠지 증후군((DiGeorge, 입천장심장얼굴증후군(velocardiofaclal syndrome))과 같은 심장기형, 가부키 신드롬(Kabiki syndrome)과 같은 발달 지연, 얼굴 신경 마비(Mobius syndrome), 편측안면 소체증(hemifacial microsomia), 기도 유지의 어려움(Pierre Robin Sequence와 같은), CHARGE association과 같은 감각계 기능장애 등이 있다. Beckwith-Wiedemann 증후군, Goldenhar' s 증후군, Apert' s 증후군, Treacher Collins 증후군, 그리고 근긴장도 및 움직임 패턴에 영향을 주는 Freeman-Sheldon 증후군 및 Down syndrome 등과 같은 다른 구강, 얼굴 구조의 기형들 또한 정상 섭식에 영향을 줄 수 있다. 입천장 갈림의 폐쇄수술을 받은 아이들은 이후에도 때때로 섭식에서 문제를 나타낸다. 피에르 로빈 증후군(Pierre Robin sequence)과 같이 기도에 영향을 주는 증후군이 있는 아이들은 혀-입술 접착술(tongue lip adhesion), 하악골 전진술, 상기도 폐색을 위한 기관절개술이 필요할 수도 있다.

소아 섭식장애

소아 섭식장애(pediatric feeding disorders)는 아동이 최적의 성장 및 발달을 위해 필요한 열량을 충분히 소비하지 못하는 경우를 말한다. 항상 그렇지는 않지만 때때로 이런 경우는 삼키 기능 장애와 연관 되어있다. 먹고 삼키는 장애를 가진 것으로 확인된 아이들의 수는 과거 20년 동안 상당히 증가했다. 초기에는 문제의 많은 부분이 아이의 행동 또는 부적절한 부모의 먹이는 기술 때문이라고 추정되었다. 현재에는 대부분의 소아기의 섭식장애는 질환이 원인이 되는 의학적 문제, 선천성 기형, 발달지연, 감각처리장애, 환경적 요인과 관련된 결과로 알려졌다. 전통적으로 치료의 부담은 개개의 의사에게 있었으나 현재에는 다학문적 접근으로써 최적의 소아 다학문적팀으로 이동되었다. 가족을 치료 계획에 포함시키는 것은 아동의 섭식장애를 둘러싼 스트레스를 상당히 감소시킨다. 가족과 간병인의 교육을 포함한 집중되고 협력된 치료 계획에 대한 요구는 대학의 교육과정 및 이용할 수 있는 자원의 증가를 가져왔다. 섭식장애를 가진 아이들의 인구수가 더 이상은 "일반적"으로 보이지 않게 되었다. 모든 아동들의 25%가 섭식장애를 가지고 있고 발달 지연이 있는 아동들에서는 그 수가 80%까지 증가하는 것으로 보고되었다. 섭식장애는 신경학적 기능장애, 뇌손상, 조산, 심장기형, 간 기능문제, 위장장애, 폐의 장애, 대사 장애, 자폐증 및 이전 섹션에서 논의된 다양한 발달 증후군과 관련 되어 있다고 알려져 있다. 전형적으로 발달하는 인구군에서 섭식 문제는 음식 거부, 식사 시간에 지장을 주는 행동들, 심한 편식, 기준 미달의 성장 및 아동의 발달 수준과 관련한 자기-섭식 이정표를 따라가지 못하는 경우를 포함한다. 섭식장애를 기질적 문제와 행동적 문제들로 분류하려고 시도하였다. 영아기를 지나면 섭식 장애를 가진 아이들을 특정 범주로 지정하는 것이 점점 더 어려워진다. Toomey 등은 "신체적 장애를 가진 아이들은 먹으려던 시도가 잘 되지 않은 이후에 종종 '행동의'

BOX 4-1 문제있는 섭식의 증상들

- 체중 증가의 부족
- 식사 도중 기침, 질식 또는 구역질
- 구토와 같은 문제
- 외상성 질식 발병의 병력
- 진행성 호흡 문제와 함께 먹고 삼키는 협응 문제의 병력
- 10개월까지 유아식 퓨레로 전환하지 못함
- 12개월까지 고형의 음식을 받아들이는 것에 대한 어려움
- 16개월까지 모유수유에서 젖병으로 다시 컵으로 전환하는 것에 대한 어려움
- 16개월까지 유아식을 떼지 못함
- 특정 질감을 가진 모든 음식이나 식품군을 매우 싫어하거나 회피함
- 선택 가능한 음식의 종류가 20가지 미만이며, 특히 어떤 음식이 아이가 허용하는 음식 목록에서 빠지면 그 음식을 대체할 수 있는 음식이 없는 경우
- 대부분의 식사시간에 유아가 울거나 경계의 행동을 할 때
- 음식 및 섭식에 관하여 가족간의 싸움
- 모두가 아이에게 먹이기가 어렵다는 반복적 부모의 보고
- 아이가 목표 무게에 도달하지 못할 때, 부모의 섭식 장애 병력

문제가 발생하고, 행동적 섭식 장애를 가진 아동들은 일정 기간 동안 불충분한 영양 공급을 받음으로 인해 신체적 장애가 발생한다."고 하였다. 먹기 및 섭식의 어려움의 신호 증상 및 징후는 Box 4-1에 요약되어 있다.

일반적인 발달: 영아부터 아동

영아 및 아동의 대표적인 발달 패턴을 이해하는 것은 어떤 장애가 있는지 없는지를 결정하는데 필수적이다. 섭식에 있어서 영아 및 유아는 고형식으로 진행하거나 더 높은 질감의 음식을 먹는 능력으로 가기 전에 특정한 발달이정표를 달성해야 한다. 표 4-2는 출생에서 2세까지 섭식 기술, 운동 기술, 호흡, 의사소통 간의 관계를 포함한 전형적인 아동의 발달 이정표를 요약하였다. 소아 연하장애 전문가는 전형적인 발달의 한 요서로써 구강과 인두의 해부학적 특징을 명확하게 이해하고 있어야 한다. 아동과 섭식 기술을 평가하는데 있어서 소아 연하장애 전문가는 머리 및 얼굴의 대칭, 머리와 구강-안면 구조의 구조적 통합, 구강과 안면 구조의 균형을 평가한다. 단 하나의 차이만으로도 섭식에 영향을 미칠 수도 미치지 않을 수도 있다. 예를 들어, 경구개의 아치가 높지만 안면과 구강은 정상 발달한 아동의 경우에는 섭식 문제를 보이지 않을 수 있다. 만약 위와 같이 경구개의 아치가 높으면서 근 긴장도가 매우 낮고 혀의 가동 범위가 제한된 아동의 경우에는 입천장 아치에 음식이 끼이는 것과 같이 음식덩이 형성 및 추진에 어려움을 보일 것이다.

장애의 유무에 관계없이 구강-안면의 변화는 모든 아이들의 발달 과정 동안 일어난다. 이러한 변화는 대략 4개월에서 6개월에 발생한다. 입술은 아동이 고형식을 입으로 좀 더 쉽게 가져갈 수 있도록 영아기 때보다 덜 튀어나오게 된다. 혀는 고형식 덩어리의 조절을 위해 혀는 입에서 좀 더 아래로 위치하게 되며 더 이상 구강의 대부분을 차지하지 않게 된다. 목젖 및 후두덮개는 더 이상 가깝게 근접해 있지 않으며 신체는 이제 먹고 마시는 동안 더 완벽한 기도 보호를 할 수 있게 된다. 또한 기도에서 후두는 더 낮은 위치로 이동된다. 이러한 변화는 처음에는 안전한 삼킴 기능을 보이지만 발달적 변화가 진행될수록 먹는데 어려움을 보이거나 비기능적인 삼킴 증상이나 징후를 보이는 뇌성마비와 같은 발달 장애를 가진 아동들에게 있어 중요하다.

섭식에서 의학적 영향

이 장의 첫 번째 섹션에서 신생아중환자실에 있는 조산아의 관리에 대하여 논의하였다. 그러나 외래에서 일하는 소아 연하장애 전문가는 종종 조산으로 태어난 많은 영아 및 아동을 만난다. 조산은 임신기간 37주 이전에 태어난 것으로 정의된다. 조산으로 태어난 영아는 발달의 첫해 또는 그보다 오랫동안 섭식에 영향을 줄 수 있는 심각한 의학적 질환을 가질 위험이 있다.

조산아는 위장관계가 미성숙하였다(3장 참조). 조산아들은

CLINICAL CORNER 4-2

12개월의 소년은 임상적 섭식 평가를 위해 의뢰되었다. 이 아동은 11개월까지는 섭식을 포함하여 정상발달하였었다. 고열로 인해 경기를 하였으며, 경기시에 구토와 호흡곤란이 동반되었다. 이 아동은 간질지속 상태에 있는 동안 헬기에 의해 병원으로 옮겨졌다. 경기는 약물로 조절할 수 있었다. 17일 동안 병원에 머물렀고 코위영양관을 하고 발달 기술이 약 4개월 수준으로 감소된 채로 집으로 퇴원하였다. 코위영양관은 구토를 일으키는 원인이 되고 일주일에 몇 번이나 교체해야 했다. 알러지는 없었고 그는 경기 및 변경된 근긴장도를 해결하기 위해 다양한 약물을 섭취했다. 중요한 사건으로써 이 아동의 가족들은 최근에 극단적 조산으로 인한 상당한 의학적 합병증이 있던 4살 된 다른 아이를 잃었다.

논리적 사고

1. 이 아이는 경기 발병 전에 어떤 운동 및 섭식 기술을 가지고 있었는가?
2. 위에서 언급된 아동의 운동 기술에 대한 설명을 통해 어떤 섭식 기술들이 예상되는가?
3. 아이에게 이상적인 몸무게와 예상되는 필요한 영양소에 관한 정보를 어떻게 하면 얻을 수 있는가?
4. 어떤 전문가들이 이 아이의 치료에 포함되는가? 이 아이의 치료에 있어서 그들의 역할은 무엇인가?

표 4-1

정상 연하 발달을 위한 지침서: 출생부터 2세까지

연령	구강 움직임/식이 기술	추천 식이	스스로 먹기	운동 기술	호흡	의사소통 기술
출생	혀가 앞, 뒤로(신장/후인) 움직이는 초기 빨기 형태(sucking pattern)가 나타난다. 혀는 아래턱과 함께 움직인다. 턱과 혀는 좁은 공간 안에서만 움직이고 입은 좀 더 닫히는 방향으로 움직인다. 빨기를 하는 동안 뺨과 볼은 활동하지 않는다. 볼 안에 Sucking pads가 출생 직전 달에 발달하여 신생아의 효과적인 빨기 형태를 위한 안정성을 제공한다. 강한 초기 빨기 반응, 찾기 반응, 자동적인 위상성 깨물기가 있다.	모유와 분유가 주된 영양공급원이다. 모유수유를 하는 경우에 젖병은 3주후에 도입한다.	신생아는 손에 도달하기 위해 입을 움직인다. 이러한 활동은 빨기-삼킴-호흡의 형태를 구조화하는 것을 돕는다.	**대동작:** 생리학적 굴곡 자세는 무작위한 팔과 다리의 움직임과 자세 유지시에 안전성을 제공한다. 몸 전체는 함께 굴곡과 신전으로 움직인다(숙달되지 않은 움직임). 정중선에 있는 사물에 대한 지남력이 결핍된다. **미세동작:** 강한 손가락 굴곡근을 이용해 손 안에 물건을 잡고 있는다. 손바닥에 압력을 가하면 쥐기 반사가 나타난다.	빠른 호흡, 복식 호흡 형태. 상부 호흡 구조물은 신생아가 먹는 동안 신생아를 보호할 수 있도록 준비되어 있다. 거의 코로 숨을 쉰다. (아기들이 성장함에 따라 목 신전이 발달하게 되면서 입으로 숨을 쉬는 것이 증가한다).	몸을 움직여 소리를 만들어 낸다.
1개월	빨기 형태가 나타나지만 초기 빨기 형태가 우세하다. 호흡/삼킴 전에 연속으로 2번 빤다. 몸의 굴곡이 감소되어 있고 입술의 활동이 충분하지 않아서 젖꼭지를 물 때 입술 다물기가 잘 안된다. 찾기 반응과 위상성 깨물기는 지속된다.			**대동작:** 생리학적 굴곡자세는 감소하고 사지를 움직이는 범위가 넓어진다. **미세동작:** 쥐기반사가 남아있으며 물건과 손을 반사적으로 긁는다.	휴식시와 차분한 호흡 동안에는 지속적으로 리듬있게 복식호흡을 한다. 호흡 조절이 잘 되지 않아 짧은 시간 동안만 운다. 움직이거나 흥분하였을 때에는 불규칙적인 호흡을 한다.	말과 대화소리에 귀를 기울인다. 초기 옹알이: 얼굴과 몸의 긴장도를 통해 자신을 표현하고 발성이 증가한다.
2개월	초기 빨기 형태가 폭넓은 턱 움직임과 혀의 전인/후인이 두드러진다. 턱과 혀의 폭 넓은 움직임으로 인해 침 흘림이 증가한다.			**대동작:** 구조적 안전성의 감소를 가져오는 생리학적 굴곡자세가 감소하기 때문에 근긴장도가 저하된다. 엎드린 자세에서 45도 정도 고개를 든다. 체간을 지지해 주면 순간적으로 고개를 똑바로 유지할 수 있다. **미세동작:** 팔의 목적 있는 움직임이 증가한다. 무작위한 움직임 증가하면서 손은 더 많이 펴져있다.	복식호흡	초기 옹알이에서 소리의 높이가 다양해진다. 말을 걸면 미소를 짓거나 소리를 지르거나 옹알이를 한다. 크게 웃거나 목소리 톤을 따라하거나 음악에 귀를 기울이기도 하고 놀이를 방해하면 울기도 한다.

표 4-1

정상 연하 발달을 위한 지침서: 출생부터 2세까지 (계속)

연령	구강 움직임/식이 기술	추천 식이	스스로 먹기	운동 기술	호흡	의사소통 기술
3개월	빨고 삼키는 과정이 길게 연달아 일어난다(20회 이상). 입이 좀 더 닫힌 자세를 유지한다. 구강 활동의 체계화가 증가한다. 간헐적으로 빨기(sucking)가 나타난다. 윗입술이 단독적으로 분리된 움직임을 시작한다. 혀의 가쪽 움직임은 안 되며 턱의 안정성이 증가한다. 찾기 반응과 자동적인 위상성 깨물기는 감소한다. 강한 구역반사는 지속된다.		손을 입으로 가져간다. 물건을 입으로 가져간다. 정중선에서의 손 움직임이 발달하면서 손을 젖병으로 가져갈 수 있다.	**대동작:** 모든 자세에서 기능적인 머리조절이 가능하다. 신체자세가 보다 더 대칭적이다. 상부 체간 지지로 짧은 시간 동안 바로 앉을 수 있다. 등과 골반을 펴서 엎드린 자세에서 고개를 90도 정도 든다. **미세동작:** 양손을 사용하여 넓은 범위로 목적 있는 뻗기를 할 수 있지만 물건을 항상 잡을 수 있지는 않다. 손을 접을 수 있게 되면서 물건을 수의적으로 잡는다.	늑골의 가동성 증가로 인해 깊은 호흡이 나타난다.	소리의 다양성이 증가한다. 울 때에 콧소리를 덜 사용한다. 움직임에 따라 소리의 크기가 변한다. 배고플때는 크게 운다.
4개월	턱의 작은 상/하 움직임이 나타난다. 혀를 평평하게 만들거나 둥글게 만든다. 입술의 중간 부분은 좀 더 활동적이다. 초기 빨기 형태가 우세하지만 활동적인 턱과 뺨의 도움으로 진정한 빨기형태가 나타난다. 혀가 젖꼭지를 물 수 있고 혀의 위-아래 움직임이 나타나면서 음압을 형성해주기 때문에 빠는 힘이 증가한다. 혀는 움직임이 다양해지고 평평한 모양과 컵모양이 가능해진다. 빨기-삼킴-호흡 과정의 협응이 쉬워진다. 자동적 모유수유를 하는 경우를 제외하면 자동적인 위상성 깨물기는 감소하고 구역반사는 지속되며 찾기반사는 사라진다.	모유와 분유가 주된 영양 공급원이다. 철분이 첨가된 씨리얼을 시작할 수 있다.	입으로 물체를 탐색하는데, 이는 구토 반사를 억제시킨다. 숟가락을 이용한 섭식이 시작된다. 만약 자동차 시트나 바운스 시트 같은 추가적인 보조로 기울여 앉는다면 아동은 수저로 먹는 것이 훨씬 수월할 것이다.	**대동작:** 대칭적인 시기이다. 엎드린 자세에서의 놀이는 늑골의 하강과 횡격막의 신장을 돕고, 늑골 사이의 간격을 넓혀준다. 옆으로 돌아누울 수 있다. 엎드린 자세에서 전완으로 지지한다. 하부 체간의 지지로 오랫동안 바로 앉을 수 있다.	복부가 좀 더 활동적이고, 흉곽이 유지될 때, 흉부 확장이 시작된다. 잘 때에는 호흡이 느리고 규칙적이며 깨어있을 때에는 얕다.	소리에 반응하여 발성을 한다. 아기는 호흡을 변화시키거나 움직이면서 소리를 내면서 논다.

표 4-1
정상 연하 발달을 위한 지침서: 출생부터 2세까지 (계속)

연령	구강 움직임/식이 기술	추천 식이	스스로 먹기	운동 기술	호흡	의사소통 기술
5개월	젖병을 가지고 진정한 빨기를 한다. 혀가 턱으로부터 분리된 움직임을 시도한다. 목 근육이 강화되고 안정되면서 턱의 안정성이 더 향상된다. 턱을 열거나 닫을 때, 혀는 납작하게 펴진다. 활동적인 입술의 움직임이 나타난다. 아동은 수저에서 음식을 빨아 들일 수 있다. 턱을 위아래로 움직이는 형태(Munching pattern)가 나타난다. 음식을 가운데에서 옆으로 이동시킬 수 없다.	아기에게 하루 한 번 오트밀이나 밥을 제공한다.	아동은 젖병을 잡는데 참여하게 되지만, 부모가 젖병을 잡아줄 때 더 잘 먹을 수 있다.	**대동작:** 엎드린 자세에서 바로 누운 자세로 돌아누울 수 있다. **미세동작:** 전완으로 지지한 엎드린 자세(prone on elbow)에서 팔을 뻗을 수 있다. 시각적으로 유도된 뻗기가 가능하다. 한쪽으로의 뻗기가 시작된다.	구강 구조의 변화로 인해 더 이상 코로만 호흡하지 않는다. 증가된 흡입으로 인해 호흡 비율이 감소한다.	소리의 양과 다양성이 증가한다. 울음의 높이와 리듬감이 증가하면서 아기의 표현력이 증가한다.
6개월	턱은 작은 범위에서 움직인다. 양 옆으로 혀를 굴리거나 이동시킬 수 있다. 아래 입술이 활동적이다. 숟가락이나 컵 사용시 입술압력이 더 많이 작용한다. 윗 입술은 숟가락 주위에서 닫는다. 컵에서 삼키기 위해 넓은 턱의 움직임을 이용한 초기 빨기-빨기형태(Suckle-suck pattern)가 나타난다. 컵으로 마실 때 액체를 흘린다. 아동은 컵으로 액체를 마실 때, 액체의 흐름과 속도를 조절하는 능력이 떨어져서 숨막혀하거나 뱉어버린다. 턱의 수직 움직임이 씹기와 함께 나타난다. 턱을 위아래로 움직이는 형태(Munching pattern)가 씹기(chewing)와 함께 나타난다. 찾기반사와 자동적 위상성 깨물기는사라진다. 10개월까지는 새로운 맛이나 질감을 경험하게 되면 구역반사가 나올 수 있다.	아동이 짧은 시간 동안 독립적으로 앉을 수 있다면 이 연령대의 아동은 숟가락을 사용한 식사가 일반적으로 가능하다. 수저를 사용해서 먹는 음식을 제공한다 (하루에 두 번 시리얼에 과일 또는 채소를 혼합).	아동은 젖병과 컵을 잡을 수 있지만, 부모가 컵을 잡아주면 더 수월하게 마실 수 있다. 숟가락으로 먹기와 컵으로 마실 때의 효과적인 구강 움직임 형태를 위해 높은 의자와 같은 지지된 자세가 필요하다.	**대동작:** 고개 가누기가 완벽해진다. 바로 누운 자세에서 엎드린 자세로 돌아누울 수 있다. 움직임이 다양하고 복잡해진다. 독립적으로 앉는다. 앉은 자세를 지지하기 위해 간간이 손을 사용한다. 엎드린 자세에서 앉을 수 있고 조절해서 손을 뻗을 수 있다. **미세동작:** 주로 두손을 함께 뻗는 것이 지속된다. 한 손에서 다른 손으로 물체를 옮긴다. 엄지를 사용한 쥐기를 시작한다.	호흡과 움직임이 협응한다. 흉곽이 좀 더 팽창하고 흡인하면서 복식호흡을 한다. 좀 더 능동적인 복부를 위해 흉식, 복식호흡을 한다.	옹알이와 반복적인 소리가 증가한다. 모음과 몇 개의 자음을 만들어낸다(d, b, l, m, n, sh, f). 소리놀이 동안에 흥분한다. 반의를 표현한다. 친숙한 물체를 알아본다.

표 4-1
정상 연하 발달을 위한 지침서: 출생부터 2세까지 (계속)

연령	구강 움직임/식이 기술	추천 식이	스스로 먹기	운동 기술	호흡	의사소통 기술
7~9개월	구역반사 위치가 어른과 더 비슷해진다. 장난감, 젖꼭지, 컵, 숟가락을 깨문다. 양쪽 방향으로 혀를 굴린다. 컵에서 2~3회 삼킬 수 있다. 깨물었을 때 턱에 가해지는 압력에 대한 인식이 증가한다. 턱을 위아래로 움직이는 형태(munching pattern)와 씹기를 함께 사용한다.	하루에 3번 숟가락으로 식사를 한다.각 식사마다 모유나 분유를 한컵씩 제공한다. 좀 더 점도가 있는 아기용 씨리얼과 2단계 음식을 제공한다. 아이가 입으로 음식을 탐험할 수 있을 정도로 더 단단한 음식을 제공한다. (e.g., zwiebac crackers, teething biscuits, raw large carrot sticks, strips of bagel) **8개월** 부드럽게 으깬 식탁 음식과 한가지 재질의 퓨레를 제공한다. 8~9개월 된 아이는 하루에 4회 식사를 한다. **9개월** 입에서 녹는 고형식(e.g., town crackers, graham crackers)은 아이가 입으로 탐색할 수 있도록 도와준다.	이 연령의 아이들은 독립적으로 젖병을 이용해 먹을 수 있다. 숟가락 사용시 윗 입술이 더 활동적으로 움직인다. 컵으로 마실 때 협응력이 더 좋아진다. 이 시기에 빨대 사용이 가능하긴 하지만 일반적이지는 않다.	**대동작:** 네발기기와 앉기 사이에서 자세변화가 나타난다. 앉은 자세에서 엎드린 자세로 움직인다. 팔의 지지 없이 바닥에 앉을 수 있으며 앉은 자세에서 장난감을 갖기 위해 멀리 손을 뻗고 다시 제 자세로 돌아올 수 있다. 네발기기나 기기 자세에서 앞, 뒤로 흔든다. 엎드린 자세에서 배밀이를 한다. **미세동작:** 안정성의 증가로 인해 앉은 자세에서 주위 환경으로 손을 뻗을 수 있다.	흉곽이 좀 더 팽창하고 늑골이 덜 벌어지면서 복식호흡을 한다.	옹알이를 할 때 어조, 음의 고저,억양을 사용한다. 원하는 것을 표현하기 위해 소리를 사용한다. 소리를 혼합한다. **8개월** 음절을 순서대로 결합해서 사용할 수 있다. 입과 턱의 움직임, 기침, 혀 차는 소리, '쉿' 소리를 모방한다. 감정을 표현한다. 단어에 반응하기 시작한다(안되, 안녕). 짝짝꿍과 같은 놀이를 시작한다.
10~11개월	음식을 입에 넣고 씹을 때(mouthing and biting) 턱 조절이 증진된다. 혀끝 올리기(elevation)가 증진된다. 씹기를 위해서 음식을 중심에서 바깥쪽으로, 바깥쪽에서 중심으로 이동시킨다. 혀를 컵 아래로 넣어서 안정성을 확보한다. 컵에서 마실 때 입술과 뺨의 수의적인 조절이 나타난다. 숟가락 사용시 입술의 다물기가 가능하다.	3시간에 한번씩 젖병으로 식이를 제공하는 것을 포함해 하루 4번 식사를 하도록 한다. 매 식사마다 분유나 모유를 컵에 담아주고 부드럽게 으깬 음식과 손으로 집어 먹을 수 있는 음식을 제공하도록 한다. 부드러운 사각 음식 또한 이 시기에 제공할 수 있다. 과일과 채소, 바나나, 아보카도, 삶은 호박도 이시기에 아이들이 먹을 수 있는 음식에 포함된다.	작은 물건을 잡기 위한 쥐기 형태가 향상되고, 놓기가 더 수월하게 된다. 그래서 손가락으로 집어 먹을 수 있는 작은 음식을 집어 먹을 수 있다.	**대동작:** 앉은 자세에서 균형이 향상되면서 체중을 이동시키는 동적 앉기가 가능해진다. 다리나 하지 조절 능력이 향상되면서 당겨 서기가 가능하다. 도움이 적어도 서 있을 수 있다. 가구를 붙잡고 돌아다닌다. **미세동작:** 엄지와 두번째, 세번째 손가락으로 물건을 집는다. 작은 물건은 손가락으로 집는다.	흉복부 호흡 패턴이 발달한다.	억양 모방의 정확도가 증가한다. 1~2개 단어를 사용한다. 말로 원하는 것을 표현한다. 완전한 문법 패턴을 이해한다 ("아빠 그거 줘", "엄마 이리와") 긴 시간 동안 말에 강한 관심을 보이고 반응을 보인다.

표 4-1

정상 연하 발달을 위한 지침서: 출생부터 2세까지 (계속)

연령	구강 움직임/식이 기술	추천 식이	스스로 먹기	운동 기술	호흡	의사소통 기술
	깨물기 반사 조절이 더 나아진다. 씹기시 회전 조절이 증가한다.	으깬 부드러운 백색치즈, 요구르트 같은 부드러운 유제품도 함께 시작할 수 있다. 11개월 과일빵, 과일바, 머핀, 부드러운 작은 파스타, 사각형 런치미트, 작은 사각형의 얇게 조제된(deli) 고기를 시작할 수 있다.		입을 사용해서 물건의 위치를 바꾼다.		
12개월	부드러운 음식에 대한 턱의 압력 조절이 가능하다. 양쪽 입술은 숟가락을 둘러싸고 닫는다. 컵 아래에 혀를 넣거나 컵을 물어서 안정성을 확보한다. 컵에서 한번에 4~5회 삼킬 수 있다. 음식을 입의 중심에서 양쪽으로 움직일 수 있다. 충분한 구강조절은 컵으로 액체를 마시는 것을 허용한다. 컵 주위의 입술 닫힘은 완전해진다.	부드러운 음식을 제공한다. 식사 또는 간식 시간마다 단백질, 전분, 과일 또는 채소를 제공한다(이 시기의 아동들은 하루에 5~6번의 식사와 간식을 먹어야 한다). 위의 음식들 중 일부는 손가락으로 집어 먹는 것들이다. 주요 영양 공급원으로 전유를 추가한다(whole milk).	숟가락 조절 능력이 향상되지만 여전히 부모가 숟가락 사용을 대신해 줄 때 더 완벽하게 먹을 수 있다. 아동이 독립심을 느낄 수 있도록 스스로 숟가락을 집도록 한다.	**대동작:** 독립적으로 걷기 시작한다(미국에서는 일반적으로 14~16개월이면 걷는다고 보고된다). 혼자 서 있을 수 있다. 이 연령대의 아동은 높은 의자에 앉아서 식사하는 것이 가능하다. **미세동작:** 적절한 손끝집기 (엄지와 손가락의 끝) 양측 협응, 그리고 물건을 탐색하고 조작한다.	흉식 호흡이 증가한다. 스트레스 상황에서도 더이상 불규칙한 호흡을 하지 않는다.	발성시 억양과 리듬이 있다. 더 많은 단어를 모방하려 시도한다.
12~18개월	혀놀이를 통해 입에 대한 인식이 증진된다. 15개월에 아래쪽 입술을 핥고 깨끗하게 하는 것이 가능해진다. 16개월에 견고한 음식을 조절해서 씹는 능력이 발달한다.	24개월까지 아이는 전유를 통해 주요한 칼로리와 영양분을 공급받는다. 단백질, 전분, 과일 또는 채소로 된 다양한 종류의 부드러운 음식을 지속적으로 제공한다. 소아과 의사가 더 먹일 것을 권고하지 않는다면 주스는 주지 않거나 최소한으로 제공한다.	손가락을 이용해 대부분 또는 많은 음식을 먹을 수 있다. 컵을 들고 마실 수 있으나 조금씩 흘린다. 18개월까지는 숟가락 사용시 약간씩 흘린다.	**대동작:** 잘 걷는다. 뒤로 걷기가 가능하고 물건을 잡아당기기 시작한다. 시작과 멈춤을 잘 조절한다. 계단을 기어 올라가고 뒤로 내려온다. 물건을 집는 놀이를 하기 위해 웅크리고 앉을 수 있다. 바닥에서 일어설 수 있다.	지구력과 흉부의 확장이 향상되면서 상당히 성숙된다.	어휘의 표현력이 넓어진다. 새로운 단어를 반복한다. 18개월 쯤이 되면 요구되어지는 친숙한 물체의 이름을 말할 수 있다. 노래를 시도한다. 무언가를 가리키면서 목소리를 사용한다. 필요한 것과 원하는 것을 말로 표현한다. 2개의 단어로 구성된 구(phrases)를 말하기 시작한다.

표 4-1

정상 연하 발달을 위한 지침서: 출생부터 2세까지 (계속)

연령	구강 움직임/식이 기술	추천 식이	스스로 먹기	운동 기술	호흡	의사소통 기술
		16-18개월 취리어스(cheerios), 프레첼 스틱(pretzel sticks), 짭짤한 크레커, 쿠키, 시리얼과 같은 딱딱한 음식을 제공할 수 있다.		미세동작: 손의 움직임 조절이 계속 향상되서 더욱 많은 장난감을 가지고 놀 수 있다. 집기와 놓기가 향상되면서 상자 안에 물건을 넣을 수 있다.		재잘거리는 동안 다양한 소리를 만들어 내지만 종종 이러한 소리는 단어로 대신한다.
24개월	입의 한쪽면으로 지속된 물기를 조절한다. 음식을 좌우로 효율적으로 이동시킨다. 컵을 물지 않고 안정시킬 수 있다.		약간은 서툴지만 스스로 숟가락을 이용해 먹을 수 있다. 포크 사용을 시작할 수 있다 (때때로 포크끝을 아래로 내려서 사용하는 것이 더 쉬울 수 있다).	걷고, 달리고(running), 뛸 수 있다(jumping). 이전에 배웠던 운동기술들을 많이 연습한다.		50-300개의 단어를 표현한다. 2개의 단어로 구성된 단순한 문장을 만들 수 있다. "아니요"를 스스로 이해하고 사용한다. 대부분의 소리를 따라하려고 시도하지만, 마지막 소리와 몇몇의 중간 소리를 빼먹을 수 있다. 몇개의 동사를 사용한다. 요구를 하면 다른 방에서 물건을 가져온다.

모유와 분유를 소화하는 능력이 같지 않다. 조산아들은 대개 미숙한 소화기계를 위해 특별히 고안된 분유를 먹게 된다. 모유는 영아들이 가장 쉽게 받아들이므로 모유수유를 할 수 있을 때까지 어머니에게는 모유를 짜도록 격려한다. 극단적인 조산아는 NEC가 있을 수 있는데 이는 소장의 한 부분을 죽게 할 수도 있다. NEC는 가장 흔한 위장 창자 증후군(gastrointestinal gut syndrome)이고, 장기간 소화기계의 문제들이 있을 수 있다. 조산아들은 위장 체계가 미숙하기 때문에 GER이나 위 운동성 장애의 위험성이 높다. 위의 문제들은 또한 미성숙한 신경계 및 관련된 근긴장도 장애와 관련 있을 수 있다.

이전에 언급한 것처럼 조산아들은 심장 기형, 심장 기능 조절(빈맥과 서맥) 문제, 호흡 문제, 대사 조절 문제, 장기간의 인공호흡으로 인한 미성숙한 또는 변형된 구강 구조물 및 빨기와 삼킴 기술의 기능장애 문제가 있을 수 있다. 이런 문제들은 섭식 장애의 개별적 요소와 아기들의 기능적인 능력의 다른 부분과의 조화를 함께 고려해야 한다.

조산아들에게서 발견할 수 있는 다른 문제들은 초기 빨기(suckling) 과정에서 협응의 어려움이다. 대부분의 연구들에 의하면 젖꼭지 수유는 신경학적 성숙이 증가함으로써 임신기간 34주쯤부터 성공할 수 있다고 한다. "건강한" 조산아는 신생아중환자실에서부터 집으로 퇴원하더라도 여전히 강하게 초기 빨기 패턴(suckling patterns)을 시작하거나 유지하는데 문제를 가질 것이다. 영아가 보다 능률적인 섭식을 보여줄 수 있을 때까지 체계화된 섭식 중재 및 가족을 위한 교육은 도움이 될 것이다. 조산으로 태어난 영아나 유아를 평가하거나 치료 할 때에는 생활연령이 2세가 될 때까지는 아이의 생활연령보다 교정연령을 고려하는 것이 매우 중요하다. 예를 들어 임신 24주에 때어나 생활연령이 12개월인 아기를 평가할 때 이 아기는 8개월의 아기의 수준을 고려하여 평가하여야 한다. 8개월의 아기와 12개월의 아기는 섭식 기술에 있어서 상당한 차이를 보이므로 연령의 고려는 중요하다.

위장 질환

이전에 언급한 것처럼 GER은 GERD의 진행 단계의 정상적인 부분 중의 하나로 고려할 수 있다. "정상" 역류는 약 50%의 정상 아동에게서 나타나고 종종 아기가 "토하기"를 함으로써 알 수 있다. 이러한 증상이 있는 아동의 약 80%는 12개월 정도 되면 증상이 사라진다. 그러나 연구에 의하면 조산아의 100%가 심각한 GERD를 보일 수 있다고 한다. 질병의 과정 중의 한 부분으로써 소아 역류를 가진 아동들에서 보일 수 있는 임상 증상은 구강과 비강에 존재한다. 병리학적 역류의 징후로는 나쁜(또는 신) 냄새가 나는 호흡, 먹는 동안 또는 먹은 후의 구역질, 만성적인 귀 감염, 부비동 감염, 치아의 사기질 침식증, 삼킴 문제, 헛기침(throat clearing), 만성 인후 감염, 만성 기침, 삼킴 기능 장애와 관련 없는 세균성 폐렴, 협착음과 함께 목소리 장애, 식사 도중 또는 후의 반복적 구토 및 식도염 등이 있다. 다른 임상 증상과 징후로는 삼킬 때 통증, 발달 기술에서 특정 부분의 지연, 수면장애, 음식물 섭취의 제한된 양, 편식, 빈혈 등이 있다. 영아 및 소아에서 역류가 해결되지 않을 경우에는 거의 항상 제한된 음식만을 선호하거나 음식을 거부할 수 있다.

호산성 식도염

호산성 식도염(eosinophilic esophagitis, EE)은 알레르기성 반응에 기인한 소화기질환이다. EE의 증상으로는 식도의 염증, 설명되지 않는 구강 섭식의 어려움, 성장 장애, 때때로 보이는 삼킴 기능 장애, GERD와 유사한 통증 및 천식이나 습진을 포함한 알레르기성 질환 등이 있다. EE의 진단은 식도, 위 그리고 작은창자의 첫 번째 부분(샘창자, 십이지장)의 내시경 검사를 통해 이루어진다. 호산구(eosinophils)가 있는지를 확인하기 위해 위 부분에서 생검 표본을 채취한다. EE는 약물과 식이의 수정을 통해 치료할 수 있다. 많은 아동들이 먹을 때 장기간 불편함을 느끼게 되면서 먹는 것에 대한 학습된 혐오감을 가지고 있을 수 있기 때문에 치료적 관리가 필요하다. 많은 소화기 장애에서 나타나는 이런 조건화된 반응은 EE의 의학적 측면이 해결된 후에도 계속될 수 있다. 소아 연하장애 전문가는 이 질환의 관리를 위해 엄격한 식이 제한이 필요하다는 것을 인식하고 있어야 한다.

CLINICAL CORNER 4-3

존은 정상발달을 하는 4세된 남자아이이다. 존은 식욕 감소와 자기유도의 구토를 하는 것 때문에 임상 섭식 평가에 의뢰되었다. 존이 이런 증상을 보이는 것을 존의 부모는 평가 의뢰 약 6개월 전에 알게 되었다. 존은 체중이 상당히 줄었고 GER 진단을 받아서 치료를 위해 prevacid와 reglan을 복용하고 있다. 존은 불안 증상이 있었지만 그 외에는 주목할 만한 건강상의 병력은 없었다. 존은 임신기간 동안 특별한 문제없이 만삭아로 태어났다. 출생 중에 양수를 조금 삼켜서 존은 호흡의 어려움을 보여 이틀 정도 병원에 입원해 있었다. 존은 또한 황달이 있어서 광선치료를 받았다. 음식이나 환경에서 특별한 알레르기는 없었다.

논리적 사고

1. 4세 아동에게서 나타나는 발달, 섭식 기술은 무엇인가?
2. 이 시기의 아동이 겪게 되는 (미국)문화적 섭식 과제에는 어떤 것들이 있는가?
3. 섭식에 어려움을 가지고 있는 정상발달하는 아동의 가족들이 겪게 되는 사회적, 개인적 문제에는 어떤 것들이 있는가?

셀리악 병

셀리악 병(Celiac disease)은 소장에 손상을 입히고 음식에서 영양분의 흡수가 저해되는 소화기계의 질병이다. 셀리악 병이 있는 사람은 소맥, 호밀, 보리에서 흔하게 찾을 수 있는 글루텐 단백질에 대한 내성이 없다. 글루텐은 음식에서 주로 찾을 수 있으나 우표 및 봉투의 접착제, 약, 그리고 비타민에서도 찾을 수도 있다. 셀리악 병은 자기면역질환으로 분류된다. 그러나 셀리악 병은 영양분이 흡수되지 않기 때문에 흡수 불량의 질병으로도 분류한다. 증상으로는 가스, 반복적 복부 팽만감 및 통증, 만성 설사, 변비, 성장장애, 피로감 및 과민성 등이 있다. 의사들은 특정한 항체의 측정을 포함한 다양한 검사를 시행한다. 작은창자의 생검도 실시한다. 만약 셀리악 병이 확인되면 유일한 치료 방법은 글루텐이 없는 식이요법이다.

다른 장애들

소아 연하장애 전문가는 섭식에 직접 영향을 미칠 수 있기 때문에 위장계의 다른 장애에 대해서도 알고 있어야 한다. 그러한 장애들에는 기능적인 위장 장애와 운동성 장애를 포함되며 그 예로 히르슈슈프룽병(Hirschsprung disease, 선천성거대결장증), 주기적 구토 증후군(cyclic vomitting syndrome), 위마비(gastroparesis), 가성-장폐색(intestinal pseudo-obstruction), 과민성 대장 증후군(irritable bowel syndorme), 소화불량(dyspepsia) 및 변비 등이 있다.

심장과 호흡 장애

심장과 호흡의 장애를 가진 아이는 입원 환경에서 자주 볼 수 있다. 그러나 일단 퇴원을 하면, 이 아이들은 지구력의 감소를 보이고 높은 열량을 필요로 한다. Field 등은 섭식 장애를 가진 349명의 25% 이상의 아이들이 심장과 폐 합병증이 있다고 보고했다. 치료를 할 때 특별히 고려해야할 사항으로는 섭식 지구력 및 안전성을 만들어 주는 것이다. 식이 요법 상 필요한 사항에 대해서는 소아과 영양사에게 확인하여야 한다.

머리와 목의 장애

광범위하게 연구되지 않았지만 아동기에서 보일 수 있는 머리와 목을 포함한 빈번하게 발생하는 의학적 질환들의 영향에 대해서 많은 소아 연하장애 전문가들은 알고 있다. 이러한 질환들에는 만성 귀 감염, 편도선염과 같은 만성 인후 감염 및 부비동 감염 등이 포함된다. 귀인두관(eustachian tube)의 쇠약에서 기인한 만성적인 중이 감염은 삼킬 때 불편하거나 통증을 유발할 수 있으며 또는 삼킴 때 귀의 통증을 증가시킬 수 있다. 부비동염은 통증을 유발하고 대개 상기도 호흡 패턴을 어렵게 만든다. 빨기-삼킴-호흡 순서는 유아의 호흡 형태가 무너짐으로 인해 방해받을 수 있다. 더 연령이 있는 아이의 경우에 효과적으로 씹는 능력은 아이가 입을 닫은 자세를 유지하기 어려울 때에 영향을 받을 수 있다. 부비동염의 치유 단계에서 분비액의 배액은 삼키기에 있어서 몇 가지 어려움을 초래할 수 있다. 잦은 기침, 질식 및 구역질 등이 나타날 수 있다. 이전에 언급한 것과 같이 만성 부비동 감염을 가진 아이들은 근본적 원인으로 GERD가 있을 수 있다.

편도선(급성 또는 만성)이 비대해진 아이들은 불규칙한 섭식 패턴을 다양하게 수시로 보인다. 매우 큰 편도선을 가진 아이는 기도의 열림을 유지하기 위해 혀 내밀기(tongue thrust)가 있는 것처럼 보일 수도 있다. 비대한 편도선 때문에 혀는 삼키기를 위한 완전한 후방 움직임을 할 충분한 공간을 가질 수 없다. 또한 아이는 기도의 열림을 유지하기 위한 방편으로써 입을 연 채로 있을 수도 있다. 또한 몇몇 아이들은 질감이 있는 음식을 받아들이는 것을 어려워하거나 제한을 보일 수 있는데 이는 많은 양의 음식을 삼킬 때 편도선의 구조적 영향을 받기 때문이다.

림프 기형(lymphatic malformations, LMs)은 드물지만 섭식 및 삼킴에 영향을 줄 수 있다. LMs는 선천적이고 출생 시에 확연히 보이거나 2세 이전에 발견된다. LMs는 결합된 모세-림프(capillary-lymphatic) 기형의 형태일 수도 있지만 1차적으로는 림프 경로(lymphatic channels)의 기형과 관련이 있다. LMs의 증상은 기형의 해부학적 위치 및 침범된 넓이와 관련되어 있다. LM은 다양한 형태로 나타난다. 혀가 영향을 받을 수 있는데 그 결과 큰혀증(macroglossia, 대설증)와 언어 및 섭식 발달장애가 나타날 수 있다. LM의 더 심각한 형태는 머리 및 목에 광범위하게 침범하여 구강, 입인두, 후두덮개앞공간(후두개전극)까지 변형을 일으킨다. 이로 인해 아이들은 연하장애, 제한된 혀의 움직임, 빨기-삼킴-호흡 순서의 협응에 관련된 호흡의 어려움을 포함한 상당한 섭식 장애를 보인다. LMs를 가진 몇몇의 아이들은 심한 기도 폐색 때문에 기관절개술을 필요로 한다.

대부분의 아이들에서 섭식에 대한 상기도 및 중이 질환의 영향은 일시적이나 어떤 아이들은 더 오래 영향 받을 수도 있다. 관련된 의사에게 바로 의뢰하고 철저하게 병력을 알아보는 것은 섭식 문제를 다루고 해결을 가능하게 하는데 중요하다.

알레르기

미국 인구의 2~2.5% 사이의 사람들이 음식 알레르기가 있다고 추정된다. 땅콩, 견과류, 우유, 계란, 밀, 콩, 생선 및 갑각류 등의 8가지의 음식들은 모든 알레르기 반응의 원인 중에서

90%를 차지한다. 음식 알레르기의 증상에는 습진, 발진, 호흡 문제들(천식을 포함한), 고통스럽거나 불편한 소화기계 반응 및 아나필락시스(anaphylaxis, 과민증) 등이 있다. 소아 연하 장애 전문가는 아동의 음식 알레르기에 관하여 명확한 정보를 얻어야 한다. 만약 가족 구성원 중에 알레르기의 병력이 있는 경우에는 유사하거나 동일한 반응이 아이들에게서 종종 나타난다. 알레르기의 관리에 있어서 목표는 아이의 알레르기의 특성을 이해하고, 아이를 위한 적합한 식사를 보장하고, 가족에게 성분표 읽기의 중요성을 이해하도록 돕고, 적절한 부서로의 신속한 진료를 보도록 하는 것이다.

섭식에서 감각의 영향

듣고, 느끼고, 냄새 맡고, 보고, 맛보는 것에 대한 개인의 반응은 무엇을 먹었는지에 영향을 미친다. 감각 처리는 우리의 감각을 통해 정보를 받고, 그 정보를 조직화하고, 그 정보의 상황 안에서 의미 있는 반응을 만드는 능력을 의미한다. 감각 경험은 아이가 어떤 음식을 먹을 때 긍정적이거나 부정적인 영향을 줄 수 있다. 아이가 어떤 경험에 참여하는 것을 피하기 시작하거나 꺼려하고 또는 (일반적인 상황과는 다른) 감각 경험을 찾기 위해 독특한 것을 선호한다면 감각 처리 장애(sensory-processing disorder, SPD)를 의심해 볼 수 있다. SPD는 발달하는 아이들과 성인에게 영향을 주는 뇌의 복잡한 장애이다. SPD를 가진 사람들은 일상생활에서의 감각 정보를 비정상적으로 해석한다. SPDs는 감각 방어, 감각 조절 문제(sensory modulation problems), 감각 등록 문제(sensory registration problems), 감각 통합 장애를 포함 한다. 이런 장애들은 공포증(phobia)처럼 특정한 사건과 관련되어서 나타나는 회피 반응처럼 심리학적으로 근거가 있는 것이 아니다. SPD는 오히려 특정한 평가 및 치료가 필요한 신경학적인 면에 근거를 둔 장애이다. SPD의 진단을 위해서는 이 분야에서 특별히 훈련을 받은 작업치료사에 의해 주의 깊은 평가가 필요하다. 작업치료사는 섭식 치료 시간 및 가정 프로그램의 효과를 최대화하기 위한 섭식 전 준비를 위한 전략을 제안할 수 있다.

SPD의 특정한 2가지 범주는 평가의 일부분인 병력을 조사하거나 또는 평가를 하는 동안 수시로 알 수 있다. SPD는 먹기 자체에만 제한되어 있지 않지만 SPD는 아동의 식사 경험 시에 분명해진다. SPD의 가장 일반적인 2개의 범주는 감각 방어(감각과민성) 및 감각 등록 문제(감수성저하)이다.

감각 방어(감각과민증)는 보통은 특정 음식이나 음식의 전체를 회피하는 유형으로 나타난다. 예를 들어 감각 방어를 가진 아이는 질긴 음식, 젖은 음식 또는 퓨레를 거부할 지도 모른다. 아이들은 자신들의 손이 젖거나 더러워지는 것을 좋아하지 않을 수 있다. 아이는 특정 음식을 잡지 못할 수도 있지만 식기구를 이용하면 동일한 음식을 받아들 수도 있다. 아이는 음식 냄새, 맛, 질감 또는 심지어 특정 음식을 보기는 것만으로도 쉽게 구역질을 할 수도 있다. 이런 아이는 "식성이 까다로운 사람(picky eater)"이라고 불릴 수 있다.

SPD의 두 번째 유형은 감각 등록 저하(감수성저하)이다. 이 유형을 가진 SPD 아동은 보통 손이나 얼굴이 더러워져도 잘 인식하지 못한다. 아동은 종종 입에 음식을 지나치게 많이 넣고 입에서 음식이 떨어지는 것을 알지 못한다. 부모는 이 아이들을 "너저분하게(sloppy)" 또는 "지저분하게(meesy)" 먹는 사람으로 부를 수 있다. 이러한 아동들 중에서 몇몇은 침을 흘리는 문제가 있다. 이 아동들은 특정 음식 질감에 대한 불완전한 구강 조절 능력으로 인해 음식으로 인한 기침이나 질식의 문제가 있을 수 있다. 감각 등록 저하를 가진 아이들은 음식이 아닌 물건을 씹거나, 핥거나, 먹는 것을 즐길 수도 있다. 이 아동들은 대부분 풍미가 적은 음식보다는 향기롭거나, 짜거나, 매운 음식을 선호한다. 마찬가지로 이 아동들은 퓨레로 만들어진 음식 이상의 질감이 있는 음식을 선호한다.

감각장애가 있는 아동들의 일반적인 섭식 치료 추천방법으로는 식사 시간 전에 준비 전략의 사용이 있다. 이 전략에는 음식이 아닌 것을 이용하거나 음식을 사용하는 활동을 둘 다 포함할 수 있다. 활동들은 섭식 치료 시간 동안 제공될 음식 및 음식 유형과 연결되어야 한다. 아이는 모든 새롭거나 도전적인 과제의 적용 전에 최적의 감각 기능이 준비 되어야만 한다. 아이들은 자세 안정성을 만들어 주도록 앉은 자세를 하여야만 한다. 집중을 방해하는 시각과 청각적 자극은 줄여야 한다. 착석과 과제 모두를 위해 명확한 시각 및 육체적인 경계가 제공되어야 한다. 예를 들어 식탁 매트(placemats), 사각 양탄자와 이름표가 유용할 수 있다.

자폐 범주성 장애

자폐 범주성 장애(autism spectrum disorders, ASDs)를 가진 아동들은 다양한 섭식 문제를 나타낼 수 있다. Field 등은 자폐증을 가진 아이들의 62%에서 유형에 의한 음식 선택성이 있었다는 것을 발견했다. 보호자들은 아이들의 식사는 가장 일반적으로 허용된 전분 같은 유형의 적은 종류의 음식으로 이루어져 있다고 말한다. ASDs를 가진 아동들은 섭식에 부정적인 영향을 미치는 GER(D)이나 만성 변비가 있을 수 있다. ASDs를 가진 아이들에서 존재하는 다른 중요한 도전은 식사 시간 주변의 변화나 의례적인 행동에 저항하는 경우이다. ASDs를 가진 아동들은 또한 시각적 특성, 냄새, 촉각(손으로 음식을 만질 때), 움직임, 입 안에서 음식의 느낌, 음식의 맛을 포함한 섭식 영역의 넓은 부분에 영향을 주는 감각통합장애를 가지고 있다. 언어 지연, 학습 및 행동장애 또한 아이들의 섭식 기술과 치료에 대한 반응에 영향을 미친다. ASD를 가진 아이들의 일반적인 치료 방법 추천사항으로는 아동의 감각 욕구에 대해 집중하고, 규칙을 확립하기 위한 시각적인 도구를 사용하거나 타이머, 도표, TEACCH 계획표(Treatment and Education of Autistic and related Communication-handicapped Children)(www.TEACCH.com), PECS(Picture Exchange Communication System)(www.pecs-usa.com)와 같은 것을 이용해 식사 시간을 일정하게 하는 방법이 있다. 요청하는 능력을 촉진시키기 위한 의사소통 전략과 화용론(pragmatics)을 향상시키기 위한 전략을 가르치는 것은 예상할 수 있는 일과를 제공하는 것을 돕는다. 이러한 일상의 일은 섭식 환경을 촉진시킨다. ASDs를 가진 아이들은 작업치료사와 언어병리학자가 평가하여서 아동의 치료적 욕구가 충족되었다는 것을 확실하게 확인하여야 한다.

뇌성마비

뇌성마비(cerebral palsy, CP)를 가진 아동들은 신경근이 영향을 받은 위치에 따라 분류된다. 근육 움직임 형태에 따라 경직, 무정위운동, 근육긴장저하로 나눌 수 있다. 뇌성마비 아동은 양측마비(양 하지), 사지 마비(4개의 모든 사지) 또는 편마비(한 측이 다른 측보다 더 관여된)가 있을 수 있다. 이러한 분류 속에 심각도의 정도는 다양하다. 뇌성마비는 선천적인 신경성 연하장애의 가장 흔한 원인이다. 전형적인 섭식 문제로는 성장 부족, 모유수유나 젖병섭식을 위한 입술 오므리기의 어려움, 효과가 없거나 약한 빨기 패턴, 조화롭지 못한 혀의 움직임 형태 및 증가된 흡인의 위험 등이 있다. 일반적인 구강 단계의 먹는 문제에는 혀 내밀기 형태(tongue thrusting patterns), 깨물기 반사(tonic bite reflex), 입안 및 주변의 과민증이 있다. 위장계는 1차적으로 근육 조절을 통해 지배되기 때문에 아동의 외부 근육 특징들은 위장계 안에 나타난다. 그러므로 뇌성마비 아동들은 식도 운동장애, GER, 변비 등의 문제가 있을 수 있다. 뇌성마비 아동들의 가족 및 소아 연하장애 전문가를 위한 추가적인 과제는 경직과 무정위 운동을 가진 아동들이 성장을 위한 다른 영양소와 열량을 더 많이 필요로 하는 높은 에너지 소비를 하고 있다는 것이다. 연구들에 의하면 뇌성마비 아동들의 90%까지 영양부족을 가지고 있다고 한다. 영양부족은 구강의 효율성 감소와 잠재적인 비전형적 삼킴 형태로 인해 발생한다. 치료적 관점에서 뇌성마비 아동들은 물리치료사, 작업치료사, 언어병리학자가 평가하여서 성공적인 섭식을 위해 모든 관련된 필요한 부분들이 협조를 이루어야 한다.

뇌손상

뇌손상(brain injury)이 있는 아동들은 소아 연하장애 전문가들에게 특별한 도전을 제공한다. 뇌손상은 외상성 뇌손상과 후천적 뇌손상(acquired brain injury)으로 분류할 수 있다. 뇌손상의 위치 그리고 손상의 정도는 아동이 경험한 섭식 과제와 깊은 관련이 있다. 뇌손상이 있는 아동들의 30%와 60% 사이에서 섭식에 어려움을 가지고 있다고 하였다. 소아 연하장애 전문가는 선호하는 음식과 다루어져야할 기술 영역을 이해하기 위하여 아동의 이전 섭식 기술에 관한 정보를 얻어야 한다.

뇌손상과 관련된 가장 흔한 섭식 문제는 연하장애, 구강 운동 기능장애, 식욕의 변화, self-feeding 기술의 어려움 등이 있다. 많은 경우에서 전두엽 손상이 발생하기 때문에 아동들은 먹는 시간 도중 탈억제(disinhibition)를 나타내어 과식 및 특이한 비기능적 먹는 행동들이 나타날 수 있다. 신경심리학자(neuropsychologist)는 탈억제와 관련 있는 아동의 행동을 위한 적절한 치료 계획 개발을 하는데 있어서 가족과 치료 팀에게 도움을 줄 수 있다.

비디오 투시 조영 검사는 뇌손상이 아동들의 안전한 삼킴을 확인하기 위하여 실시하여야 한다. 연하장애와 구강 운동 기능장애를 가진 아동들은 삼킴 기능 장애와 구강 운동 어려움과 관련된 치료 계획을 필요로 한다. 이런 아동들은 먹는 동안 안전하고 효율적일 수 있게 변경된 식사가 필요하다. 변경된 식사에는 퓨레로 만들어진 음식, 부드러운 고형식, 점도를 높인 액체 또는 다른 특정 음식의 제한과 같은 것들이 있다. 치료 활동은 입술 오므리기, 혀의 편측움직임(lateralization) 깨물기와 씹는 형태 및 전반적인 구강 인식의 증진을 위한 활동들이 있다. 몇몇 아동들은 의학적 상태와 섭식기술이 완전한 구강 섭식으로 전환을 허락할 때까지 보충 경관식이를 필요로 할 수도 있다.

만약 소아 연하장애 전문가가 작업치료사가 아닌 경우에는 이전에 스스로 먹기 능력이 있었으나 지금은 성공적인 수행을 위한 운동 기술을 가지고 있지 않은 아동에게 작업치료 평가를 시행해야만 한다. 최대한의 독립을 만들어 주는 것은 이 아동들의 많은 목표 중에 하나이다. 영양사는 뇌손상이 있는 아동들을 위한 임상 팀의 일원이어야 한다. 뇌손상은 특별한 식이요법의 중재와 식욕 개선제가 필요한 몇몇 아동들의 신진대사율을 변화시킬 수 있다. 식이 욕구에 관한 교육은 가족 및 의료진 모두에게 제공되어야 한다. 다학문간의 관리는 뇌손상이 있는 아동들의 결과를 최적화한다.

다운 증후군

다운 증후군(Down syndrome)을 가진 아동들은 섭식 기술의 발달에 영향을 미칠 수 있는 다양한 의학적, 발달적 문제를 가지고 있다. 다운 증후군을 가진 아동의 약 80%가 섭식의 어려움을 나타낸다. 심장 및 호흡장애의 동반은 먹기 위한 에너지와 지구력에 영향을 미칠수 있다. 다운 증후군을 가진 아동들은 근육의 낮은 긴장도 때문에 일반적으로 발달한 아동들 보다 GER로 인한 합병증이 발생할 높은 위험 요소를 가지고 있다. 또 다른 아동들은 호흡과 삼킴의 협응에 영향을 주기 위해 산소 공급이 필요할 수도 있다. 낮은 근육 긴장도는 목과 머리 조절의 발달지연, 빈약한 자세 안정성(독립적으로 앉는 능력을 포함한) 및 스스로 먹기를 위해 필요한 상지 기술의 부족을 초래할 수 있다. 낮은 근육 긴장도가 영향을 줄 수 있는 특정한 섭식 영역에는 삼킴 기능 장애와 구강 운동 역량이 있다. 초기 섭식 문제로는 약한 빨기 형태와 구강 안에 음식을 머금고 있는 것의 어려움 등이 있다. 다운 증후군을 가진 아동들은 낮은 근육 긴장도와 혀의 크기에 비해 작은 입의 결과로 종종 혀 내밀기 형태(tongue thrusting patterns)를 가질 수 있다. 다운 증후군을 가진 아동들의 치료 기술에는 식이의 변경, 식사 자세의 수정, 구강-안면 구조의 지원 등이 있다.

요점

1. 소아 연하장애 전문가는 태아에 영향을 미칠 수 있는 산모의 질환과 자궁 밖에서 영아의 전반적인 발달에 어떻게 영향을 미치는지에 대해 이해하는 것이 중요하다.
2. NEC, 장기간의 고통스러운 GERD, 기관 식도 누공과 같은 위장계 질환이 있는 영아는 구강 섭식을 도입하고 다음 단계로 넘어가는데 어려움을 가질 수 도 있다.
3. 장기적인 호흡 문제를 가진 영아는 빨기-삼킴-호흡(suck-swallow-breathe)의 협응이 어렵기 때문에 초기 섭식에 어려움을 가질 수도 있다.
4. 장기적인 호흡 문제를 가진 영아는 액체에서 퓨레로 퓨레에서 질감이 있는 음식으로 섭식 단계를 전환할 때에 어려움을 가질 수 있다.
5. 심장 수술이 필요한 영아는 수술 후에 신경발달적 합병증이 생길 수도 있다.
6. 아동들에게 있는 섭식 장애의 원인은 특정하거나 또는 다차원적일 수도 있다. 그들의 태생 또는 수명에 영향을 줄 수 있는 단 하나의 특정한 원인은 거의 없다.
7. 소아과 외래환자군에게 있는 섭식 장애의 평가와 치료는 가족, 의학적 관리 팀, 소아 연하장애 전문가의 조화를 이룬 정보에 의해 가장 잘 성취된다.
8. 생활 연령 보다는 발달 기술들에 의해 아동의 섭식 능력의 수준을 결정한다.
9. 섭식 장애가 있는 아동들을 평가하고 치료 할 때에 유전학적 증후군의 각각의 특징들을 잘 이해해야만 한다.
10. 위식도 역류는 섭식 장애를 가진 아동들에서 분명하게 보이는 가장 흔한 근본적인 특징 중의 하나이다. 소아 연하장애 전문가는 섭식 치료를 하기 전에 위식도 역류의 평가 및 치료를 위해 아동을 언제 의뢰할 것인지를 인지하는 것이 중요하다.

참고문헌

1. Lee-Parritz A, Cloherty J: Maternal conditions that affect the fetus. In Cloherty JP, Eichenwald EC, Stark A, editors: *Manual of neonatal care*, ed 5, Philadelphia, 2004, Lippincott.
2. Cochran W, Lee K: Assessment of the newborn. In Cloherty JP, Eichenwald EC, Stark A, editors: *Manual of neonatal care*, ed 5, Philadelphia, 2004, Lippincott.
3. McAlmon KR: Necrotizing entercolitis. In Cloherty JP, Eichenwald EC, Stark A, editors: *Manual of neonatal care*, ed 5, Philadelphia, 2004, Lippincott.
4. Stark A: Apnea. In Cloherty JP, Eichenwald EC, Stark A, editors: *Manual of neonatal care*, ed 5, Philadelphia, 2004, Lippincott.
5. Giacoia GP, Venkataraman PS, West-Wilson KI et al: Follow-up of school-age children with bronchopulmonary dysplasia, *J Pediatr* 130:400, 1997.
6. DeMyer W: Microcephaly, microcephaly, megacephaly and megalencephaly. In Swaiman KF, Ashwal S, editors: *Pediatric neurology: principles and practice*, St Louis, 1999, Mosby.
7. Ashwal S: Congenital structural defects. In Swaiman KF, Ashwal S, editors: *Pediatric neurology: principles and practice*, St Louis, 1999, Mosby.
8. DeVries SL, Rennie JM: *Textbook of neonatology*, ed 3, Edinburgh, 1999, Churchill Livingston.
9. Cuneo BF: Perinatal cardiology, *Newborn Infant Nurs Rev* 2:90, 2002.
10. Del Nido PJ: Developmental and neurologic outcomes late after neonatal corrective surgery, *J Thorac Cardiovasc Surg* 124:425, 2002.
11. Limperopoulos C, Majnemer A, Shevell M: Functional limitations in young children with congenital heart defects during the first day of life, *Pediatrics* 108:1325, 2001.

12. Moore LL, Persaud TVN, Shiota K: Congenital anomalies or birth defects. In Moore KL, Persaud TVN, Shiota K, editors: *Color atlas of clinical embryology*, ed 2, Philadelphia, 2000, Saunders.

13. Mohrbacher N, Stock J: *The breastfeeding answer book*, ed 3, Schaumburg, IL, 2003, La Leche League International.

14. Spring MA, Mount DL: Pediatric feeding disorder and growth decline following mandibular distraction osteogenesis, *Plast Reconstr Surg* 118:476, 2006.

15. Field D, Garland M, Williams K: Correlates of specific childhood feeding problems, *J Paediatr Child Health* 39:299, 2003.

16. Ayoob KT, Barresi I: Feeding disorders in children: taking an interdisciplinary approach, *Pediatr Ann* 36:478, 2007.

17. Martin C, Southall A, Shea E et al: The importance of a multifaceted approach in the assessment and treatment of childhood feeding disorders: a two-year old inpatient case study in the U.K. National Health Service. *Clin Case Stud* 7:79, 2008.

18. Greer, AJ, Gulotta CS, Mosler EA et al: Caregiver stress and outcomes of children with pediatric feeding disorders treated in an intensive interdisciplinary program, *J Pediatr Psychology* 33:612, 2008.

19. Manikam R, Perman JA: Pediatric feeding disorders, *J Clin Gastroenterol* 30:34, 2000.

20. Burklow KA, Phelps AN, Schults JR et al: Classifying complex pediatric feeding disorders, *J Pediatr Gastroenterol Nutr* 27:143, 1998.

21. Davies WH, Berlin KS, Sato AF et al: Reconceptualizing feeding disorders in interpersonal context: the case for a relational disorder, *J Fam Psychology* 20:400, 2006.

22. Toomey K, Kurtz M, Ross E: *When children won't eat: the SOS approach to feeding*, Denver, 2002, Toomey and Associates.

23. Pulsipher E: *The reflux book: a parent's guide to gastroesophageal reflux*, Garrett Park, MD, 2007, Intensive Care Parenting.

24. Vandenplus Y, Goyvaerts H, Helven R et al: Gastroesophageal reflux as measured by 24-hour pH monitoring in 509 healthy infants screened for risk of sudden infant death syndrome, *Pediatrics* 88;834, 1991.

25. Orenstein SR: Gastroesopohageal reflux, *Pediatr Rev* 20:24, 1997.

26. Pentiuk S, Miller CK, Kaul A et al: Eosinophilic esophagitis in infants and toddlers, *Dysphagia* 22:44, 2007.

27. McGill TJ: Vascular anomalies of the head and neck. In Wetmore RF, Munts HR, McGill TJ, editors: *Pediatric otolaryngology*, New York, 2000, Thieme.

28. Kranowitz CS: *The out-of-sync child: recognizing and coping with sensory integration dysfunction*, New York, 2005, Perigree.

29. Schwarz SM, Corredor J, Fisher-Medina J et al: Diagnosis and treatment of feeding disorders in children with developmental disabilities, *Pediatrics* 108:671, 2001.

30. Tomlin P, Clarke M, Robinson G et al: Rehabilitation in severe head injury in children: outcome and provision of care, *Devel Med Child Neurol* 44:828, 2002.

31. Wolf LS, Glass RP: *Feeding and swallowing disorders in infancy*, Tucson, 1992, Therapy Skill Builders.

05 성인의 신경학적 장애

개요

목표

1 임상적으로 기본적인 신경계(nervous system)에 대한 이해를 기반으로, 신경학적 질환으로 발생한 삼킴장애(swallowing disorders)의 치료적 중요성을 설명한다.
2 신경계 각기 다른 단계에서의 손상과 연관된 감각운동 특징을 설명한다.
3 신경계의 다양한 단계에 영향을 주는 질환들과, 이에 따른 연하장애의 특성을 정의한다.
4 신경학적 질환이 있는 환자에게 나타나는 연하장애와 관련된 문제를 설명한다.
5 신경학적 질환에서 시간이 지나면서 변화하는 연하장애를 설명한다.
6 다양한 종류의 신경학적 연하장애의 공통적인 치료 경향(issues), 의견(decisions), 방법(options), 적용(practices)을 정의한다.

사전 지침사항: 삼킴 증상과 신경학적 손상

삼킴장애(swallowing disorders)는 질병(diseases)의 진행에 따른 부가적인 증상이다. 신경학적 장애(neurologic disorders)가 있는 환자의 연하장애는 신경계의 서로 다른 영역의 손상을 특징으로 한다. 이런 전제는 운동성 언어장애(motor speech disorders, dysarthria, 조음곤란) 분야에서도 통용된다. 예를 들어, 경직성(spastic) 조음곤란은 언어를 만드는 상위운동신경원(upper motor neuron)의 손상으로 나타난다. 상위운동신경원의 손상은 신경-운동 손상(neuromotor impairment), 경직(spasticity), 느린 움직임(slowed movement), 과장된 반사(exaggerated reflexes), 감소된 움직임의 범위(reduced range of movement) 등을 특징으로 한다. 경직성 조음곤란 환자는 느린 언어속도, 조음기관의 제한된 움직임, 똑같은 강세(악센트) 패턴, 경직성 약화(spastic weakness) 등의 근본적인 신경운동학적 특징을 보인다.

이러한 신경학적 손상에 대한 이해는 연하장애 환자를 평가하고 치료를 계획하는 임상전문가에게 매우 중요하다. 특징적으로, 상위운동신경원에 손상을 입은 환자는 경직성 약화가 나타나고, 결과적으로 느린 움직임과 움직임의 범위가 감소된다. 이는 곧, 삼킴 속도의 지연과 삼킴 기전에서 움직임 범위의 감소를 의미한다. 이러한 신경학적 지식에 기반한 임상적인 적용 가능성 높이기 위해서, 임상가들은 신경해부(neuroanatomy), 신경학적 기능, 다양한 신경계 요소의 기능, 삼킴의 여러 단계에 필요한 감각-운동 요소(sensorimotor components) 등을 숙지해야만 한다(2장 참조). 중추신경계(central nervous system, CNS)의 다양한 단계와 관련된 공통적인 신경학적 기능은 다음과 같다.

삼킴기능과 관련한 기능적 신경해부의 간단한 개요

운동계와 감각계는 삼킴과 관련된 움직임을 위해 함께 기능한다. 하지만, 손상된 삼킴 생리기전과 관련해서, 실제 임상에서 운동과 감각의 기능은 분리하여 설명한다. 신경계의 하향식 접근(top-down approach)에서는 감각-운동 요소가 각 단계의 하위 구조로 설명된다. 그림 5-1은 신경계의 각 단계를 도식적으로 설명한 것이다. 표 5-1은 각각의 단계와 연관된 신경행동적, 감각-운동적 기능을 요약하였다.

표 5-1
신경계의 서로 다른 단계와 관련된 기본적 감각-운동 기능

단계	운동	감각
피질(cortical)	의도 시작 계획 실행	인식 인지 운동협응
피질하부(바닥핵)	시작 개선 억제	운동협응 인지 감각관
뇌줄기	이음부 상위신경원/하위신경원 운동/감각 "중심" 삼킴 호흡 심장	반사 감각관
소뇌	개선 억제	정제
말초신경	하위신경원 운동실행	감각관
근육과 감각수용체	효과 움직임	감각수용

피질의 기능

인간의 피질(human cortex)에서 감각-운동 행동(sensorimotor behaviors)의 기능적 조절은 다양한 영역과 연관되어 있다. 전두엽(frontal lobe, 이마엽)은 운동조절(motor control)의 다양한 부분에 영향을 미치는데, 움직임을 의도(intent)하고 시작하는 것부터, 적절한 시간과 장소에서 움직임을 조화롭게 하고 실행하는 것까지 관여한다. 일반적으로, 두정엽(parietal lobe, 마루엽)은 인식(recognized)하고 이해(interpreting)하는 감각 기능의 역할을 한다. 이러한 기능은 적절한 운동 반응에 대하여 감각 자극을 확인하거나 감각 자극을 해석하는 것을 포함한다. 피질 손상으로 인한 감각-운동의 손실은 신경학적 손상의 위치, 손상의 정도(큰 범위의 손상은 더 심각하고 광범위한 행동적 손실의 결과를 초래)에 따라 다르고, 신경학적 손상은 편측성일 수도 양측성일 수도 있다.

피질의 다른 중요한 기능은 의사소통(communication)과 인지(cognition)이다. 뇌의 왼쪽 손상은 주로 의사소통 능력의 어려움을 초래한다. 이는 전두엽의 운동조절 영역과 두정엽의 감각조절 영역에 인접한 손상에 기인하며, 중심적 집중력(focal attention)은 아래쪽 전두엽(inferior frontal lobe)과 위쪽 측두엽(superior temporal lobe)의 손상시에 나타날 수 있다. 피질장애(cortical dysfunction)와 관련된 인지 손상은, 심각성의 정도와 다양한 임상적 과정(손상의 위치와 질병 진행의 유형에 따라)에 따라 다양한 형태로 발현된다.

중추신경계 내의 주요한 감각과 운동경로(tract)들은 피질과 정보를 교환한다. 두정엽 앞쪽(anterior parietal lobe)의 일차 감각띠(primary sensory strip)로 들어오는 감각 경로의 손상은 신체영역(body area)에 해당하는 감각 자극의 인식 부족을 초래한다. 두정엽 뒤쪽(posterior frontal lobe)의 일차 운동띠(primary motor strip)로 나가는 운동 경로의 손상은 신체영역의 마비나 부전마비를 초래한다. 피질에서 감각이나 운동영역의 손상이 발생했을 때, 발현되는 증상은 경로(tract) 손상의 위치에 관계없이 유사한 증상을 보인다. 예를 들어, 상위운

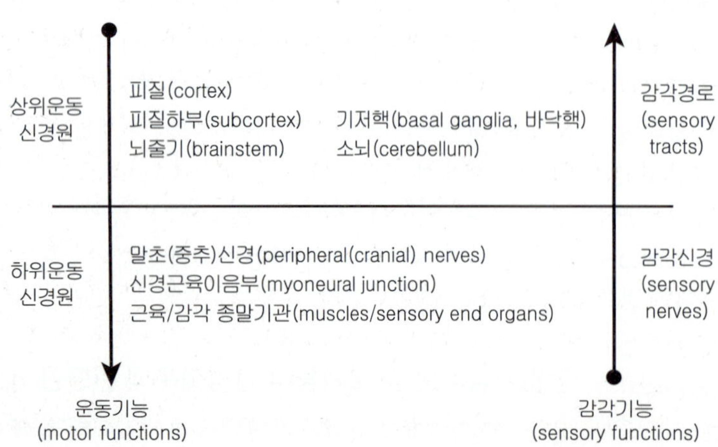

그림 5-1 신경계 여러 단계의 간략한 도식

동신경원의 피질 단계 손상은 피질하부 또는 뇌줄기의 하위운동신경원 손상으로 인한 운동 약화(motor weakness)와 같은 증상을 나타낸다.

피질 기능과 삼킴 결손

기술한데로, 피질의 기능이 운동 기능의 계획에서부터 실행까지라면, 피질 손상으로 인한 삼킴 손상은 삼킴 반응이 관찰되지 않는 것부터, 삼킴 실행의 협응 저하에 이르기까지 다양한 형태로 나타날 것이다. 이러한 가능성을 고려해 볼 때, 피질의 병리학적인 문제로 인한 뇌졸중(stroke), 치매(dementia), 외상성 뇌손상(traumatic brain injury) 등의 질환은 모두 삼킴 기능에 영향을 미칠 수 있다.

다양한 피질의 병리 영역과 연관된 연하장애의 특성을 연결짓기 전에, "삼킴 기능은 인간의 피질 어디에서 나타나는가?" 라는 질문이 유용할 수 있다. 구인두 삼킴(oropharyngeal swallowing)은 복잡한 운동 조절을 필요로 하기 때문에, 운동 조절의 주요 중추인 전두엽 피질(frontal cortex)을 살펴보는 것은 의미가 있다. 피질 자극을 통한 인간과 동물의 연구에서, 섭식과 연관된 다양한 운동 기능은 가쪽 전두 피질(lateral frontal cortex), 아래쪽 전두엽(inferior frontal lobule), 이랑(insula)으로부터 중요한 영향을 받는다고 보고되었다. 최근 기능적 자기공명뇌영상(functional magnetic resonance, fMRI)을 적용한 건강한 지원자를 대상으로 한 연구에 의하면, 삼킴에는 피질, 피질 하부, 뇌줄기 등을 포함하는 다양한 범위의 구조물들이 함께 작용하는 것으로 나타났다. 전통적으로 일차 운동 영역과 감각 피질 영역(primary motor and sensory cortical areas)이 삼킴을 관장하는 주요 구조물로 인식되어 왔다. 연하장애가 있는 허혈성 뇌졸중 환자와 연하장애가 없는 환자를 비교했을 때, 속섬유막(internal capsule)이 연하장애와 밀접하게 연관되어 있는 뇌 영역으로 나타난 연구도 있다. 이렇듯, 감각-운동 피질과 기저핵의 몇몇 영역은 뇌졸중 환자의 연하장애와 빈번히 연관된다.

많은 연구들에서 앞가쪽(anterolateral) 및 전중심 전두 피질(precentral frontal cortex)의 손상이 운동조절부족(poor motor control)에 기인하는 연하장애와 관련된다고 보고하고 있지만, 연하장애에 있어서 특정 뇌 구조물과 특정 기능의 소실이 직접적인 관련성을 맺지는 않는다. 그럼에도 불구하고, 직접적인 운동 조절에 영향을 끼치는 전두엽 영역의 손상은 연하장애의 주요 임상적 관심으로 나타난다.

피질 또는 대뇌반구 손상은 감각 기능에도 영향을 줄 수 있다. 대뇌반구의 감각 영역은 삼킴 기능과 손상을 이해하는데 중요하다. 사실, 어떤 연구에서는 연하장애를 동반한 많은 뇌졸중 환자들이 두정엽의 손상과 관련한 감각 결손을 보인다고 보고하였다. 피질의 일차 감각 영역(primary sensory area)은 피질의 운동 영역과 광범위한 상호관련을 갖는다. 감각 기능은 수의적인 움직임 조절에 중요하다. 직접적인 감각 손실을 넘어, 환자가 감각 정보를 해석할 수 없는 상태, 예를 들어 편측 무시(neglect) 역시 발생할 수 있다. 편측 무시가 있는 환자는 삼킴 경로의 자극(음식 또는 액체덩이)에 반응하지 않는데, 이는 직접적인 감각 손실 때문이 아니라, 감각 정보를 전달(processing)하고 해석(interpreting)하는 피질의 손상 때문이다. 급성기 뇌졸중 환자들을 대상으로 한 연구에서, 편측 무시가 환자들의 비구강 섭취(non-oral intake)를 유발하는 하나의 원인이라고 제시되었다. 편측 무시는 구조물의 약화나 삼킴 기전의 지연에 의한 연하장애가 아니라, 섭식 제한(feeding limitation)으로 인한 비구강 섭취를 야기하는 원인으로 작용할 것이다.

CLINICAL CORNER 5-1

감각 손상은 다양한 신경성(비신경성) 질환과 장애에서 관찰된다. 이는 감각 입력의 직접적인 손실(예: 무감각(numbness), 실명(blindness))과 감각 신호의 해석하는 과정에 있어서의 불능을 포함한다(예: 인식불능증(agnosia), 대뇌피질의 인식 부전으로 인한 실명(blindness)).삼킴과 관련한 감각의 손실이 발생하면, 환자들은 음식과 액체의 구강 섭취가 줄어들고, 영양학적 위험에 놓이게 된다. 그러나, 이러한 감각 손상으로 인한 음식과 액체의 구강 섭취 제한은 연하장애의 범주에 포함시키지 않는 경우가 많다(일반적인 연하장애의 정의는 삼킴에 수반되는 특별한 어려움을 의미함). 하지만 이러한 특정 감각의 손상 역시, 음식과 액체의 구강 섭취를 감소시켜 섭식 제한의 원인이 되므로 별도의 섭식 장애(feeding disorder)라는 용어로 표현한다. 연하장애 임상가들은 다양한 감각 손상의 차이를 알고, 섭식의 문제에 대한 치료적 접근법 역시 고려해야 한다.

논리적 사고

1. 삼킴 기전 내(특히 구강과 인두 요소)에서 어떤 유형의 감각 손상이 발생할 수 있는가? 감각 손상에 기여하는 다양한 질환과 장애를 생각해보고, 직접적인 감각 손상의 결과로 발생하는 문제들을 생각해본다.
2. 직접적인 감각 손상에서부터 감각 정보의 불충분한 해석에 이르기까지, 삼킴 기전 안에서 이러한 감각 기능 수준을 평가하는 방법에는 어떤 것들이 있는가?
3. 감각 손실이 음식과 액체의 구강 섭취에 영향을 주는 요소는 무엇인가? 임상적 예시를 제시하라.

편측 및 양측 대뇌반구 병변의 영향

대뇌 반구의 병변이 편측 손상인지 양측 손상인지 여부가 삼킴 기능에 미치는 영향에 대해서도 고려해볼 수 있다. 전통적으로 양측성 병변을 갖는 환자들이 보다 심각하고, 더 오래 지속되는 연하장애의 특징을 보인다고 이해되고 있다. 하지만, 편측성 대뇌반구 병변을 입은 환자들 역시 다양한 수준의 연하장애를 나타낸다. 경두개자기자극(transcranial magnetic stimulation, TMS)의 기술을 사용한 최근 연구는, 대뇌반구와 관련된 삼킴 기능의 해석에 흥미로운 점을 제시하였다. TMS는 머리뼈(cranium)를 투과하는 자성의 흐름을 대뇌반구로 보내고, 이 자성의 흐름을 근전도(electromyography)에 의해 다양한 근육 내에서 측정되는 운동활동(motor activity)을 기록한다. TMS를 통해 발견된 대뇌반구의 삼킴 기능 조절에 관한 흥미로운 내용은 아래와 같이 요약될 수 있다.

1. 삼킴의 운동 기능은 대뇌반구 양쪽에서 나타난다.
2. 만약 우세반구가 손상된다면, 반대쪽 반구의 "뒷받침(backup)" 영역의 활성을 통해 삼킴 기능의 회복을 촉진할 수 있다.
3. 피질의 가소성(cortical plasticity)은 시간이 지날수록, 의도의 효용이 증가할수록, 비우세 반구가 삼킴의 운동 기능을 보다 잘 조절할수록 활성화된다.
4. 양측 대뇌반구 손상으로 인한 뇌졸중은 연하장애의 강력한 원인이 된다.

Practice Note 5-1

삼킴의 의도 여부와 삼킴 시작의 어려움은 임상적으로 구별하기 어렵다. 어떤 환자들은 음식물과 액체를 입에 물고 삼킴의 시도조차 하지 않는다. 이러한 상황에서 한 가지 전략은, 환자가 혼자 먹을 때와 임상가가 음식물을 제공할 때의 삼킴 차이를 관찰하는 것이다.

몇 년 전 심한 뇌졸중이 있는 젊은 여자를 만났다. 그녀는 뇌졸중으로 전두엽의 손상이 있었으며, 그 밖의 상세한 정보는 부족했다. 그녀는 어느 정도 발성은 가능했지만 기능적 의사소통은 불가능하였고, 운동 측면에서는 감소된(hypokinetic) 양상을 보였다. 그녀는 위창냄튜브(gastrostomy tube)로 모든 영양과 수분을 섭취하고 있었다. 비디오투시검사 동안 임상가는 숟가락을 이용해 음식물을 그녀의 입안에 넣어주었다. 그녀는 입 안에 액체 또는 푸딩이 놓여도 아무런 반응을 보이지 않았는데, 검사를 지켜보던 동료가 스스로 떠먹도록 하라고 제안했다. 환자의 자발적인 움직임이 매우 적었기 때문에 이 방법의 실현 가능성에 대해 믿지 않았지만, 우리는 환자의 손에 숟가락을 쥐게 하고 스스로 숟가락으로 떠서 입으로 가져가는 것을 도와주었다. 이 방법을 통해 극적인 삼킴의 차이가 나타났다. 환자는 입으로 가져간 음식물을 곧 삼켰으며, 잔여물도 거의 없었고, 기도 유입도 나타나지 않았다. 이러한 결과는 그녀에게 제공했던 모든 종류의 음식물에서 반복되었다. 이러한 섭식 전략의 간단한 변화는 그녀의 모든 일상 재활 프로그램에 적용되었고, 그녀는 결국 완전한 구강 섭취(total oral feeding)를 하게 되었다.

지금까지 이루어진 편측 및 양측 대뇌반구 손상과 관련한 결론은 다음과 같다; 양측성 뇌졸중은 가장 심각한 연하장애를 유발하며, 대다수의 편측성 뇌졸중 환자들은 일정 기간 경과 후 삼킴 기능이 회복된다.

대뇌반구 뇌졸중의 삼킴 결손

대뇌반구의 손상 위치에 대한 고려는 삼킴의 감각과 운동 손상을 이해하고, 편측성과 양측성 손상에 기반한 증상의 심각성과 회복의 가능성을 이해하는데 중요하다. 임상적으로, 연하장애의 정도를 평가할 때, 병변의 위치에 대한 정보는 유용하지 않을 수 있다. 같은 병변 위치에 따라서도 연하장애 증상이 상이한 경우가 많으므로, 뇌졸중 후 기능적인 손상에 대한 임상적 평가를 통해 획득한 자료가 연하장애의 특징을 이해하고 예측하는데 최상의 방향성을 제공하게 된다.

표 5-1은 신경계의 단계에 따른 손상과 임상적으로 관찰되는 기능적 손상의 기본적인 길잡이를 제공한다. 대뇌반구 단계에서는 삼키려는 의도의 관찰 여부가 중요하게 고려되어야 한다. 만약 환자에게 먹으려는 의도가 나타나면, 그 다음 사항은 삼킴의 운동 시작의 관찰이다. 전운동 영역(premotor area)이나 보조운동피질(supplement motor cortex)의 손상을 입은 환자는 일반적으로 운동의 시작에 어려움을 보인다. 임상적인 특징은 삼킴의 시작 없이 삼키려는 의도만을 보이는 움직임으로, 비정상적으로 긴 시간동안 입안에 음식덩이를 물고 있게 된다.

감각 손상이 있는 환자는 인두에 고여 있는 음식덩이를 제거하려하지 않고, 입안, 구인두(oropharynx), 아래 인두(hypopharynx) 등에서 잔류물이 관찰된다. 이러한 환자들은 감각 손상으로 음식물이 상부기도(upper airway)로 유입되는 흡인의 가능성이 높다. 감각 손상의 다른 범주는 편측 무시가 있는 환자에게서 나타난다. 이러한 환자는 삼킴 경로의 한쪽으로 보내진 음식물을 인지하지 못한다. 이 환자들은 삼키려는 분명한 의지 없이 입안에 음식물을 물고 있고, 실제로 병변측의 입안에 음식물이 있는 것을 알지 못한다.

마지막으로, 대뇌반구 뇌졸중 환자는 연하장애의 어려움을 임상가에게 전달하는데 필요한 의사소통의 손상(communication deficits) 및 인지손상(cognitive deficits)을 겪을 수 있다. 삼킴 평가시 수면상태, 혼수상태(lethargic), 저하된 각성 상태(alertness) 또는 인지손상을 보이는 환자들은 삼킴 능력의 정확한 평가가 불가능한 경우가 많다. 이들은 삼킴의 어려움을 스스로 설명할 수 없기 때문에 임상적 평가와 재활 치료를 시행하는 것을 지연시키거나 방해한다. 그림 5-2는 삼킴과 관련되어 있는 다양한 감각-운동 기능과 연관된 대뇌반구 영역을 나타낸다(왼쪽 대뇌반구). Box 5-1은 대뇌반구 뇌졸중 이후 감각-운동 손상과 관련된 다양한 삼킴의 특징을 요약하였다.

일반적으로 피질과 피질하 손상을 포함하는 대뇌반구의 손상은 다양한 삼킴 결손의 원인이 된다(Box 5-2). ① 침(saliva) 삼킴(마른 삼킴, dry swallow)의 시작 어려움, ② 인두 삼킴 시

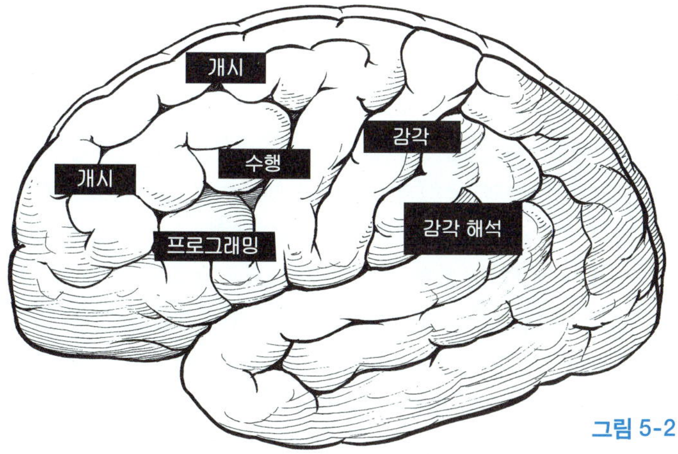

그림 5-2 삼킴 기능을 돕는 감각-운동 기능과 관련된 대뇌반구 영역

Box 5-1 대뇌반구 뇌졸중 환자의 다양한 삼킴 손상에 따른 일반적인 감각-운동 고려사항

- 수의적인 운동 조절
  - 시작의 어려움
- 부전마비(paresis)/완전마비(paralysis)
  - 음식물 이동의 어려움
- 감각인지
  - 잔여물
  - 흡인
- 의사소통장애
  - 자신의 어려움을 설명하기 힘듦

작의 지연, ③ 구강 삼킴 요소의 비협응(incoordination), ④ 증가된 인두 통과 시간(pharyngeal transit time), 인두 수축(pharyngeal constriction)과 인두 청결의 감소, ⑤ 흡인, ⑥ 인두-식도 분절(pharyngoesophageal segment, PES)의 기능장애, ⑦ 하부식도조임근(lower esophageal sphinter, LES) 이완의 어려움(poor relaxation).

이러한 유발 가능한 다양한 문제들은, 대뇌반구 뇌졸중 환자들의 증상이 입에서 위까지 이르는 과정 중의 어떠한 삼킴 기능이라도 손상시킬 수 있다는 것을 나타낸다. 또한 삼킴 시작의 손상에서부터 음식덩이 운반의 어려움과 기도 흡인에 이르기까지 삼킴 손상의 범위 역시 광범위하다.

연하장애는 급성 뇌졸중 환자에게 일반적으로 나타나는 증상이며, 환자의 50% 이상에서 흔히 발생한다. 대부분의 급성 뇌졸중 환자들은 뇌졸중 발병 후 1~6개월 사이에 기능적인 삼킴 능력을 회복하는 경우가 많다. 만성기에 접어든 환자들의 작은 비율에서만 삼킴 관련 문제가 관찰되는 것이다. 이런 관찰은 급성기 뇌졸중 환자의 연하장애에 대한 정확한 확인과, 삼킴 손상의 초기 관리 중요성을 강조한다. 또한, 급성 회복 기간을 지나서도 회복되지 않는 삼킴관련 문제들의 예측요인을

Practice Note 5-2

급성기 뇌졸중 환자들은 다양한 임상적인 증후를 보이고, 여러 다른 질환에 노출될 위험이 있다. 어떤 뇌졸중 환자들은 무기력하고 의욕이 저하되는 반면, 어떤 유형의 환자들은 의식 명료함의 단계에 심한 변화를 겪기도 한다.

몇 년 전, 병원에서 입원 환자를 대상으로 일하고 있을 때, 잘 알고 지내던 신경학자로부터 상담 요청을 받았다. 상담의 주제는 최근에 뇌졸중으로 진단받은 환자의 연하장애에 대한 "평가와 치료"였다. 처음 병실에 들어갔을 때 그녀는 잠들어 있었다. 나는 그녀 곁으로 다가가 귀에다 작게 말을 하며 깨우려 하였으나 소용없었고, 그 다음에는 조금 크게 말을 했고, 그 다음으로는 차가운 물로 적신 천으로 그녀의 얼굴과 손을 닦으며 그녀를 깨우려 노력했다. 하지만 아무런 효과가 없었다. 차트를 통해 평소에도 그녀의 의식이 매우 저하된 상태라는 것을 확인했고, 그녀의 상태가 호전될 때를 기다려 재상담하기로 하였다. 나는 상담 의뢰한 신경학자와의 전화통화를 통해, 이 환자가 아직까지 현실적으로 삼킴 평가에 참여할 수 없으며, 그녀의 상태를 관찰하면서 기다리는 것이 필요하다고 합의했다. 며칠 후 그녀는 깨어났고, 우리는 그제야 그녀에게 삼킴 평가를 적용하였으며, 결과에 따라 소량의 구강 섭취를 추천하였다.

이해하는 것 역시 중요하다. 이러한 과정이 탈수(hydration), 영양부족(malnutrition), 흡인, 흉부감염(chest infection), 사망(death)을 포함한 합병증들의 관리와 밀접한 관련을 맺기 때문이다. 급성기 뇌졸중 환자의 연하장애에 대한 잘못된 관리는, 사망을 포함하여 장기간의 좋지 않은 예후와 장기 입원의 원인이 된다.

치료 고려 사항

연하장애에 대한 가장 정확한 설명은 시간이 지나면서 증상이 변한다는 것이다. 이에 따라 연하장애의 치료 방법 또한 시간이 지나면서 변화해야 한다. 표 5-2는 시간의 경과에 따라 치료 계획에 영향을 미치는 임상적 고려 사항과 결정(decisions)을 나타낸다. 뇌졸중 환자의 연하장애 초기 초점은 구강 섭취

Box 5-2 대뇌반구 뇌졸중의 삼킴 결손

- 침 삼킴 능력의 감소
- 인두 삼킴의 지연된 시작
- 구강 움직임의 비협응
- 증가된 인두 통과 시간
- 감소된 인두 수축
- 흡인
- 인두-식도 분절 장애
- 하부식도조임근 이완의 손상

Practice Note 5-3

최근 유사한 임상적 특징을 보이는 2명의 환자가 있었다. 두 환자는 모두 뇌졸중으로 진단받았으며, 최소 6개월 이상이 경과한 상태였다. 두 환자는 모두 의학적으로 안정된 상태였으며, 섭식은 둘 다 경피내시경위창냄술(percutaneous esophageal gastrostomy, PEG)에 의존하고 있었다. 두 환자 모두 구강분비물 관리를 어려워하였는데, 그들은 침을 자주 흘렸고, 이를 닦아내기 위해서 때문에 수건을 소지해야 했다. 둘 다 기능적인 의사소통 능력은 없었지만, 발성은 가능했으며, 간단한 모음도 소리 낼 수 있었다. 이 두 환자는 인두기 연하장애의 평가와 치료를 위해 의뢰되었다.

표면적으로 이러한 임상적인 양상은 이해하기 쉽다. 하지만, 두 환자의 기본적인 문제는 인두기 연하장애가 아니라 구강실행증(oral apraxia)이었다. 두 환자에게 있어 구강실행증의 증상이 확연하였으며, 모두 매우 심한 경우에 속했다. 안면과 구강 구조 내에서 뚜렷한 근육의 약화는 보이지 않았지만, 지속적으로 입을 벌리고 있는 자세를 유지했다. 두 환자 모두 구강 내 감각 자극에 반응해 입을 닫을 수 있었고, 드물기는 하지만 자발적으로 삼킬 수도 있었다. 임상적 평가의 주요 특징은 뚜렷한 뇌신경의 손상이 없었다는 것이다. 또한, 두 환자 모두 입을 닫을 수 있는 능력이 있었지만, 이는 상황 의존적으로 나타났다(예: 그들은 지시에 의해서는 입을 닫지 못했지만, 액체가 입안 뒤쪽에 놓이면 입을 닫고 자발적인 삼킴이 가능하였다). 임상적 삼킴 검사에서, 빨대로 액체를 구인두 영역(oropharyngeal area)에 놓았을 때, 액체가 하인두(hypopharynx)로 흘러들어가면서 가끔씩 삼킴이 관찰되었다. 내시경을 관찰하면서 추가적으로 액체를 구인두로 넘겨주었을 때, 환자는 자신의 기도를 보호할 수 있었으며, 음식덩이의 부피를 변화시킨 삼킴 후에도 잔여물은 남지 않았다.

이러한 임상적 내시경 검사를 기초로, 이 환자들을 인두기 연하장애 치료에 포함시키지 않았다. 이 환자들에게서 관찰되는 연하장애는, 삼킴을 포함하여 수의적인 활동을 위한 구강 운동조절이 제한된 심한 구강실행증의 결과이다.

나는 이들의 구강 섭식을 위해서 구강 기능, 구강 조절의 향상이 필요하다고 언급했다. 액체를 구강 뒷부분에 놓았을 때 이따금 자발적인 삼킴이 유도되었기 때문에, 구강 삼킴 시작(oral swallow initiation)을 향상시키는 자극을 제공하는 방법을 추천하였다. 나는 치료사에게, 만약 자발적인 삼킴의 빈도가 향상되면 음식물의 종류와 양을 다양하게 하고, 음식물의 위치를 입 안에서 점진적으로 앞쪽으로 놓을 것을 제안했다. 이후에 나는, 환자의 수의적 삼킴의 빈도가 증가하고 구강섭취가 늘어났다고 들었다.

의 안정성 확보와 비구강 섭취 방법의 추천 같은 기본적 결정과 더불어, 폐렴, 영양 부족, 탈수, 환자의 전반적 의학적 상태와 같은 동반 질환(comorbid condition)의 관리에 맞춰진다.

연하장애는 급성 뇌졸중 환자의 사망률을 높이는 매우 큰 위험인자이다. 급성기에 환자는 지구력의 감소를 포함하는 현저한 신체적 약화가 나타나고, 명료함(alertness)과 집중력(attention)을 포함한 정신 수준(mental status)이 감소된다. 이러한 상태는 삼킴 능력에 대한 임상적 평가를 제한한다. 이 시기에는 보존적 전략(conservative strategy) 위주로 환자의 상태를 관찰하며, 환자의 정신이 더 명료해지고 신체적 지구력이 증가할 때까지 깊이 있는 평가와 치료를 미룬다. 또한, 급성기 뇌졸중 환자는 비정상적인 호흡의 위험 요인을 갖는다. 비정상적인 호흡의 유형은 기침 효율성이 감소하는 호기 근육(expiratory muscle)의 약화에서부터, 산소불포화의 증가, 호흡 편차 변화, 호흡과 삼킴 사이의 비협응 까지 다양하게 나타난다. 급성 뇌졸중 환자의 호흡 편차는 삼켜진 음식물과 잔류물로 인한 흡기의 증가와 감소된 기침 효율성의 결과로, 흡인된 분비물을 빼내는 능력의 제한을 나타낸다. 이런 위험의 가능성으로 인해, 급성 뇌졸중 환자의 호흡 기능은 포괄적인 삼킴 검사에 포함되어야 한다.

폐렴(pneumonia)은 급성기 환자에서 공통적으로 주의되는 사항으로, 재·입원 기간의 증가와 단·장기 사망자수와 관

표 5-2

뇌졸중 환자의 연하장애를 위한 치료 고려사항과 의견*

고려사항	의견
급성기(0~1개월)	
동반 질환 관리	합병증을 피하거나 최소화하는 방법
연하장애 해결	치료의 필요와 준비
영양부족 개선	영양을 유지하고 개선하는 방법
개선기(1~6개월)	
환자의 지구력이 향상되면서 보다 안정화됨	치료의 필요와 준비
의학적 조절 아래 동반 질환 관리 및 식이방법이 확립됨	치료 유형
영양부족의 발생가능성 있음	
만성기(6개월 이후)	
섭식 방법이 확립됨	치료 또는 치료하지 않음 (진전 여부에 따라 다름)
환자는 손상에도 불구하고 구강 식이 가능	치료 유형
삼킴을 방해하는 보상 기법 사용 가능성	
이전 치료의 영향이 있을 수 있음	

* 발병이후 시간에 따른 변화

련 있다. 뇌졸중 환자에게 유발되는 폐렴의 원인은 다양하지만, 특히 흡인이 동반되는 연하장애는 폐렴과 밀접한 관련을 맺는다. 급성기 뇌졸중 환자의 삼킴 결손의 초기 발견을 위한 평가와 치료는 폐렴 발생률의 감소와 연관되어 있다.

뇌졸중 이후 나타나는 연하장애는 많은 측면에서 폐렴의 원인이 된다. 구강으로 섭취한 음식물의 직접적인 흡인 뿐만 아니라, 인두 분비물의 흡인 또한 흉부감염의 원인이 된다. 분비물의 흡인은 구강 박테리아균이 환자에게 감염을 일으키기 때문에, 면역력이 떨어져 있는 급성기 뇌졸중 환자에게 문제가 된다. 튜브영양법(tube feeding)에 의존하는(특히, 비위영양관, nasogastric tube, NG tube) 섭식을 하는 환자들의 경우, 구강 식이를 하는 환자보다 박테리아 감염률이 높게 나타난다. 비구강 섭취로 인해 감소된 삼킴의 빈도는 박테리아 발생의 가능성을 높이고, 박테리아가 농축된 인두 분비물의 흡인으로 인해 흉부감염의 위험이 높아지는 것이다. 이러한 결과는 구강섭취를 위한 삼킴 치료의 중요성과, 구강 위생을 통해 폐렴 발생률을 감소시킬 수 있다는 이론적 근거로서 작용한다.

영양 섭취의 부족은 입원 환자 사이에 빈번하고, 입원기간 동안 악화되는 경우가 많다. 초기 입원한 환자의 영양 부족 유병률은 약 16%로 추정된다. 이 수치는 급성기 치료부터 퇴원까지 22~26%로 증가한다. 영양의 감소는 급성기 치료를 지나 계속되는 경우가 많은데, 뇌졸중 환자의 영양 손상 유병률은 재활치료 입원시 50%에 이르기도 한다. 뇌졸중 발병 후 약 1개월이 지나며 영양 상태는 개선되기 시작하고, 이러한 개선은 4개월까지 지속된다. 급성 뇌졸중 환자의 영양 손상은 연하장애와 밀접하게 연결되지는 않지만, 재활 기간 중이나 그 이후까지 지속되는 삼킴과 식이의 어려움은 나쁜 영양 상태의 유지 및 증가의 원인이 된다. 환자의 영양 평가와 치료적 접근은 대부분 연하장애 임상가의 치료 영역 밖에 위치한다. 그러나, 모든 연하장애 임상가는 영양 상태에 영향을 주는 삼킴과 식이 능력의 가능성을 인식하고, 영양학 전문가를 포함한 여러 전문 분야의 건강관리팀과 협력해야 한다.

환자의 상태가 호전되고, 더 적극적인 재활이 시작됨에 따라(보통, 발병 이후 1개월 안에 시작됨), 연하장애의 치료전략은 변할 수 있다. 한 가지 고려 사항은 환자가 기능적으로 회복됨에 따라 연하장애도 자발적으로 회복될 수 있다는 것이다. 비록 많은 환자들이 어느 정도 삼킴 능력의 회복을 보인다 해도, 발병 후 6개월에 11~50% 정도는 연하장애가 지속되는 것으로 추정된다. 이처럼 회복 기간 동안 연하장애가 지속되는 환자는 적극적인 연하재활 치료가 제공되어야 한다. 구강 및 비구강 식이에 대한 다양한 요소들이 고려되어야 하며, 동반 질환의 의학적 조절 또한 필요하다. 적극적인 연하장애 재활은 삼킴 손상이 있는 다양한 환자군에 적용된다. 만약 환자가 재활에 참여할 수 있는 신체적 능력이 있고 의지가 충분하다면, 적극적이고 집중적인 삼킴 치료가 효과적일 것이다. 삼킴 치료는 폐렴의 발생률을 낮추고, 영양 상태를 개선시켜 줌으로써 삼킴 능력을 향상시킨다. 치료 방법의 선택은 특정한 연하장애의 증상에 따라 환자에게 개별적으로 적용된다(14장 참조).

발병 후 6개월이 지난 환자의 연하장애 유병률을 조사한 연구는 없지만, 몇몇 뇌졸중 환자들은 만성적인 연하장애가 나타난다. 전형적으로, 삼킴 손상이 6개월 이상 지속되면 만성으로 본다. 한 연구는 만성 연하장애 뇌졸중 환자들도 집중적인 치료의 효과를 볼 수 있다고 보고하였다.

요약하면, 연하장애는 뇌졸중 후 높은 유병률을 보이고, 폐렴, 영양 결핍, 그 밖의 다른 합병증들과 관련 있다. 연하장애 증상 역시 뇌졸중 발병 후 시기에 따라 변화하지만, 몇몇 연구들에서 뇌졸중 환자의 거의 50%에서 연하장애 증상이 지속적으로 나타난다고 설명한다. 연하장애의 치료는 삼킴 능력을 증진시키고, 폐렴의 발생률을 낮추고, 영양 상태를 향상시킨다. 만성적인 연하장애 뇌졸중 환자 역시 집중적인 삼킴 치료를 통해 기능적인 향상을 기대할 수 있다.

치매의 삼킴 결손

삼킴 능력에 영향을 줄 수 있는 피질 손상의 다른 형태는 치매(dementia)로 알려진 진행성 질환이다. 치매의 몇 가지 유형은 다음과 같다; 가장 빈번한 것은 알츠하이머병(Alzheimer' s disease)이다. 치매의 또 다른 형태로는 뇌혈관 질환(cerebrovascular disease), 레비소체 치매(Lewy body dementia), 전두-측두엽 치매(frontotemporal dementia), 알콜성 치매(alcoholic dementia), 대사성 · 영양성 치매(metabolic and nutritional dementia) 등을 포함한다. 모든 치매의 특징은 기억(memory), 판단(judgement), 추론(abstract reasoning)을 포함한 인지 능력의 진행적인 악화이다. 이는 실행증(apraxia), 실어증(aphagia)과 같은 피질의 기능 이상에서 기인한다.

삼킴 손상은 진행된 치매(advanced dementia)에서 잘 나타난다. 지속적인 체중 감소는 치매 환자가 가지고 있는 삼킴의 문제 중 첫 증후이다; 체중 감소가 식이 및 삼킴의 어려움과 직접적으로 연관되어 있지는 않지만, 삼킴의 문제가 발생할 경우 건강 상태를 더욱 악화시키는 위험 요소로 작용한다. 폐렴은 치매 환자 사망의 공통된 원인이다. 치매 환장에게 발생하는 폐렴의 경우 연하장애로 인한 흡인이 직접적인 원인이 경우도 있으며, 다른 신체적·정신적 요소의 문제로 인한 경우도 있다.

치매 환자 삼킴 결손의 일반적인 특징은 Box 5-3에 나열되어 있다. 이 리스트에서 중요한 것은 구강 단계의 기능 장애이다. 일반적인 치매 환자의 인지 손상은 자발적인 운동 조절과 구강 조절의 저하를 유발하여 연하장애의 원인으로 작용한다. 치매 환자의 구강 단계 기능장애는 삼킴 시작의 어려움으로 특징지어 지는데, 입안에 음식물을 물고만 있거나 비협응된 음식물의 구강 조절을 통해 전체 식사 시간이 길어지는 결과를 초래한다.

비록 치매 환자의 연하장애 연구들 대다수가 중기 이후의 진행된 환자들을 대상으로 하고 있지만, 경미한 단계의 치매 환자 역시 식이와 삼킴 결손을 보일 수 있다. Box 5-4는 경미한 단계의 치매 환자에게 나타나는 식이와 삼킴 결손의 결과를 요약한 것이다.

치매 환자는 전체적으로 음식물을 조절하는 구강기와 음식 덩이를 받아들이는 인두기의 반응 내내 삼킴 지연이 나타난다. 삼킴 속도가 느려지면서 식사시간은 길어지고 영양 상태를 악화시킨다. 또한 느린 인두 반응 및 통과 시간은 기도 보호를 감소시켜 결과적으로 기침(coughing)과 목 메임(chocking) 증상을 증가시킨다.

삼킴 과정의 전체적인 느려짐은 치매 환자가 자가 식이(self feeding)를 중지하게 하는 원인이 된다. 자가 식이의 어려움은 인지의 손상이나 약화, 실행증에 의한 운동 손상, 식욕 감소, 음식 회피를 포함하는 다양한 요인과 관련된다. 자가 식이 어려움의 결과는 체중 감소와 식이를 타인에게 의존하는 것과 같은 영양의 퇴보로 나타난다. 자가 식이의 어려움은 경미한 단계에서부터 나타나기 시작하고 증상이 진행될수록 더욱 명백해진다. 식이의 의존은 폐렴을 포함하는 건강 문제와 관련되어 연하장애의 원인이 된다. 자가 식이의 어려움을 보이는 환자를 위해 임상가와 보호자는 더 많은 외부적, 환경적 도움을 제공해야 하며, 직접적인 도움 역시 고려해야 한다.

이 장의 시작에서 전제로 다룬 바와 같이, 신경학적 손상은 삼킴 결손의 서로 다른 임상적 양상의 원인이 된다고 제시하였다. 한 연구에서 알츠하이머병 환자와 전두-측두엽 치매 환자의 식이와 삼킴 능력의 차이를 평가하였다. 전두-측두엽 치매는 통찰력(insight)의 소실, 탈억제(disinhibition), 충동(impulsivity), 개인 위생의 부족, 진부한 행동(stereotypic behavior) 등을 포함하는 전두엽 손상의 증상들로 특징지어진다. 이와는 달리, 알츠하이머병은 건망증(forgetfulness), 방향감각 상실(disorientation), 손상된 실행 기능(impaired executive function) 때문에 일상 생활의 저해를 초래하는 진행성 기억 손상으로 설명된다. Ikeda 등은 전두-측두엽 치매와 알츠하이머병의 먹는 행동의 차이를 평가하기 위해 보호자 질문지를 사용했다. 삼킴 문제, 식욕 변화, 음식 선택, 먹는 습관(식탁 매너와 진부한 행동), 이 밖의 다른 구강 행동 등을 포함하는 다섯 가지 범주가 설문지에 포함되었다. 연구 결과, 두 유형 모두 삼킴의 문제는 다른 제한들에 비해 더 많이 발생하였고, 연하장애의 빈도 역시 치매의 유형에 따른 차이를 보이지 않았다. 하지만 알츠하이머병 환자에서 삼킴의 악화가 더 빨리 진행되는 경향을 보였다. 전두-측두엽 치매 환자는 식욕이 자주 변한다고 설명되었으며, 이 환자들은 식욕이 줄어드는 알츠하이머병 환자들과 비교했을 때 오히려 식욕이 증가했다고 보고하였다. 언급한 바와 같이, 전두-측두엽 치매 환자는 알츠하이머병 환자보다 음식을 선호하는 양상을 보였지만, 알츠하이머병 환자의 20% 이상은 달콤한 것과 그 이외의 특정한 맛에 대한 선호를 보이기도 하였다. 또한, 알츠하이머병 환자는 식사 시간이 더 길게 필요하였으며, 손으로 먹고 정해진 시간 이외에 식사를 요청하는 등의 테이블 매너가 감소하였다. 했다. "다른 구강 행동" 설문 영역에는 지나치게 입에 많이 넣기, 먹을 수 없는 것 먹기, 손을 뻗어 타인의 음식 잡아채기, 자기-유도 구토(self-induced vomiting) 등과 같은 관찰이 포함되었는데, 알

Box 5-3 인지 저하(치매 포함)를 보이는 환자에게 나타나는 삼킴 결손

- 이유 없는 체중 감소*
- 구강기 기능장애*
- 인두기 기능장애
- 구강과 인두의 문제가 결합된 기능장애
  - 소량 흡인
  - 다량 흡인
- 식이제한

* 일반적으로 관찰되는 특징

Box 5-4 경미한 단계의 치매 환자에게서 나타나는 삼킴과 식이의 편차

삼킴 편차
- 느린 구강 움직임
- 느리거나 지연된 인두 반응
- 전반적으로 느린 삼킴의 지속

식이 편차
- 자가 섭식의 증가(특별한 음식 준비 및 특정 도구 사용)
- 음식 준비나 편의성 도모를 위해 도구를 사용하여 직접적인 도움
- 식사 보조자로부터의 식이 행동 제한

Practice Note 5-4*

진행된 알츠하이머병 환자의 성공적인 구강 관리와 삼킴을 위해서는 보호자의 노력이 매우 중요하다. 나는 이것을 알츠하이머병이 있는 어머니를 직접 간호하며 알게 되었다. 치매에 대한 지식과 삼킴에 대한 지식의 결합이 내 어머니의 치매와 삼킴에 대한 통찰력을 제공했다. 다음 이야기의 예는 이러한 관점을 설명한다.

첫 번째, 얼마나 많은 감각이 구강 움직임에 의해 맛으로 입력되는가? 구강 위생의 중요성은 주지할 필요가 없다. 환자가 치약으로 칫솔질을 하지 않고 그냥 삼켜버릴 때 어떻게 할 것인가? 이 경우 삼켜도 안전한 어린이용 치약을 선택할 수 있었고, 어머니는 풍선껌 맛을 선호했다. 풍선껌 맛 치약으로 양치 후, 혀의 움직임이나 뱉기가 원활히 이루어지는 양상을 보였다. 몇 개월 후 어머니의 구강 기능이 더 저하되었을 때, 풍선껌 맛의 액체의 제공을 통해 어머니는 정상적으로 혀를 움직이고 뱉는 방법을 기억해냈다.

두 번째, 이것은 매우 특별한 경우인데, 우리는 식사 시간 동안 씹고 삼키는 힌트를 주는데 있어 딜레마에 빠졌다. 우리는 어머니가 구강 안의 음식덩이를 씹다가 멈추는 사이사이에 언어적, 촉각적인 힌트를 끊임없이 제공해야 했다. 그러나 나는, 간호사가 어머니에게 멈춤 없이 씹고 삼키기를 성공적으로 시도하게 하는 것을 보고 깜짝 놀랐다. 간호사는 어머니에게 직접 음식을 떠서, 씹고 삼키도록 하였으며, 이는 성공적인 전략이었다. 왜 나는 이것을 실행하지 않았을까? 알츠하이머병의 4가지 "A" 중에 하나는 실행증(Apraxia)이다. 나는 이것이 운동의 과정이 깨어지는 변화라고 생각했다. 따라서, 만약 우리가 성공적인 삼킴 사이에 오히려 멈춤을 최소화했다면, "자동적"인 음식 삼킴의 양상이 나타났을 것이다.

* 저자 Note: 이 practice note는 나의 예전 학생이자 친구인 Dr. Nancy J. Haak에 의해 제공되었는데, 그녀는 알츠하이머병 치매인 어머니를 집에서 돌보았다. Nancy와의 많은 대화를 통해서, 나는 치매환자의 임상적인 연하장애 관리에 대해 배웠고, 적어도 한 가지 예를 본문에 쓰는 것이 옳다고 느꼈다. - M.A.C

츠하이머병 환자는 먹을 때 입안에 음식물을 가득 채우는 행동의 양상이 전두-측두엽 치매 환자보다 낮게 나타났다. 이는 매우 흥미로운 결과일 수 있는데, 첫째, 이것은 같은 치매 환자군 이라도 서로 다른 삼킴의 행동 유형을 보일 수 있다는 것을 말해준다. 둘째, 신경학적 질환의 특징은 연하장애의 임상적 양상에 영향을 준다는 기본적인 전제를 뒷받침한다는 것이다. 마지막으로, 적어도 치매환자의 삼킴과 관련된 행동을 평가하는데 있어, 연하장애 임상가들에 의해 사용되는 식이와 삼킴 행동의 초기 설명을 제공해 줄 수 있다.

치료 고려 사항

치매는 알려진 치료법이 없는 진행성 질환이다. 치매 환자를 위한 연하장애의 치료는 삶의 질, 존중(dignity), 편안함(comfort)의 기본원리에 초점을 맞춘다. 치매 환자에 있어 연하장애 치료의 선택은 간단한 환경적 적용에서부터 비구강 식이 재료의 사용까지 광범위하다. 개개인의 환자에게 특정한 문제가 발생했을 때 가능한 치료 방법으로는, 특별한 음식 준비, 식이 제한, 증진된 맛과 향, 식사 환경의 변화, 식사 중 감독의 증가, 힌트, 음식과 액체의 섭취를 촉진하는 행동적 접근이나 환경적 변화 등을 포함한다. 삼킴 기전을 변화시키는 직접적인 행동학적 치료(behavioral therapy)는 14장에 제시되어 있다.

튜브영양(feeding tube)은 종종 진행성 치매 환자에게 권유되는데, 이는 균형 잡힌 영양을 공급하고 동반 질환과 관련된 연하장애를 피하게 하는 방편이 된다. 이런 치매 환자군에게 기대되는 튜브영양의 장점으로는 흡인성 폐렴의 위험을 줄여주며, 영양학적인 상태가 쇠퇴하는 것을 막아주며, 생명을 유지시키고, 전체적인 기능 상태를 지속시켜 준다. 최근 국제 데이터베이스(Minimum Data Set and Medicare Claims Files)의 조사에 따르면, 대부분의 사설 요양시설에서 치매 환자들의 급성기 입원 기간 동안 튜브영양이 시행된다고 하였다. 입원의 가장 공통된 이유는 폐렴, 탈수 및 연하장애를 포함한다. 연구에 따르며, 튜브를 끼우고 난 후 평균 56일 이상 생존한 집단의 1년 내 사망률은 64%였으며, 튜브영양을 하는 환자는 튜브 삽입 후 더 높은 수준의 건강 관리를 필요로 했다. 이러한 관찰은 연하장애 영역에서 일하는 임상가에 의해 조사된 결과와 거의 대조적이다. 임상가들을 대상으로 한 조사에서, 많은 응답자들은 PEG가 영양학적인 상태를 개선시켜주고 생명을 연장시켜준다고 믿었고, 거의 40%는 PEG가 진행성 치매환자의 치료에 기준(standard)이 된다고 믿었다. 하지만 응답자의 대부분은 튜브영양이 이런 환자의 삶의 질이나 기능적인 상태를 개선시켜 준다고 생각하지는 않았다. Pelletier는 사설 요양시설에서 근무하는 간호보조사의 연하장애와 식이에 대한 지식을 평가했다. 비록 이 전문가들이 활발하게 환자의 식이 활동에 참여한다고 해도, 그들의 연하장애와 식이에 대한 지식은 매우 제한적이었다. 이 연구의 결과는 집중적인 교육이 치매 환자의 연하장애와 식이 제한을 관리하는데 중요하다고 제안한다. 어떤 연구는 의학적인 교육프로그램과 건강전문가의 생후 마지막 관리, 식이 관리가 튜브영양 적용의 감소를 도울 수 있다고 보고하였다. 또 다른 연구에서는, 환자의 자가 식이 능력을 키우기 위한 훈련된 식이 보조(feeding assistance), 식사 또는 간식 시간 동안의 사회적 자극(social stimulation), 그리고 음식과 액체를 위한 선택의 증가가 요양시설 거주자의 90%에게 음식과 액체의 섭취를 증가시켰다고 밝혔다. 이러한 연구들을 바탕으로 한 총체적 정보를 요약해보면, ① 튜브영양은 치매 환자에게 중대한 이점으로 다가가지 않는다. ② 튜브영양은 삶의 질과 기능 수준을 증진시키지 않는다. ③ 그러므로 튜브영양은 선택적으로 적용되어야 하고 ④ 튜브영양의 문제점에 대한 교육과 알맞은 치료 전략이 환자에게 우선 되어야 한다는 것을 보여준다(15장 참조).

외상성 뇌손상의 삼킴 결손

외상성 뇌손상(traumatic brain injury, TBI)은 행동 조절의 다양한 측면에 영향을 미치는 광범위한 신경학적 결손이다. 다양한 연구를 통해, 외상성 뇌손상의 급성과 아급성 환자의 60~90%에서 연하장애의 유병률을 보이는 것으로 나타났다. 증상에 있어서는 구강기의 결손과 인두기의 결손에서 균등한 분포를 보였다. Glasgow Coma Scale(GCS), Rancho Los Amigos Scale(RLAS), Functional Independence Measure(FIM) 등으로 평가되어진 중증도의 외상성 뇌손상 환자들은 연하장애 발생과 연관이 깊다. 한 연구에서는, 아급성 환자의 입원시 기능적인 구강 섭취 수준을 알아 보기위한 방법으로, 외상성 뇌손상 환자의 모든 구강식이의 예측 구성 요소를 알아 볼 수 있는 Functional Oral Intake Scale(FOIS)를 제시하였다. 또 한 연구에서는 RLAS의 수준 IV에서 구강섭취의 시작이 가능하고 수준 VI에서 모든 구강 섭취가 가능하다고 하였다. 외상성 뇌손상의 삼킴 회복은 긍정적으로 볼 수 있는데, 많은 환자들의 경우 손상 후 3~6개월 안에 약간의 기능적인 삼킴의 회복이 나타난다고 한다. 초기 중증도 손상 시 삼킴 결손과 기능적인 삼킴 능력 회복시간은 검증된 예측요인으로 밝혀졌다.

폐렴(pneumonia)은 외상성 뇌손상 환자에서 자주 보여지고, 외상 치료의 초기 과정에 두드러지게 나타난다. Hansen 등의 연구에서 초기 재활 뇌손상 환자의 27%가 폐렴의 치료를 요하고, 재활치료 중 추가로 12%의 폐렴이 발생한다고 보고하였다. 폐렴의 출현은 중증도의 신경 외상(GCS, RLAS), 구강 섭취 불가, 기관절개관(tracheostomy tube), 튜브영양과 관련된 임상적 요소들과 연관 있다. Woratyal 등은 장기의 삽관(intubation)과 폐렴과의 관계에 대해 기술하였다. 이와 같이 의식 수준과 삽관, 기관절개관, 튜브영양의 적용은 외상성 뇌손상의 초기 폐렴과 연관되어 질 수 있다.

또한 외상성 뇌손상 환자들의 삼킴 능력에 대한 신경 외상의 영향은 삼킴시 기관절개관이나 호흡기(ventilator)의 의존, 의사 소통 능력, 인지 능력과 신체적 결손들에 영향을 주고, 이는 자가 섭식 능력과 관련되어 서로 상호 작용한다. 기관절개관은 호흡 계통에 어느 정도 도움을 주고, 안전한 삼킴을 위해 필수적인 경우가 많다. 한 연구에서는 기관절개관이 외상성 뇌손상 환자의 흡인이나 연하장애 비율의 증가와 관련이 없다고 보고하였다. 환자의 의사 소통과 인지장애는 삼킴 평가와 재활 전략들의 수립에 중요한 요소로 작용하며, 이에 대한 임상가들의 지속적인 연구가 필요하다. 마지막으로 신체적 결손은 자가 섭식 활동의 의존도에 영향을 준다.

치료 고려 사항

외상성 뇌손상은 많은 결손이 관찰되어지는 만큼, 임상 양상 역시 다양하며, 잠재적인 치료 전략과 치료 기술 또한 다양하게 알려져 있다. Cherney와 Halper는 서로 다른 영역의 전문가로 이루어진 팀 접근에 의한 외상성 뇌손상 환자의 연하장애 관리가 제공되어야 한다고 제시한다. 표준화된 중재 접근에는 식이 변형(dietary modifications), 자세 조절(postural adjustments), 섭취 적응, 행동적 메뉴버와 보상 전략 등이 있고, 이러한 방법들은 초기 손상 과정에서 다양하게 적용된다 (14장 참조). 광범위한 동반 질환(comorbid)을 갖는 중증도의 손상이 발생할 경우에는 구강 식이가 아닌, 다른 방법의 섭식이 필요한 경우가 많다. 삼킴 능력에 따른 적절한 임상적 중재를 통한 섭식 능력의 회복은, 외상성 뇌손상으로 인해 연하장애를 보이는 많은 환자들에게 긍정적으로 다가갈 것이다.

피질하 기능

기저핵(basal ganglia)은 움직임의 질에 영향을 주는 피질하 대뇌반구 내의 세포체 집단이다. 기저핵의 기능은 근긴장(안정시의 근육 수준)과, 안정된 움직임 및 다른 기능들과의 관계를 조절한다. 기저핵 기능의 손상은 과도한 근긴장과 계획되지 않은 움직임으로 나타난다. 과도한 근긴장은 움직임의 시작 지연과 느린 움직임 및 움직임의 양을 줄어들게 한다. 또한 계획되지 않은 움직임은 협응되고, 부드러운 수의적인 움직임의 발생을 방해한다. 움직임의 장애는 진전(tremor), 규칙적이고 간헐적인 움직임(clonic movement), 근긴장 이상(dystonia)으로 발현되고, 무의식적 움직임들이 의도된 움직임들 사이 또는 근육군의 휴식 상태에서도 나타난다. Box 5-5는 기저핵핵 결손에 따른, 다양한 양상의 일반적인 삼킴 문제들이 기술되어 있다.

피질하 기능과 삼킴 결손: 파킨슨병

파킨슨병(Parkinson' s disease, PD)은 기저핵의 손상에 기인하며 천천히 진행된다. 주된 증상은 수의적인 움직임의 손상이다. 파킨슨병의 전형적인 특징은 휴식시 진전(resting tremor), 운동완서(bradykinesia)와 강직(rigidity)이다. 이 장애의 원인은 정확히 알려지지 않았지만, 최근 들어 움직임 변화의 원인이 기저핵의 손상으로 신경전달물질인 도파민의 고갈 때문이라는 의견이 우세하다. 이러한 변화는 오랜 시간동안 이어진 투약과 기저핵 기능 퇴행의 영향일 수 있다. 파킨슨병 환자들은 다양한 임상적 증상이 나타난다. 파킨슨병 환자들은 치매와 비슷한 양상을 보이고 인지적인 과제에서 문제를 보인다. 질병은 진행성이고 그들의 얼굴에는 무표정이 관찰된다. 또한, 조음곤란(dysarthria), 글쓰기 손상(micrograrphia, 작은 글씨증), 신체 조절의 변화, 보행(gait) 및 움직임의 능력이 줄어들거나 불안정해지는 양상을 보인다. 파킨슨병의 진행은 환자에 따라 다양하고, 현재로서는 파킨슨병의 치료 방법이 없다. 파킨슨병의 의학적 관리에는 약물 투여가 우선적으로 시행되고 있지만, 최근에는 수술적 방법으로 관리되기도 한다. 파킨슨병 환자들의 연하장애는, 근본적인 운동의 손상, 질병 진행의 정도, 잠재적인 약물 등의 영향에 기인한다. Miller 등은 파킨슨병으로 진단받은 137명의 성인 환자 중, 84%는 연하장애를 가지고 있고, 23%는 심각한 연하장애 증상과 물 150mL 삼킴 과제를 수행하지 못한다고 하였다. 일반적으로 구인두 삼킴 결손은 불수의적 움직임이나 잔류물, 비효율적인 음식덩이 형성, 위축된 삼킴 등의 원인으로 약한 음식덩이 조절로 나타난다. 게다가 운동완서가 있는 파킨슨병 환자들은 삼킴 과정의 지연을 특징적으로 나타낸다. Box 5-6에는 구인두 삼킴과 관련된 결손이 있는 파킨슨병 환자들의 증상이 기술되어 있다. 타액분비과잉증(sialorrhea)으로 인한 침 흘림(drooling)은 중증도의 연하장애와 파킨슨병 환자의 일반적인 문제점이고, 한 연구에서는 타액분비과잉증이 있는 환자의 경우, 무증상 흡인(silent aspiration)과 호흡기 감염에 노출될 확률이 높고, 이로인해 사망에 까지 이르게 된다고 보고하였다. 파킨슨병의 삼킴 결손은 구강과 인두의 삼킴 기전 요소들을 넘어 증상이 확대된다. Gross 등은 삼킴과 삼키는 동안 기도 보호가 약해지는 호기 사이의 협응 손상에 대해 보고하였다. 또한 다양한 식도 이상들이 관찰되는데, 식도 통과 시간의 지연, 식도의 비정상적 흐름, 식도의 비정상적 수축 등이 보고되었다. 파킨슨병 환자들은 더 나아가, 소화관 이상으로 인한 위부전마비(gastroparesis)와 다양한 배변기능 장애가 나타날 수 있다. 불규칙한 위부전마비는 움직임의 장애와, 질병 치료시 사용되는 약물의 영향에 기인할 수 있다.

연하장애 임상가들은 파킨슨병 환자들의 연하장애 평가에서 위에서 항문까지의 기관 기능에 관한 연구를 지속하고 있다. 파킨슨병 환자들은 질병 치료에 대한 시간과 질병의 결과들을 일상생활에서의 문제 위주로 크게 분류하여 접근하여야 한다. 이들의 결손은 삼킴 기전, 음식 섭취, 쇼핑과 같은 활동과 관련이 있을 수도 있고, 음식의 준비, 자가 섭식 활동 능력 등으로 확대 접근이 가능하다. 이와 같이 연하장애가 있는 파킨슨병 환자의 일상생활은 환자와 보호자의 부담을 증가시키게 된다. 연하장애로 인한 적절한 지지체계의 결핍은 환자 개인의 건강 상태와 영양 등의 직접적인 문제 뿐만 아니라, 보호자의 부담 및 재정에 이르는 잠재적인 문제로 확대될 수 있다.

치료 고려 사항

파킨슨병 환자에 대한 연하장애 치료 효과의 임상적 자료는 많지 않다. Baijens와 Speyer는 파킨슨병 환자의 재활, 수술 및 적용되는 약물과, 다른 치료사들을 통한 파킨슨병 환자의 삼킴 어려움에 관한 16가지 연구를 종합하였다. 이 연구들에 언급되어 있는 다양한 중재법은 파킨슨병 환자들의 삼킴 능력에 어느 정도 향상을 불러왔다. 예를 들어, Felix 등의 연구에서는 2주간의 생체되먹임(biofeedback)을 적용한 후, 물과 작은 비스킷의 삼킴에 향상을 보였고, El Sharkawi 등의 연구에서는 Lee Silverman Voice Treatment(LSVT)의 1달 시행 후 삼킴에 다양한 증진을 보였다. LSVT란 파킨슨병 환자에게 발성과 언어 증진을 위해 적용하는 치료법으로 잘 알려져 있다. 이 연구에서는 삼킴 능력 향상을 위한 LSVT의 중재 결과를 교차 시스

Box 5-5 기저핵 결손 환자들의 일반적인 연하장애

- 약한 음식덩이 조절: 불수의적인 움직임
  - 구강
  - 구인두
- 비능률적인 삼킴으로부터의 잔류물
  - 구강
  - 구인두
  - 인두
- 삼킴 유형에 따른 차이점
  - 자동적인 움직임과 계획적인 움직임
- 중증도의 의존성

Box 5-6 기저핵 결손 환자의 구인두 연하장애

구강단계
- 혀의 진전
- 반복적인 혀의 펌핑*
- 적은양의 삼킴
- 연구개 진전
- 구강 잔류*

인두단계
- 후두개곡의 잔류*
- 조롱박 오목의 잔류
- 기도 침습
- 흡인
- 인두-식도 분절의 기능장애

* 일반적으로 관찰되는 특징들

표 5-3
파킨슨병의 삼킴중재 요약

	일반적 삼킴	초기 삼킴장애	중등도 삼킴장애	중증도 삼킴장애
특징	관찰된 변화 없음	인두의 연동운동 감소 혀의 반복성 고정 움직임	인두의 연동운동 악화 삼킴반사의 지연 반지인두의(cricopharyngeal) 기능장애 삼킴 시 불안전한 후두덮개	삼킴시 흡인
중재	체중 감시	수의적인 움직임으로 삼킴을 할 수 있도록 상담	독립성을 위한 보조 장치 소개	턱-당기기 삼킴교육
	질문과 답	체중감시 약물 섭취 시간 관리	감각입력 증진 중복 삼킴 교육 작은 음식 추천	부드러운 식이로 전환

템 효과(cross-system effect)를 활용해 분석하였다. 마지막으로 Pitts 등의 연구에서는 4주간의 호기 근육의 강화 훈련 후, 수의적인 기침과 삼킴에 관여하는 변수들의 향상을 보인 것으로 나타났다. 이들의 연구 결과를 종합해 볼 때, 다양한 행동적 중재(behavioral interventions)들이 넓은 범위의 치료 효과를 불러일으키는 것으로 나타났다. 하지만, 몇몇의 중재는 연하장애가 있는 파킨슨병 환자 중 연구에 적절한 환자를 임의로 선택했을 수도 있고, 연하장애의 호전이 환자의 적절한 의학적, 외과적 중재에 기인한 것일 수도 있으며, 임상적으로 근거가 부족한 연구 계획과 적은 수의 대표성 없는 환자를 대상으로 연구가 진행되었을 수도 있다. 임상 연구의 결과들은 타당성 있고, 객관적인 자료의 수집 및 적용이 중요한데, 앞서 제시한 연구들에는 이러한 객관성이 부족한 연구들이 많이 있었다. 향후의 파킨슨병에 대한 연구들은 연하장애의 다양한 중재 효과와 정확한 지식을 제공하기 위한, 보다 객관적인 노력이 필요하다.

연하장애 환자들의 치료 계획은 연하장애에 대한 근본적인 기전의 이해가 우선 되어야 한다. 게다가 파킨슨병은 진행성 질병이기 때문에, 병의 진행에 따른 중재 전략의 변화가 필요하다. 마지막으로 약간의 약물 복용은 파킨슨병 환자들의 삼킴 기능에 긍정적인 영향을 기대할 수 있지만, 다양한 삼킴 기능의 문제를 보이는 모든 환자에게는 적용하기 힘들다. 삼킴 기능은 약물의 효과 지속 시간에만 반응을 보이고, 약물의 최대 효과를 위해서는 매 식사와의 연결성이 중요하다. Yorkston 등은 파킨슨병 환자들에게 필요한 적절한 중재 전략을 요약 하였다. 임상가들은 표 5-3의 목록대로 치료 선택에 엄격한 제한을 두지 않아도 되지만, 이 표는 파킨슨병 환자들의 일반적인 연하장애 진행에 대한 가능성 있는 중재 범위를 나타낸 것으로, 파킨슨병 환자들의 삼킴 능력에 맞춘 식이 변형과 교육, 상담을 통한 환자 개개인에 맞는 치료 중재의 변화를 제시하고 있다. 이 정보들은 연하장애 임상가들에게 다양한 파킨슨병 환자의 수준에 따른 연하장애 중재의 가이드라인을 수립하는데 도움이 될 것이다.

뇌줄기의 기능

뇌줄기(brainstem)는 종종 다른 조직과 구조가 만나는 상자로 표현된다. 주요한 오름감각신경들은 뇌신경들에 의해 머리와 목에서부터 정보를 받아들인다. 머리와 목의 골격은 피질연수시스템(corticobulbar system)의 상위운동신경원(upper motor neuron)으로부터 운동신경 지배를 받는다. 개개의 뇌신경의 운동구성 요소에 의한 상위운동신경 시냅스는 하위운동신경원(lower motor neuron)들로 전해진다. 뇌줄기의 손상은 머리와 목 부근의 감각 결손으로 나타나고, 상위 · 하위운동신경원 손상은 운동 결손으로 나타난다. 상위운동신경원 손상의 특징으로는 경직과 연합된 움직임 손상이 나타나고, 하위운동신경원 손상의 특징으로는 이완성 위축과 연합된 움직임의 손상을 나타낸다. 삼킴의 중추는 뇌줄기의 꼬리 쪽 부위에 있다고 여겨진다. 이 꼬리 부위의 신경 다발은 삼킴 기전의 다양한 구조적 요소(구강, 인두, 후두)를 협력시키며, 호흡과 삼킴 기능을 조율한다. 이로 인해, 뇌줄기의 꼬리 쪽 부위 손상은 삼킴의 기본 감각과 운동 징후의 손실과 연관되고 중증도의 연하장애를 일으킨다.

뇌줄기의 기능과 삼킴 결손

뇌줄기 손상 후에 나타나는 삼킴 결손은 신경학적 결손과 연하장애 사이의 관계에 대한 좋은 예가 될 수 있다. 일반적으로 뇌줄기 손상으로 인한 연하장애의 경우 두 가지 양상을 보인다. 첫째, 삼킴 중추의 붕괴는 운동협응 장애와 관련되고, 삼킴 근육의 위축은 피질연수 시스템의 손상으로 나타날 수 있다. 전체적인 영향으로는, 임상적으로 삼킴과 호흡의 사이에서 운동협응 장애가 나타날 뿐만 아니라, 하나 또는 여럿의 근육군

(연구개, 인두, 후두, 인두-식도 분절)들에서 피질연수시스템의 신경지배에 의한 위축이 나타난다. 이는 결과적으로 불완전한 삼킴으로 발현된다. 불완전한 삼킴은 특정한 유병 기간에 상관없이 삼킴의 생리학적 손상으로 관찰되기도 한다. Box 5-7은 불완전한 삼킴의 특성을 요약한 것으로, 뇌줄기 손상 후에 나타나는 연하장애 환자들의 증상에 대해 설명하고 있다.

치료 고려 사항

대뇌반구 손상과 유사한 양상을 보이는 뇌줄기 손상 환자의 삼킴 기능 지연은 어느 정도 회복 된다. 뇌줄기 손상으로 인한 연하장애의 임상적 증상과 동반 질환은 상당히 많고 다양하다. 대뇌반구 손상 환자에 대한 연하장애의 치료 접근 방법은, 유사한 시간 지연 증상을 보이는 뇌줄기 손상 환자의 접근에 도움을 줄 것이다. 뇌줄기 환자에 있어 연하장애 및 그와 관련된 치료적 요소는 호흡과도 관련을 맺기 때문에 조심스런 접근이 필수적이다. 임상적으로 호흡을 위해 기관절개관이 필요한 환자는, 기관절개관을 적용하지 않은 환자에게서 나타나는 임상적 양상이 서로 다를 수밖에 없다. 다양한 뇌신경 결손보다 경한 뇌신경 결손에 대한 생리학적 접근이 재활 효과가 더 클 것이고, 보행이 가능한 환자의 경우 보행이 불가능한 환자보다 의욕적으로 치료에 임할 수 있을 것이다.

아급성 뇌졸중 환자의 중재에는 예방적 요소의 중요성이 부각된다. 아급성 환자에게는 부적절한 구강 섭취로 인한 호흡기와 관련된 합병증이 매우 큰 위험 요소이다. 중증도의 신경학적 손상과 전반적으로 양호한 건강 상태를 보이는 환자는, 치료 전략의 수정없이 수동적인 감각-운동 자극, 자세 조절, 삼킴 방법의 변형, 보상적 메뉴버 적용 등을 통해, 능동적 삼킴을 기대할 수 있다. 환자의 건강 상태를 증진시키기 위한 연하장애 중재는 직접적이고 집중적일 필요가 있다. 몇몇의 임상 연구를 통해, 치료 접근법의 초점이 삼킴의 근력과 협응의 증진에 국한되었지만, 연하장애 전문가의 핵심은 의학적 방법과 다른 재활전문가들의 이해와 환자의 전반적인 건강 상태, 환자에게 전반적으로 필요한 치료 전략 구성, 삼킴 증진을 위한 치료 등을 포괄하여 통합적으로 중재되어야 한다.

삼킴시 소뇌의 역할

소뇌는 뇌줄기 뒤쪽, 약간 위쪽에 인접해 있다. 삼킴 조절에 관여하는 소뇌의 기능은 자세하게 연구된 바 없지만, 삼킴 반응을 활성화시키는데 관여하는 것으로 알려져 있다. 이는, 몇몇 기능적인 이미지 연구들에서 소뇌의 활성화를 통해 관찰되었다. 소뇌 손상의 임상적 증상은 실조증(ataxia), 활동시 진전(intention tremer), 저긴장(hypotonia)이다. 이러한 움직임의 결손들은 삼킴 기능의 손상을 야기 시킨다. 소뇌 손상으로 인한 움직임의 결손과 위축은 음식덩이 조절의 어려움을 가져오고, 삼킴 능력을 저하시켜 잔류물을 남긴다.

하위운동신경원과 근육질환

하위운동신경원이 손상되면 말초신경들의 신경근 접합부 손상으로 인한 이완성 위축이 나타난다. 신경근 접합부는 운동 기능을 제어하는데 중요하게 작용하며, 이에는 기관, 근육, 감각을 포함한다. 근육 수준에서의 운동 손상은 근육병증으로 알려져 있다. 근육병증은 손상측 근육군에 중증도의 이완성

CLINICAL CORNER 5-2

몇 년 전 영양튜브를 하고 있는 파킨슨병 환자를 본 적이 있다. 장애의 등급은 기억이 나지 않지만, 그는 집밖으로의 이동이 불가능해 보이고 강직과 조음장애를 가지고 있었다. 영양튜브를 통한 영양 공급에도 불구하고, 그의 부인은 남편이 지속적인 구강 섭취를 원하여 방사선사와 의사에게 의뢰한 것이 기억난다. 그는 이전에 어떤 일로 폐렴을 앓은 적이 있었고, 그로 인해 삼킴 검사를 시행하였다. 그의 부인은 남편이 밀크셰이크를 아무런 어려움 없이 마신다고 하였다. 비디오투시검사에서 우리는 5mL 이하의 묽은 혼합물, 진한 액체, 푸딩 등을 스푼으로 제공하였다. 우리는, 약한 구강 조절로 인해 기도가 닫히기 전에 음식물이 인두로 들어가는 양상을 볼 수 있었다. 또한, 점도가 높은 액체 삼킴에서 잔류물이 증가함을 알 수 있었다. 그녀가 말한 집안에서의 밀크셰이크 섭취 정보를 바탕으로, 묽고 달콤한 음료를 빨대로 환자에게 제공하였더니 놀랄 정도로 삼킴 기능의 증가가 나타났다. 흡인을 관찰할 수 없었으며, 잔류물의 양은 적었고, 다양한 삼킴이 성공적으로 나타났다. 환자는 영양튜브와 동시에 빨대로 밀크셰이크 섭취가 가능하였다. 이 환자는 짧은 기간에 구강으로의 지속적이고 적절한 영양 섭취가 가능하였다.

논리적 사고

1. 빨대를 이용한 삼킴과 스푼을 이용한 삼킴의 차이점에 대하여 설명하시오.
2. 파킨슨병 환자의 특별한 차이 및 다른 질환과 유사한 특징은 무엇인가?
3. 파킨슨병 진단을 받은 환자들의 삼킴 능력 평가는 언제가 적당하다고 생각하는가?

Box 5-7 뇌줄기 뇌손상 환자의 인두 삼킴 결손

- 인두 반응의 지연
- 목뿔후두(hyolaryngeal) 올림의 감소
- 구인두 수축 감소
- 인두 수축 감소
- 후두덮개 움직임 감소
- 인두-식도 분절 열림의 감소
- 일반적인 불균형(호흡기 포함)

위축이 특징적이다. 감각 손실은 여러 가지 형태로 나타날 수 있는데, 신경학적 및 신경학적이 아닌 원인으로도 손상 받을 수 있다. 감각 손상은 음식덩이의 잔여물을 느끼지 못하게 하고, 기도에서 액체 음식의 흡인에 직접적으로 영향을 줄 수 있기 때문에 특히 신경써야 한다.

하위운동신경원 장애와 삼킴 결손

근위축성측삭경화증(amyotrophic lateral sclerosis; ALS)은 하위운동신경원 손상과 연하장애와 연관되어 나타난다. 루게릭병(Lou Gehrig' s disease)및 운동신경원장애로 불리는 ALS는 퇴행성으로 원인은 잘 알려져 있지 않다. 임상가들에 의해 알려진 진행성 위축은 피질연수에 의한 근육 조직의 약화로 질병초기 30%의 환자에게서 나타난다.

ALS의 신경학적 손상은 하위운동신경원의 말초신경계에만 국한되지 않고 중추신경계의 손상도 진행된다. ALS의 운동 결손은 복합적이며, 이완(하위운동신경원)과 강직(상위운동신경원)의 특징이 함께 나타난다. 이완(flaccid)과 강직(spastic)으로 인한 근육의 약화는 신체 전반의 약화와 더불어 삼킴과 호흡을 위한 근육 조직까지 약화시킨다. ALS 발병 후, 평균 생존기간은 5년 정도이며, 많은 환자들이 호흡의 정지로 인해 사망에 이르게 된다. ALS 환자는 연하장애와 함께 팔과 다리의 움직임에 어려움을 느끼고, 조음곤란과 호흡에 관여하는 흉부 근육의 약화와 인지적 변화(감정 불안정성, 치매를 포함)를 경험한다.

ALS의 연하장애는 진행성이며, 광범위하게 발생하고, 음식덩이의 이동과 형성에 관여하는 근육군의 약화를 가져온다. 질병 초기의 연하장애는 혀의 위축으로 오는 구강 움직임 제한으로 나타난다. ALS 환자의 특징적인 음식덩이의 약한 구강 이동은 연수(bulbar)의 병변으로 인한 증상과 다를지라도, 동일하게 인두 부위의 잔여물을 남기게 된다. 또한, 인두-식도 분절의 열림을 불완전하게 하고, 후두 거상(laryngeal elevation) 능력을 약화시킨다. ALS 환자는 병의 진행에 따라 삼킴 시 호흡 양상이 부정적으로 변화한다. Nozaki 등의 연구에 의하면, ALS의 증상이 심해질수록 삼킴 무호흡(swallow apnea)이나 저호흡(hypopnea)의 발생빈도가 높아지고, 비디오투시 검사에서는 흡인의 발생도 증가하는 것이 관찰된다. ALS 환자의 연하장애에 대한 일반적인 고려 사항은 Box 5-8에 제시되어 있으며, 연하장애의 특징은 Box 5-9에 나타나 있다. ALS 환자의 일반적인 삼킴 결손은, 구강에서는 음식덩이의 형성에 제한이 발생하고, 인두에서는 음식덩이의 이동 능력이 줄어들어 잔여물이 쌓이고 기도 보호를 방해한다. 또한, 혀 근육의 약화가 연하장애 초기에 나타나고, 이는 언어 능력과 삼킴 능력에 부정적인 영향을 준다. 환자의 삼킴 기전에 대한 결손으로 고체 음식을 씹는 것에 어려움을 나타내며, 입술에서 액체나 음식을 흘리거나 특정한 음식 섭취에 어려움을 느낄 수 있다. 환자들은 특정한 음식에 거부 반응을 보일 수 있으며, 그들만의 변형된 식이, 변형된 삼킴, 변형된 저작 기전 등으로 대처한다. 병의 진행에 있어 환자의 식이에는 많은 변형적 방법을 필요로 하고, 체중 손실의 위험과 그로인한 영양의 결핍을 주의해야 한다. 식이를 적용할 때에는, 환자의 사회적 환경의 손실을 고려하고, 이에 기초한 알맞은 음식 재료를 선정하는 것에도 주의를 기울여야 한다(15장 참조). 표 5-4는 Yorkston 등이 연구한 ALS의 다양한 중재 전략들이 요약되어 있다.

근육병과 삼킴 결손

다양한 병리학적 상태들은 삼킴 기능에 관여하는 근육들에 부정적인 영향을 미친다. 근육군의 약화로 연하장애를 불러일으

Box 5-8 감각-운동 결손과 관련한 ALS 환자의 일반적 연하장애

- 구강의 음식덩이 조절
  - 입 주위 위축
  - 혀의 위축
- 이동의 감소
  - 피막 누출
  - 혀의 펌핑 감소
  - 인두 수축 감소
- 잔류물
- 기도 보호
  - 운동완서
  - 잔류물

Box 5-9 ALS 환자의 구인두 연하장애 특징

구강단계

- 누출
- 저작(씹기)
- 음식덩이 형성
- 음식덩이 이동
- 잔류물의 고임

인두 단계

- 후인두 역류(nasopharyngeal regurgitation)
- 후두개곡 고임(valleculae pooling)
- 조롱박오목 고임
- 기도 유출
- 효과없는 기도 청결
- 짧은 호흡

Practice Note 5-5

ALS로 진단받은 50대 후반 여성이 신경과 전문의에 의해 언어와 삼킴 평가에 의뢰되었다. 그녀는 평가에 의뢰되기 약 18개월 전부터 언어 구사에 어려움을 보였다. 평가 5개월 전에는 모든 음식에 구강섭취가 가능하였으나, 점도 높은 음식물의 섭취는 기피하였다.

그녀는 삼킬 때 보상 방법을 사용하였으며, 점도 높은 음식을 먹을 때는 물 아래로 가라앉게 하여 작은 조각들을 분리해 내었다. 그녀는 또한, 매일같이 침 흘림으로 인한 구강분비물 조절에 어려움을 겪었다. 그녀의 임상적 평가에서 복합적 조음장애와 혀의 양측성 근섬유 연축이 보였으며, 뇌신경들의 손상은 없었다.

The Mann Assessment of Swallowing Ability, MASA 점수는 160~200이고 이것은 중등도의 삼킴 장애를 가지고 있다는 것을 의미한다. 그녀의 ALS 중증도 척도의 언어 점수는 6점으로 간단한 의사소통만 반복 사용할 수 있었고, 삼킴 점수는 7이하로 식이 변화를 필요로 했다. 그녀의 내시경과 비디오투시검사에서는 기본적이고 간단한 움직임에서 속도 저하와 순차적 움직임에 손상을 보였다. 비디오투시검사에서 그녀는 근육의 약화로 인해 음식덩이의 느린 통과를 보였지만 기능적인 삼킴은 유지하였다.

2달 후 다시 관찰했을 때, 그녀는 작은 임상적 변화를 보이긴 했지만 MASA 점수에서 154점 이하로 나왔고, 이는 식사시 기침 반사의 증가와 혀 기능의 변화로 인한 것이었다.

키는 전형적인 근육병증으로는, 다발성 신경병증(polyneuropathy), 중증근무력증(myasthenia gravis), 다발성 근염(polymyositis), 피부경화증(scleroderma), 전신홍반루푸스(systemic lupus erythematosus), 근이영양증(muscular dystrophy) 등이 있다. 특수한 건강관리팀과 함께 일을 하지 않는 한, 연하장애 임상가는 이러한 발병 빈도가 낮은 질환들을 흔히 접하기는 힘들지만, 각각의 질환들에 대한 이해없이는 효율적인 연하장애의 중재가 불가능하다.

다발성 신경병증

"여러 신경들의 동시적인 병리 현상"으로 불리는 다발성 신경병증의 원인은 다양하다. 당뇨 역시 다발성 신경병증의 원인으로, 말초신경에 영향을 준다. 삼킴 근육을 지배하는 말초신경들의 신경 지배 약화는, 씹거나 삼키는 근육들의 손상에 직접적으로 관여한다. 또한, 다발성 신경병증으로 인한 감각 결손은, 음식과 음료를 안전하게 섭취하는데 영향을 미친다. 길랭-바레증후군(Guillain-Barre syndrome)은 성인에서 호발하는 다발성 신경병증의 하나로, 길랑-바레 증후군이 있는 대부분의 환자는 어느 정도의 연하장애를 보이는 것으로 보고되고 있다. 환자의 주된 증상은 구강기 및 인두 부위의 연하장애로 특징지어지며, 신체적 호전과 더불어 삼킴 기능 역시 특별한 중재가 제공되지 않아도 회복되는 양상을 보인다. 하지만 중증도의 연하장애가 발현된 경우, 징후가 지속되기도 한다.

중증근무력증

중증근무력증은 운동 신경과 근육들 간의 신경전달물질의 이상으로 유발되는 질환이다. 움직임의 시작에서, 지속적인 근피로로 인한 이완성 위축이 나타나고, 지속적이고 반복적인 움직임을 요구하는 삼킴 기능은 빠른 피로와 기능 약화로 이어진다. Cotton-Hudson 등은 중증근무력증을 보이는 성인 연하장애 환자 20명을 대상으로 연구한 결과, 대상 환자군 전체에서 구강 및 인두의 결손과, 약 30% 정도에서 흡인이 나타났다고 보고하였다. Link 등의 연구에서는 중증근무력증으로 인해 식도 역시 기능 이상을 보인다고 하였다. 중증근무력증 환자들의 삼킴 관련한 특징은 삼킴 기전의 전체적인 과정에 약화를 보인다는 것이다. 마지막으로, Worneck 등은 중증근무력증 환자를 대상으로 텐실론 검사(Tensilon test; 중증근무력증을 진단하는 특수 검사)와 삼킴 검사인 기관지 내시경 검사를 동시에 적용하였다. 중증근무력증 환자는 텐실론 검사에 사용하는 약물의 영향으로 짧은 증상의 호전을 보이는데, 텐실론 검사와 병행한 삼킴 내시경 검사는 초기 중증근무력증 연하장애 환자의 의학적 제언을 위한 효과적인 검사법의 조합으로 추천된다.

표 5-4
ALS에 관한 삼킴중재의 요약

	초기 삼킴 문제	식사의 일관성 변화	구강의 욕구 불만족	타액(침) 문제
특징	고체음식 삼킴의 어려움 식사시간 증가 작은 음식 필요	만성 탈수증 즐거움 손실 체중 감소	칼로리 섭취 감소 액체 섭취 감소 호흡시 피로	많은 타액 분비 침 흘리기
중재	턱-당기기 자세 사용 액체 섭취 유지 빨대 사용 증진 카페인 제거 중복 삼킴 교육	부드러운 식이로 변화 액체 섭취 유지 고칼로리 음식 섭취 맛, 온도(냉) 감각의 액체 증가	경피내시경위창냄술(PEG)삽입, 비위영양관(nasogastric), 입위관(orogastric)	적당한 수분 공급 흡인기 사용 약물 사용 타액관의 수술적 재배치

다발성 근염, 피부경화증, 전신홍반루푸스

다발성 근염, 피부경화증, 전신홍반루푸스 등은 염증성 근육 질환으로, 전형적인 결합 조직의 질환이다. Sheehon은 이 질환들에 대한 연하장애 정보에 관하여 요약하였다. 내용을 보면, 다발성 근염은 횡문근의 염증을 보이고, 종종 근위부 근육군에서 시작되어, 머리와 목의 근조직 약화로 인한 구인두성 연하장애를 유발시킨다. 몇 가지 임상적 특징의 예를 들면, 음식덩이와 액체류의 비인두성 역류, 인두의 잔류물, 기도 손상 및 경추 부근의 식도 결손 등이 자주 보고된다. 피부경화증(전신 피부의 경화 진행)은 부드러운 근육 조직에서 발생하는 염증이다. 연하장애는 식도에서 자주 보이며, 초기에는 원위부 식도에서 기능 장애가 나타난다. 피부경화증이 있는 많은 환자들은 식도 기능 장애로 인해 고형의 음식에서 연하장애를 경험한다. 구인두성 연하장애 또한 피부경화증의 특징 중 하나이다. 전신홍반루푸스는 진행성 질환으로, 남성보다 여성에서 호발한다. 환자들마다 증상의 발현 및 진행 과정은 다양하며, 근위부 근위축(머리와 목의 근조직 포함), 뇌신경의 이상 등을 나타내며, 보통 식도에서 연하장애가 많이 발생한다. 일반적 특징으로는 피로와 권태감, 통증, 줄어든 식욕과 함께 연하장애를 보이고, 연하장애는 구인두와 식도 사이에서 많이 나타난다.

근이영양증

근이영양증은 다양한 근육군에 영향을 주는 근육병증의 하나이다. 근이영양증의 여러 유형 중에서 눈인두 근이영양증(oculopharyngeal muscular dystrophy, OPMD)은 질환의 초기부터 삼킴에 문제를 가져온다. OPMD는 천천히 진행되는 근육병증으로, 연하장애, 조음곤란, 안검하수와 얼굴과 몸통의 위축이 특징적으로 관찰된다. 인두의 근육들에도 위축을 가져와 기도 보호 기전을 위협한다.

치료 고려 사항

하위운동신경원과 말초 근육군들에 영향을 미치는 다양한 질환들은 대부분 진행성이고, 이로 인해 임상가들은 질환의 신경학적인 이해와 삼킴의 중재 전략을 위한 심도 깊은 연구가 필요하다. 식이 변형으로부터 행동 보상에 이르기까지 다양한 치료적 전략들이 사용될 수 있으며, 근력이나 지구력과 관련된 전략은 다양한 상황에서 효과적으로 활용된다. 만약 근본적인 질환으로 인해 삼킴에 요구되는 근육들의 위축이 발생한다면, 근본적인 근 위축은 증상이 더 심해지기 전에 개선되어야 한다. 또한, 환자의 개인적인 감각-운동 능력과, 근본적인 신경학적 영향에 대한 이해가 중요해진다. 임상가들은 환자의 삼킴 능력을 증진시킴과 동시에, 환자가 받고 있는 다른 의학적 치료에 대해서도 숙지하고 있어야 한다. 연하장애 임상가는 다른 건강증진팀과의 의사소통을 통해, 환자들이 매 시간 어떠한 약물을 투여 받고 있는지 알고 있어야 하며, 이는 다양한 약물의 효과를 고려한 연하장애 치료 계획의 최적의 결정을 내리는데 중요하다.

신경학적 연하장애와 유사한 삼킴의 의원성 및 특발성 장애

명백한 신경계 질환의 다양한 결손은 신경학적 연하장애로 나타난다. 이에 따른 요소로는, 발견되지 않은 혈관 결손, 노화에 따른 기능장애, 복합적 의학적 상태로 인한 기능 장애, 약물의 변화, 진행적인 질환의 초기 증상과 수술 후 변화 등가 있다. 연하장애는 신경학적 질병과 손상으로 인한 기능 장애로 나타날 때, 그 원인적 요소들의 파악이 중요하다.

요점

1. 신경계 질환으로 인해 감각-운동 능력이 저하되면 신경학적 연하장애로 이어질 수 있다.
2. 신경학적 연하장애의 치료는 증상의 기초가 되는 신경학적 근거에 기반하여 이루어진다. 수많은 중재법 중 행동적 접근은 의학적 접근과 함께 환자를 위한 효율적 접근으로 적용가능 하다.
3. 신경학적 연하장애는 시간의 흐름에 따라 그 증상이 변화하며, 변화에 발맞춘 다양한 중재 전략을 필요로 한다. 이러한 변화는 신경학적 결손과 기능의 악화 및 회복 사이에서 발생한다.
4. 다양한 신경학적 결손에 따른 의학적 접근(수술 포함)은 연하장애에 영향을 준다.

CLINICAL CORNER 5-3

75세의 한 노인은 슬관절 전치술 후에 발성장애와 연하장애의 평가를 받았다. 그의 내시경 삼킴검사에서는 왼쪽성대의 움직임이 없었고, 왼쪽 편측 인두의 약화와 분비물의 잔류가 관찰되었다.

논리적 사고

1. 이 환자에게서 발성장애와 연하장애를 일으킨 요소는 무엇인가?
2. 이 환자에게 발생한 슬관절 수술과 발성장애와 연하장애 사이의 연관성에 관해 설명하시오.
3. 왼쪽 성대의 움직임 제한으로 인한 편측 인두 위축의 의학적 중요성은 무엇이고, 이 환자를 위해 어떤 치료 계획을 추천할 수 있겠는가?

CLINICAL CASE EXAMPLE 5-1

69세 남자로 뇌줄기 뇌손상 7개월째이며 연하장애 증상을 보여 평가 의뢰되었다. 환자는 음식과 액체를 구강으로 섭취하지 못하여 PEG에 의해 모든 영양을 섭취하였고, 타액(침)을 삼키지 않고 컵에 뱉었다. 그는 과거에 구강으로 음식 맛을 느꼈지만, 흡인에 대한 불안감 때문에 삼킴을 시도하지는 않았다. 그는 현재 아급성 재활 시기로 폐렴과 다른 합병증은 없었다. 임상적 평가로부터 왼쪽 얼굴에 위축이 관찰됐지만, 강하게 입술을 다물 수 있었다. 오른쪽 신체의 팔과 다리에 위축이 있었고 네발 지팡이로 보행이 가능하였다. 내시경 검사시 왼쪽 성대와 왼쪽 편측 인두에 약간의 부전마비를 보였고, 비디오투시검사에서는 제한된 목뿔-후두(hyolaryngeal) 운동으로 인한 불안전한 삼킴 시도, PES 열림, 점도가 높은 음식을 삼킴 때 잔류물과 묽은 액체에서 약간의 흡인이 나타났다. 그는 자발적 및 불수의적인 기침이 가능하였으며, 강한 기침 반사에서 구강을 통해 흡인된 물질과 잔류물이 빠져 나왔다.

중재

환자는 뇌졸중 후 6개월이 지난 만성적인 뇌졸중 단계로 접어들었다. 그는 뇌졸중 기간 동안 삼킴을 시행하지 못하였지만 밤중에 침 삼킴이 가능하였다. 환자는 맛을 느끼기 위한 강한 동기로 적극적인 치료가 적용되었다. 그의 흡인에 대한 불안은 이해 할 수 있었고, 치료를 시작함에 있어 고려 요소로 작용하였다. 그는 폐렴의 병력이 없었고 기관절개관을 시행한 적도 없었다. 활동적인 환자들은 누워서만 지내는 환자들보다 호흡기 감염에 걸릴 확률이 적다고 생각하기에, 환자의 이동 상태는 긍정적인 징후로 판단되었다. 편측 마비(왼쪽 얼굴, 인두와 신체 오른쪽의 성대)는 뇌줄기 뇌졸중의 특징이다. 불완전한 삼킴은 협응 저하와 감소된 PES 열림과 함께, 목뿔-후두 복합체의 움직임의 제한을 특징으로 나타내었다. 음식덩이가 식도로 들어 갈 때는 양성 반응이 나타나 강한 기침 반사가 유발되고 잔류물이 제거되었다.

환자는 직접적이고 집중적인 삼킴 치료의 대상자로써, 개별화된 적절한 치료프로그램을 통해 기도 보호(삼킴 물질의 선택과 보상적 기법), 목뿔-후두 운동(전상방 움직임 증가), 삼킴의 협응력을 높이는 방법 등을 제공하였다. 이러한 중재가 성공한다면, 환자는 음식과 액체류에 향상된 구강 섭취를 보일 것 이다.

CLINICAL CASE EXAMPLE 5-2

72세의 여자는 진행성 실어증(aphasia)으로 의학적 치료를 받고 있었다. 초기 불만은 체중 감소와 식사를 끝까지 하지 못하는 것이었다. 이 환자의 삶은 독립적으로 유지되었으며, 성인주간센터에 다니고 있었다. 그녀가 말하는 바에 의하며 오후에 기침이 발생한다고 말하였고, 그녀의 오빠는 과거의 식도 질병과 관련된 가족력이 있다고 하였다. 환자는 보행이 가능하고 신체적 손상은 없어 보였다. 그녀의 표현 언어는 머리의 끄덕거림과 약간의 발성으로 제한되었고, 의미 있는 단어들의 생산이 부족하였다. 그녀는 많은 기본적인 명령에서 적절한 응답과 요구를 통해 연하장애 평가의 상호작용적인 참여가 가능하였다. 구강기 검사에서 피질연수 결손의 징후가 나타났다. 삼킴의 비디오투시검사는 완벽히 통과하였다. 삼킴을 시작할 때, 환자의 머리는 앞쪽으로 기울어졌고, 구강 통과 시간의 지연이 관찰되었다. 실제 음식 섭취 검사에서는 환자가 원하는 음식을 제공할 때 음식과 액체(regular-grade diet) 모두에서 안전하게 성공하였다.

그녀는 음식 섭취 방법으로 손가락을 사용하여 섭취할 때가 있었으며, 음식을 자를 때 주로 포크를 사용하였고 나이프는 포크처럼 사용하였다. 다양한 단서를 제공함에도 불구하고 그녀는 나이프를 포크처럼 사용하였고, 도구들(나이프와 포크)의 동시 사용이 불가능 하였다.

72세의 여자는 진행성 실어증(aphasia)으로 의학적 치료를 받고 있었다. 초기 불만은 체중 감소와 식사를 끝까지 하지 못하는 것이었다. 이 환자의 삶은 독립적으로 유지되었으며, 성인주간센터에 다니고 있었다. 그녀가 말하는 바에 의하며 오후에 기침이 발생한다고 말하였고, 그녀의 오빠는 과거의 식도 질병과 관련된 가족력이 있다고 하였다. 환자는 보행이 가능하고 신체적 손상은 없어 보였다. 그녀의 표현 언어는 머리의 끄덕거림과 약간의 발성으로 제한되었고, 의미 있는 단어들의 생산이 부족하였다. 그녀는 많은 기본적인 명령에서 적절한 응답과 요구를 통해 연하장애 평가의 상호작용적인 참여가 가능하였다. 구강기 검사에서 피질연수 결손의 징후가 나타났다. 삼킴의 비디오투시검사는 완벽히 통과하였다. 삼킴을 시작할 때, 환자의 머리는 앞쪽으로 기울어졌고, 구강 통과 시간의 지연이 관찰되었다. 실제 음식 섭취 검사에서는 환자가 원하는 음식을 제공할 때 음식과 액체(regular-grade diet) 모두에서 안전하게 성공하였다.
그녀는 음식 섭취 방법으로 손가락을 사용하여 섭취할 때가 있었으며, 음식을 자를 때 주로 포크를 사용하였고 나이프는 포크처럼 사용하였다. 다양한 단서를 제공함에도 불구하고 그녀는 나이프를 포크처럼 사용하였고, 도구들(나이프와 포크)의 동시 사용이 불가능하였다.

중재

이 특별한 사례는 치매와 유사한 특징을 나타낸다(체중 감소, 음식 섭취 감소, 감소한 언어적 상호작용). 특정 초기 진행성 실어증의 언어 능력 손상은 초기 치매 과정과 유사한 양상을 보이고, 실제 초기 증상도 두 질환이 매우 유사하다. 도구 사용은 특정 음식과 자가 섭식에서 실행증(apraxia) 환자와 비슷하게 관찰되었다. 그녀의 나이와 사회적 위치를 고려한 실행증 양상은 그녀의 삶에 중요한 기능 제한으로 보여진다. 이 환자를 위한 직접적 치료로는, 환경의 변화를 제공하여 환자가 간단한 도구로 식사할 수 있도록, 가족에게 섭취하기 쉬운 음식 준비를 하도록 교육하였다. 환자는 이 전략을 통해 성공적인 섭취가 가능해졌다. 하지만 간단한 도구의 식사 적응이 짧은 기간 안에 효과적일지라도, 질병의 진행에서 이 환자는 부가적인 전략으로 적절한 영양과 적절한 수분 공급을 제공하여야 한다. 그녀의 치료 계획은 지속적인 구강 섭취와 더불어 영양학적으로 규칙적인 감시를 필요로 한다.

참고문헌

1. Duffy JR: *Motor speech disorders: substrates, differential diagnosis, and management,* ed 2, St Louis, 2005, Elsevier Mosby.
2. Humbert IA, Robins J: Normal swallowing and functional magnetic resonance imaging: a systematic review, *Dysphagia* 22:266, 2007.
3. Gonzalez-Fernandez M, Kleinman JT, Ky P et al: Supratentorial regions of acute ischemia associated with clinical important swallowing disorders: a pilot study, *Stroke* 39:3022, 2008.
4. Gordon C, Hewer RL, Wade DT: Dysphagia in acute stroke, *Br Med J (Clin Res Ed)* 295:411, 1987.
5. Schroeder MF, Daniels SK, McClain M et al: Clinical and cognitive predictors of swallowing recovery in stroke, *J Rehabil Res Devel* 43:301, 2006.
6. Hays NP, Robers SB: The anorexia of aging in humans, *Physiol Behav* 30:257, 2006.

7. Perlman PW, Cohen MA, Setzen M et al: The risk of aspiration of pureed food as determined by flexible endoscopic evaluation of swallowing with sensory testing, *Otolaryngol Head Neck Surg* 130:80, 2004.

8. Setzen M, Cohen MA, Mattucci KF et al: Laryngopharyngeal sensory deficits as a predictor of aspiration, *Otolaryngol Head Neck Surg* 124:622, 2001.

9. Ickenstein GW, Kelly PJ, Furie KL et al: Predictors of feeding gastrostomy removal in stroke patients with dysphagia, *J Stroke Cerebrovasc Dis* 12:169, 2003.

10. Michou E, Hamdy S: Cortical input in control of swallowing, *Curr Opin Otolaryngol Head Neck Surg* 17:166, 2009.

11. Hamdy S, Rothwell JC, Aziz Q et al: Organization and reorganization of human swallowing motor cortex: implications for recovery after stroke, *Clin Sci (Lond)* 99:151, 2000.

12. Hamdy S, Aziz Q, Rothwell JC et al: Recovery of swallowing after dysphagic stroke relates to functional reorganization in the intact motor cortex, *Gastroenterology* 115:1104, 1998.

13. Hamdy S, Aziz Q, Rothwell JC et al: The cortical topography of human swallowing musculature in health and disease, *Nat Med* 2:1217, 1996.

14. Mann G, Hankey GL, Cameron D: Swallow function after stroke: prognosis and prognostic factors at 6 months, *Stroke* 30:744, 1999.

15. Smithard DG, O'Neill PA, England RE et al: The natural history of dysphagia following stroke, *Dysphagia* 12:188, 1997.

16. Martino R, Foley N, Bhogal S et al: Dysphagia after stroke: incidence, diagnosis, and pulmonary complications, *Stroke 36:2756, 2005.*

17. Smithard DG, Smeeton NC, Wolfe CD: Long-term outcome after stroke: does dysphagia matter? *Age Ageing* 36:90, 2007.

18. Harraf F, Ward K, Man W et al: Transcranial magnetic stimulation study of expiratory muscle weakness in acute ischemic stroke, *Neurology* 71:2000, 2008.

19. Sulter G, Elting JW, Stewart R et al: Continuous pulse oximetry in acute hemiparetic stroke, *J Neurol Sci* 179:65, 2000.

20. Ali K, Cheek E, Sills S et al: Day-night differences in oxygen saturation and the frequency of desaturations in the first 24 hours in patients with acute stroke, *J Stroke Cerebrovasc Dis* 16:239, 2007.

21. Leslie P, Drinnan MJ, Ford GA et al: Resting respiration in dysphagic patients following acute stroke, *Dysphagia* 17:208, 2000.

22. Leslie P, Drinnan MJ, Ford GA et al: Swallow respiration patterns in dysphagic patients following acute stroke, *Dysphagia* 17:202, 2002.

23. Butler SG, Stuart A, Pressman H et al: Preliminary investigation of swallowing apnea duration and swallow/respiratory phase relationships in individuals with cerebral vascular accident, *Dysphagia* 22:215, 2007.

24. Bravata DM, Ho SY, Meehan TP et al: Readmission and death after hospitalization for acute ischemic stroke, *Stroke* 38:1899, 2007.

25. Saposnik G, Hill MD, O'Donnell M et al: Variables associated with 7-day, 30-day, and 1-year fatality after ischemic stroke, *Stroke* 39:2318, 2008.

26. Hinchey JA, Shephard T, Furie K et al: Formal dysphagia screening protocols prevent pneumonia, *Stroke* 36:1972, 2005.

27. Millns B, Gosney M, Jack CIA et al: Acute stroke predisposes to oral gram-negative bacilli—a cause of aspiration pneumonia? *Gerontology* 49:173, 2003.

28. Leibovitz A, Dan M, Zinger J et al: *Pseudomonas aeruginosa* and the oropharyngeal ecosystem of tube-fed patients, *Emerg Infect Dis* 9:956, 2003.

29. Langdon PC, Lee AH, Binns CW: High incidence of respiratory infections in "nil by mouth" tube-fed acute ischemic stroke patients, *Neuroepidemiology* 32:107, 2009.

30. Carnaby G, Hankey GJ, Pizzi J: Behavioural intervention for dysphagia in acute stroke: a randomized controlled trial, *Lancet Neurol* 5:31, 2006.

31. Kikiwada M, Iwamoto T, Takasaki M: Aspiration and infection in the elderly, *Drugs Aging* 22:115, 2005.

32. Axelsson K, Asplund K, Norberg A et al: Nutritional status in patients with acute stroke, *Acta Med Scand* 224:217, 1988.

33. Davalos A, Ricart W, Gonzalez-Huix F et al: Effect of malnutrition after acute stroke on clinical outcome, *Stroke* 27:1028, 1996.

34. Gariballa SE, Parker SG, Taub N et al: Influence of nutritional status on clinical outcome after acute stroke, *Am J Clin Nutr* 68:275, 1998.

35. Finestone HM, Greene-Finestone LS, Wilson ES et al: Malnutrition in stroke patients on the rehabilitation service and at follow-up: prevalence and predictors, *Arch Phys Med Rehabil* 76:310, 1995.

36. Crary MA, Carnaby-Mann GD, Miller L et al: Dysphagia and nutritional status at the time of hospital admission for ischemic stroke, *J Stroke Cerebrovasc Dis* 15:164, 2006.

37. Poels BJ, Brinkman-Zijiker HG, Dijkstra PU et al: Malnutrition, eating difficulties and feeding dependence in a stroke rehabilitation centre, *Disabil Rehabil* 28:637, 2006.

38. Yoo SH, Kim JS, Kwon SU et al: Undernutrition as a predictor of poor clinical outcomes in acute ischemic stroke patients, *Arch Neurol* 65:39, 2008.

39. Smithard DG, O'Neill PA, Park C et al: Complications and outcome following acute: does dysphagia matter? *Stroke* 27:1200, 1996.

40. Neumann S, Bartolome G, Buchholz D et al: Swallowing therapy of neurologic patients: correlation of outcome with pretreatment variables and therapeutic methods, *Dysphagia* 10:1, 1995.

41. Elmståhl S, Bülow M, Ekberg O et al: Treatment of dysphagia improves nutritional conditions in stroke patients, *Dysphagia* 14:61, 1999.

42. Foley N, Teasell R, Salter K et al: Dysphagia treatment post stroke: a systematic review or randomized controlled trials, *Age Ageing* 37:258, 2008.

43. Crary MA: A direct intervention program for chronic neurogenic dysphagia secondary to brainstem stroke, *Dysphagia* 10:6, 1995.

44. Huckabee ML, Cannito MP: Outcomes of swallowing rehabilitation in chronic brainstem dysphagia: a retrospective evaluation, *Dysphagia* 14:93, 1999.

45. Crary MA, Carnaby-Mann GD, Groher ME et al: Functional benefits of dysphagia using adjunctive sEMG biofeedback, *Dysphagia* 19:160, 2004.

46. Focht A: Differential diagnosis of dementia, *Geriatrics* 64:20, 2009.

47. Easterling C, Robbins J: Dementia and dysphagia, *Geriatr Nurs* 29:275, 2008.

48. Langmore SE, Olney RK, Lomen-Hoerth C et al: Dysphagia in patients with frontotemporal lobar dementia, *Arch Neurol* 64:58, 2007.

49. Kalia M: Dysphagia and aspiration pneumonia in patients with Alzheimer's disease, *Metabolism* 52:36, 2003.

50. Chouinard J: Dysphagia in Alzheimer disease: a review, *J Nutr Health Aging* 4:214, 2000.

51. Chouinard J, Lavigne E, Villeneuve C: Weight loss, dysphagia, and outcome in advanced dementia, *Dysphagia* 13:151, 1998.

52. Knol W, van Marum RJ, Jansen PA et al: Antipsychotic drug use and the risk of pneumonia in elderly people, *J Am Geriatr Soc* 56:661, 2008.

53. Priefer BA, Robbins J: Eating changes in mild-stage Alzheimer's disease: a pilot study, *Dysphagia* 12:212, 1997.

54. Rothan-Tondeur M, Meaume S, Girard L et al: Risk factors for nosocomial pneumonia in a geriatric hospital: a control-case one-center study, *J Am Geriatr Soc* 51:997, 2003.

55. Langmore SE, Skarupski KA, Park PS et al: Predictors of aspiration pneumonia in nursing home residents, *Dysphagia* 17:298, 2002.

56. Wada H, Nakajoh K, Satoh-Nakagawa T et al: Risk factors for aspiration pneumonia in Alzheimer's disease patients, *Gerontology* 47:271, 2001.

57. Ikeda M, Brown J, Holland AJ et al: Changes in appetite, food preference, and eating habits in frontotemporal dementia and Alzheimer's disease, *J Neurol Neurosurg Psychiatry* 73:371, 2002.

58. Volicer L: Goals of care in advanced dementia: quality of life, dignity, and comfort, *J Nutr Health Aging* 1:481, 2007.

59. Amella EJ: Feeding and hydration issues for older adults with dementia, *Nurs Clin North Am* 39:607, 2004.

60. Finucane TE, Christmas C, Travis K: Tube feeding in patients with advanced dementia, *JAMA* 282:1365, 1999.

61. Kuo S, Rhodes RL, Mitchell SL et al: Natural history of feeding-tube use in nursing home residents with advanced dementia, *J Am Med Dir Assoc* 10:264, 2009.

62. Sharp HM, Shega JW: Feeding tube placement in patients with advanced dementia: the beliefs and practice patterns of speech-language pathologists, *Am J Speech Lang Pathol* 2008 Dec 23 [Epub ahead of print].

63. Pelletier C: What do certified nurse assistants actually know about dysphagia and feeding nursing home residents? *Am J Speech Lang Pathol* 13:99, 2004.

64. Monteleoni C, Clark E: Using rapid-cycle quality improvement methodology to reduce feeding tubes in patients with advanced dementia: before and after study, *BMJ* 329:491, 2004.

65. Simmons SF, Schnelle JF: Individualized feeding assistance care for nursing home residents: staffing requirement to implement two interventions, *J Gerontol A Biol Sci Med Sci* 59:M966, 2004.

66. Mackay LE, Morgan AS, Bernstein BA: Swallowing disorders in severe brain injury: risk factors affecting return to oral intake, *Arch Phys Med Rehabil* 80:365, 1999.

67. Terré R, Mearin F: Prospective evaluation of oropharyngeal dysphagia after severe traumatic brain injury, *Brain Inj* 21:1411, 2007.

68. Hansen TS, Engberg AW, Larsen K: Functional oral intake and time to reach unrestricted dieting for patients with traumatic brain injury, *Arch Phys Med Rehabil* 89:1556, 2008.

69. Ward EC, Green K, Morton AL: Patterns and predictors of swallowing resolution following adult traumatic brain injury, *J Head Trauma Rehabil* 22:184, 2007.

70. Terré R, Mearin F: Evolution of tracheal aspiration in severe traumatic brain injury-related oropharyngeal dysphagia: 1-year longitudinal follow-up study, *Neurogastroenterol Motil* 21:361, 2009.

71. Woratyla SP, Morgan AS, Mackay L et al: Factors associated with early onset pneumonia in the severely brain-injured patient, *Conn Med* 59:643, 1995.

72. Hansen TS, Larsen K, Engberg AW: The association of functional oral intake and pneumonia in patients with severe traumatic brain injury, *Arch Phys Med Rehabil* 89:2114, 2008.

73. Sharma OP, Oswanski MR, Singer D et al: Swallowing disorders in trauma patients: impact of tracheostomy, *Am Surg* 73:1117, 2007.

74. Duong TT, Englander J, Wright J et al: Relationship between strength, balance, and swallowing deficits and outcomes after traumatic brain injury: a multicenter analysis, *Arch Phys Med Rehabil* 85:1291, 2004.

75. Cherney LR, Halper AS: Swallowing problems in adults with traumatic brain injury, *Semin Neurol* 16:349, 1996.

76. Schurr MJ, Ebner KA, Maser AL et al: Formal swallowing evaluation and therapy after traumatic brain injury improves dysphagia outcomes, *J Trauma* 46:817, 1999.

77. Harris MK, Shneyder N, Borazanci A et al: Movement disorders, *Med Clin North Am* 93:371, 2009.

78. Jankovic J: Parkinson's disease: clinical features and diagnosis, *J Neurol Neurosurg Psychiatry* 79:368, 2008.

79. Alverez MV, Evidente VG, Driver-Dunckley ED: Differentiating Parkinson's disease from other parkinsonian disorders, *Semin Neurol* 27:356, 2007.

80. Miller N, Allcock LM, Hildreth T et al: Swallowing problems in Parkinson's disease: frequency and clinical correlates, *J Neurol Neurosurg Psychiatry* 2008 Nov 21 [Epub ahead of print].

81. Potulska A, Friedman A, Królicki L et al: Swallowing disorders in Parkinson's disease, *Parkinsonism Relat Disord* 9:349, 2003.

82. Nagaya M, Kachi T, Yamada T et al: Videofluorographic study of swallowing in Parkinson's disease, *Dysphagia* 13:95, 1998.

83. Nóbrega AC, Rogrigues B, Torres AC et al: Is drooling secondary to a swallowing disorder in patients with Parkinson's disease? *Parkinsonism Relat Disord* 14:243, 2008.

84. Nóbrega AC, Rodrigues B, Melo A: Silent aspiration in Parkinson's disease patients with diurnal sialorrhea, *Clin Neurol Neurosurg* 110:117, 2008.

85. Nóbrega AC, Rodrigues B, Melo A: Is silent aspiration a risk factor for respiratory infection in Parkinson's disease patients? *Parkinsonism Relat Disord* 14:646, 2008.

86. Gross RD, Atwood CW, Ross SB et al: The coordination of breathing and swallowing in Parkinson's disease, *Dysphagia* 23:136, 2008.

87. Pfeiffer RF: Gastrointestinal dysfunction in Parkinson's disease, *Lancet Neurol* 2:107, 2003.

88. Andersson I, Sidenvall B: Case studies of food shopping, cooking and eating habits in older women with Parkinson's disease, *J Adv Nurs* 35:69, 2001.

89. Miller N, Noble E, Jones D et al: Hard to swallow: dysphagia in Parkinson's disease. *Age Ageing* 35:614, 2006.

90. Baijens LW, Speyer R: Effects of therapy for dysphagia in Parkinson's disease: systematic review, *Dysphagia* 24:91, 2009.

91. Felix VN, Corréa SM, Soares RJ: A therapeutic maneuver for oropharyngeal dysphagia in patients with Parkinson's disease, *Clinics* 63:661, 2008.

92. El Sharkawi A, Ramig L, Logemann JA et al: Swallowing and voice effects of Lee Silverman Voice Treatment (LSVT): a pilot study, *J Neurol Neurosurg Psychiatry* 72:31, 2002.

93. Pitts T, Bolser D, Rosenbek J et al: Impact of expiratory muscle strength training on voluntary cough and swallow function in Parkinson disease, *Chest* 135:1301, 2009.

94. Monte FS, da Silva-Júnior FR, Braga-Neto P et al: Swallowing abnormalities and dyskinesia in Parkinson's disease, *Mov Disord* 20:457, 2005.

95. Lim A, Leow L, Huckabee ML et al: A pilot study of respiration and swallowing integration in Parkinson's disease: "on" and "off" levodopa, *Dysphagia* 23:76, 2008.

96. Yorkston KM, Miller RM, Strand EA: *Management of speech and swallowing in degenerative diseases*, Tucson, AZ, 1995, Communication Skill Builders.

97. Miller AJ: *The neuroscientific principles of swallowing and dysphagia*, San Diego, 1999, Singular.

98. Lang IM: Brain stem control of the phases of swallowing, *Dysphagia* 2009 Apr 28 [Epub ahead of print].

99. Crary MA, Baldwin BO: Surface electromyographic characteristics of swallowing in dysphagia secondary to brainstem stroke, *Dysphagia* 12:180, 1997.

100. Chua KS, Kong KH: Functional outcome in brain stem stroke patients after rehabilitation, *Arch Phys Med Rehabil* 77:194, 1996.

101. Malandraki GA, Sutton BP, Perlman AL et al: Neural activation of swallowing and swallowing-related tasks in healthy young adults: an attempt to separate the components of deglutition, *Hum Brain Mapp* 2009 Feb 26 [Epub ahead of print].

102. Harris ML, Julyan P, Kulkarni B et al: Mapping metabolic brain activation during human volitional swallowing: a positron emission tomography using [18F] fluorodeoxyglucose, *J Cereb Blood Flow Metab* 25:520, 2005.

103. Suzuki M, Asada Y, Ito J et al: Activation of cerebellum and basal ganglia on volitional swallowing detected by functional magnetic resonance imaging, *Dysphagia* 18:71, 2003.

104. Wijesekera LC, Leigh PN: Amyotrophic lateral sclerosis, *Orphanet J Rare Dis* 2009 Feb3;4:3 [Epub ahead of print].

105. Magnus T, Beck M, Giess R et al: Disease progression in amyotrophic lateral sclerosis: predictors of survival, *Muscle Nerv* 25:709, 2002.

106. Kawai S, Tsukuda M, Mochimatsu I et al: A study of the early stage of dysphagia in amyotrophic lateral sclerosis, *Dysphagia* 18:1, 2003.

107. Higo R, Tayama N, Nito T: Longitudinal analysis of progression of dysphagia in amyotrophic lateral sclerosis, *Auris Nasus Larynx* 31:247, 2004.

108. Nozaki S, Sugishita S, Saito T et al: Prolonged apnea/hypopnea during water swallowing in patients with amyotrophic lateral sclerosis, *Rinsho Shinkeigaku* 48:634, 2008.

109. Chen MY, Donofrio PD, Frederick MG et al: Videofluoroscopic evaluation of patients with Guillain-Barré syndrome, *Dysphagia* 11:11, 1996.

110. Colton-Hudson A, Koopan WJ et al: A prospective assessment of the characteristics of dysphagia in myasthenia gravis, *Dysphagia* 17:147, 2002.

111. Linke R, Witt TN, Tatsch K: Assessment of esophageal function in patients with myasthenia gravis, *J Neurol* 250:601, 2003.

112. Warnecke T, Teismann I, Zimmerman J et al: Fiberoptic endoscopic evaluation of swallowing with simultaneous Tensilon application in diagnosis and therapy of myasthenia gravis, *J Neurol* 255:224, 2008.

113. Sheehan NJ: Dysphagia and other manifestations of oesophageal involvement in the musculoskeletal diseases, *Rheumatology (Oxford)* 47:746, 2008.

114. Rüegg S, Lehky Hagen M, Hohl U et al: Oculopharyngeal muscular dystrophy—an under-diagnosed disorder? *Swiss Med Wkly* 135:574, 2005.

115. Brais B, Rouleau GA, Bouchard JP et al: Oculopharyngeal muscular dystrophy, *Semin Neurol* 19:59, 1999.

116. Hillel AD, Miller RM: Management of bulbar symptoms in amyotrophic lateral sclerosis, *Adv Exp Med Biol* 209:201, 1987.

117. Buchholz DW: Neurogenic dysphagia: what is the cause when the cause is not obvious? *Dysphagia* 9:242, 1994.

118. Buchholz DW: Oropharyngeal dysphagia due to iatrogenic neurological dysfunction, *Dysphagia* 10:248, 1995.

06 연하장애와 머리/목 암

개요

목표

1 암의 정의와 개인 환자에서의 잠재적인 영향을 설명한다.
2 머리/목 암과 부작용을 위한 다양한 치료를 설명한다.
3 머리/목 암의 치료를 받는 환자에서 연하장애를 야기하는 요인을 설명한다.
4 머리/목 암과 관련하여 발생할 수 있는 연하장애의 특성을 설명한다.
5 머리/목 암을 치료받고 있는 환자에게서 보여지는 연하장애와 관련된 합병증에 대해 설명한다.
6 머리/목 암의 치료를 받는 환자를 위한 연하장애 중재 시기와 중재유형 및 중재이유를 토론한다.
다양한 연하장애 중재를 위한 예상된 결과를 토론한다.

질병의로서의 암

암은 현재 미국에서 두 번째 주요한 사인이다. 전체 남자 인구의 약 1/2, 전체 여자 인구의 약 1/3에서 다양한 형태의 암이 유발된다. 수백만명의 사람들은 암을 가지고 살아가던지 아니면 암을 가졌던 사람들이다. 이러한 이유로 암의 예방, 조기 발견 및 치료와 암 생존자를 위한 적절한 재활 및 예방법의 중요성이 점점 더 부각되고 있다.

암이란 무엇인가?

암은 통제할 수 없는 세포 성장의 결과이다. 간단히 말해서, 암세포는 비정상적으로, 빠르게, 필요 이상의 형태를 취하는, 원치 않는, 잠재적으로 파괴적인 조직이다. 이러한 세포성장의 확산을 과다형성(hyperplasia)이라고 말한다. 암세포의 원인이 되는 이상은 세포 내의 손상된 DNA에서 유래한다. 이 손상된 DNA는 유전 및 흡연과 같은 환경적 원인일 수 있다. 실제로, 머리/목 암(후인두암을 제외하고)의 일차적 위험 요소는 담배(코담배를 포함하여), 과한 음주, 저하된 구강 위생 및 물리적 자극으로 확인되었다. 하나의 잠재적인 암종은 몸 안에서 다양한 장소로의 이동, 성장과 증식의 시작, 정상 세포체를 대체 할 수 있는 이러한 비정상 암세포로 변화한다. 이것을 전이(metastasis)라고 부르며 전이는 암세포가 혈류 또는 림프(lymph) 체계에 들어가고 다른 신체 부위로 이동할 때 일어날 수도 있다.

(기술적으로 팽윤 또는 확대를 의미하는) 암은 종양(tumor)의 형태로 보통 형성되고, 비록 모든 암이 종양의 형태가 아닐지라도 모든 종양이 악성 암(cancer)은 아니다. 몇몇 종양은 악성(malignant) 보다는 오히려 양성(benign)인 경우가 많다. 암은 다양한 비율로 성장하고, 여러 문제들을 만들고, 다양한 치료에 반응한다. 암을 개념화하는 한 가지 방법은 여러 가지 증후 및 표시로 질병을 그룹화하는 것이다. 증상(symptoms)은 환자에 의해 보고 되고, 무언가가 체내에서 바르지 못한 표시로서 나타난다. 질병과 관련한 징후(sign) 역시 관찰될 수 있다. 암의 증상과 징후는 병이 진행됨으로서 변화될 수 있다.

특정한 증상 및 징후는 암의 위치; 종양의 크기; 주위 기관, 혈관, 신경에 대한 직접적인 영향; 암의 전이에 따라 분류된다. 일반적이고 특정한 증상은 암의 경고 표시로 여겨질 수 있다 (Box 6-1).

암의 유형 및 위치에 따라 여러 문제들이 발생할 수 있다. Box 6-1에서 목록으로 만들어진 증상은 나타날 수 있는 일반적인 범주를 제공한다. 통증은 암과 관련된 문제들 중 가장 두려운 대상이다. 통증은 모든 암에서 유발되는 것은 아니지만, 종양 성장의 결과일지도 모르며 암을 완치하기 위해 사용되는 치료에 의하여 유발될 수도 있다. 또 다른 공통된 문제는 피로이다. 통증과 같이, 피로는 암으로부터 직접적으로, 또는 암 치료의 부작용에 기인한다. Box 6-2는 암-관련 피로의 몇몇 현저한 특징을 요약하였다.

암은 또한 체중 감소와 면역기능의 손상을 유발한다. 이러한 문제들은 상호 배타적이지 않은데, 영양실조는 면역 기능의 손상에 기여하기 때문이다.

손상된 면역기능은 합병증의 증가를 유발하고, 저하된 상처 치유 및 감염의 기회를 제공한다. 또한, 저하된 영양과 손상된 면역 기능은 암을 가진 환자에게 보다 비관적인 결과를 낳는다. 머리/목 암을 가진 환자의 약 30~50%는 영양실조를 보인다. 머리/목 암을 가진 환자의 절반 이상은 암이 처음 진단되었을 때 어느 정도의 체중 감소를 나타낸다. 평균적인 체중 감소는 기준 체중의 5~10% 사이로 판단된다. 체중감소는 적절한 음식과 수분을 섭취했더라도, 섭식과 음식 소화의 감소 또는 흡수 작용 또는 영양분의 이용 저하로 인할 때가 많다. 후자의 상황은 암종이 소모하는 증가한 에너지 소비의 결과일 수 있다. 이로인해 몇몇 환자들은 더 많은 열량 섭취를 위한 생물학적 욕구가 있음에도 실제로는 현저하게 감소된 열량 저장 기관을 가지고 있기 때문에 저조한 음식과 액체의 섭취 및 흡수 작용의 저하가 발생한다. 이것은 악액질(cachexia)을 초래하는 악순환이 될 수 있다. 체중감소는 식욕부진(anorexia), 구역질 또는 변비와 더불어 피로를 동반할 수 있다. Box 6-3은 머리/목 암을 가진 환자에서 영양실조의 일반적인 결과를 요약하였다.

머리/목 암을 위한 조기 발견 및 적시의 치료는 향상된 예후와 연관되어 있다. 이런 이유로 암의 증상과 징후의 조기 인식을 촉진하고, 병의 진행 동안 초기에 적절한 의학적 처치를 받는 것이 중요하다.

Box 6-1 암과 연관된 일반적이고 특정한 징후(머리/목 암의 특성 아님)

일반적인 암 경고 표시
- 불명확한 체중 감소
- 열
- 피로
- 통증

특정한 암 경고 표시
- 배변 또는 배뇨 기능의 변화
- 치유되지 않는 상처
- 이례적인 출혈 또는 분비물
- 어떤 신체 부위의 농밀화 또는 덩어리
- 소화 불량 또는 삼키기 어려움
- 사마귀나 반점의 최근 변화
- 기침이 계속되거나 목소리 쉼

Box 6-2 암-관련 피로의 현저한 특징
- 피곤하게 느낌, 지침, 또는 심지어 충분한 수면 후에도 피로 호소
- 일상적인 활동 수행 시 에너지 부족
- 집중, 명확한 생각, 회상의 어려움
- 부정적 느낌, 화를 잘 냄, 성급함, 동기 부여의 부족
- 매일 활동에서의 흥미 부족
- 일상적 활동에 주의 부족
- 침대에 누워있거나 자는데 시간을 더 소비함

암의 진단

환자가 호소하는 암의 초기 증상 및 징후를 무시해서는 안 된다. 조기 발견과 신속한 치료는 더 나은 결과로 이어지기 때문이다. 암의 유형과 위치 파악을 위해서는 각종 진단 검사가 사용된다. 이러한 검사들은 암의 특성을 확인하고, 가장 양질의 가능성 있는 치료를 계획하도록 돕는다.

머리/목 암을 가진 환자들은 여러 전문 분야로 이루어진 의료팀에 의한 주의 깊은 검사를 필요로 한다. 이러한 팀의 중심이 되는 일원은 머리/목 외과의사, 방사선 종양학자, 의학적 종양학자, 치과의사, 사회사업가, 그리고 작업치료사를 비롯한 재활 전문가를 포함한다. 팀 평가의 목표는 암의 특성을 밝혀내고 가장 포괄적인 치료 접근법을 개발하는 것이다. 팀은 방

Box 6-3 영양실조의 일반적인 결과
- 감염율의 증가
- 면역 기능 감소
- 호흡 부전
- 상처 치유 저하
- 피부 손상
- 사망

사선 사진술, 컴퓨터 단층 촬영 또는 핵자기 공명 영상법, 내시경 검사, 생검(후두 검사와 식도경 검사를 포함), 조직병리학적 확정(histopathologic) 및 신체검사를 포함한 다양한 진단 과정을 사용할 수 있다.

암의 단계

암으로 진단된 후 일반적인 다음의 절차는 단계(staging)의 명기이다. 암의 단계는 암이 얼마나 퍼져있는지를 표기하는 기술법이다. 이를 통해 최선의 치료를 선택하고 합병증 또는 동반 질환을 추측하고, 예후를 명확히 할 수 있다.

암의 단계를 표기하는 다양한 방법들이 있지만 그 중 가장 많이 사용되는 명기법은 TNM 체계(TNM system)이다. T(종양, tumor)란 종양의 크기와 어떤 인접한 조직으로의 확장을 말하며, N(결절, nodes)은 가까운 림프 결절로 암이 확산된 것을 의미한다. M(전이, metastasis)이란 몸 안에서 다른 기관 계통으로 암이 확산된 것이며, 숫자 또는 부가적인 문자가 더 상세한 표기를 위해 활용될 수 있다. 일반적으로, 더 낮은 숫자는 더 작은, 더 국소적인 암을 의미한다. 높은 숫자는 더 크고, 확산된 암을 의미한다. 그러므로 T1N0M0 종양은, 작고 인접한 림프결절로의 침입이 없으며, 다른 신체 기관 계통으로의 확산이 없는 것을 의미한다. 반대로, T4N2M1 종양은, 크고 인접한 림프결절로의 침입이 있으며, 다른 신체 기관 계통으로의 전이가 있다는 것이다. Box 6-4는 구인두 암의 TNM체계의 정의이다. 이 정의는 하인두와 후두 암을 위해서도 사용된다.

CLINICAL CORNER 6-1

조기 치료 및 좋은 예후를 위해서는 무엇보다 암종의 조기 확인이 중요하다. 임상에서 전형적으로 환자에게 초기 징후가 무엇인지에 대한 물음에 "무언가가 잘못되었다"란 대답은 매우 다양하다. 어떤 남자는 면도할 때 목에서 작은 덩어리(콩알만한 크기)를 느꼈다고 보고하였다. 다른 사람들은 그들의 치과의사가 일상적인 치아 검사 중에 성장된 것을 찾아냈다는 것을 말했다. 또 다른 사람들은 인후염, 지속적인 발성 곤란, 연하의 어려움을 보고하였다. 그러나 이례적인 보고로 어떤 노인은 그의 틀니를 유지하는 것에 어려움을 가지고 있다고 하였다. 이 남성은 후인두 암(nasopharyngeal carcinoma, NPC)으로 진단되었다. 내가 그의 입안을 보았을 때, 안맞는 틀니의 이유는 명확하였다(그림 6-1A). 이어서 내시경 검사에서 전체 종양이 명확하게 보였다(그림 6-1B). 이 종양의 크기와 위치에도 불구하고, 이 남자는 코로 호흡하거나 후각에 전혀 어려움을 보고하지 않았다.

후인두 암은 종종 초기 징후가 없고, 종양은 환자의 어떠한 명백한 징후 전에 크게 성장할 수 있음을 기억한다.

논리적 사고

1. 이러한 명확히 구분할 수 없는 다른 머리/목 암에는 어떤 것들이 있는가?
2. 후인두 암(NPC)은 연하 기능에 어떤 영향을 미치는가?

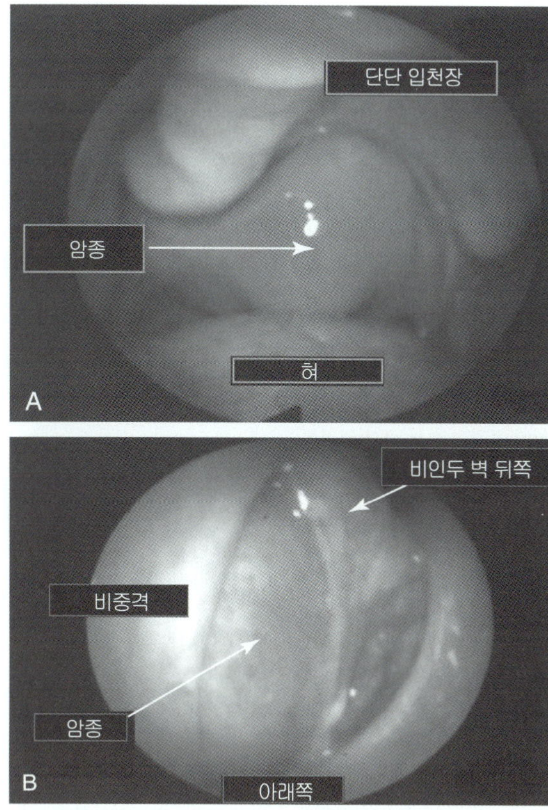

그림 6-1 A: 구강 안에서 발생한 후인두 종양의 사진, B: 경비내시경 검사법으로 본 사진

종양의 위치를 명확히 하기 위해 해부학적 하부위치(subsites)가 표기될 수 있다.

TNM 체계 분류 후에, 암은 하나의 단계로 이름 붙여질 수 있다. 일반적으로 다섯 가지 단계(단계 0~4)가 사용되는데, 각 단계는 또 세 가지로 세분화된다(A, B, C). 더 낮은 단계의 분류는 더 작고, 전이되지 않은 암(nonmetastasized cancer)을 나타낸다. 더 높은 단계의 분류는 좀 더 심각하고 넓게 퍼진 암을 나타낸다. Box 6-5는 TNM 체계의 정의를 기본으로한 단계의 구분을 보여준다.

머리/목 암을 위한 치료

머리/목 부위의 여러 암은 초기에 찾을 수만 있다면 완치가 가능하다. 치료의 결과는 암의 위치와 단계, 환자의 나이, 일반적인 건강 상태, 환자를 치료하는 의료진의 경험, 그리고 이용 가능한 시설에 따라 달라질 수 있다. 비록 암의 치료가 첫 번째 목표일지라도, 각 치료는 잠재적인 부작용과 후유증이 있기 때문에 치료 유형을 선택할 때에 환자의 치료 후 기능과 삶의 질은 매우 중요하게 고려되어야 할 사항이다. 고려해야 할 또 다른 측면은 치료의 목표가 완화(palliative)인지 완치(cura-

Box 6-4 머리/목 암의 TNM체계 정의

원발 종양(primary tumor, T)

- TX: 원발 종양 평가 불가능
- T0: 원발 종양의 근거 없음
- Tis: 상피 내 암종
- T1: 가장 큰 종양이 2cm 또는 그 이하
- T2: 가장 큰 종양이 2cm 보다 크고 4cm 보다 크지 않음
- T3: 가장 큰 종양이 4cm 이상
- T4: 종양이 인접한 구조물 침범

림프 결절 부위(regional lymph nodes, N)

- NX: 림프 결절 부위 평가 불가능
- N0: 림프결절 전이 부위 없음
- N1: 동측(병변이 있는 쪽)에 1개의 림프 결절 전이, 가장 큰 종양이 3cm 또는 그 이하
- N2: 동측에 1개의 림프 결절 전이, 가장 큰 종양이 3cm보다 크고 6cm보다 작음(N2a); 또는 동측 림프 결절에 여러 개의 전이, 가장 큰 종양이 6cm 이하(N2b); 또는 양측 또는 반대편 림프 결절, 가장 큰 종양이 6cm 이하(N2c)
- N3: 가장 큰 종양이 6cm 보다 큰 림프 결절 전이

원격전이 여부(distant metastasis, M)

- MX: 원격 전이 여부 평가 불가능
- M0: 원격 전이 없음
- M1: 원격 전이 있음

Box 6-5 TNM체계를 기본으로 한 구인두 암의 단계

• 단계 0:	Tis, N0, M0
• 단계 I :	T1, N0, M0
• 단계 II :	T2, N0, M0
• 단계 III:	T3, N0, M0
	T1, N1, M0
	T2, N1, M0
	T3, N1, M0
• 단계 IVA:	T4, N0, M0
	T4, N1, M0
	모든 단계의 T, N2, M0
• 단계 IVB:	모든 단계의 T, N3, M0
• 단계 IVC:	모든 단계의 T, 모든 단계의 N, M1

tive)인지를 염두해 두는 것이다. 머리/목 암의 치료에서 자주 사용되는 초기 치료법은 수술, 방사선, 그리고 화학요법이다. 이들은 암의 유형 및 치료의 목표에 따라서 단독 또는 다양한 결합으로 사용될 수도 있다. 수술과 방사선 치료는 오직 머리/목 부위 암의 완치를 위한 치료 시에만 고려된다. 항암요법은 선행(neoadjuvant) 또는 보조(adjuvant) 셋팅에서 사용되지만 완치를 위한 치료에서는 고려되지 않는다.

수술

수술은 암성 종양과 종양 가장자리(margin) 주변의 건강한 조직을 제거하기 위한 것이다. 수술은 가능한 많은 원발 종양을 제거하고 가장자리에 있는 암세포를 이동하지 못하게 만든다. 그러나, 수술이 항상 가능한 것은 아니고 종종 방사선 치료와 항암요법과 함께 병행되곤 한다. 몇몇 사례에서, 단일수술 보다는 병행하는 것이 암을 제거하거나 일차적 수술로 인한 해부학적 또는 기능적 손상의 회복에 도움이 될 수도 있다. 예를 들어, 암이 목에서 림프 결절로 확산되어있다고 한다면 림프 결절은 제거해야만 한다. 이것을 림프 결절 절개(lymph node dissection) 또는 경부 절개(neck dissection)라고 부른다. 다른 상황으로 재건술이 필요한 경우도 있다. 이것은 암 절제술(resection)에 의해 생긴 틈을 메우기 위하여 신체의 다른 부분으로부터의 조직을 이동하는 것을 말한다. 피부판(flaps)으로 불리며, 대체조직은 큰가슴 피부판(pectoralis major flap), 가장자리 대퇴 피부판(lateral thigh flap), 전완 피부판(radial forearm flap) 등이 주로 사용된다. 그림 6-2는 왼쪽 부위의 큰가슴 피부판을 보여준다. 그림 6-3은 혀와 입바닥의 피부판 재건술을 보여준다. 여러 상황에서 뼈 조직은 아래턱뼈에 있는 뼈 손상을 재건하기 위하여 재배치될지도 모르며, 만약 아래턱뼈의 대부분이 제거되는 경우에 임플란트가 없는 뼈를 대신하기위하여 사용될 수 있다(그림 6-4). 만약 수술적 재건이 불가능하다면, 보철 전문가는 첫 수술에 의해 발생된 공간을 메우기 위하여 인공치아(prosthodontist) 및 얼굴 부위를 만들기 위해 상담한다. 만약 원발 종양 수술이 호흡에 위험을 가한다면, 기관절개(trachotomy)를 수행할 수도 있다. 만약 연하 문제가 심각하다면 위창냄술(gastrostomy)을 수행할 수도 있다. 어느 한쪽 또는 양쪽의 모든 과정이 원발 종양 수술 시에 수행된다면, 수술 팀은 수술의 직접적인 결과로서 기도 또는 연하 문제를 예측가능하다.

모든 작은 암의 제거를 위해 수술이 고려될 수 있다. 작은 종양의 수술적 제거에서의 주의할 사항은 기능적(듣기, 저작, 연하) 또는 미용상 결함의 장애 가능성이다(진행성 암은 종종 수술 그리고/또는 방사선 및 항암 요법과 병행되는 것이 요구된다). 다양한 수술적 접근법은 암성 종양의 위치와 크기에 따라 사용된다. Box 6-6은 머리/목 암 치료와 연관된 일반적인 수술 목록이다.

다른 암 치료와 같이, 수술은 환자에게 문제가 될 수 있는 다수의 부작용을 가지고 있다. 전형적으로 부작용은 수술의

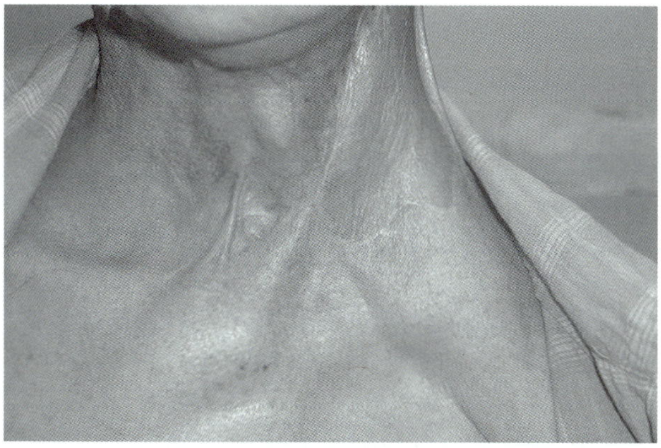

그림 6-2 왼쪽 목의 큰가슴 피부판 그림

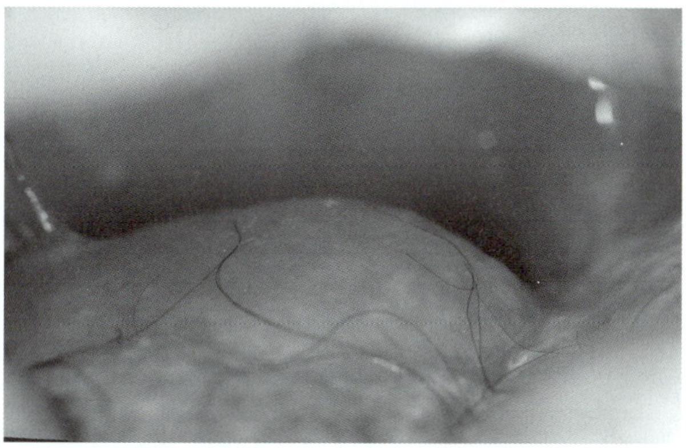

그림 6-3 입바닥과 혀의 피부판 재건술 그림

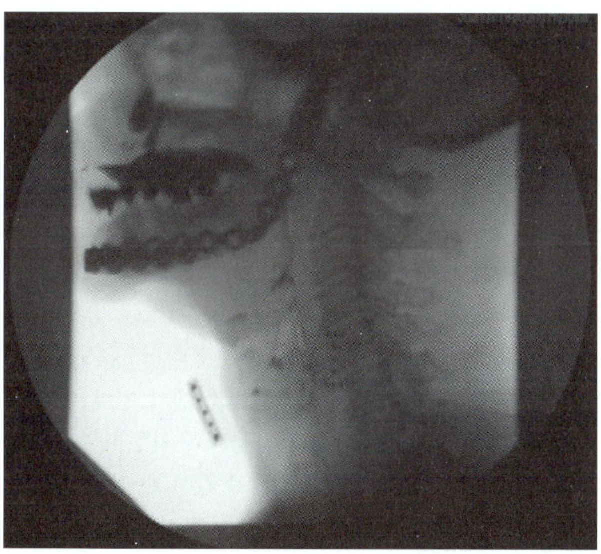

그림 6-4 임플란트를 이용한 아래턱 재건술

위치와 유형에 달려있으며 일시적일 수도, 더 오래 지속될 수도 있다. 모든 부작용은 환자의 삶의 질에 영향을 미친다. Box 6-7은 머리/목 부위 암 수술로 인해 자주 발생되는 부작용 목록이다. 수술 후에는 다양한 부작용이 집중될 수 있는데, 예를 들어 부종은 수술 후 급성기에 발생될 것이다(부종은 통증을 동반할 수 있다). 일차적 수술 부위가 치유되면, 흉터는 해부학적 구조물과 수술시 인접한 부분의 움직임을 감소시킬 수도 있다. 게다가, 만약 일차적 수술 동안에 또는 수술 후 흉터의 결과로서 뇌신경이 손상되었다면, 환자는 신경 손상으로 인하여 운동 또는 감각 결손이 지속될 수도 있다.

Box 6-6 머리/목 암 치료와 연관된 일반적인 수술법

- **원발 암 수술**(primary tumor surgery): 종양과 주변 조직의 제거
- **아래턱뼈 절제술**(mandibulectomy): 턱뼈의 조각 제거
- **아래턱뼈 절개술**(mandibulotomy): 종양에 접근하기 위하여 아래턱뼈를 자름
- **위턱뼈 절제술**(maxillectomy): 단단 입천장의 부분 또는 전체 제거
- **Mohs 수술**(Mohs surgery): 얇은 조각의 종양 제거, 암 세포를 현미경으로 모든 암 세포가 사라질 때 까지 각각의 조각을 평가함
- **레이저 수술**(laser surgery): 암을 제거하기 위해 얇고, 강도 높은 광선을 사용함
- **후두 절제술**(laryngectomy): 전체 후두의 제거
- **부분적 후두 절제술**(partial laryngectomy): 부분적 후두 절제: 성문위, 반후두절제술, 상윤상, 성대
- **후두인두 절제술**(laryngopharygectomy): 후두와 인두 제거
- **기관절개**(trachestomy): 기도를 확보하기 위하여 기관으로 전경부에 구멍(기공)을 만드는 것
- **위창냄술**(gastrostomy): 복벽으로 위에 샛길을 만드는 것
- **경부 절개**(neck dissection): 병의 전이에 대한 위험성을 고려하여 목의 림프 결절과 다른 조직을 제거; 근치적 경부 절개는 변형된 경부 절개보다는 조직 제거를 더 포함
- **재건 수술**(reconstructive surgery): 기능 또는 외모를 향상시키기 위하여 제거된 해부적 구조를 제위치 시키도록 시도하는 수술

Box 6-7 머리/목 암 치료를 위한 수술의 가능성 있는 부작용

- 입 또는 목구멍의 팽윤으로 인한 호흡곤란
- 말하기 또는 목소리의 손상
- 저작과 연하의 어려움
- 얼굴 형태의 손상
- 얼굴, 목, 또는 목구멍의 둔함
- 목과 어깨 부위의 움직임 감소
- 갑상선의 기능 저하

방사선 치료

방사선 치료는 암 세포를 죽이기 위하여 고-에너지 x-ray를 사용한다. 암세포의 죽음은 종양의 감소를 이끌어 낸다. 방사선

치료는 작은 종양을 위한 일차적인 치료로서, 암세포의 작은 몇몇 잔여물을 파괴하기 위해 수술 후에, 또는 더 적은 결손으로 성공적인 수술적 제거를 기대하며 종양의 축소를 위해 수술 전에 사용 될 수 있다. 방사선은 두 가지 방법으로 분류된다. 외부-빛살 방사선과 내부 방사선. 외부-빛살 방사선(external-beam radiation)은 종양과 주변 조직에 고-에너지 방사선 광선을 조준하는 것이다. 외부-빛살 방사선은 일반적으로, 매일 1회 스케줄 또는 변형된 분할(altered fractionation) 스케줄이 적용 될 수도 있다. 후자의 방사선 치료 형태가 급성 독성이 증가될 수도 있으나, 효과는 두 가지 방법 모두 유사하다. 외부 빛살 방사선의 새로운 형태를 강도변조방사선치료(intensity modulated radiation therapy, IMRT)라고 한다. 이 과정은 종양 주변의 건강한 조직에 열을 덜 가하는 동시에 종양에는 좀 더 효과적인 용량의 방사선을 전달하는 것이다. 이 방법은 부작용을 최소화 할 수 있다. 방사선치료에서 최근 개선된 다른 방법은 방사선민감(radiosensitization, 방사선을 좀 더 민감하게 암 세포에 약을 사용하는 것)과 과다분할(hyperfractionation, 하루에 여러 번 적은 용량의 방사선 주기)을 포함한다. 일반적으로, 방사선 치료의 더 적은 용량 또는 해부 구조물 부위의 좀 더 한정된 방사선 치료의 치료 전략은 덜 심각하고 더 일시적인 연하장애를 유발할 수 있다.

근접치료(brachytherapy)로도 불려지는, 내부 방사선 치료(internal radiation therapy)는 암 또는 암의 근접 부위에 방사선 물질을 포함한 작은 펠릿(pellets) 또는 막대를 이식하는 것을 포함한다. 환자는 임플란트가 그 부위에 남아 있는 이 과정 동안 입원해야 한다.

방사선 치료로 인한 부작용은 치료 도중(급성 독성) 그리고 치료 후(late effects 또는 late toxicity)에 나타날 수 있다. 몇몇 부작용은 일시적일 수도 있고, 어떤 부작용은 영구적이다. 게다가, 특정 부작용은 잠재적 일지도 모른다. 머리/목 부위의 방사선 치료의 많은 부작용은 연하장애와 영양 상태의 악화에 직접적인 영향을 미친다. 만약 치료 도중에 이러한 것이 발생한다면, 치료를 중지해야 할 수도 있다. Box 6-8은 머리/목 부위에 방사선 치료로부터 발생할 수 있는 몇 가지 부작용 목록이다.

방사선 치료를 시작하기 전에 모든 환자들은 완전한 치과 검진을 받아야 한다. 방사선이 충치를 일으키는 원인이 될 수 있기 때문에 충치나 손상된 치아는 제거될 필요가 있다. 또한, 전경부(anterior neck region)에 방사선을 받은 환자는 방패샘 저하증(hypothyroidism)을 유발하는 방패샘에 손상을 받을 수 있다. 이 상태는 이미 환자가 경험하는 피로감을 악화시킬 수도 있으며, 이러한 환자들을 위해 방패샘의 기능은 정기적으로 모니터 되어야 한다.

Box 6-8 머리/목 암을 치료하는 방사선 치료의 잠재적인 부작용

- 치료 부위의 발적과 피부 염증
- 지속적인 입안 마름증 또는 점성이 있는 침을 초래하는 침샘의 영구적 변화
- 뼈의 통증
- 구역과 구토
- 피로
- 입 염증, 또는 인후염
- 치아 문제
- 아픈 삼킴
- 식욕 저하
- 미각의 저하(그리고 때때로 후각)
- 굳어진 귀지로 인한 귀앓이(이통)
- 방패샘 저하증(갑상선 저하증)
- 감소된 움직임으로 인한 섬유증
- 말초신경병증
- 뼈, 연골, 연조직 괴사

항암요법

항암요법은 암세포를 죽이는 약의 사용을 의미한다. 이 항암치료제는 전형적으로 몇몇 부작용을 일으키는 원인이 될 수 있는 매우 강력한 약이다. 항암요법은 입, 정맥, 근육, 피하, 또는 종양으로 직접 투여한다. 항암요법은 방사선 치료, 수술, 또는 둘 다에 보조제로 사용되며, 완치할 수 없는 환자의 증상 완화를 위해 사용될 수도 있다. 항암요법은 수술(또는 방사선 치료) 전, 후에 사용된다. 항암요법은 후두와 음성 기능을 지속적으로 보존하기 위하여 확실한 후두암을 치료하도록 방사선 치료와 복합적으로 사용된다. 이전에 언급한, 특정 약(certain drugs)은 방사선 민감의 형태로서 방사선 치료와 복합적으로 사용될 수 있다. 결합된 치료의 한 가지 부정적인 측면은 부작용의 심각성 또는 광범위한 위험성의 증가이다. 예를 들어, 광범위한 임상 연구에서 항암-방사선 동시치료를 받은 환자의 급성 독성이 증가됨을 보고했다. 그러나 적어도 하나의 연구에서 항암-방사선 동시 치료를 받은 환자에서 치료 후 연하장애는 오직 방사선 치료만 받은 환자들과 유사했다. Box 6-9는 머리/목 암 치료를 위한 항암요법으로 발생 가능한 부작용 목록이다. 각 환자는 연하 기능에 영향을 미칠 수 있는 일차 암 치료로 인해 발생 가능한 하나 또는 그 이상의 부작용을 평가해야만 한다.

머리/목 암 환자의 연하장애

머리/목 암 치료를 받는 대다수의 환자들은 연하장애를 어느

Box 6-9 머리/목 암 치료를 위한 항암요법으로 발생할 수 있는 잠재적 부작용

- 피로
- 구역과 구토
- 탈모
- 구강건조증
- 식욕 저하
- 미각 저하
- 면역 체계 약화
- 설사 그리고/또는 변비
- 잠재적으로 입안 감염을 초래하는 입 안쪽 헐음

정도 가지고 있다. 몇몇 연하장애 증상은 암의 직접적인 결과로 의학적 치료 전에 나타날 수도 있는 반면, 다른 경우는 암의 다양한 치료법의 결과일 수 있다. 일반적으로, 방사선 치료를 받은 환자(단독으로 또는 수술과 함께)는 방사선 치료 없이 수술적 치료만 받은 환자보다 연하장애의 위험성이 훨씬 높다. 암 치료 직후의 연하장애는 연하 기전의 해부학적 변화에 의해 연하 효율성 저하가 나타날 수 있다. 연하 효율성의 저하는 연하 기전 중 구조물의 움직임 저하, 인두-식도 분절(pharyngoeso phageal segment)의 열림 저하, 연하의 다양한 측면에서 시간의 연장을 초래하는 것이 특징이다.

삼킴 동안 감소된 움직임은 침의 감소로 인한 청결(clearance)의 저하와, 삼킴 기전에 따른 삼킴 후 잔류물을 증가시킨다. 음식물과 잔여물은 시간이 지나면서 흡인의 위험성 증가 및 환자에 의한 빈번한 가래 뱉기를 필요로 하게 한다.

수술적 중재에서의 연하장애

머리/목 암의 수술은 연하 기능의 중요한 구조물의 손실, 재배열, 재건을 초래한다. 머리/목 암의 수술 후 예측된 연하장애의 전통적 법칙은 "50% 법칙"이다. 구강암 환자에서 이 "법칙"은 50% 미만의 구조물의 절제는 중대하고 지속적인 연하 문제를 초래하진 않는다는 것이다. 그러나, 이 법칙은 임상의가 수술적 피판 재건술 후 예후가 좋은 연하 기능의 보고를 통해, 외과적 재건 기술의 소개로 제시되었다. 그러므로 실제로는 각각의 환자의 특성에 따라 어떤 연하장애의 증상이던 수술 전과 후에 조심스럽게 평가 되야 한다. 일반적 지침은 더 많이 재거되거나 재배치된 조직일 수록, 수술 후 연하장애의 확률이 높게 나타난다. 물론, 이 지침은 복합된 형태(수술 이외에 방사선 치료 또는 항암요법)의 적용 시 부분적 수정을 필요로 한다. 후반 본문에서 연하 기전의 다양한 측면을 포함하여 수술 후 초래되는 연하장애의 전반적인 특성을 제시하였다. 표 6-1은 생리적 요소와 예상되는 연하장애와 연관된 수술의 요약을 나타낸다.

구강암의 수술

일반적으로 구강은 혀의 앞쪽 면, 입바닥, 분절 구조(segmental structures), 아래턱과 위턱뼈를 포함한다. 구강 수술은 하나의 구조물 보다는 더 많은 구조물을 제거하는 경우가 많다. 예를 들어, 하악골절개술(mandibulotomy)은 종양을 포함하여 입바닥 또는 구강의 다른 부위에 수술적 접근이 요구될지도 모른다. 일반적으로, 구강암의 수술은 저작, 음식덩이의 형성(formulation) 및 유지(containment), 입의 전방에서 후방으로의 음식덩이 이동이 제한된다.

음식덩이의 조절과 통과를 포함한 제한적인 혀의 절재로 인한 연하장애가 나타날 수 있으며, 증상은 영구적이거나 일시적일 수도 있다. 피부판 재건술의 유무와 관계없이 혀와 입바닥의 광범위한 절제로 인한 연하장애는 다양한 기간 동안 나타날 수 있다. 이러한 연하장애는 전형적으로 저작, 음식덩이 조절, 뒤쪽 구강으로의 통과, 그리고 어떠한 경우에는 구강에서 조절된 음식덩이의 손실로 인하여 기도 보호와 같은 문제 등을 나타낸다. 게다가, 통증으로 인해 악관절의 변화를 초래 할 수도 있다. 아래턱뼈의 절제 및 재건술, 인두-식도 분절(pharyngoeso-phageal segment)의 제한 사례에서 아래턱뼈와 연결되는 목뿔-후두 복합체로부터의 위로 당겨지는 능력의 감소를 초래할 지도 모른다. 반대로, 구강 구조물의 제한된 절제술을 받은 환자들은 보상적 움직임이 구강 결손을 위해 이용될 수 있는 경우에 연하의 기능적인 인두 양상이 보존될 가능성이 높다.

조영제(contrast liquid)는 제한된 구강 조절의 보상하기 위하여 주사기에 연결관 작은 빨대를 통해 인두로 전달된다. 걸쭉한(thicker) 음식덩이는 잔여물의 증가를 초래한다. 또한, 제한된 혀의 움직임을 조정하기 위한 환자의 자연스러운 보상움직임을 주의해야 한다.

입인두 암의 수술

입인두는 입안 끝, 위쪽 단단 입천장부터 아래쪽 목뿔뼈까지를 말한다. 이 부위는 혀 기저부, 구개활, 편도, 편도 오목, 아래턱뒤삼각(retromolar trigone), 물렁 입천장, 그리고 위쪽과 옆쪽 인두의 인두 벽을 포함한다. 입인두 수술 후 발생되는 일반적인 연하장애의 양상은 코의 역류(때때로 후인두 역류; nasopharyn geal reflux), 음식덩이의 이동 저하, 흡인 그리고 인두-식도 분절(PES)의 기능 이상을 포함한다. 이 부위의 수술은 다양한 구조물을 포함하므로 연하장애의 범위를 증가시킨

표 6-1
머리/목 암 치료를 위한 다양한 수술에서 초래된 일반적인 삼킴 장애

절제	생리적 영향	삼킴
부분적 혀 절제술	혀의 50% 이하 절제 앞쪽 조직 절제 ↑ 어려움	삼킴을 위한 음식덩이의 유지와 준비의 어려움
전체 혀 절제술	혀의 50% 이상 절제 피부판 재건 기술이 결과를 좌우함	구강에서 음식덩이의 움직임 어려움 혀의 추진력 감소 감소된 인두청결(clearance)을 보일 수 있음
편도/혀의 기저부	앞쪽 혀 범위 감소	혀의 추진력 감소 입인두를 통한 음식덩이의 움직임 어려움
입천장 절제	물렁 입천장의 50% 이상 절제 불완전한 목젖 막음	목구멍 누출(velar leak)은 비강인두 안으로 음식덩이가 역행을 초래
앞면/측면 입 바닥	앞쪽 혀 범위 감소; 혀를 측면으로 움직일 수 없음 목뿔/후두 상승의 기능 저하 상부식도조임근의 열림 저하	구강 음식덩이의 조절 감소 혀의 추진력 감소 입인두를 통한 음식덩이의 움직임 어려움 인두 연하의 시작(triggering) 지연 인두에서의 음식덩이의 청소 저하
부분적 인두 절제술	인두벽 수축의 저하 목뿔/후두 상승의 기능 저하	인두에서의 음식덩이의 청소 어려움 삼킴의 시작 지연
편측후두 절제술	한쪽 절제술 부분적 기도 닫힘	한쪽 인두의 쇠약 기도 보호의 저하
성문위의 후두절제술	불완전한 뒤쪽 혀 움직임, 모뿔연골의 움직임 제한, 부분적 기도 닫힘	음식 덩이의 추진 지연 연하를 위한 구조물의 상승 어려움 기도 보호의 저하
후두 전체 적출술	성대울림의 제거 외과적 대체 구조물 필요	음압, 음식덩이 통과 저하의 문제점 인두-식도 분절(PES)의 해부학적 또는 생리적 협착증

PES, pharyngeal esophageal segment

다. 혀 기저부로 제한된 수술은 혀 기저부/후두개곡(valleculae) 부위에 삼킴 후 잔여물이 발생시키는, 인두로 음식덩이를 이동시키기 위한 혀의 추진력 저하를 초래 할 수 있다. 이 부위의 수술은 또한, 인두-식도 분절이 위로 당겨지는 것을 감소시켜, 이 부위의 열림이 감소되는데 기여할 수 있고, 삼킴 후 조롱박 오목에 잔여물을 남기기도 한다. 일반적으로, 혀에 제한된 수술 및 혀 기저부에 제한된 수술은 입으로 음식 및 액체를 섭취하는 기능에 관해서는 긍정적인 결과를 가져온다. 더 새로운 미세혈관 재건 기술은 입인두의 수술 후 연하 기능의 향상을 보여주기도 한다.

입인두에 있는 한 개 이상의 구조물을 포함하는 수술을 받은 환자는 좀 더 심하고 지속적인 연하장애를 갖게 되는 경향이 있다. 예를 들어, 혀와 입천장 모두 절제했다면, 환자는 인두에서 음식덩이를 추진시키기가 어렵고, 저하된 음식덩이 조절, 비강으로의 역류를 보일 수 있다. 피부판과 함께 광범위한 재건술을 받은 환자는 제거 수술과 피부판 재건술 둘 다와 관련된 연하장애를 겪게 된다. 재건술에 사용되는 피부판은 변화된 감각, 저하된 움직임, 또는 입인두에 더해 부피가 커진 것과 연관된 연하장애가 나타날 수 있다. 각각의 요인들은 피부판 재건술을 한 환자에서 삼킴의 임상적 평가를 통해 도출한다.

Practice Note 6-1

절제 또는 불완전 마비로 인해 제한된 혀 움직임을 보이는 환자에서 많은 장비들이 저하된 구강 이동을 위한 보상을 위해 제안된다. 혀절제술용 스푼이 있지만 환자에게 항상 받아들여지지는 않는다. 우리는 입 바닥과 혀의 절제술 후 미세혈관 피부판이 회복된 환자를 치료한 것이 있다. 이러한 수술의 결과로, 환자는 혀의 움직임, 입 안에서 액체 음식덩이를 유지할 수 있는 능력의 손상, 그리고 입 안에서 푸딩 또는 걸쭉한 음식덩이를 뒤쪽으로 이동하는 능력의 손상을 입었다. 우리는 주입기(syringe)에 “칵테일 빨대(작은 빨대)”를 위치 시켜 구강 섭취를 향상시킬 수 있었다. 그 결과, 환자는 합병증 없이 삼키고 입안 뒤쪽에 액체(걸쭉한 그리고 묽은)를 위치시켜 인두로 액체를 이동하는 것을 조절할 수 있었다.

하인두암의 수술

인두는 코의 뒤쪽부터 식도의 입구까지 연결된 관 모양의 구조물이다. 하인두(hypopharynx)로 불리는 부분은 목뿔뼈에서 시작된 튜브 부분과 후두의 반지연골 밑까지 연장된다. 하인두는 조롱박오목, 뒤윤상 부위, 그리고 인두벽을 포함한다. 후두는 하인두 안에 있지만 기술적으로는 이 구조물의 일부분은 아니다. 하인두 암의 가장 일반적인 위치는 조롱박오목이다. 하인두는 목 부위에 광범위한 림프 배액관이 있고, 목 림프 결절의 전이는 하인두암에서 빈번하다. 경부 절개는 하인두 수술시 병행하여 수행된다. 또한, 하인두 종양은 질병 과정 동안에 명백한 초기 증상을 나타내지 않는다. 이러한 이유로, 하인두 종양은 종종 진행된 상태에서, 후두와 목, 둘 다 포함될지도 모르는 광범위한 수술을 필요로 한다. 환자들은 경부 절개와 함께, 후인두절제술(laryngopharyngectomy)과 같은 광범위한 수술을 포함한 동시적 치료가 있을 수 있다. 몇몇 사례에서 후두가 부분적으로 제거되고, 성대 기능은 약간 보존된 경우도 있다. 이 부위의 진행된 암에서, 위당김술(gastric pull-up) 또는 공장우회(jejunal transfer) 재건술은 가능한 연하기능을 유지하기 위하여 사용된다. 하인두 암의 위치와 근접한 구조물(후두, 목)의 빈번한 전이로 인해, 암의 치료를 위한 수술로 인해 초래된 연하장애는 심각해진다. 그러나, 경구강 레이저 미세 수술을 사용한 더 새로운 수술적 접근은 더 낮은 비율의 치료-관련 사망률 및 효과적인 암 조절을 제공한다.

후두암의 수술

후두는 세 부분으로 나뉘어져 있다; 성문위(supraglottic) 부분, 성문(glottic) 부분, 그리고 성문밑 부분. 성문밑(supbglottic) 암은 종종 성대주름(성문 부분)을 포함하며, 다른 부위의 암과 비교하여 발생 빈도가 적다. 성문위 암은 고립된 성대 주름 암보다 목 부위의 림프체계가 더 높은 비율로 퍼져 있어 경부 절개를 필요로 하는 경우가 많다. 성문위 그리고 성문 종양 둘 다 초기에 발성 기능 또는 연하기능에 변화가 나타나므로 질병 과정 동안에 초기에 확인되고 치료 될 수 있다. 이러한 작은 암은 레이저 수술을 포함한 제한된 수술로 성공적으로 치료할 수 있다. 종양의 크기와 인접한 구조물로의 전이로 인하여 좀 더 광범위한 수술적 절제를 필요로 하기도 한다. 이 경우 부분적 후두 절제술 또는 후두 전체 적출술이 고려될 수 있다.

부분적 후두 절제술은 진성대 주름이 제거되는 성대절제술(cordectomy)이 포함 된다; 후두의 한쪽(오른쪽 또는 왼쪽)이 제거되는 편측후두절제술; 또는 성문의 위 구조가 제거되는 성문위 또는 성대문밑 후두 절제술. 그림 6-5는 오른쪽 성대절제술을 받은 환자의 후두이다. 각각의 부분적 후두 절제술 과정은 기도 닫힘에 기여하는 성문 또는 성문위 기전에 손상에 의해 삼킴 동안에 기도 보호가 감소되는데 기여할 수도 있다. 수술의 범위와 재건술의 종류는 수술 후 연하장애의 실재와 심각성을 예측할 수 있게 한다. 최근 연구에서 부분적 후두절제술, 특히 성대문 밑 후두 절제술은 기능적인 삼킴으로 되돌아갈 수 있게하는 좋은 예후를 보이나, 기도 보호는 수술 후 지속적인 관심을 필요로 한다.

후두전체적출술을 시행한 환자는 전형적으로 기도 손상의 위험성은 없다. 왜냐하면 기도와 삼킴의 경로가 완전히 분리되기 때문이다. 이러한 환자의 새로운 기도 열림은 목 앞쪽의 구멍(stoma)에 의해 만들어진다. 비강을 통한 공기 흐름을 제거하고 목 구멍으로 방향을 바꾸는데, 환자들은 감소된 후각과 감소된 음식 섭취량을 보일 수 있다. 후두전체적출술을 받은 환자가 직면한 일반적인 연하장애 문제는 후두의 수술적 제거 후에 생긴 신인두(neopharynx)의 협착(stenosis)이다. 해부학적 협착(anatomic stenosis)과 생리적 협착(physiologic stenosis)으로 구분될 수 있는데, 전형적으로 연하 기전의 이러한 좁아짐은 액체는 무리없이 삼킬 수도 있으나, 고체 음식을 섭취하는 환자의 능력은 제한된다. 심각한 협착의 사례에서, 환자는 고체와 액체 모두에서 연하가 어렵다고 보고되었다. 후두전체적출술 후 환자가 직면하는 또다른 문제점은 조직 손상(tissue breakdown)과 샛길(fistulas)의 발생, 또는 수술적 흉터를 포함한다. 신인두 수술 후 생긴 흉터의 특징은 가성후두개(pseudoepiglottis)와 분리된 주머니(pull-apart pouch)의 존재이다. 이 "구조물"은 측면 방사선 영상을 통해 확인할 수 있다.

방사선 치료로 인한 연하장애

머리/목 암 치료 중 하나인 방사선 치료는 단독 또는 수술 항암요법과 병행하여 사용될 수 있다. 방사선 치료는 조직의 기능(후두로서의) 유지를 위해 작은 종양을 선택적으로 치료하거나 제거되지 않은 진행된 종양을 없애기 위해 사용된다. 일

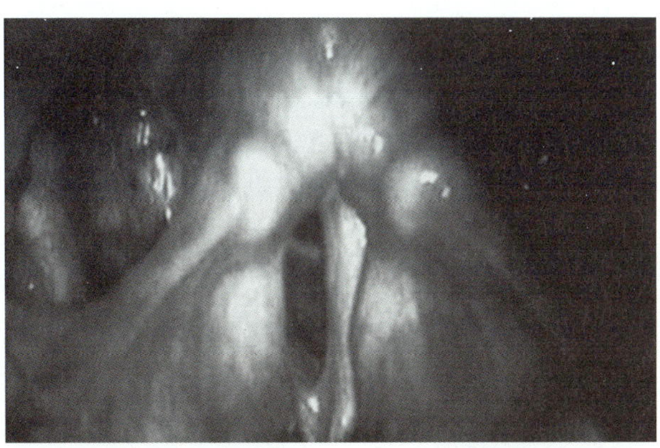

그림 6-5 레이저(레이저 성대절제술)에 의한 오른쪽 진성대 제거 후의 후두 사진. 수술의 결과로 조절되지 않는 성문의 열림이 보인다.

반적으로 단독 또는 수술과 병행한 방사선 치료 후 삼킴 문제점의 일반적인 양상은 단독 수술보다 좋지 않다.

방사선 치료는 기존의 삼킴 문제와 새로운 문제들이 복잡하게 작용하여 점막과 근육 조직의 다양한 변화를 가져온다. Box 6-10은 연하장애에 기여하는 두경부의 방사선 치료 후 초래되는 몇몇 합병증 목록이다. 하나 또는 그 이상의 이러한 합병증은 머리/목 암 치료를 위해 방사선 치료를 받은 거의 모든 환자에게 나타난다. 이러한 변화는 점막 조직과 근육/신경 조직 모두에서 나타난다. 이 집단의 임상적 경험은 점막염과 구강건조증의 결과로 통증과 건조(dryness)에 의한 초기 치료가 요구된다. 또한 삼킴 기전에 관여하는 구조물의 부종은 삼킴 능력의 빈도와 효율성 감소를 만들어낸다. 방사선 치료 후 지속되거나 새로 발생하는 연하장애는 섬유증, 불용성 위축(disuse atrophy)으로 인한 근육 약화, 또는 말초 신경 손상과 연결된다. 연하장애의 결과로 나타나는 이러한 조직 변화의 과정은 환자에 따라 쉽게 변하며, 다양한 다른 요소와 연관되어 있다. 일반적으로, 강력한 점막 조직의 반응은 방사선 치료의 시작 후 처음 3~4주 안에 나타난다. 그 후 환자는 곧 새롭고 심각한 연하장애 증상이 발생될 수 있다. 만약 칸디다증(균 감염, fungal infection)이 생기는 경우에는 점막염으로 인한 통증이 발생하고 더 나아가 연하장애 증상에 부가된다. 마지막으로, 치아 상태에 대한 방사선 치료의 영향 역시 고려해야 한다. 특히 환자의 치아 상태가 좋지 않다면, 치과 의사는 방사선 치료의 시작에 앞서 치아 교정을 위해 상담할 것이다. 이러한 예방적 행동에도 불구하고 남아있는 치아는 방사선 치료에 의해 어느 정도 안 좋은 영향을 받을 가능성이 높다.

방사선 치료 후 연하장애 특성

머리/목 암의 방사선 치료를 받는 환자가 나타내는 연하장애의 일반적 특성은 Box 6-11에 나타나 있다. 많은 통증, 구강건조, 방사선 치료 동안 또는 이후의 연하장애는 삼킴의 빈도를 감소시킨다. 또한 흡인을 초래하는 음식덩이의 잘못된 방향(misdirection), 삼킴-후 잔여물을 초래하는 비효율적 삼킴, 중복 삼킴의 필요, 장시간의 식사 시간을 초래할 수도 있다.

점막염으로 인한 통증은 초기 방사선 치료 기간을 지나 마지막까지 환자의 중대한 문제로 남는다. 구강 점막염 또한 항암 요법으로 인해 발생할 수 있고, 복합된 치료 프로토콜에서 더 심각해질 수 있다. 점막염으로 인한 구강 통증의 결과는 발성과 삼킴 기능에 영향을 미치며, 암 치료 계획의 잠재적 중단과 환자와 가족의 경제적 영향에 까지 미칠 수 있다.

구강건조증(dry mouth, xerostomia)은 아마도 머리/목 암의 방사선 치료를 받은 환자가 직면하는 임상적으로 가장 중요하고, 장기간 지속되는 문제가 된다. 환자들을 구강건조증과 관련하여 상당히 부정적인 감정을 나타내었고, 먹기와 말하기의 어려움 또한 상당히 부정적인 감정으로 보고하였다. 흥미있게도 구강건조증은 삼킴 생리학과 직접적인 연관성은 없다. 즉, 삼킴 기전을 통한 음식덩이의 생리적 움직임이 구강건조증에 의한 영향이라고 확정 할 수 없다. 구강건조증은 변화된 감각 절차의 결과로서 삼킴 환자의 지각에 대한 부정적인 영향때문으로 보여진다.

많은 환자들에서 감소되거나 변화된 후각과 미각이 먹는 즐거움을 제한하게 된다. 미각 장애는 방사선 치료 동안 미뢰(taste buds)의 숫자 감소와 연관이 있을지도 모르지만, 경우에 따라 미뢰는 치료 종료 후 회복 되고, 미각 역시 향상된다. 한 연구에 의하면, 입 인두의 원발 종양에 전통적인 과다분할 방사선 치료를 받은 환자에게서 방사선 치료 후 6달 후에 4가지 기본 맛에 대한 감각이 기초선 단계로 회복되었다. 더불어 화학적 감각(chemosensory) 손상이 미각과 후각에 영향을 미칠

Practice Note 6-2

전체후두 적출술을 받은 환자가 음식과 음료를 섭취하는 동안 흡인의 위험성이 적더라도, 몇몇 환자들은 예외적 방법으로 흡인이 발생한다. 몇 년 전에, 나는 음료나 액체를 마실 때 만성적인 기침을 호소하는 환자를 보았다. 우리는 그의 기관 식도 발성판(tracheoesophageal speaking valve) 발성판 주위에 누출의 어떠한 징후도 찾을 수 없었다. 그래서 우리는 삼킴 투시 검사를 시행하였다. 놀랍게도, 이 환자는 기공 위 대략 1인치의 목 전방 중간 부위에 길고 좁은 인두부의 샛길이 있었다. 액체 바륨을 한 모금 마신 후 그는 기침을 시작했다. 바륨은 샛길을 따라서 지나갔고 기공(stoma)을 통해서 기관 안으로 떨어졌다. 간단한 드레싱 처방은 흡인을 감소시켜 줬고, 샛길(fistula)은 머리/목 수술 팀에 새로운 주의점을 시사하였다.

Box 6-10 연하장애를 초래하는 방사선 치료의 잠재적 합병증 및 부작용

- 점막염
- 구강건조증
- 미각과 후각의 변화
- 섬유증(입벌림 장애 포함)
- 신경병증
- 해부학적 변화(예: 구조물)
- 삼킴 통증(통증 삼킴)
- 식욕 저하
- 부종
- 감염(fungal, bacterial)
- 치아 변화

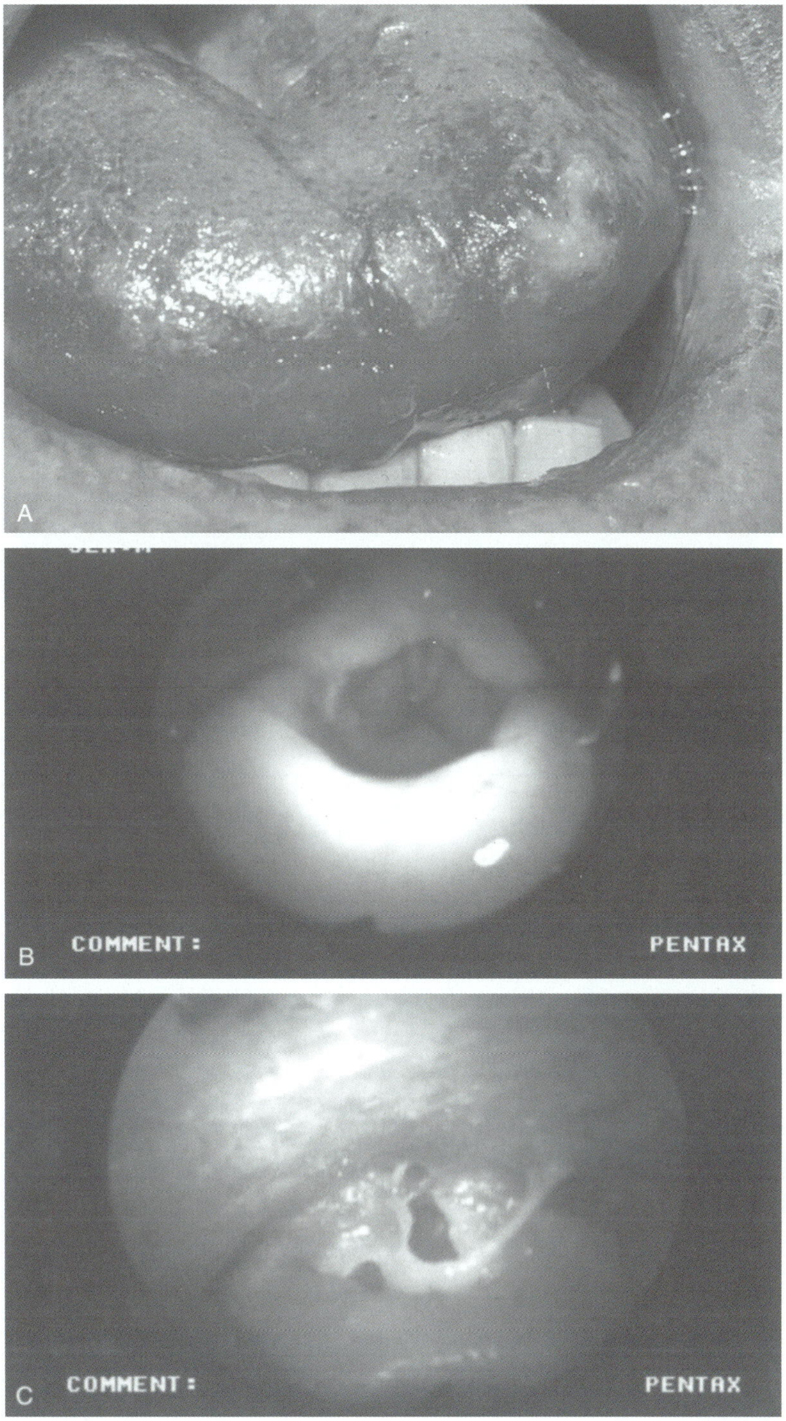

그림 6-6 삼킴 기전의 방사선 후 변화. A: 혀의 점막염, B: 후두 덮개를 포함한 후두의 부종, C: 지속적이고 들어붙어있는 점액

수 있다는 것도 유의해야 한다. 몇몇 환자는 비정상적이고 반대되는 맛과 냄새를 호소하며 평소에 먹던 음식을 회피하는 경우가 있다. 암 환자에서 나타나는 이러한 비정상적인 맛에 대한 혐오는 방사선 치료와 항암요법 동안에 부정적인 감각 경험을 통해서 학습된 결과일 수 있다. 일차적 감각 결핍 및 학습된 부정적 반응은 이미 손상된 영양 상태를 악화시키고 전반적인 음식과 액체 섭취의 감소를 초래한다.

저하된(poor) 치열은 고체음식을 저작할 수 있는 환자의 능력을 제한하여 연하장애를 좀 더 복잡하게 할지도 모른다. 입벌림 장애(trismus)로 인한 입 벌림 감소는 환자가 입으로 먹고 구

CLINICAL CORNER 6-2

48세 남성은 그의 혀 바닥에 최적의 항암/방사선 동시 치료를 받았다. 그의 치료 동안 경피내시경위창냄술관(PEG tube)이 일차적 영양과 수분공급을 위해 적용되었다. 그는 약간의 구강 섭취를 시도하였으나 여전히 섭취 불가능 하였고 결국 물 한 모금 먹는 것조차 제한되었다. 초기 평가에서 인두-식도 분절의 윗 부분의 시작과 인접한 식도에 해부학적 협착이 보고되었다. 이 협착의 전체 길이는 20mm 이상으로 평가되었다. 환자는 확장을 위한 소화기적 중재를 필요로 하였고, 이 절차를 통해 몇 주 후 반복된 투시검사에서 증상의 회복과 더불어, 식사시간이 오래 걸리기는 하나 구강 섭취량의 증가를 보고하였다. 소화기적 검사를 통해 협착이 48Fr(약 16mm) 확장된 것으로 나타났다. 투시검사를 통해 우리는 동일한 부위의 심각한 협착을 주의하는 것과, 아직까지 환자는 흡인 없이 액체 한 모금 마시는 것 이상의 더 많은 것을 섭취 할 수 없다는 것을 다시 한번 확인하였다.

논리적 사고

1. 당신은 어떻게 협착증의 방사선 사진 결과를 중재할 것인가?
2. 당신은 이 환자를 위해 다음 단계에서 무엇을 고려할 것인가?

Practice Note 6-3

방사선 치료를 받은 환자의 감각 변화는 구강 섭취에 극심한 영향을 미친다. 다수의 경우에 입으로 어떤 액체 물질이든지 섭취하는 것을 거절하는 환자를 볼 수 있다. 액체를 삼키기 어려워하는 한가지 이유는 그것이 고체 음식보다 더 구역(gag)을 일으키고; 종종 구토의 시점(point of vomiting)이 되기 때문이다. 이비인후과 전문의와 함께 수년 전에, 우리는 이러한 호소를 하는 환자의 혀를 "마비(numb)" 시키기로 결정했다. 우리는 혀 등쪽(dorsum)에 4% 리도카인 젤을 발랐고, 그가 지금 막 구토했던 물질을 환자에게 주었다. 그는 어려움 없이 이 물질은 삼킬 수 있었다. 의사는 집으로 가져가도록 그에게 리도카인 병을 주었다. 한 달 후 외래에서, 환자는 구강으로 다양한 부드러운 음식을 먹을 수 있었으며 양도 상당이 증가하였다. 비록 이 전략이 항상 적용되기는 어렵더라도 우리는 많은 환자에게 성공적으로 이 방법을 활용하였다. 개개인에서 생리적 또는 정신적 구역 증상에 국소적 리도카인 적용을 통한 감각 체계 상태를 변화시키는 것은, 환자의 구강 섭취 향상을 돕는 것으로 나타났다.

Box 6-11 머리/목 암의 방사선 치료와 연관된 연하장애의 일반적 특성

- 음식덩이 조절 결핍(63%)
- 음식덩이 당 적은 양과 여러번 삼킴 시도
- 식사 시간 증가
- 삼킴의 빈도 감소
- 구강건조증(92%)
- 통증(58%)
- 변화된 맛(75%)

강관리를 하는데 부정적인 결과를 초래할 수도 있으며, 음식 또는 액체의 다양성과 섭취량을 제한할 수 있다. 한 연구에 따르면 머리/목 암환자의 입벌림이 35mm 이하일 경우 기능적 섭취에 제한이 따르는 것으로 나타났다.

머리/목 암의 연하장애를 위한 평가 전략

9, 10장은 성인 환자의 연하장애에 대한 임상적이고 도구적 평가에 대한 자세한 정보를 제공한다. 이 장은 머리/목 암을 치료받는 환자들에 있어서의 삼킴 기능에 대한 평가의 중요성을 강조한다. 머리/목 암의 임상적인 차이점 때문에(예: 다른 암들이 최소의 영향을 받음에도 불구하고 몇몇 암들은 치료 전 삼킴 결손의 원인), 치료의 성격과 치료 중/후 임상적 징후와 증상의 시간 과정을 변경하는 등의 방법이 요구되며, 머리/목 암을 치료받는 환자들은 종종 연하장애를 치료하는 임상인들에게 특별한 도전이 된다. 9장과 10장에서 기술된 연하장애 평가의 기초는 이러한 접근법들을 포함하고 있다. 그러나 적어도 다음의 두 가지 추가적인 요소들은 고려해야 한다: 평가의 시기 및 영향 요소의 평가

삼킴 평가의 시기

몇몇 환자들은 암이나 다른 요소에 따른 어떠한 의학적 치료 전에 삼킴의 편차를 나타낸다. 흥미롭게도, 이런 환자들의 반 이상이 삼킴 어려움을 나타내고, 대다수가 기능적 삼킴 능력의 이상을 호소한다. 머리/목 암을 진단받은 환자들의 대다수가 치료전에 삼킴 능력을 평가받지 못하는데, 이로 인해 환자들은 적절한 관리를 제공받지 못한다. 그 이유는 치료 전 결손이 치료 후 삼킴 장애 상태와 재활에 대한 영향을 주지만, 이전 상태에 대한 평가 결과가 없기 때문이다. 추가적으로 치료 전 평가는 환자들에게 방사선 치료동안에 발생할 수 있는 잠재적인 어려움이나 수술 및 방사선 치료 후 발생할 수 있는 치료 후 결손을 토론할 기회를 제공한다.

수술 후 삼킴 기능의 평가 시기는 실제 치료를 담당하는 치료사와 담당의사 사이에서 정해져야 한다. 초기 수술 후 환자는 삼킴능력을 제한하고 평가를 방해하는 부종을 가지고 있을 확률이 높다. 초기평가는 연하장애의 범위와 어떤 요인이 연하장애에 기여하는지 결정하는데 도움이 될 것이다. 그리고 더욱 집중적 재활을 위한 치료계획을 세우는데도 분명 도움이 될 것이다. 수술 후 초기에 삼킴장애를 나타내는 환자들에 있어서, 초기평가는 입원 동안 연하장애와 관련된 합병증을 확인함과 동시에 안전한 삼킴을 용이하게 하는 전략을 확인하는

것이 중요하다.

방사선치료 프로토콜을 받은 환자들은 치료 전 뿐만 아니라 치료 중에도 삼킴 기능에 부정적인 영향을 가지고 있으며 초기 독성 부작용에 대해서 평가받아야 한다. 또한, 이런 환자들은 추후 발생하는 삼킴 기능을 손상시키는 방사선치료의 부작용(late-occurring effects)에 대한 추적관리를 필요로 한다.

영향요인 사정

영향요인(impact factors)은 삼킴 기능에 부정적인 영향을 보이는 직접적 또는 간접적인 환자의 특성을 말한다. 머리/목 암 환자들에게 있어서, 빈번한 영향요인은 통증, 구강건조증, 미각과 후각 편차, 섬유증, 영양 상태 그리고 심리적 상태를 포함한다.

통증은 수술 후나 방사선치료 중/후에 나타날 수 있다. 삼킴 통증(odynophagia)과 관련된 삼킴의 변화는 연하장애와 구별되어야 한다. 왜냐하면 이 두 가지 임상적 본질과 치료방법이 서로 다르기 때문이다. 통증은 전형적으로 다양한 진통제로 관리된다. 만약 통증 약물-특히 마약성 분류 약물을 지속적으로 사용하면, 연하장애 임상의는 삼킴 결손에서 위부전마비(gastroparesis)에 대해서 고려해야한다. 연하장애에 따른 삼킴 통증의 구분을 위한 최소한의 시도로, 임상의는 환자에게 통증의 위치, 심각성의 정도를 확인하기 위한 질문을 한다. 통증이 방사선 치료의 결과인 구강 점막염과 관련이 있을 때, 종양학자 그리고 간호사는 구강 점막염의 단계를 표준화된 비율 등급을 사용하여 표기하며, 이 등급이 세계보건기구등급척도(World Health Organization Grading Scale)이다. 이는 구강 점막염의 심각성을 결정하는데 있어서 입으로 먹을 수 있는 환자의 능력에 의존한다(표 6-2). 이 척도는 환자의 삼킴 능력과 관계가 있기 때문에 이 등급의 기능적 해석과 적용에 익숙해야한다. 추가적으로 임상의는 삼킴 기전에서의 통증이 감염 또는 말초 신경 손상으로 인한 통증인지를 파악해야 한다. 삼킴 기전에서 통증의 근원에 대한 이해는 환자의 포괄적인 욕구를 가장 잘 충족시키기 위해 연하장애 임상의는 암 재활팀과 소통하게 된다. 적절한 치료로 통증이 경감될 때, 삼킴 통증으로 인한 구강 섭취가 감소된 환자는 입을 통한 음식과 음료의 양과 다양성 모두를 증가시킬 수 있다.

구강건조증(xerostomia)은 방사선치료의 일반적인 부작용이다. 앞에서 말한 것처럼, 구강건조증은 구강내의 정상적 감각 기능을 변화시킴으로써 삼킴에 영향을 끼친다. 방사선 치료를 받는 대부분의 환자들은 구강건조증을 장기간 호소한다. 구강건조증의 심각도 평가는 머리/목 암 환자들의 임상적 평가에 대부분 포함된다. 미시간 대학의 연구자들은 임상적 등급으로서 널리 사용되는 구강건조증에 대한 등급을 개발하고 증명하였다. 구강건조증 설문의 항목은 Box 6-12에 나타나 있다. 환자들은 증상에 따라 0에서 10까지 등급이 매겨지며(높은 등급은 심한 구강건조증을 나타냄), 임상의는 삼킴과 다른 구강 기능에 있어서의 구강건조증의 영향에 대한 지각에 대해서도 환자들과 논의해야 한다. 환자들의 보고를 통해 임상의는 구강건조증의 존재, 유형 그리고 혀 밑의 앞쪽과 혀의 등쪽에서 분비되는 침의 양을 기록해야 한다.

후각과 미각은 식사의 즐거움을 위한 필수요소이다. 방사선치료와 항암 요법은 이러한 감각에 부정적인 영향을 미친다. 맛은 다섯 개의 맛(단맛, 쓴맛, 신맛, 짠맛, 감칠맛)으로 혀에서 구별된다. 방사선 치료 또는 항암 요법으로 인하여 많은 맛의 감각이 감소되거나 변할 수 있다. 향(풍미, flavor)은 후각을 통해 결정된다. 후각은 머리/목 암 환자에게서 손상되지 않을 수도 있고 일시적으로 저하될 수도 있다. 미각과 후각의 감소는 환자의 식사 시 즐거움을 줄어들게 하며, 음식 선택이나 전반적인 섭취에 부정적인 영향을 미친다. 또한 변화된 미각과 후각 역시 음식 섭취에 대한 직접적이고 부정적인 영향을 미칠 수 있다. 왜냐하면 환자들은 혐오스럽다고 감지한 음식을 거부할 것이기 때문이다. 미각 및 후각의 체계적인 평가를 위해 표준화된 프로토콜이 존재한다고 할지라도, 환자가 호소하는 감각의 결손과 음식과 음료의 구강 섭취에 대한 문제 역시 구체적으로 기술되어야 한다. 미각과 후각이 감소한 환자는 더욱 광범위한 평가와 더불어 가능한 치료에 대해 적절한 구강 건강 전문가와 상의해야 한다.

방사선치료는 혈류공급 부족(devascularization)과 함께 피부와 근육을 손상시킬 수 있고, 말초신경을 손상 시킬 수 있다. 피부와 근육의 연부조직은 섬유화되고, 이는 일반적으로 삼킴 기전에서의 목과 머리의 움직임을 감소시킨다. 연하장애 임상의(clinician)들은 근육 약화와 조직 섬유화 사이의 감소된 움직임의 원인을 차별화하여 판단해야 한다. 수동적인 움직임 역시 섬유증 때문에 제한될 수 있다. 연부조직의 섬유화를 보이는 환자들은 목의 앞부분에 방사선 조사를 받은 부위를 딱

표 6-2
구강 점막염의 등급을 위한 세계보건기구등급척도

등급	임상적 결과
0	증상 없음
1	구강통증, 궤양 없음
2	궤양을 동반한 구강통증, 그러나 정상적으로 먹을 수 있음
3	오직 액체만 먹을 수 있음
4	음식 또는 액체 먹을 수 없음

딱하다거나 나무토막 같다는 느낌으로 표현한다. 후두의 양쪽을 간단히 잡는 것(simple grasping)과 이러한 구조물을 한쪽에서 다른 한쪽으로 움직이는 것으로 움직임과 섬유화의 정도를 평가할 수 있다. 임상의는 자발적 삼킴(volitional swallow) 동안 후두의 움직임을 평가해야 한다. 수동적이고 자발적인 감소된 움직임은 섬유화가 원인일 수 있다. 가능하다면, 후두 및 인두의 내시경 검사를 통해 섬유화의 영향이 피부 표면과 근육에 국한 됐는지, 아니면 더 깊은 곳에 영향을 미쳤는지 확인한다. 이 평가의 더 자세한 부분은 10장에서 확인할 수 있으며, 주요 영역은 후두, 인두벽, 혀 기저부의 움직임을 평가하는 것이다.

섬유증은 삼킴 기전 내의 다른 구조들 또한 변화시킨다. 상부식도조임근(인두-식도 분절)은 방사선치료의 결과로 협착되고 섬유화 된다. 이 분절에서의 협착은 조임근 열림을 제한하고 환자가 삼키는 음식의 양을 제한한다. 이러한 손상은 고체 음식을 삼키는데 어려움을 겪는 머리/목 암 환자들에게 고려점이 된다. 마지막으로, 일반적이고 잠재적인 섬유증의 형태는 입 열림의 감소, 또는 입벌림 장애(trismus)를 초래한다. 입벌림장애는 깨물근(masseter)이나 턱뼈 닫힘의 주요 근육인 측두 근육(temporalis muscle)의 유연성 저하로 인해 일어난다. 이러한 근육이 섬유화 되면, 턱 열림시 상당히 큰 힘을 요하고, 입의 수직 열림의 정도를 제한한다. 이러한 상황은 씹음, 삼킴, 말함, 일반적인 입 관리에 부정적인 영향을 미친다. 앞에서도 말한 것처럼 35mm 이하의 수직 입열림은 입벌림 장애로 여겨진다. 입 열림의 측정은 머리/목 암을 치료받는 환자들과 특히, 방사선치료 프로토콜을 받는 사람들에게 필요하다. 그림 6-7 TeraBite 사의 입열림자와 그 사용을 보여주고 있다.

암환자의 영양실조는 삶의 질을 떨어뜨리고, 생존성을 감소시키며, 치료와 관련된 사망률에 기여한다. 앞에서도 말한 것처럼 머리/목 암을 가지고 있는 환자들의 30~50%는 치료 전·중·후에 영양실조를 나타낸다. 영양실조의 원인은 연하장애, 삼킴통증, 미각편차, 저하된 식욕(그 자체로 다원적일지 모르지만), 증가된 칼로리 욕구, 다른 대사적·신체적·심리적 요인들을 포함한다. 영양 상태는 다양한 방법으로 평가되는데, 체중 변화가 일반적인 방법 중 하나이고, 의도되지 않은 몸무게 저하 역시 잠재적인 영양 위험의 임상적 징후로 사용된다. 체질량 지수(body mass index, BMI)는 체중과 키 사이의 비율에서 반영된 몸무게 변화의 지표 중 하나이다. 체질량지수 계산을 통해 분명한 영양결손이 의심된다면, 의사는 검증된 영양 전문가를 찾아 상담받도록 해야 한다.

심리적 상태도 재활에 영향을 미친다. 암환자들은 종종 통증, 피로, 외모 변화(disfigurement), 의사 소통 어려움, 삼킴 곤란, 메스꺼움과 구토를 포함한 다양한 위 불편감을 호소한다. 이런 상태들은 많은 경우 만성적이며 스트레스와 우울증을 발생시키기도 한다. 심리적 상담은 잠재적인 요소를 구별하고 재활에 대한 어려움을 최소화하는 목적으로 제공된다.

Box 6-12 Michigan 대학의 구강건조증 설문지

1 구강건조(dryness) 때문에 대화 시 어려움을 느끼는 비율(rate)
2 구강건조 때문에 씹을 때 어려움을 느끼는 비율
3 구강건조 때문에 고체 음식을 삼키는데 어려움이 있는 비율
4 구강건조 때문에 수면 문제의 빈도 비율
5 음식을 먹을 때 입 또는 목구멍 마름의 비율
6 음식을 먹지 않을 때에도 입 또는 목구멍 마름의 비율
7 음식을 삼키기 위한 도구로 물을 한 모금씩 삼키는 비율
8 음식을 먹지 않을 때 입안 안정을 위하여 물을 한모금씩 삼키는 비율

머리/목 암의 연하장애를 위한 치료 전략

12, 14장은 성인 환자들에 대한 발전된 치료 전략의 광범위하고 상세한 다양한 치료적 중재를 제공한다. 그러나 머리/목 암을 치료받는 환자들은 암과 그 치료로부터 기인한 연하장애의 치료에 대한 임상적 어려움을 표현한다. 머리/목 암 환자들의 치료 노력에 대한 대부분의 보고는 소규모 환자 그룹에 기초를 둔다. 이러한 이유로, 환자들에 대한 최선의 치료를 위해 연구되어야 할 것들이 많이 있다. 특히 수술과 방사선 치료를 병행하여 치료 받은 좀 더 진행성 암을 가지고 있는 환자들에 대한 다양한 연구들이 진행되어야 할 것이다.

삼킴 치료의 시기

머리/목 암 환자의 연하장애 치료에 있어서 고려할 한 가지 중요한 것은 치료를 언제 제공하느냐이다. 많은 연구들은 치료가 빠르면 빠를수록 결과가 더욱 좋다고 보고하고 있다. 불행하게도, 암 치료 이후 연하장애 치료를 시작하는 최적의 시기에 대한 의견일치는 나오지 않았다. 일반적 지침으로, 삼킴 치료는 가능한 빨리 시작해야 한다. 게다가, 작은 문제를 가지고 있는 환자와 치료 후 삼킴 능력을 상당히 회복한 환자들도 수술 후 새로운 연하장애 증상이 발생되거나, 원발 암 치료 후 몇 달 이나 몇 년 후 삼킴 능력에 있어서의 악화를 보이기도 한다.

한 암치료센터의 보고에 따르면 암 치료 전 2주의 삼킴-관련 운동을 환자가 완벽히 수행했을 때 방사선 치료 후(항암 요법과 함께 또는 제외하고) 삼킴 기능 측면에서의 향상을 보고하였다. 운동은 일반적으로 알려진 운동(14장 참조)이고 혀 저

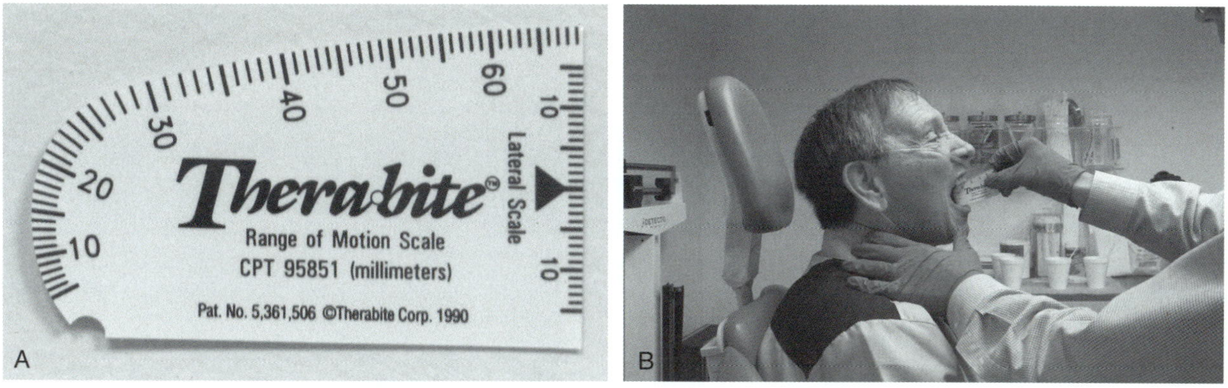

그림 6-7 입 열림 측정. A: TheraBite 입 열림 자, B: 수직적 입 열림 측정하는 환자의 자 사용

항, 혀 잡기, 머리 들기, 노력 삼킴, 멘델슨 메뉴버를 포함한다.

소규모 무작위 임상 실험에서, 방사선 치료 중 매일 제공된 능동적 운동에 기반한 치료는 6개월 동안의 암치료 후 연하장애의 심각성을 감소시켰다. 이 연구의 결과는 일반적 치료와 비교해 집중적 운동 기반 치료를 받은 환자들의 삼킴 능력의 더 높은 기능 유지 가능성을 보여준다. 이 연구에서 사용된 운동은 단순한 혀, 후두, 인두, 턱 움직임에 중점을 두고 있으며, 구체적으로 혀 저항, 노력 삼킴, 가성, 약간의 저항에 대항한 턱 스트레칭을 포함하고 있다. 방사선치료 동안(또는 전)에 능동적 삼킴 운동은 머리/목 암을 치료받는 환자들의 삼킴 기능 유지에 도움을 준다는 다양한 연구 결과들이 있다.

경피내시경위창냄술(percutaneous endoscopic gastrostomy, PEG)은 수술후 회복될 때까지 영양 및 수분을 유지시키기 위해 사용된다. 이와 같은 상황에서, 삼킴 치료를 시작하거나 구강 섭취를 평가하기 위해서 환자와 접촉을 유지하는 것이 중요하다. 적어도, 환자는 치료 후 연하장애를 유발하는 약화와 제한된 움직임을 제한하거나 제거하기 위해 힘과 유연성 모두에 중점을 둔 운동이 제공되어야 한다. 비록 몇몇 환자들은 머리/목 암의 치료 후 대체 음식의 사용을 필요로 할지라도, 많은 센터들은 이런 전략들의 일시적인 사용(2~4개월)을 추천한다. 이러한 상황에서 연하재활 전문가들은 환자들의 비구강에서 구강 급식으로의 전환에 중요한 역할을 하고 있다.

머리/목 암의 크기와 위치의 편차와 의학적, 수술적 치료에서 유래된 다양성 및 암 치료 후 연하장애 치료의 시기는 같은 의료적 수술을 받은 환자들 사이에서도 다른 결과를 나타낸다.

음식덩이 이동 문제를 위한 치료

음식덩이의 이동 문제에 대한 치료를 중재하는데 있어서, 첫 번째 단계는 이동 문제에 기여하는 삼킴 기전에 있어서의 변화를 확인하는 것이다. 이러한 변화는 수술적 중재 또는 방사선 치료에서 기인된다. 일반적인 문제는 삼킴 기전을 구성하는 구조의 감소된 움직임이다. 수술적 치료는 필연적으로 음식덩이 이동에 중요한 구조물을 제거하게 된다. 구조물이 제거되면, 턱얼굴 치과보철전문가(maxillofacial prosthodontist)들이 매우 중요한 역할을 하게 된다. 연하재활치료사와 함께 이러한 전문가는 삼킴 기능 증진에 기여하는 입천장 올림, 폐쇄기구, 위턱뼈모양 보철물이나, 다른 구개 보철물을 제작 할 수 있다. 입천장 올림(palatal lift) 기구는 올려진 위치로 기존의 물렁입천장을 들 수 있도록 도움을 주어, 입천장인두 닫힘을 향상시킬 수 있다. 폐쇄기구(obturator)는 수술적 절제에 의해서 만들어진 공간을 채우는 기구이다. 물렁입천장이 제거되면(또는 단단 입천장 부분) 폐쇄기구가 입과 코의 공간 분리를 위해 사용되어질 수 있다. 위턱뼈모양 기구(maxillary-shaping device)는 단단 입천장에 적합한 보철(prosthesis)이다(위쪽 틀니와 같이). 이 보철물은 약화되거나 부분적으로 절제된 혀와의 최대한의 접촉을 촉진시키기 위한 모양을 하고 있다. 증가된 혀-입천장 접촉은 구강 음식물 이동의 증가를 촉진시킨다.

구조물이 움직임의 제약을 받을 때(수술이나 방사선 치료로부터), 머리 자세의 변화, 섭식 기구의 사용, 식사의 변화가 나타난다. 관절가동범위 운동(예: 스트레칭)은 또한 몇몇 경우에 있어서 도움이 된다. 혀 움직임에 제한이 있는 환자들은 입 뒤쪽 또는 인두로 음식덩이를 중력 방향으로 이동시키기 위해 턱을 올리는 것으로 효과를 본다. 이러한 경우, 기도 보호는 임상적으로 매우 중요하다. 흡인의 위험성은 환자가 기도를 보호할 수 없거나 중력에 의해 인두로 음식덩이가 흐를 때 증가된다. 또 다른 고려 사항은 턱을 올리는 것이 인두-식도 분절의 압력을 증가시킨다는 것이다. 환자가 인두-식도 분절의 열림에서 문제를 가지고 있다면, 이러한 방법의 사용을 금한다. 이 자세기법의 사용은 중력에 의해 움직임이 쉬운 음식덩이를 대상으로 하며, 물이나 매우 부드러운 음식에 대한 구강 섭취는 제한해야 한다.

식사 기구(feeding device)는 환자가 단단한 음식덩이를 구강 뒤쪽 공간으로 위치시키는 것을 허용한다. 혀절제술용 스푼이 이에 해당하는데, 혀의 불완전 마비 또는 제한된 혀 움직임을 가지고 있는 환자들의 입 뒤쪽에 부드러운 음식을 위치시키기 위해 사용된다. 심각한 움직임의 제한이 있는 경우에 음식을 입안 뒤쪽 공간, 인두 또는 상부 식도로 음식을 위치시키는 주사기나 소프트 카테터를 환자들에게 적용할 수 있다(몇몇 환자들은 그들 자신이 입위관을 스스로 사용할 수도 있다).

스트레칭 운동 역시 도움이 될 수 있다. 특히, 이는 흉터나 섬유화가 고착되기 전에 수행하는 것이 좋다. 긍적적 결과로 스트레칭을 통해 입벌림장애를 가지고 있는 환자의 증가된 입열림을 보여준 연구들이 있다. 노력 삼킴 또는 멘델슨 메뉴버와 같은 또 다른 기법들과 보상 방법들은 특정 연하장애에서 음식덩이 이동을 개선시키는데 유용하다(다양한 메뉴버와 보상방법 및 삼킴 생리와 기능에 대한 더욱 상세한 내용은 14장 참조).

기도 보호를 위한 치료

후두 구조물의 움직임을 손상시키는 수술 또는 방사선 치료로 인해 후두의 생리적·구조적 변화가 발생할 수 있다. 이러한 관점에서, 기도를 보호하려는 치료적 노력은 후두 닫힘의 향상 및 기도 보호의 증진에 중점을 둔 삼킴 협응의 향상이다.

몇몇 예에서, 감소된 성문 폐쇄에 수술적 교정이 적용되기도 한다. 자주 사용되는 두가지 기법은 방패성형술(thyroplasty)이라 불리며, 비운동성 성대 주름의 위치이동을 말한다. 또 하나는 성대 주름 안에 적합한 생체물질(biosubstance)의 주입이다. 특정 기법의 선택을 결정하는 요소는 성문 불능의 정도 및 기술을 가지고 있는 외과의사의 경험 그리고 환자의 전반적인 의학적 상태에 따라 좌우된다.

그림 6-8은 그림 6-5에서 보여지는 손상된 후두의 오른쪽에 방패성형술에 의한 가운데로 위치이동을 시행한 동일한 후두를 보여준다. 성대 주름에 생체물질의 주입은 성문 폐쇄를 향상시키는데 효과적이다. 이와 같은 기술은 방패목뿔막을 통한 주입과 내시경 화면을 통한 성대 주름으로의 주입을 포함한다.

다양한 행동 치료기법들 역시 삼킴 동안의 흡인을 감소시키는데 이용되어 왔다. 이러한 기법은 삼킴의 불균형이 음식덩이의 흡인을 불러올 때 고려되어야 한다. 이러한 보상 기법들에는 턱-당기기 자세, 머리-회전, 성문위 삼킴, 그리고 상부-성문위 삼킴을 포함한다(14장 참조). 이러한 기술들을 묘사하고 있는 비디오들 또한 14장에 나와 있다. 턱-당기기 자세는 환자가

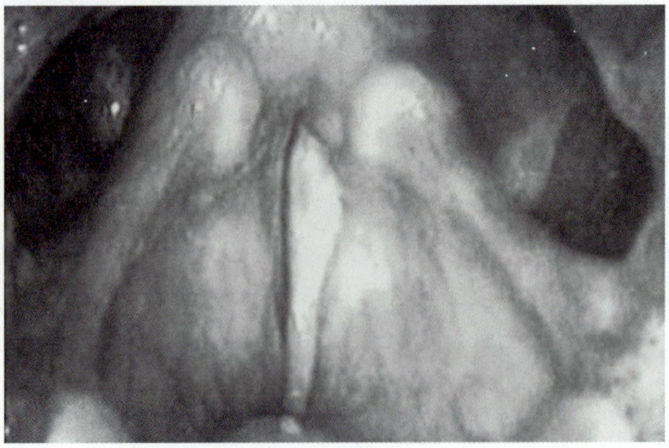

그림 6-8 방패성형술에 의한 오른쪽 진성대의 가운데 이동 후 그림 6-5의 동일한 후두의 사진이다. 그림 6-5와 비교하여 향상된 성문 폐쇄를 보여준다.

인두기 삼킴에서 지연을 보일 때 도움이 된다. 머리 회전 자세는 음식덩이를 인두의 한쪽 면(더욱 손상되지 않은 부위)으로 방향을 틀게 하고, 인두-식도 분절의 반대쪽 면의 내부 조임근의 압력을 낮추는 것을 돕는다. 삼킴 동안의 이러한 자세 조정은 기도공간에서 음식덩이가 진행되는 방향을 잡아주고 삼킴 후 흡입되는 잔여 물질의 양을 줄이는데 도움을 준다. 두 가지 성문위 삼킴 메뉴버는 삼킴 전 기도를 폐쇄하고 삼킴 후 즉시 기침으로 후두의 어떠한 잔여물이든지 깨끗하게 밀어내는 것에 중점을 둔다. 이러한 두 가지 방법 사이의 차이점은 상부-성문위 삼킴이 숨 참기 과정 동안에 후두 폐쇄의 정도를 증가시켜 준다는 것이다. 임상에서는 환자 상태에 맞추어 다양한 메뉴버를 동시에 적용하는 경우가 많다. 하지만 환자들이 메뉴버를 통해 삼킴 기술의 향상을 나타냈더라도, 간헐적 흡인이 여전히 몇몇 물질에서 나타날 수 있다는 것을 주목해야한다. 이러한 환자들의 치료 추적에 있어서 병력과 진행의 시사점은 다음과 같다.

방사선 치료로 인한 점막과 근육 변화의 치료법

방사선 치료로 인해 점막과 근육의 변화가 발생되었을 때는 삼킴을 방해하고 조직 변화의 충격을 최소화하기 위한 치료적 접근이 필요하다. Box 6-13은 머리/목 암환자의 치료에서 방사선 치료(RT)에 의해 발생된, 점막과 근육 조직 변화를 위한 공통된 중재를 요약하였다.

구강건조증(xerostomia, dry mouth)은 음식덩이 이동을 보조하는 타액의 감소로 인해 삼킴 어려움을 불러 일으킨다. 여러 연구에서 방사선 치료 후 운동 측면보다 감각적 측면에서 영향을 주는 구강건조증의 중재에 대해 다루고 있다. 침의 또 다른 기능은 입안과 치아 건강을 향상시키는데 기여한다는 것이다. 침 흐름의 감소는 입안과 치아 건강에 손상을 준다.

CLINICAL CASE EXAMPLE 6-1

왼쪽 편도오목(tonsillar fossa)에 암종(T2N2A)이 발생한 66세 노인은 절개를 통한 종양제거술과 방사선 치료를 앞두고 있다. 이 환자는 종양제거술 이전에 방사선 치료가 추천되었는데, 수술을 앞두고 방사선 치료의 종료 시점에서 흡인성 폐렴으로 의심되는 증세를 보여 입원하였다. 입원한 동안 경피내시경위창냄술(PEG)이 적용되었으며, 이를 통해 흡인 증상은 더 이상 나타나지 않았다. 이후 종양제거술이 시행 되었으며, 수술 후 액체 음식만을 먹도록 추천 받았으나, 기구적 검사를 통해 수술 3주후 까지 흡인이 반복 관찰되었다. 수술 4주 후 환자는 연하재활클리닉에 의뢰되었는데, 삼킴 기능의 내시경 평가 결과 묽은 액체에서 흡인은 관찰되지 않았다. 하지만 침습(penetration)은 관찰되었고 이는 자발적 기침을 통해 제거되는 양상을 보였다.

그는 방사선 치료로 인한 인두기적 변화가 관찰되었는데, 인두벽의 감소된 움직임을 포함하여, 점도 있는 음식물 섭취시 인두기 잔여물의 증가를 나타냈다. 환자는 점도가 높은 음식물보다 묽은 액체류에서 개선된 삼킴 능력을 보였다. 삼킴과 관련한 구조물들의 움직임에 있어서도 기능적 삼킴이 가능한 수준을 유지하고 있었으나 전반적인 운동 정도는 감소하였다(감소된 목뿔-후두 왕복, 감소된 인두 수축, 감소된 인두-식도분절 열림). 환자에게 있어 묽은 액체에서 흡인의 위험이 낮았기 때문에, 식이적 추천으로 묽은 액체의 구강 섭취 개시와 부드럽고 일관성 있는 음식으로 점차 점도를 높여가고자 하였다.

10개월 후 이 환자는 우측엽 폐렴으로 다시 입원했다. 이 때 내시경 검사에서 흡인이 관찰되어 음식과 물의 구강 섭취를 중단하였다. 두 달 후 다시 이어진 검사에서 10ml의 물과 점성이 있는 5ml의 액체에서 흡인을 보였다. 성문위 삼킴과 멘델슨 메뉴버를 교육하였으며, 이 두 기술은 큰 음식덩이를 삼키는 동안에 흡인을 제거하거나 줄이는데 성공적이었다. 환자는 이 시점에서 기도 보호를 위한 집중적인 삼킴 치료를 받았으며, 목뿔-후두 왕복 움직임 증가와 인두-식도분절 열림을 목적으로 하였다. 멘델슨 메뉴버의 중요성이 강조되었으며, 묽은 액체부터 시작하여 점차 점성이 있는 부드러운 음식으로의 추천이 이어졌다. 표면근전도를 활용한 피드백이 노력 삼킴의 효과를 검증하기 위해 활용되었으며, 청진법을 이용한 삼킴 후 기도 청결(post swallow airwat clearance) 역시 감시되었다.

2주간 매일 치료가 이어진 후에, 환자는 인두 뒤쪽 벽과 닿아있는 혀 기저부의 증가된 움직임을 보였으며, 증가된 인두 확장 및 움직임, 증가된 목뿔-후두 왕복을 나타냈다. 흡인 없이 많은 양의 묽은 액체를 섭취할 수 있게 되었으며, 점성이 있는 액체의 삼킴에서도 잔여물의 양이 확연히 줄어들었다. 매일의 치료가 이어진 또 2주 후에는 흡인없이 점성이 있는 액체를 삼킬 수 있었으며, 적은 양의 잔여물이 남긴 했지만 '촉촉한 퓨레'를 섭취할 수 있었으며 흡인은 보이지 않았다. 이 시점에서 경관 식이를 줄이면서 총 섭취량을 늘릴 수 있는 방안을 모색하기 위해 영양팀과의 상의가 이어졌다. 결과적으로 경피내시경창냄관은 제거되었으며 구강을 통해 모든 음식 및 물을 섭취하게 되었다. 그의 섭식은 물과 부드러운 음식으로 제한되었으나, 환자는 경관식이보다 현 상태를 매우 만족해하였다.
이 환자는 방사선 치료로 인하여 삼킴 기전 안에서 인두기의 움직임 감소가 초래되었을뿐만 아니라 흡인 및 폐렴의 문제까지 발생하였다. 방사선 치료 후 나타나는 부작용의 유형은 일관성이 없고 증상 역시 다양하지만, 한 가지 공통된 발견은 대부분의 환자들에서 점성이 있는 물질보다 묽은 액체를 더 잘 삼킨다는 것이다. 이는 삼킴 과정 중 구조물의 감소된 움직임의 결과로 음식덩이를 밀어내는 힘이 약해지는데서 기인하거나, 구강 점막과 점성이 있는 물질 사이의 결착을 만드는 구강건조증으로부터 기인한다. 이러한 환자의 구강 섭취를 증가시키는 초기 접근에는 기구적 검사를 통한 정확한 문제점의 판단이 중요하다. 또한 이러한 환자의 치료 프로그램은 기도 안으로 물질이 흡인되지 않도록 예방책을 마련하면서 동시에 삼킴 동안에 구강-인두 구조의 움직임을 증가시키는 방향으로 진행되어야 한다. 본 환자의 경우 방사선 치료 후 1년 이상 지난 시점에서 삼킴의 구강 섭취가 가능해졌지만, 다양한 환자군에서 증상의 호전이 이루어지는 시기를 정확히 예측하기는 어렵다. 하지만 만성적인 증상을 가진 환자와 기도 보호에 위험을 지닌 환자라 할지라도, 급성기 이후의 지속적인 삼킴 치료를 통하여 안전한 삼킴 능력으로의 회복 가능성을 보여준다.

Box 6-13 머리/목 암에서 방사선 치료 후 발생된 점막과 근육 변화를 위한 일반적 중재

점막 변화

- 침 보충물
- 물
- 진통제
- 얼음 조각
- 구강세정제
- 겔
- 처방된 약
- 기계적 청결

근육 변화

- 냉자극(얼음 조각을 포함)
- 스트레칭
- 다양한 운동

불행하게도, 구강건조증은 방사선 치료 후 오래 지속되거나 심지어 영구적이다. 치료를 위한 다양한 중재가 소개되었지만, 임상적 문제를 가진 여러 환자에게 완벽히 효과적인 방법은 없다. 몇몇 환자에서 풍선껌은 침 분비를 증가시킬 수 있다. 맛을 낸 껌은 맛(특히 신맛과 쓴맛)에 반응한 침 분비의 증가 때문에 보다 유용할 수 있다. 이러한 관점에서, 특정 환자들은 기계적, 화학감각 자극에 의한 침 흐름을 증가할 수 있는 잠재적 가능성을 가지고 있다고 추측할 수 있다. 기타의 수분 보충제는 일반적으로 없어진 천연 침을 위한 대체 및 보상으로 이용할 수 있다. 이러한 보충제는 구강세정제, 스프레이, 겔을 포함한 다양한 형태가 있다. 침 대체품을 사용했을 때, 혀의 앞쪽 아래 부분에 작은 액체 덩이를 놓고 입안 점막 전체를 코팅할 수 있도록 환자에게 설명하는 것이 중요하다. 몇몇 환자들은 이러한 대체품의 사용으로 이득을 볼 수도 있지만, 일반적으로 그 효과는 임시적이다.

구강건조증을 대체품의 사용을 통해 중재하는 방법 역시

흡인의 위험성이 없는 사람에게 사용하거나, 최소한의 적절한 기도 보호를 필요로 한다.

의사들은 침 흐름을 증가시키기 위해 약물을 사용할 수도 있다. 이러한 약물은 침샘 이외에 많은 샘에서 액체 분비를 증가시킨다. 환자들은 이 약물을 복용했을 때 땀이 많이 나는 것을 보고하였다. 실제로, 구강건조증을 가지고 있는 많은 환자들은 구강 윤활을 증가시키기 위한 다양한 접근법을 시도하였다. 임상의는 광범위한 선택권과 정보를 제공해서 이 과정을 도울 수 있다. 구강건조증을 가지고 있는 환자를 위한 또한 가지 고려사항은 구강 위생이다. 침의 감소는 입안과 치아 건강을 저하시킨다. 임상의는 구강상태와 일치하는 구강 위생 활동에 매일 참여하도록 조언해야 한다.

점막염으로 인한 구강 통증은 방사선 치료 프로토콜(또한 항암 요법과 함께)을 받은 환자에서 급성 독성으로 인한 중요한 문제를 일으킨다. 최악의 경우에 이 통증은 음식과 액체 모두 구강 섭취를 중단시키거나 삼킴의 빈도가 감소하는 원인이 된다. 몇몇 입증된 전략은 이 상황에서 유용할 수 있는데, 의학적 지원을 필요로 하지 않는 단순한 기술에는 식염수와 얼음조각으로 구강을 세척하는 방법이 있다. 환자는 약한 소금물과 부드러운 칫솔을 사용하여, 잔여물을 제거하기 위해 입의 점막에 브러쉬 질을 하는 것이 추천된다. 얼음조각은 몇몇 경우에 입안의 통증을 경감시켜주고 구강의 점도를 부드럽게 해주는 데 유용하다.

근육 조직에서의 변화는 방사선 치료를 받은 근육의 섬유화나, 신경병증에서 기인하는 구조의 제한된 움직임에서 발생한다. 또한 불용성 위축 역시 입으로 물이나 음식을 섭취하지 않는 환자들에게 고려되어야 한다. 단독적 치료는 모든 환자들에게 만병통치약으로 쓰여지기 힘들다. 치료사와의 면담은 특별히 섬유화가 머리/목의 움직임을 제한할 때 섬유 근육의 움직임을 증가키는 전략을 확인하는데 가치가 있다. 한 가지 일반적인 전략은 제한된 구조와 섬유화된 근육을 스트레칭 시키는 것이다. 반복적인 스트레칭은 특히 관절의 움직임을 향상시켜준다. 만약 움직임의 제한이 근육약화로 인한 것이라면 근육 재활에 대한 운동적 접근이 필요하다. 이것은 일반적인 머리/목 부분의 삼킴 기전에 적용된다.

점막과 근육조직의 방사선적 변형이 심각한 경우에, 환자들은 물과 음식의 구강섭취를 유지할 수 없다. 이러한 경우에 있어서 치료를 제공하는 의사는 비구강 섭취를 택할 수 밖에 없다. 비위관보다 경피내시경위창냄술이 추천되는데, 경피내시경위창냄술 섭식은 더욱 적은 기능적 실패, 더 나은 영양적 산물, 환자에게 있어서는 감염의 위험을 낮춰준다. 비구강 섭식을 추구하는 것은 개인적인 환자의 환경에 기반을 두고 있고 치료사와 영양사와의 상담을 통해서 이루어진다. 구강 섭식이 시행되어야 할지, 또는 삼킴 치료가 유효할지를 결정하는 동안 환자의 상태를 주의깊게 관찰하는 것이 중요하다. 추가적으로 환자들이 영양과 수분 공급을 비구강 섭식에 의존하면서도, 삼킴 과정에서 근육 불용성 위축으로 인한 부작용을 제한하기 위해서 예방적 식이요법을 시행하는 것도 중요하다.

요점

1. 암과 암의 치료는 연하장애를 유발하고 삶의 질을 변화시킨다. 암을 위한 일차적 치료는 수술과 방사선 치료이며, 이는 단독으로 또는 복합적으로 사용된다. 항암요법은 일차적 치료법 중 한가지 방법과 복합적으로 사용된다.
2. 머리/목 암의 치료로 인한 연하장애의 특성은 암종의 유형과 치료 범위에 달려있다. 공통된 요소는 삼킴 기전에서의 움직임이 감소되는 것이다. 이것은 여러 가지 방법으로 삼킴의 효율성을 감소시킨다. 암 치료의 범위와 근원에 대한 지식은 연하장애로 인한 치료 전략을 개발하고 이해하는 것을 돕는다.
3. 독립적 또는 수술과 병행된 방사선 치료를 받은 사람은 삼킴 기전 구조물의 움직임 감소로 인한 연하장애와 입인두 구조물의 통증 및 구강건조증을 경험한다.
4. 머리/목 암의 치료를 받은 환자의 삼킴 기능 평가에서 영양상태, 미각과 후각, 지구력, 구강 통증을 포함한 연하장애와 관련된 상태를 평가하는 것이 매우 중요하다.
5. 머리/목 암 환자의 연하장애 치료는 음식덩이의 이동과 기도 보호에 초점을 맞춘다. 다양한 수술적, 행동적 치료 전략은 삼킴 기능을 향상시키기 위해 사용된다. 최근 연구에서 초기에 치료를 시작할수록, 더 좋은 결과를 기대할 수 있다고 보고되었다.

참고문헌

1. National Cancer Institute Factsheet: *Head and neck cancer: Questions and answers*: http://www.cancer.gov/cancertopics/factsheet/Sites-Types/head-and-neck. Accessed March 28, 2008.

2. van Bokhorst-de van der Schuer MA, van Leeuwen PA, Kuik DJ et al: The impact of nutritional status on the prognoses of patients with advanced head and neck cancer, *Cancer* 86:519, 1999.

3. Fietkau R: Principles of feeding cancer patients via enteral or parenteral nutrition during radiotherapy, *Strahlenther Onkol* 174(Suppl 3):47, 1998.

4. Lees J: Incidence of weight loss in head and neck cancer patients on commencing radiotherapy at a regional oncology centre, *Eur J Cancer Care (Engl)* 8:133, 1999.

5. Johnston CA, Kean TJ, Prudo SM: Weight loss in patients receiving radical radiation therapy for head and neck cancer: a prospective study, *J Parenter Enteral Nutr* 6:399, 1982.

6. American Joint Committee on Cancer: *AJCC cancer staging manual*, ed 6, New York, 2002, Springer.

7. Mendenhall WM, Riggs CE, Cassisi NJ: Treatment of head and neck cancers. In DeVita VT, Hellman S, Rosenberg SA, editors: *Cancer: principles and practice of oncology*, Philadelphia, 2005, Lippincott Williams & Wilkins.

8. Smith RV, Goldman Y, Beitler JJ et al: Decreased short- and long-term swallowing problems with altered radiotherapy dosing used in an organ-sparing protocol for advanced pharyngeal carcinoma, *Arch Otolaryngol Head Neck Surg* 30:831, 2004.

9. Levendag PC, Teguh DN, Voet P et al: Dysphagia disorders in patients with cancer of the oropharynx are significantly affected by the radiation therapy dose to the superior and middle constrictor muscle: a dose-effect relationship, *Radiother Oncol* 85:64, 2007.

10. Jensen K, Overgaard M, Grau C: Morbidity after ipsilateral radiotherapy for oropharyngeal cancer, *Radiother Oncol* 85:90, 2007.

11. Adelstein DJ, Li Y, Adams GI et al: An intergroup phase III comparison of standard radiation therapy and two schedules of concurrent chemoradiotherapy in patients with unresectable squamous cell head and neck cancer, *J Clin Oncol* 21:21, 2003.

12. Mittal BB, Pauloski BR, Harah DJ et al: Swallowing dysfunction—preventive and rehabilitation strategies in patients with head-and-neck cancers treated with surgery, radiotherapy, and chemotherapy: a critical review, *Int J Radiation Oncology Biol Phys* 57:1219, 2003.

13. Logemann JA, Pauloski BR, Rademaker AW et al: Swallowing disorders in the first year after radiation and chemoradiation, *Head Neck* 30:148, 2008.

14. Zuydam AC, Lowe D, Brown JS et al: Predictors of speech and swallowing function following primary surgery for oral and oropharyngeal cancer, *Clin Otolaryngol* 30:428, 2005.

15. Pauloski BR, Rademaker AW, Logemann JA et al: Speech and swallowing in irradiated and nonirradiated postsurgical oral cancer patients, *Otolaryngol Head Neck Surg* 118:616, 1998.

16. Pauloski BR, Rademaker AW, Logemann J et al: Pretreatment swallowing function in patients with head and neck cancer, *Head Neck* 22:474, 2000.

17. Kendall K, McKenzie S, Leonard R et al: Timing of swallowing events after single-modality treatment of head and neck carcinomas with radiotherapy, *Head Neck* 20:720, 1998.

18. Kotz T, Abraham S, Beitler JJ et al: Pharyngeal transport dysfunction consequent to an organ-sparing protocol, *Arch Otolaryngol Head Neck Surg* 125:410, 1999.

19. Conley JJ: Swallowing dysfunctions associated with radical surgery of the head and neck, *Arch Surg* 80:602, 1960.

20. Summers GW: Physiologic problems following ablative surgery of the head and neck, *Otolaryngol Clin North Am* 7:217, 1974.

21. Hsiao HT, Leu YS, Lin CC: Tongue reconstruction with free radial foreman flap after hemiglossectomy: a functional assessment, *J Reconstr Microsurg* 19:137, 2003.

22. Seikaly H, Rieger J, Wolfaardt J et al: Functional outcomes after primary oropharyngeal cancer resection and reconstruction with the radial forearm flap, *Laryngoscopy* 113:897, 2003.

23. Crary MA, Carnaby-Mann GD: Rehabilitation after treatment for head and neck cancer. In DeVita VT, Hellman S, Rosenberg SA, editors: *Cancer: principles and practice of oncology*, ed 7, Philadelphia, 2005, Lippincott Williams & Wilkins.

24. Frazell EL, Lucas JC: Cancer of the tongue: report of the management of 1,554 patients, *Cancer* 15:1085, 1962.

25. Kimata YSM, Hishinuma S, Ebihara S et al: Analysis of the relations between the shape of the reconstructed tongue and postoperative functions after subtotal or total glossectomy, *Laryngoscope* 113:905, 2003.

26. Hirano M, Kuriowa Y, Tanaka S: Dysphagia following various degrees of surgical resection for oral cancer, *Ann Otol Rhinol Laryngol* 101:138, 1992.

27. McConnell FMS, Logemann JA: Diagnosis and treatment of swallowing disorders. In Cummings CW, editor: *Otolaryngology, head and neck surgery (update II)*, St Louis, 1990, Mosby.

28. Khariwala SS, Vivek PP, Lorenz RR et al: Swallowing outcomes after microvascular head and neck reconstruction: a prospective review of 191 cases, *Laryngoscopy* 117:1359, 2007.

29. Tei K, Maekawa K, Kitada H et al: Recovery from postsurgical swallowing dysfunction in patients with oral cancer, *J Oral Maxillofac Surg* 65:1077, 2007.

30. Pauloski BR, Rademaker AW, Logemann J et al: Surgical variables affecting swallowing in patients treated for oral/oropharyngeal cancer, *Head Neck* 26:625, 2004.

31. Reiger JM, Zalmanowitz JG, Sytsanko A et al: Functional outcomes after surgical reconstruction of the base of tongue using the radial forearm flap in patients with oropharyngeal carcinoma, *Head Neck* 29:1024, 2007.

32. Borggreven PA, Verdonck-de Leeuw I, Rinkel RN et al: Swallowing after major surgery of the oral cavity or oropharynx: a prospective and longitudinal assessment of patients treated by microvascular soft tissue reconstruction, *Head Neck* 29:638, 2007.

33. Wycliffe ND, Grover RS, Kim PD et al: Hypopharyngeal cancer, *Top Magn Reson Imaging* 18:243, 2007.

34. Martin A, Jackel MC, Christiansen H et al: Organ preserving transoral laser microsurgery for cancer of the hypopharynx, *Laryngoscope* 118:398, 2008.

35. Preuss SF, Cramer K, Klussmann JP et al: Transoral laser surgery for laryngeal cancer: outcome, complications and prognostic factors in 275 patients, *Eur J Surg Oncol* 35:235, 2009.

36. Hinni ML, Salassa JR, Grant DG et al: Transoral laser microsurgery for advanced laryngeal cancer, *Arch Otolaryngol Head Neck Surg* 133:1198, 2007.

37. Hartl DM, de Mones E, Hans S et al: Treatment of early-stage glottic cancer by transoral laser resection, *Ann Otol Rhinol Laryngol* 116:832, 2007.

38. Lewin JS, Hutcheson KA, Barringer DA et al: Functional analysis of swallowing outcomes after supracricoid partial laryngectomy, *Head Neck* 30:559, 2008.

39. Pellini R, Pichi B, Ruscito P et al: Supracricoid partial laryngectomies after radiation failure: a multi-institutional series, *Head Neck* 30:372, 2008.

40. León X, López M, García J et al: Supracricoid laryngectomy as salvage surgery after failure of radiation therapy, *Eur Arch Otorhinolaryngol* 264:809, 2007.

41. Pauloski BR, Rademaker AW, Logemann J et al: Speech and swallowing in irradiated and nonirradiated postsurgical oral cancer patients, *Otolaryngol Head Neck Surg* 118:616, 1998.

42. Pauloski BR, Logemann J, Rademaker AW et al: Speech and swallowing function after oral and oropharyngeal resections: one-year followup, *Head Neck* 16:313, 1994.

43. Epstein JB, Emerton S, Kolbinson DA et al: Quality of life and oral function following radiotherapy for head and neck cancer, *Head Neck* 21:1, 1999.

44. Rosenthal DI: Consequences of mucositis-induced treatment breaks and dose reductions on head and neck cancer treatment options, *J Support Oncol* 5:23, 2007.

45. Murphy BA: Clinical and economic consequences of mucositis induced by chemotherapy and/or radiation therapy, *J Support Oncol* 5:13, 2007.

46. Cheng KK: Oral mucositis, dysfunction, and distress in patients undergoing cancer therapy, *J Clin Nurs* 16:2114, 2007.

47. Dirix P, Nuyts S, Vander Poorten V et al: The influence of xerostomia after radiotherapy on quality of life: results of a questionnaire in head and neck cancer, *Support Care Cancer* 16:171, 2008.

48. Logemann J, Smith CH, Pauloski BR et al: Effects of xerostomia on perception of performance of swallow function, *Head Neck* 23:317, 2001.

49. Logemann J, Pauloski BR, Rademaker AW et al: Xerostomia: 12-month changes in saliva production and its relationship to the perception and performance of swallow function, oral intake, and diet after chemoradiation, *Head Neck* 25:432, 2003.

50. Mirza N, Machtay M, Devine PA et al: Gustatory impairment in patients undergoing head and neck irradiation, *Laryngoscope* 118:24, 2008.

51. Yamashita H, Nakagawa K, Tago M et al: Taste dysfunction in patients receiving radiotherapy, *Head Neck* 28:508, 2006.

52. Sandow PL, Hejrat-Yazdi M, Heft MW: Taste loss and recovery following radiation therapy, *J Dent Res* 85:608, 2006.

53. Schiffman SS: Critical illness and changes in sensory perception, *Proc Nutr Soc* 66:331, 2007.

54. Dijkstra PU, Huisman PM, Roodenburg JL: Criteria for trismus in head and neck oncology, *Int J Oral Maxillofac Surg* 35:337, 2006.

55. Zackrisson PMC, Strander H, Wennerberg J et al: A systematic overview of radiation therapy effects in head and neck cancer, *Acta Oncol* 42:443, 2003.

56. Levin AA, Levine MS, Rubesin SE et al: An 8-year review of barium studies in the diagnosis of gastroparesis, *Clin Radiol* 63:407, 2008.

57. World Health Organization: *Handbook for reporting results of cancer treatment*, Geneva, 1997, World Health Organization.

58. Meirovitz A, Murdoch-Kinch CA, Schipper M et al: Grading xerostomia by physicians or by patients after intensity-modulated radiotherapy of head-and-neck cancer, *Int J Radiation Oncology Biol Phys* 66:445, 2006.

59. Denk DM, Kaider A: Videoendoscopic biofeedback: a simple method to improve the efficacy of swallowing rehabilitation of patients after head and neck surgery, *Otorhinolaryngol* 59:100, 1997.

60. Denk DM, Swoboda H, Schima W et al: Prognostic factors for swallowing rehabilitation following head and neck cancer surgery, *Acta Otolaryngol* 117:769, 1997.

61. Zuydam A, Rogers S, Brown J et al: Swallowing rehabilitation after oro-pharyngeal resection for squamous cell carcinoma, *Br J Oral Maxillofac Surg* 38:513, 2000.

62. Crary, MA, Mann, GD, Groher ME et al: Functional outcomes of dysphagia therapy with adjunctive sEMG biofeedback, *Dysphagia* 19:160, 2004.

63. Carnaby-Mann GD, Crary MA: Adjunctive neuromuscular electrical stimulation in the treatment of chronic pharyngeal dysphagia, *Ann Otol Rhino Laryngol* 117:279, 2008.

64. Kulbersh BD, Rosenthal EL, McGrew BM et al: Pretreatment, preoperative swallowing exercises may improve dysphagia quality of life, *Laryngoscope* 116:883, 2006.

65. Carrol WR, Locher JL, Canon CL et al: Pretreatment swallowing exercises improve swallow function after chemoradiation, *Laryngoscope* 118:39, 2008.

66. Carnaby-Mann GD, Crary MA, Amdur R et al: Preventative exercise for dysphagia following head/neck cancer [abstract], *Dysphagia* 22:381, 2007.

67. Al-Othman MO, Amdur RJ, Morris CG et al: Does feeding tube placement predict for long-term swallowing disability after radiotherapy for head and neck cancer? *Head Neck* 25:741, 2003.

68. Crary MA, Groher ME: Reinstituting oral feeding in tube fed patients with dysphagia, *Nutr Clin Pract* 21:576, 2006.

69. Light J: A review of oral and oropharyngeal prostheses to facilitate speech and swallowing, *Am J Speech Lang Pathol* 4:15, 1995.

70. Pauloski BR, Logemann JA, Colangelo LA et al: Effect of intraoral prostheses on swallowing function in postsurgical oral and oropharyngeal cancer patients, *Am J Speech Lang Pathol* 5:31, 1996.

71. Castell JA, Castell DO, Shultz A et al: Effect of head position on the dynamics of the upper esophageal sphincter and pharynx, *Dysphagia* 8:1, 1993.

72. Fleming SM: Treatment of mechanical swallowing disorders. In Groher M, editor: *Dysphagia: diagnosis and management,* ed 3, Boston, 1997, Butterworth-Heinemann.

73. Grandi G, Silva ML, Streit C et al: A mobilization regimen to prevent mandibular hypomobility in irradiated patients: an analysis and comparison of two techniques, *Med Oral Pathol Oral Cir Bucal* 12:E105, 2007.

74. Dijkstra PU, Sterken MW, Pater R et al: Exercise therapy for trismus in head and neck cancer, *Oral Oncol* 43:389, 2007.

75. Dijkstra PU, Kalk WW, Roodenburg JL: Trismus in head and neck oncology: a systematic review, *Oral Oncol* 40:879, 2004.

76. Shulman DH, Shipman B, Willis FB: Treating trismus with dynamic splinting: a cohort, case series, *Adv Ther* 25:9, 2008.

77. Umeno H, Chitose S, Sato K et al: Efficacy of additional injection laryngoplasty after framework surgery, *Ann Otol Rhinol Laryngol* 117:5, 2008.

78. Dursun G, Boynukalin S, Bagis Ozgursoy O et al: Long-term results of different treatment modalities for glottic insufficiency, *Am J Otolaryngol* 29:7, 2008.

79. Morgan JE, Zraick RI, Griffin AW et al: Injection versus medialization laryngoplasty for the treatment of unilateral vocal fold paralysis, *Laryngoscope* 117:2068, 2007.

80. Amin MR: Thyrohyoid approach for vocal fold augmentation, *Ann Otol Rhinol Laryngol* 115:699, 2006.

81. Scully C: The role of saliva in oral health problems, *Practitioner* 245:841, 2001.

82. Cassolato SF, Turnbull RS: Xerostomia: clinical aspects and treatment, *Gerodontology* 20:64, 2003.

83. Fox PC: Salivary enhancement therapies, *Caries Res* 38:241, 2004.

84. Symonds RP: Treatment-induced mucositis: an old problem with new remedies, *Br J Cancer* 77:1689, 1998.

85. Worthington HV, Clarkson JE, Eden OB: Interventions for treating oral mucositis for patients with cancer receiving treatment, *Cochrane Database Syst Rev* (2):CD001973, 2007; (2):CD001973, 2004; (1):CD001973, 2002.

86. Motallebnejad M, Akram S, Moghadamina A et al: The effect of topical application of pure honey on radiation-induced mucositis: a randomized clinical trial, *J Contemp Dent Pract* 9:40, 2008.

87. Arora H, Pai KM, Maiya A et al: Efficacy of He-Ne laser in the prevention and treatment of radiotherapy-induced oral mucositis in oral cancer patients, *Oral Surg Oral Med Oral Pathol Oral Radiol Endod* 105:180, 2008.

88. Magné N, Marcy PY, Foa C et al: Comparison between nasogastric tube feeding and percutaneous fluoroscopic gastrostomy in advanced head and neck cancer patients, *Eur Arch Otorhinolaryngol* 258:89, 2001.

07 식도 질환

개요

목표

1 식도의 구조적 장애가 삼킴에 미치는 영향에 대해 토론한다.
2 식도의 운동성 장애가 삼킴에 미치는 영향에 대해 토론한다.
3 인두-식도 분절의 장애에 대해 상세히 알아본다.
4 식도에서 발생한 장애가 삼킴의 기전에 미치는 영향에 대해 확인한다.
5 식도와 인두-식도에서 발생한 연하장애의 적절한 치료적 접근에 대해 토론한다.

연하재활치료사의 역할

식도에서 발생하는 연하장애의 진단과 치료는 대부분 소화기계 전문의(gastroenterologist)에 의해 이루어진다. 그러나 삼킴에서 구강, 인두, 식도 단계의 상호 의존때문에 작업치료사를 비롯한 연하재활치료사는, 식도 질환으로 인해 연하장애가 삼킴과 관련된 다른 부분에 어떤 영향을 미치는 지에 대해서 알아둘 필요가 있다. 어떤 유형의 연하장애인지, 어떤 치료가 추천되는지를 확인하고 연하장애 증상의 완화를 위해 소화기계 전문의와 협력해야 한다. 특정치료(예: 약물치료)의 경우 삼킴에 있어 전반적인 영향을 미칠 수 있기 때문에 환자들에게 적용된 치료와, 복용하는 약물에 대한 정확한 지식도 필수적이다. 예를 들어, 위식도 역류(gastroesophageal reflux disease)로 인해 약물치료를 받는 환자의 경우, 약물의 복용이 삼킴에 간접적인 영향을 줄 수도 있으며, 대부분의 환자들은 약물의 복용과 더불어 적절한 식이 조절을 필요로 할 수 있다. 다른 전문가들과의 평가 정보 및 치료 방법에 대한 교류는 환자의 상태를 보다 증진시키며, 만족도를 증가시키고, 환자 스스로가 자신의 연하장애 증상을 이해하고 조절하는데 도움을 줄 수 있다.

바륨을 통한 비디오투시검사가 가능한 환자의 경우, 치료사는 이를 통해 보다 용이하게 환자의 식도 상태를 확인할 수 있다. 이러한 객관적인 검사는 환자의 구강-인두 상태 및 식도의 상태와 증상에 대한 이해를 돕고, 문제점을 객관적으로 발견할 수 있게 한다. 비디오투시검사에 있어서는 방사선 전문의(radiologist)의 역할이 보다 중요할 수 있지만, 확인된 증상에 따른 올바른 치료적 접근을 위해서는 방사선 전문의와 연하재활치료사와의 협력이 필수적이다.

CLINICAL CORNER 7-1

57세의 남자가 고체와 액체 음식 섭취의 어려움으로 인해 치료실을 외래로 방문하였다. 그는 목 뒷부분에서 음식물이 딱딱해지는 느낌이 든다고 하였다. 그는 오래된 위식도 역류 과거력을 가지고 있었지만, 약물치료를 받을 경제력이 없어서 치료를 하지 않고 있었다. 입안 검사에서는 모두 정상이었고, 바륨을 이용한 비디오투시검사가 적용되었다. 비디오투시검사 결과 인두-식도 분절은 정상이나, 식도 중간 부위에서 고체 음식덩이의 움직임이 지연되는 것이 관찰되었다. 방사선 전문의는 환자에게 조금 더 자세한 검사를 위해 누운 자세에서 식도를 전체적으로 검사할 필요가 있다고 제안하였다.

논리적 사고

1. 왜 바로 누운 자세나 옆으로 누운 자세에서 식도를 검사할 필요가 있는가?
2. 위식도 역류는 삼킴 기능에 어떤 문제를 가져오는가?

구조적 장애

구조적 문제로 인한 식도 질환은 음식물이 식도를 통과하는 동안 식도가 개폐되는 능력에 변화가 생겨 음식덩이가 통과하는 통로가 막힐 경우에 발생할 수 있다. 식도의 구조적 변화는 식도강내 협착(luminal stenosis)이나 좁아짐, 또는 다른 구조물이 식도를 압박하는 등의 식도강내 기형이 발생하여 식도 열림을 제한하게 된다.

식도협착

식도협착은 가장 이해하기 쉬운 식도강내 연하장애 메커니즘이다. 식도강 안쪽이 좁아지면 고체 음식이 상대적으로 식도강을 통과하기 어려워진다. 이에 반하여 액체류는 좁아진 식도강을 빠져나가기 수월한 경우가 많은데, 식도협착은 전형적으로 고체 음식 섭취에 이상을 보이는 연하장애의 일종이다. 식도협착이 발생한 경우 섭취하는 음식의 재질 역시 섭취를 어렵게 하는 중요한 요소가 된다. 질기거나 섬유질이 많은 음식덩이일 경우 식도강을 통과하기가 더 어려워지는데, 이에 반하여 부드럽게 형체가 변형되는 음식덩이들은 음식을 씹기도 쉽고 식도를 통과하기도 비교적 수월해서 연하장애 증상의 빈도와 강도가 감소하게 된다. 하지만 이러한 특징에서 예외되는 음식도 존재한다. 많은 환자들이 식빵이나 파스타와 같이 부드럽고 형태가 잘 변형되기는 하지만, 씹는 동안 입 안의 침에 의해 부푸는 특징이 있는 음식을 섭취하는데는 어려움을 보인다. 또한 점도가 높은 음식덩이의 경우, 음식덩이가 식도벽에 밀착됨으로 인해 식도협착이 발생할 수 있다. 식도협착이 진행될 경우 고체 음식뿐만이 아닌 액체류에서도 식도강 통과의 어려움으로 인한 연하장애가 발생할 수 있다.

임상가들은 종종 식도협착이 발생한 위치에 대한 환자의 감각을 과도하게 신뢰하는 경우가 있다. 일반적으로 환자들 언급하는 폐색 발생 부위는 실제 협착이 발생한 부위와 상이한 경우가 많다. 실제로, 식도의 먼 쪽에서 폐색이 발생한 환자의 1/3에서 폐색의 발생 부위로 대부분 목을 가리킨다. 반대로, 인두 부위에서 연하장애가 발생한 환자의 1/3은 보다 아래쪽인 식도의 문제라고 언급한다.

몇몇 환자들은 식도강내 협착에도 불구하고 무리없이 식사를 잘 할 수 있다. 점막성윤상병변(Schatzki' s ring)을 지닌 환자의 방사선 촬영 영상을 보면, 식도강내의 직경이 18~20mm 이상인 경우 증상이 나타나지 않으나, 직경이 10~12mm 이하이면 음식 섭취에 문제를 나타낸다. 방사선 전문의가 협착이 의심되어 식도 검사를 할 때는, 직경 13mm의 방사선불투과성 알약을 이용한다. 10mm와 20mm의 음식 섭취의 가능 유무를 판별하는 큰 차이이며, 13mm의 알약은 이를 판별하는데 유용한 정보를 주지 못할 수 있다. 10mm와 20mm의 큰 차이 사이에서 연관된 운동 장애의 빈도와 심각성에 따른 증상이 다르게 나타나고, 치료적 접근에 있어서도 선택하고 준비해야할 음식이 달라질 수밖에 없다.

협착은 그 원인에 따라 치료법이 달라지지만, 특정 원인에 의해 좁아진 분절을 확장기나 풍선 확장술(balloon dilatation)을 이용하여 좁아진 부위를 넓히거나 제거함으로써 치료된다. 일반적으로 식도가 좁아지는 내부의 구조적 장애에는 점막성 고리(mucosal rings), 양성 협착(benign stricture), 악성 종양 등이 포함된다.

고리와 갈퀴막

식도는 점막층과 점막하층에 생성되는 조직의 띠에 의해 좁아진다. 이런 유형의 띠가 식도-위 접합부에 발생하는 경우를 고리(ring)라고 하고, 식도 및 하인두의 다른 부분에 발생하는 경우를 갈퀴막(web)이라고 한다.

이전에는 갈퀴막의 발생을 철결핍성 연하장애(sideropenic dysphagia)와 함께 설명하였지만, 대다수의 식도 갈퀴막은 철결핍과 연관이 없는 것으로 드러났다. 식도-인두 분절에서 발생하는 갈퀴막이나 목-식도에서 발생하는 갈퀴막은 비대칭적이고, 대부분 앞쪽 벽에서부터 식도강 안쪽까지 나쁜 영향을 미친다(그림 7-1A).

식도가 혀 조직처럼 변하는 점막성 윤상병변은 흔하게 발생한다. 이는 전형적으로 대칭적인 식도 질환이며, 식도-위 접합부에 발생한다(그림 7-1B). 전체 인구의 약 10%에서 별도의 증상이 없는 점막성 윤상병변을 발견할 수 있다. 고리는 틈새탈장(hiatal hernia)의 존재와 연관이 깊다. 하지만 대부분의

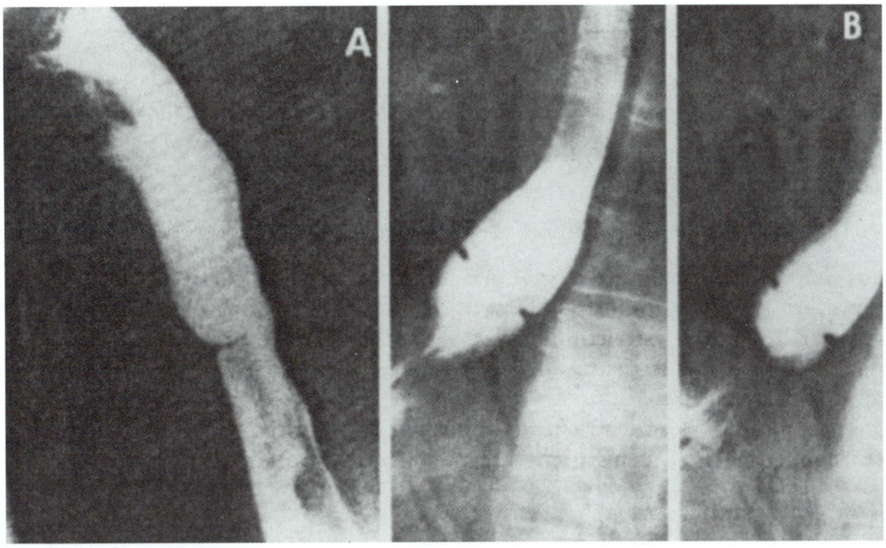

그림 7-1 얇은 고무줄 형태를 띄는 협착성 손상이 식도 - 위 접합부(esophagogastric junction) 주위에 위치하면 이를 고리(rings)라고 하고, 식도의 다른 부위에 위치하고 있으면 갈퀴막(webs)이라고 한다. A: 갈퀴막이 인두 - 식도 분절에 위치하고 있다. B: 점막성 윤상병변(Schatzki's ring)이 식도-위 접합부에 위치하고 있다. 갈퀴막은 흰색 바륨 기둥에서 어두운 선으로 보인다(Courtesy Bronwyn Jones, MD).

틈새 탈장은 점막성 윤상병변과는 관련이 없다. 점막성 윤상병변의 원인은 알려져 있지 않은데, 점막성 윤상병변은 유년기에는 드물고 중년기에 첫 증상이 나타나기 때문에, 기질적 장애로 대표할 수 없기 때문이다.

갈퀴막과 고리는 전형적으로 고체 음식을 섭취할 때만 연하장애를 발생시킨다. 환자들은 종종 간헐적인 증상을 호소하고, 음식을 선별해서 섭취하거나, 주의 깊게 씹어서 섭취할 경우 증상이 줄어든다고 한다(감별진단 참조). 외식을 하거나 음식을 섭취하면서 대화를 나누는 경우 증상이 심해질 수 있는데, 이러한 상황에서는 음식을 신중히 선택하거나, 주의 깊게 씹어 삼키기 어렵기 때문이다. 이 경우 환자는 종종 음식이 역류되면서 식사를 중단하기도 하는데, 일단 음식을 뱉어내고 보다 주의를 기울이면 어려움 없이 다시 식사를 할 수 있다.

섭취하는 음식 조절과 주의 깊은 씹기를 통해서 일정 부분 증상을 완화시킬 수도 있지만, 식도강 안쪽이 심각할 정도의 문제가 발생했을 때에는 부득이하게 고체 음식에 제한을 두지 않을 수 없다. 이 정도에 이르기 까지 환자는 최근 몇 년 동안 어떠한 증상도 보이지 않았다고 표현할 수도 있지만, 이는 대개의 경우 증상이 의식하기 어려울 정도로 천천히 진행되기 때문이다.

방사선촬영 영상에 의하면 고리와 갈퀴막은 식도를 따라 어떤 위치에서든지 2~4mm의 얇은 띠 형태인 수축된 막을 형성한다. 갈퀴막과 고리가 두껍게 형성되어 단시일 내에 제한을 발생시키거나 비정상적인 근수축을 유발하는 경우 방사선 영상을 통해 이러한 비정상 구조물의 존재가 발견하기도 한다.

갈퀴막과 고리의 치료로는 다양한 식도 확장기를 사용한 확장술 및 고리절제술 같은 방법이 적용된다. 이런 시술을 통해 완벽하게, 또는 거의 완벽에 가까울 정도로 증상을 완화시킬 수 있으며, 실패할 확률은 극히 드물다. 확장술은 영구적으로 증상을 완화시킬 수 있지만, 간혹 다양한 간격을 두고 주기적으로 재확장술이 필요한 환자들도 있다.

양성 협착

일반적인 협착은 유년기에는 드물게 발생하며 기질적 원인으로 분류된다. 양성 협착(benign stricture)은 주로 식도염(esophagitis)과 병행하여 성년기에 나타나는 경우가 흔하다. 식도와 같은 순환적 구조에서는 진행성 염증과 치유 과정에서 발생하는 부종 및 섬유화(fibrosis)로 인해 식도강내의 좁아짐이 발생할 수 있다.

언급한 바와 같이 갈퀴막과 고리의 경우 고체 음식에서만 연하장애가 발생하는데, 연하장애의 정도는 시간이 흐를수록 계속 악화되어 증상의 빈도와 정도가 점차 심각해진다. 식도강 내벽이 좁아지면 좁아질수록 삼킴에 어려움을 호소하는 정도 역시 커진다. 협착이 심각해지면 점도가 높은 액체(thick liquid)를 섭취할 때조차 심각한 연하장애 증상을 보이게 된다. 액체를 섭취할 때조차 연하장애가 발생하는 경우, 고체 음식은 섭취가 거의 불가능하거나 액체보다 훨씬 더 심각한 연하장애 증상을 보인다.

대부분 위식도 역류 환자들이 식도염을 가지고 있는 것은 아니지만, 양성 협착은 이차적으로 역류로 인한 식도염을 유발시킬 수 있다. 식도염은 식도 내벽에 염증이 발생한 것을 말

Box 7-1 식도염의 감별 진단

1 위식도 역류(gastroesophageal reflux disease)
2 감염(infections, 칸디다 및 바이러스에 의한)
3 외상(trauma, 장기간 비위관 삽입시)
4 급성 화학 물질 섭취(acute chemical ingestion, 잿물, 공업용 산)
5 약제에 의한 식도염(drug induced esophagitis, 테트라시클린, 철, 칼륨, 퀴니딘, 비스테로이드성 항염제)
6 방사선(radiation)
7 저하된 피부 상태(skin conditons)
8 기타(크론병, 베체트병)

하는데, 미세한 염증에서부터 점막 부종, 침식, 궤양, 협착까지 증상의 정도가 다양하다. 환자들은 보통 속 쓰림(heartburn) 또는 가슴 통증(chest pain)에 대한 과거력이 있고, 자주 제산제와 궤양 약을 섭취했다고 보고한다. 몇몇 환자들은 식도가 산에 노출되어도 통증을 느끼지 못하는 경우가 있는데, 이러한 환자들의 경우 심각한 식도염과 진행성 협착이 형성되었음에도 불구하고 심각한 역류 증상을 경험한 적이 없었을 것이다. 대부분의 양성 식도 협착이 역류성 식도염으로 인해 발생되기는 하지만, 이밖의 다른 원인에 의해 발생한 식도염으로 협착이 형성될 수도 있다(Box 7-1).

식도염 환자들은 약물을 주입하거나 알약을 복용하는 경우가 흔한데, 식도염 완화를 위해 복용하는 테트라시클린, 칼륨, 퀴니딘과 같은 전형적 약물들은 크기가 크기 때문에 일반적으로 대동맥활(aortic arch, 대동맥궁) 수준에서 머물고 용해된다. 젊은 환자들의 경우 급성 식도염 증상으로 가슴 통증, 연하장애, 속 쓰림 등이 일반적이다. 방사선 촬영 영상을 통한 양성 협착은 식도강내의 좁아진 분절의 범위가 1cm부터 다양한 길이로 관찰된다(그림 7-2). 협착은 보통 대칭적인 식도강 형태를 보이며, 정상 식도를 따라 끝이 점점 가늘어진다. 진행성 염증이 발생됨에 따라 조직의 침식도 함께 나타나게 된다.

식도염의 적절한 관리는 염증에 대한 근본적인 치료와 함께, 확장술을 이용한 협착 제거가 동시에 적용되는 경우가 많다. 또한 식도염의 발생 원인에 따른 정확한 치료를 위해서는 정확한 진단을 필요로 한다. 역류가 가장 일반적인 식도염의 원인이기는 하지만, 다른 가능성들에 대해서도 고려할 필요가 있다. 이례적인 과거력을 가지고 있는 환자의 경우나 염증의 분포가 잘 관찰되지 환자 및 역류 치료를 실패한 경험이 있는 환자의 경우에는 더욱 그러하다.

확장술은 종종 점막성 윤상병변을 위한 치료 방식과 동일한 방식으로 이루어진다. 그러나 협착이 유연하지 않을 경우에는 더 견고한 확장술이 요구된다. 효과적인 확장술은 증상을 개선시키지만 염증 및 부종이 발생할 경우, 점막성 윤상병변이나 빠른 재협착과 같은 불완전한 증상의 완화로 이어질 수 있다. 점막성 윤상병변보다 양성 협착일 경우에 잦은 확장술이 요구된다. 진행성 염증이 완전히 치유 되었더라도 식도강 내에서 지속적인 섬유화 반응이 발생하면 주기적인 확장술이 요구되며, 특히 초기 치료 후 한 해 동안에는 더욱 그러하다.

Practice Note 7-1

어느 날 이웃이 찾아와서 18세의 아들이 갑자기 삼키지를 못한다고 하였다. 젊은 사람들에게 연하장애가 갑자기 나타나는 경우가 극히 드물기 때문에, 연하장애를 유발시킬 수 있는 유일한 잠재적 원인이 약제 유발성 식도염(pill induced esophagitis)이라고 생각했다. 나는 아이가 약물을 복용하는 지에 대해 물었다. 이웃은 아이가 여드름 관리를 위해 테트라시클린을 복용하기 시작했는데, 전날 집에서 물과 함께 알약을 먹어야한다는 것을 잊어버리고 학교에 가서 물 없이 알약만 먹었다고 하였다. 의심할 여지없이, 알약이 위에 도달하기도 전에 분해되어 염증 반응과 함께 협착증이 나타난 것이었다. 나는 약제 유발성 식도염으로 인한 일시적인 연하장애라고 추측하였다. 아이의 증상은 2일 후에 자연적으로 회복되었다.

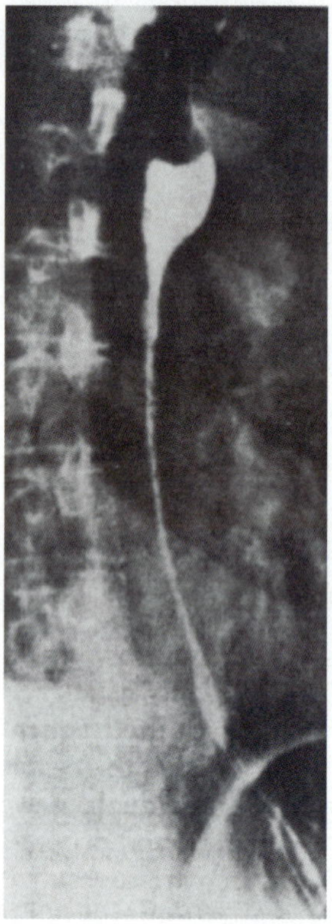

그림 7-2 길고 대칭적인 양성 협착과 점점 폭이 좁아지는 식도강 내의 모습. 좁은 식도강 안에 있는 바륨은 침식에 의해 불규칙적인 형태를 보인다(Courtesy Bronwyn Jones, MD).

악성 협착

주로 양성 종양이 식도에서 발생하긴 하지만, 식도에 악성 종양이 발생할 경우 임상적 관리의 중요성은 커진다. 과거, 대부분의 식도암은 편평상피세포암(squamous cell carcinoma)이였으나, 최근의 연구에서는 원위부 식도의 선암(adenocarcinoma)의 극적인 증가를 보고한다. 대부분의 식도선암은 심한 역류성 식도(GER)의 결과로, 원주세포가 일반적인 편평 상피를 대신해서 식도의 아래쪽 말단을 덮고 있는 바렛 식도(Barrett' s esophagus)로의 변형에서 기인한 것으로 보인다.

다른 형태의 협착성 병변과 마찬가지로, 연하장애는 처음에는 고형물에서만 나타난다. 그러나 증상이 발생한지 몇 달 이내에, 부드러운 음식과 심지어 액체까지 삼킴의 어려움을 보이는 형태로 빠르게 진행한다.

방사선촬영 영상에서 식도암은 다양한 길이의 협착으로 나타난다. 악성 종양의 영역은 대게 몇 센티미터 길이로 식도강(lumen)의 전체 주변을 잠식해서 협착을 발생시킨다. 전형적인 악성 협착은 선반모양(shelflike)같은 근위부 가장자리와 불규칙한 통로(channel)를 특징으로, 식도 대롱속의 경로에서 분리된다(그림 7-3). 그러나 모든 식도암이 바륨을 통한 비디오투시영상을 통해 명확하게 악성으로 진단되는 것은 아니며, 때때로 악성으로 보이는 협착도 양성일 수 있다. 때문에, 내시경이나 비디오투시와 동시에 조직 샘플링을 통한 조직 검사가 양성과 악성 협착을 구별하기 위해 필수적이다.

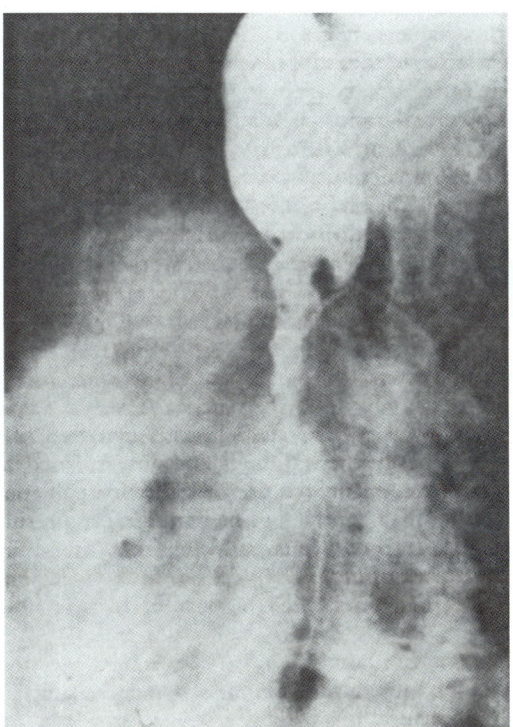

그림 7-3 **악성 원주협착**(circumferential stricture). 양성 협착과 구분되는 특징은 근위부가 선명하고(sharp), 선반 모양이며 협착부위가 불규칙하다. 대게의 악성협착과는 다르게 이 협착은 식도 대롱을 따라 진행된다. 그림 7-2의 양성 협착의 외형과 비교해 보자(Courtesy Bronwyn Jones, MD.).

악성 협착의 의료적 치료(curative treatment)는 수술이 우선이지만, 방사선 치료에 의해서도 치유가 가능한 것으로도 보고되고 있다. 하지만 증상이 발발하고 진단이 내려졌을 때, 대게의 암은 진행된 정도가 심하고 불치의 상태인 경우가 많다. 식도암에서 5년 생존율은 단지 5%에 지나지 않는다. 확실한 치료를 보장하는 절제술에서도 5년 생존율은 단지 15%이다. 최근 연구에서는 수술전 방사선 치료와 화학 치료의 병행으로 5년 생존율이 배가될 수 있다고 한다. 이러한 방사선 치료와 화학 치료는 절제가 불가능한 환자들을 위해 통증 경감의 효과가 있으며 증상완화에도 효과적이라는 보고가 있다. 완화적 수술(palliative surgery) 역시 과거에는 거의 29%에 달하는 수술 중 사망률(perioperative mortality)과 미미한 치료 효과로 인해 수술이 선호되지 않았으나, 수술 전 영양공급 개선과 수술 중 영양제 공급을 통해 완화적 수술의 위험이 감소하는 추세이다.

대체적 접근으로는 레이저 혹은 양극성 전기소작기와 스텐트 장착 등을 통한 식도의 확장 및 종양제거법(식도를 막고 있는 종양을 파괴하기 위한 표피적 치료) 등이 있다. 이런 방법은 식도관 내강을 넓혀 음식덩이가 통과하기 용이하도록 하는 것으로, 근본적 치료는 될 수 없지만 식도암 환자들의 조기 사망의 주요 원인인 영양실조와 흡인성 폐렴을 예방하는 차원에서 시행된다.

일반적으로 식도의 확장은 제한되고 일시적 완화만을 제공하지만 다른 형태의 치료를 준비하는 차원에서 유용할 수 있다. 이 밖의 다른 방법들의 적용은 종양의 특정한 형태와 국소 전문 기술의 숙련도에 따라 선택될 수 있다. 내시경 레이저와 양극성 전기소작은 후두 대롱을 막고 있는 종양 조직을 파괴시키는데 이용된다. 이를 적용하면 수개월간의 완화 효과를 볼 수 있고 지속적인 구강섭취를 가능하게 할 수도 있다. 폐쇄가 재발하면 반복적인 치료를 제공한다.

식도 스텐트는 큰 터널 형태의 튜브로 식도 내강을 개방된 상태로 유지시키기 위해 협착된 부위에 위치시킨다. 스텐트는 부드러운 재질로 되어 있으며, 쉽게 씹히는 음식 및 퓨레와 같은 변형된 식이를 수월하게 흡수할 수 있게 해준다. 통증 경감을 위해서도 스텐트가 사용되어 왔는데, 온도 자극(thermal method)이 발달된 후로 급격히 감소했다. 스텐트는 하지만 특정상황에서 여전히 유용하게 사용된다. 특히, 식도암 치료나 자연력(natural history)을 어렵게 하는 기관-식도 누공(tracheoesophageal fistula)이 있을 때 더욱 유용하다. 이런 상황에서, 적절하게 위치한 스텐트는 기도가 보호되는 동안 식도관의 내경을 일정 형태로 유지할 수 있게 한다. 최근 소개된 금속성 확장스텐트는 삽입을 더욱 용이하게 해주며, 식도강의 내측 지름을 더 확장시켜 환자의 식이 제한을 경감시키는데 효과적으로 사용된다.

레이저 내시경 치료, 양극성 전기소작법 및 스텐트는 식도강의 개방성을 회복하는데 쉽게 적용할 수 있는 방법이긴 하지만, 이를 적용한 후에도 식도암 환자들의 상당수가 입맛이 없고 체중 증가가 어렵다. 내시경 및 형광투시경에 따른 위창내술(gastrostomy, 위루술)을 조기에 시행하는 것이, 식도강의 협착이 반복되어 음식의 섭취를 방해받거나 화학치료나 방사선치료를 받기로 되어 있는 환자에게 고려되어야 한다. 이러한 방법의 부작용으로는 거식증(anorexia)을 발생시키거나 악화시킬 수 있다(8장 참조).

대롱 속 기형

외인성 압박

외인성 압박(extrinsic compression)에 의한 정상적인 종격동 구조(mediastinal structures; 대동맥구, 좌측 중앙줄기 기관지, 좌심방 영역)에서 발생한 일정 수준의 대롱속 기형(luminal deformities)은 비디오투시검사에서 정상적으로 보이며 드물게 증상을 일으키기도 한다. 대동맥류, 심장비대, 큰 세로동맥(large mediastinal arteries)의 선천성 기형(예: 쇄골하 동맥 탈선), 팽창된 세로 림프절, 폐암 등으로 인해, 좀 더 명확하게 압박이 진행되면 종격동 구조에도 명백한 문제가 발생한다. 심장비대로 인해 음식덩이의 흐름이 감소된 환자의 비디오투시 영상을 보면, 팽창된 심장이 비디오상에서 가운데에 큰 그림자처럼 보인다. 반대편 식도벽의 탄성은 대게 압박이 훨씬 더 진행할 때까지 특별한 증상을 보이지 않는 경우가 많다. 이런 경우 확장술은 침범되지 않은 식도벽의 탄성에 의해 그 효과가 흡수되므로 효과적이지 않다. 효과적 치료법으로는 압박을 일으키는 덩어리 림프절을 제거하거나 축소시키는 것이 방법이 추천될 수 있다. 그러나 폐 압박이 심한 환자에게서는 이러한 방법 역시 효과를 기대할 수 없다.

식도 곁주머니

식도 곁주머니(게실, esophageal diverticulum)는 하인두(hypopharynx) 곁주머니와 비교해서 드물게 발생하며, 곁주머니가 비교적 커졌을 때에도 대게는 증상이 없다. 증상이 발발하면, 액체와 고체에 대해서 연하장애와 삼켰던 음식이 다시 입으로 나오는 역류가 발생할 수 있다. 대부분의 식도 곁주머니는 원위부에 음식덩이가 모이는 부분의 폐쇄가 원인이 된다. 폐쇄가 일어나면 식도내의 압력 증가로 약한 조직 부분이 둥글게 팽창한다. 일반적이지는 않지만, 식도 주위 염증(periesophageal inflammation)이 식도벽을 끌어당겨 곁주머니가 생기기도 한다(견인성 곁주머니, traction diverticulum). 대게의 견인성 곁주머니는 식도의 중간 부위에서 발생하며, 이러한 곁주머니는 원위부 식도 곁주머니와 같이 내압에 의해서 발생한다.

내압으로 발생한 식도의 곁주머니는 운동 또는 구조적인 장애를 발생시킬 수 있기 때문에 이를 조기에 발견하는 것이 중요하다. 증상만으로는 식도 폐쇄성 질환과 식도 곁주머니를 구별하기 어렵지만, 구조적인 폐쇄의 경우 식도 확장이 우선이 되고, 곁주머니는 초기에 운동 이상(dysmotility)에 따른 약물 처치로 증가된 압력을 제거하려는 시도를 하게 된다. 초기의 의료적 처치가 실패했을 때, 곁주머니의 수술적 제거가 필요하게 된다. 곁주머니의 수술은 절제만으로도 가능하나 문합부 조기 누출과 높은 재발 가능성이 뒤따른다. 이는 증가된 식도 내압의 원인을 제거하는데 실패하였거나 연관된 식도벽에서 약화된 영역이 발생했기 때문이다. 이런 이유로 곁주머니의 절제는 확장으로 인한 구조적 장애의 치료와 근절개적 수술을 보완하는 잠재적인 운동이 병행되어야만 한다.

식도 운동성장애

식도에서 음식덩이를 순서적으로 이동시키는 연동파(peristaltic wave)는 정상군에서도 동일하게 나타나지는 않는다. 이 때문에 정상과 운동 이상에 따른 병적 정도를 나누는 구분은 명확히 정의되어 있지 않다. 식도의 운동성 이상을 분류하기 위한 다양한 방식들이 제시되어 왔는데, 식도 연동의 이상, 수축 진폭의 비정상적 고저, 수축 시간의 지연, 차례대로 진행하는 수축파의 불균형 등이 식도의 수축 시간을 저하시키는 원인으로 제시되었다. 또한 하부식도조임근의 기능에 이상이 있는 경우, 식도내 압력이 너무 높거나 낮을 수 있고, 이완이 불완전해질 수 있다. 이로 인해 결국, 식도 몸체와 하부식도조임근이 유기적인 작용의 기전이 깨어질 수 있다. 일반적으로 기술된 식도 운동성장애의 개별적인 구별방식은 연구에 따라 어느 정도는 임의적인 경우가 많다. 연구들에 의하면 식도 운동성의 변화를 촉진하는 것은 연령보다 음식덩이의 형태에 따라 변화하기 쉽다(마른 삼킴에서는 증가됨).

연동운동의 장애

식도 몸체(body of the esophagus)의 운동성 장애는 연하장애, 흉통, 역류 등을 일으킬 수 있다. 연하장애는 고형물 보다는 액체에서 많이 발생하지만 항상 일관된 것은 아니다. 흉통은 심장질환과 유사한 형태로 발생하며, 환자와 의사 모두에게 심장질환을 의심하게 만든다. 그러나 식도에서 기인한 통증은 삼킴에 의해서 시작되거나 악화되는 특징이 있다. 그러나, 식도 연동운동의 장애를 일으키는 임상군에서 심장질환은 충분히 일반적이므로, 특히 고령의 환자에 있어서는 심장질환 평가를 병행해야 한다.

광범위 식도연축

식도연축(esophageal spasm)은 식도의 불분명한 움직임을 지칭하는 용어이다. 식도연축의 진단은 소화기계 전문의가 주로 하며, 대부분 영상의학적인 검사와 압력 측정(그림 7-4)을 통한 운동 이상의 정도에 근거한다. 하지만 몇몇 경우 영상의학이나 운동이상의 확인 없이 증상에만 근거해서 진단하기도 한다. 식도연축은 비특이적 식도 운동성 이상의 구분에서 경계선에 위치한다. 때때로 정상인에서도 비정상적인 수축을 보이는 까닭이다. 식도연축의 비정상적인 양상은 정상적인 연동 활동 없이 높은 진폭, 지연되거나 연속적인 수축들을 특징으로 한다(그림 7-5, 7-6).

식도연축에서 눈길을 끄는 양상은 하부식도조임근의 높아진 압력과 불완전한 이완이다. 하부 식도에서 발생하는 광범위 식도연축에서 하부식도조임근의 기능이상은 쉽게 관찰되나, 이완의 부전은 환자의 1/3에서만 확인된다. 광범위 식도연축에서 하부식도조임근의 기능이상과 다양한 식도이완불능증(achalasia)에서의 강직성 수축의 존재는 이 둘 간의 구별을 모호하게 한다(아래 이완불능증 참조).

호두까기 식도

Brand 등은 압력 측정을 통해 비정상적 고진폭이나 연동파를 보이며 흉통을 유발하는 연하장애 환자 집단에 대해 기술하였다. 이러한 임상군의 증상을 '호두까기 식도(nutcracker esophagus)' 라고 명칭하였으며, 이 증상은 어떤 이들에게는 가장 흔하게 발견되는 식도 운동성 이상으로 인식된다.

호두까기 식도의 압력 측정 형태를 두고 많은 의문들이 있어왔다. 첫째, 진단에 대한 기준이 달라졌다는 것이다. 기존에 정상으로 여겨졌던 평균 압력 120mmHg 이상의 값은 최근 연구에서는 건강한 이들에서, 특히 노령인구들에서 이 값들이 너무 하향된 것으로 나타났다. 이 때문에 Castell은 과진단을 피하기 위해 호두까기 식도라는 용어를 평균압력이 180mmHg 이상인 환자들로 제한해야 한다고 제시했다.

둘째, 같은 대상자들에게 시행된 순차적 운동성 연구라도 측정 시기에 따라 측정된 압력은 달라질 수 있어서, 정상군으로 분류된 같은 환자의 다른 기록들에서 압력 측정 결과가 비정상(호두까기 식도로 분류될 만한)으로 나오는 경우가 많이 있었다. 초기 연구에서는 압력이 가장 높은 수치만을 기록하였으며, 이는 검사시행 절차 및 정의에 따라 측정값이 변화할

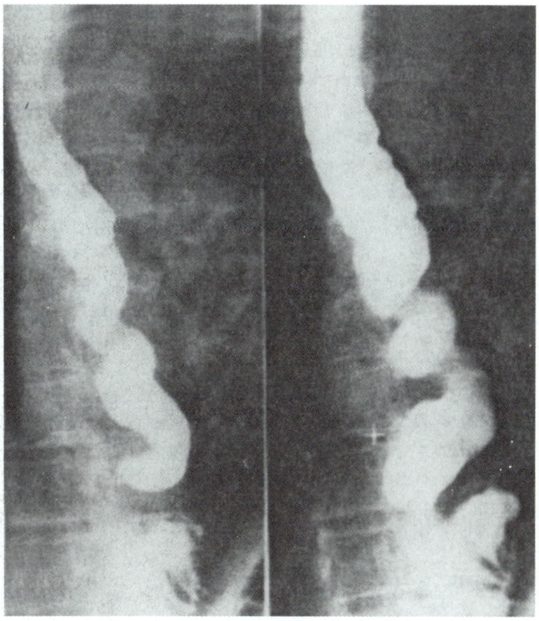

그림 7-4 식도 운동성 장애의 영상의학적 형상. 비정상적 연동 운동의 다양한 형태가 바륨을 이용한 조영술에서 보여질 수 있다. 식도 상부에서 바륨 기둥의 형태가 톱니모양인 반면에 하부에서는 나선형 형상이다. 또한 식도 틈새 탈장(hiatal hernia)을 관찰할 수 있다(Courtesy Bornwyn Jones, MD.).

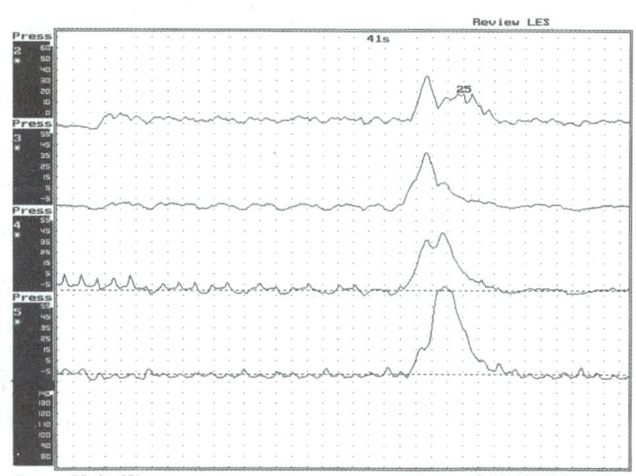

그림 7-5 식도 연축의 압력 측정 그래프. 식도의 운동성 이상이 있을 경우 압력 측정에서 드러나는 특징은 동시적, 다면적, 고진폭 및 지연된 수축의 다양한 조합이다. 보다 심각한 형태는 광범위 식도 연축(diffuse esophageal spasm)으로 정의되지만, 이런 진단과 약한 정도의 운동성 이상 사이의 경계는 명확하지 않다. 게다가, 일시적인 비정상적 수축이 정상인에게서도 보여질 수 있다. 압력 측정 그래프의 4개의 선은 압력센서에서 감지된 것으로 원위부 식도에서는 2cm 간격으로 위치한다. 모든 선에서 초기 상승은 동시에 나타난다. 또한, 두 번째 상승 곡선 또한 동시에 시작하는 것으로 보인다. 수축 진폭과 지속시간은 정상범위이다. 점선은 내식도의 휴지기 압력을 나타낸다(세로축 1증가 = 10mmHg; 가로축 1증가 = 1초).

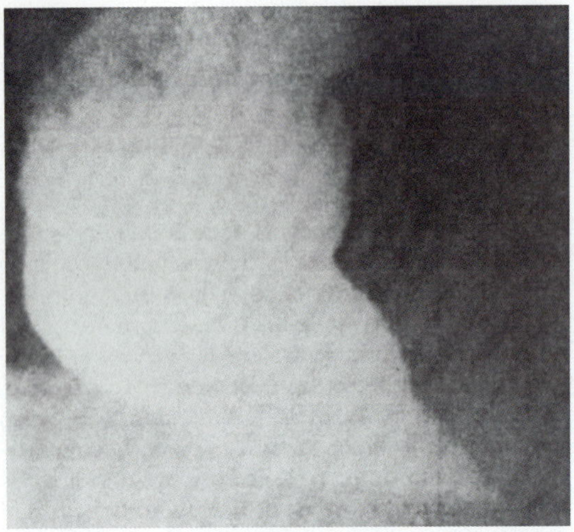

그림 7-6 바륨 조영술을 통해 확인된 이완불능증. 똑바로 앉아있는 환자의 바륨 식도조영사진으로 이완불능증의 전형적인 모습을 확인할 수 있다: 확장된 식도와 식도-위 결합부에서는 매끈하고 끝으로 갈수록 좁아지는 모습(앵무새 - 부리 기형, parrot-beaked deformity)으로 남은 음식들이 바륨과 섞인 채 정체되어 있다. 훨씬 심각한 경우에는, 식도가 비틀린 모양이 될 수 있다(S-모양 식도, sigmoid esophagus).(Courtesy Bornwyn Jones, MD.)

수 있다는 것을 말해준다.

셋째, 호두까기 식도가 보이는 증가된 압력이 만들어 내는 증상이 명확하지 않다. 호두까기 식도 환자들을 대상으로한 바륨 식도조영술은 정상적인 음식덩이의 흐름을 보여준다. 하지만 정상적 흐름과는 별개로 증가된 압력은 상상할 수 있는 정도의 불편감을 야기할 수 있다. 운동성 이상으로 고진폭 수축과 압력 증가를 이는 환자 대부분은 통증을 호소하기 때문이다. 종합해보면 호두까기 식도는 간헐적인 광범위 식도 연축이 있는 환자의 표식으로 정의될 수 있다.

비특이 운동성 장애

식도경련의 정의에 관한 불일치는 차치하더라도, 식도에 운동성 이상을 지닌 환자들이 보이는 움직임 이상의 정도와 종류만으로는 그 증상이 식도경련인지 호두까기 식도인지 구별하기 어려운 경우가 많다. 이렇게 구분하기 어려운 소규모의 운동성 장애 양상을 비특이 식도 운동성 장애(nonspecific esophageal motor disorders)라고 부르며 명확한 임상적 정의는 내려져 있지 않다.

운동성 장애의 치료

식도 운동성 장애(esophageal dysmotility)의 의학적 치료는 제한된 형태의 접근만이 가능하다. 민무늬근 이완제(nitrates, hydralazine, calcium channel blocker)는 식도 연동 운동 주기와 반복적 수축을 줄이는데 사용되어왔다. 이러한 약물은 일부 환자들에게 드라마틱한 반응을 보이나, 대부분의 환자들에게는 효과를 보이지 않았다. 구조화된 임상적 실험에서도 이러한 약물의 효과를 설득력 있게 시연하는데 대부분 실패했다. 약물에 따른 개개인의 반응은 매우 다양하고 불완전한 경우가 많다. 잠재적 부작용으로 혈압강하(hypotensive)가 나타날 수 있으므로 약물의 사용에 엄격한 통제가 필요하다.

식도 운동성 장애의 치료에서 가장 흔하게 나타나는 실수는 환자가 식도 운동성 장애의 원인을 고려하지 않는다는 것이다. 운동성 장애의 가장 흔한 이유로 위식도 역류에 의한 식도 자극을 들 수 있는데, 이 밖에도 식도 연동 운동 장애는 식도 폐쇄, 이완불능증, 자율운동신경장애(비만이나 알콜남용에 의한), 아교질 혈관증(collagen vascular disease, 특히 피부경화증과 혼합된 결합 조직 질환) 등의 원인으로 나타날 수 있다. 근본적인 원인이 없는 식도 운동성 장애도 발생하긴 하는데, 이를 일차적 식도 운동성 장애라고 표현하기도 한다.

역류를 유발하는 운동성 장애는 식도 운동성 장애의 가장 흔한 유형이며, 원인 불명의 운동상 장애보다 치료하기 쉽다. 역류로 인한 속쓰림은 항상 나타나는 것이 아니기 때문에 역류는 식도 경련의 징후를 가진 환자를 선별하는데 주요한 증상이 된다. 아이러니하게도 약물은 원인 불명의 운동성 장애를 치료할 때 쓰이는데, 이는 하부식도조임근의 압력을 감소시켜 역류의 조절을 어렵게 만들 수도 있다. 식도 운동성 장애의 또 다른 원인인 식도 협착은 바륨 연구와 내시경 검사에서 관찰되지 않을 수도 있다.

하부식도조임근 이상

이완불능증

이완불능증(achalasia)은 하부식도조임근의 이완이 이루어지지 않거나 불완전하여, 식도 안의 음식덩이를 위 안으로 이동시키지 못하거나 어렵게 하는 증상을 말한다. 일반적으로 액체와 고체 음식 모두에서 문제가 발생하여 연하장애를 발생시킨다. 역류(regurgitation)는 일반적이며 특징적으로 음식을 먹은 후 인지하는 음식 시간의 역류를 가지고 온다. 소화되지 않은 음식물의 역류는 이완불능증과 젠커 곁주머니 등의 몇몇 증례에서만 보여지는 특징이다. 바륨 조영 검사에서 일반적으로 식도 부위가 부풀어 오르며, 좁아진 식도-위 연결부위(esophagogastric junction) 위쪽으로 다양한 높이에서 바륨 기둥이 고정된다(그림 7-6). 또한 이완불능증은 내시경 검사에서 내시경이 위(stomach)를 향해 들어갈 때 저항으로 느껴지거나, 좁아진 식도 구조가 내시경을 지나가지 못하게 할 수도 있다.

삼킴 반응에 대한 하부식도조임근의 손상은 위 안으로 음식물이 들어가지 못하게 하지만, 이완불능증으로 인한 운성동 이상은 진행성 연동 운동의 완전한 상실을 유발한다(그림 7-7). 일반적으로 다양한 이완불능증에서 낮은 진폭의 수축을 나타내며, 식도 몸체 안에서 연동운동 없는 수축은 이완하지 못하는 조임근과 관련이 깊다. 삼킴 동안 압력을 증가시키는 동시적 낮은 진폭은 인두 압력과 관계가 있고, 음식덩이의 확장된 식도로의 이동을 통해 진짜 식도 수축 활동을 유발하게 된다.

이완불능증을 압력계로 측정한 경우 평균보다 높은 안정시 압력과 함께, 하부식도조임근을 포함하여 다양한 식도 부분들이 삼킴 동안 적절하게 이완되는 것이 실패하는 양상을 보인다. 또한 진행성 연동운동의 소실도 관찰된다. 식도-위 연결부위에 생긴 종양으로 인해 음식덩이의 이동이 원활하지 않은 환자들을 동일한 압력계로 잰 결과는 다음과 같이 설명된다; 이 경우의 환자들은 이차적 이완불능증 또는 거짓이완불능증(secondary achalasia or pseudoachalasia)이라 칭한다. 또한 거짓이완불능증은 악성이 아닌 종양에서도 발생할 수 있고, 이차적 이완불능증의 의심 요소로는 발병의 늦은 나이, 증상이 짧은 간격으로 나타나는 경우, 식도의 조심스런 확장, 빠르고 심각한 체중 감소 등을 들 수 있다.

다른 일차적 식도 운동성 질환과 비교하여 이완불능증의 식별과 치료는 성공적인 경우가 많다. 이완불능증은 식도 몸체와 하부식도조임근 모두에 운동 이상을 보이지만, 하부식도조임근의 기능 이상은 증상이 음식의 섭취와 흡수에 큰 불편을 초래한다. 이완불능증의 치료에서 주요하게 지적되는 사항은 야간에 발생하는 역류이고, 이는 수면시 사레의 위험에 노출되게 한다.

이완불능증으로 인한 방해가 심각하거나, 영양섭취가 불량하거나, 식도의 부피가 점진적으로 커지면 검증받은 치료를 시행해야 한다. 민무늬근 이완제, 풍선확장술, 보톡스 주사, 수술 등의 다양한 방법들이 이완불능증에 적용된다. 이 모든 치료의 목표는 하부식도조임근의 압력을 줄이고 음식과 액체가 들어갈 때 저항을 감소시키는 것이다. 그러나 이러한 치료들은 식도 몸체의 운동 이상을 가져온 근본적 원인에는 임상적으로 유의한 효과를 보이지 않는다.

완전히 증상이 없어지지는 않지만, 칼슘채널 제어 약물과 아질산은 하부식도조임근의 압력을 의미있게 낮추어주기 때문에 이완불능증에 자주 적용된다. 증상이 심해지면 환자들은 확장술이나 수술을 하게 되는데, 확장술이 실패하면 외과적 근절제술을 시행하게 된다. 조임근 분절에 직접적으로 적용하는 신경독(보툴리눔 독소, 보톡스)의 내시경적 주사 역시

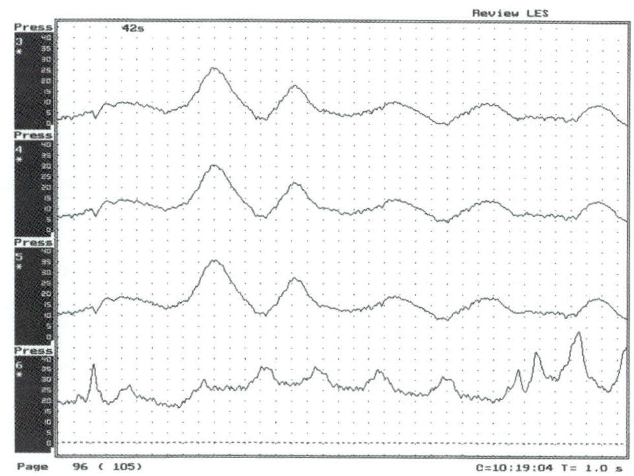

그림 7-7 이완불능증 압력 측정 그래프. 하부식도조임근이 이완되지 않고 지속적인 압력을 보이는 것을 관찰할 수 있다.

이완불능증 치료에 효과적으로 적용된다. 신경독 주사는 기술적으로 간단하고 내시경 검사 이외의 위험이 없다. 성공적인 주사는 1년에서 4년 정도 유지되며, 약물에 내성이 발생할 수 있다.

하부식도조임근의 독립 장애

하부식도조임근의 기능장애는 이완불능증 환자에게만 나타나지는 않는다. 하부식도조임근의 불완전한 이완은 심각한 식도 운동성 장애를 가진 환자의 대략 1/3에서 나타난다. 가끔씩 식도 압력 측정을 받은 환자들에서 하부식도조임근의 압력이 높거나, 삼킴 반응 시 이완이 불완전한 하부식도조임근의 독립 기능 장애가 발견될 때가 있다. 이러한 몇몇 환자들은 방사선 영상을 통해 기능 이상을 발견할 수도 있다. 이런 환자들은 이완불능증의 잠복기이거나, 정상 연동운동을 보이더라도 식도 경련 같은 이상 또는 하부식도조임근 반응이 직접적으로 위식도 역류(GER)를 유발하는 이차적 문제들을 보일 수 있다. 대부분의 환자에게서 하부식도조임근 기능의 독립 장애의 원인과 임상적 유의성을 판단하기 어려운 경우가 많다.

운동 약화

수축 주기와 연동운동의 간헐적 손상은 상대적으로 흔하다. 바륨 영상을 통한 연동운동의 약화를 경련으로 잘못 판단하는 경우 역시 종종 있다. 이러한 구별이 중요한 이유는 약물치료가 직접적으로 식도 경련을 조절하기 때문이며, 이러한 약물은 수축 주기를 줄이게 되어 만약 문제가 연동운동의 약화라면 증상을 악화시킬 수 있다. 어떤 약물들은 식도 수축을 증가시킬 수도 있고, 그 효과는 보통 마비가 심한 환자에게로 제한 된다.

심각한 식도 약화는 상대적으로 드물다. 이는 대부분 피부

경화증과 혼합된 결합 조직 질환과 같은 아교질 혈관증 환자에게 특징적으로 나타난다. 식도는 피부경화증이 침범하는 두 번째로 흔한 기관이다. 피부경화증의 식도 침범은 경미한 증상에서부터 삼킬 때 수축반응이 전혀 없는 비특이적 형태까지 다양하다. 식도의 운동성 결손은 바륨 연구를 통해 진단할 수 있다. 피부경화증으로 인한 식도 운동성 이상을 지닌 환자들의 대다수는 식도 압력 측정에서 하부식도조임근의 압력이 낮게 측정된다. 또한 식도 청결(esopharyngeal clearance)이 좋지 못한 심각한 위식도 역류는 식도 감염과 협착으로 식도를 민감하게 만든다.

위식도 역류

위식도 역류(GER)는 식도 안에서 위 내용물이 움직이는 정상적인 움직임으로 볼 수도 있다. 정상적인 움직임 동안에 위, 식도 모두 관련된 압력이 끊임없이 변화기 때문에 내용물의 일반적 상하 움직임(생리학적 역류)은 정상으로 간주되고, 보통 연하장애와 가슴 쓰림이 동반되지는 않는다. 하부식도조임근의 이완은 짧게 일어나며, 전형적으로 식도의 말단에 위치한 내용물은 위 안으로 들어갔다가 일부 되돌아 나오는 경우가 있다. 이렇듯 위와 식도에서 일어나는 모든 역류 현상이 병적인 것은 아니며, 위식도 역류는 일반적인 생리학적 현상으로 볼 수 있다. 조사에 의하면 많은 외관상으로 정상적인 사람들에서도 일상의 가슴 쓰림이 발견된다. 건강한 병원근무자를 대상으로 한 연구에서, 33%는 달마다, 14%는 주마다, 7%는 매일 가슴 쓰림을 겪는 것으로 나타났다. 역류는 일상생활에서 나타나는 것이고, 항상 병적인 상태를 반영하는 것은 아니다.

하지만 위의 내용물(보통 산, 펩신, 쓸개즙)이 식도로 역류하여 즉시 깨끗해지지 않거나 일과성 이완이 잦아질 경우 가슴 쓰림, 역류, 삼킴 통증과 연하장애 같은 위식도 역류의 전형적 증상으로 발전할 수 있다. 위식도 역류는 식도내 산과 펩신의 수치와 연관이 있는 것이 아니고 그것이 병적으로 변화시키는 식도의 내벽과 관련이 있다. 이러한 식도 내벽의 변화가 나타날 때, 이것을 위식도 역류(gastroesophageal reflux disease, GERD)라고 한다. 식도에서 일반적으로 일어나는 가슴 쓰림(가슴에서 타는 느낌이 나는 것)은 심장질환과 심각하게 혼동이 될 때도 있다. 가슴 쓰림은 위식도 역류의 전형적 증상이긴 하지만, 식도 운동성 장애의 다른 형태의 비전형적 반응으로 나타날 수도 있다. 가슴 통증, 재발하는 부비동염, 만성기침, 중이염 같은 비전형적 증상은 위식도 역류와 연관되어 있을 수 있다. 위식도 역류의 전형적 증상과 비전형적 증상의 발견과 확인은 병력을 면밀한 관찰을 통해 알아낼 수 있다. 역류물질이 인두에 닿게 될 때, 후인두 역류(laryngopharyngeal reflux, LPR)라고 부르며, 후인두 역류가 있는 환자는 일반적인 위식도 역류 증상과는 다른 증상을 가진다(다음의 후인두 역류 부분 참조).

역류 기전

위식도 역류와 관련된 연하장애는 다양한 기전을 가지고 있다. 식도염이 있거나 없는 위식도 역류는 식도 운동성 장애의 일반적인 원인이다. 위식도 역류 환자는 식도염 때문이아니라 비-미란성 위식도 역류(nonerosive gastroesophageal reflux disease, NERD)를 가진 환자로서 가슴 쓰림과 연하장애 증상이 나타난다. 증상을 조절하는 관리방법(약물요법)이 다르기 때문에, 이 두 환자 그룹간의 감별진단은 중요하다. 명확하게 입증된 것은 아니지만, 식도강 안에서 지속적인 산과 펩신의 분비로 생긴 부종은 식도염이 아닌 이차적으로 유발되는 가슴 쓰림과 연하장애 증상을 동반할 수 있다. 비-미란성 위식도 역류를 가진 환자의 하위그룹은 기능적인 가슴 쓰림을 가지고 있다. 이러한 환자들은 가슴 쓰림 증상이도 불구하고 24시간 유지되는 정상적 pH를 보이지만, 비-미란성 위식도 역류를 보이는 환자들은 그렇지 못하다. 결국, 어떤 종류의 식도에서든 만성적인 염증은 협착과 연하장애을 유발할 수 있다.

위식도 역류의 병태생리학적인 완전한 이해는 실질적으로 지난 10년간 발전해왔지만, 여전히 미완의 상태로 남아있다. '항역류 장벽' 의 주요한 구성요소는 하부식도조임근의 식-도위 연결 부위의 해부학적 외형과 함께 결합해서 찾아볼 수 있다. 세부적으로, 가로막(횡격막) 다리는 위-식도 연결 부위 수준에서 그 수축을 통하여 들숨(흡기) 동안 조임근 역할을 한다. 이에 반하여 하부식도조임근 섬유들은 날숨(호기)때 더 활동적이다(그림 7-8).

이러한 구조는 위와 식도 사이 압력의 균형을 유지하는데 함께 작용한다. 역류는 하부식도조임근의 긴장도가 낮을 때 더 많이 발생하는 것으로 여겨졌다. 하지만 지금은 정상적인 하부식도조임근의 긴장도를 가지고 있으면서도, 삼킴이 없는 동안 갑작스럽게 이완 주기가 변화할 수 있음이 알려졌다. 이러한 갑작스런 이완 주기의 형태를 일과성 하부식도조임근 이완(transient lower esophageal sphincter relaxations, tSLERs)이라고 한다. 위식도 역류를 보이는 환자들은 증상이 없는 사람들보다 좀 더 많이 일과성 하부식도조임근의 이완을 보이는 경향이 있다. 또한 흉강으로 하부식도조임근을 밀어내는 위 이탈인 틈새 탈장은 환자의 하부식도조임근의 보호 장벽을 손상시킨다. 점막 역시 말단 식도의 벽에서 조직을 보호하는 역할을 하는데, 이러한 점막 손상도 역류한 내용물을 깨끗하게 하는 식도의 능력을 저하시킨다.

역류 측정

생리학적인 평가를 빌어 지속적인(24시간) pH 감시가 가능하다. 환자는 정상적인 먹기, 일하기, 잠자기를 포함한 일상생활 활동에서 pH를 검사하며, 도관은 코와 식도 사이를 통해 위치하고 허리에 착용한 측정 도구로 연결된다. 환자가 가슴 쓰림 증상을 경험할 때, 버튼을 누르면 증상이 일어난 시간이 기록된다. 지속적인 pH 감시는 존재에 대한 양적인 정보와 산 역류에 대한 심각성의 정보를 제공해 준다. 이러한 식도내 pH의 변화를 통해 위식도 역류를 추정할 수 있게 되는데, 대부분의 식도 산성화 연구에서 pH 4.0 미만은 비정상으로 간주된다. 역류 활동의 발생률과 기간은 계산될 수 있고 부분적 관심 분절과 완전한 기록 기간이 분석될 수 있다. pH 수치를 통한 역류의 심각성은 식도 염증과 바렛 식도 가능성을 찾는데 유용하다. 지속적인 pH 감시는 위식도 역류의 진단에 가장 훌륭한 단일 검사로 간주되고 있으며, 민감성과 특수성은 거의 90%에 가깝다. 바륨을 통한 방사선적 연구로는 주로 연하장애 증상의 평가에 유용하며, 역류 질환이 있는 소수의 환자들만 역류의 현 상태를 확인할 수 있다.

위식도 역류의 치료

위식도 역류의 치료는 항역류 장벽을 튼튼하게 하고, 식도 제거율과 위배출 시간을 향상시키고, 위 내용물의 독성을 감소시키는데 그 목적이 있다. 항역류 치료는 생활습관, 약물, 수술 3가지를 교대로 사용한다. 많은 환자들에서, 역류는 무분별한 식습관과 부적절한 신체적 활동에 기인한다. 하부식도조임근의 압력을 줄이거나 위산 생성을 자극하는 음식(지방, 초콜릿, 커피, 차)을 줄이거나 먹지 않는 것이 중요하며, 한꺼번에 많은 양의 음식물 섭취를 피해야 한다. 역류 증세를 보이는 몇몇 환자들은 음식물의 변경을 통해 증상을 조절하는 것만으로도 충분할 수 있다. 흡연과 음주는 식도 기능을 손상시킨다. 또한 환자들은 침대로부터 6인치(15cm) 높이로 머리를 올린 상태로 음식물을 섭취하고, 식사 후 3시간 동안은 누워서는 안된다. 이러한 방법은 중력이 역류를 예방하는데 도움이 되도록 하고 식도 제거율을 높여준다.

일반적으로 가슴 쓰림이 있는 환자에게 제산제의 자가 투약이 적용된다. 불행하게도 제산제의 단독사용은 비전형적 증상이 있는 환자의 식도염을 조절하는데 그다지 효과적이지 못하다. 제산제는 드물게 나타나는 가슴 쓰림 증상을 완화시키는데 제일 먼저 사용된다. 식도염이나 심각한 증상이 있는 대부분의 환자들은 좀 더 강력하게 산을 낮춰주는 약물을 필요

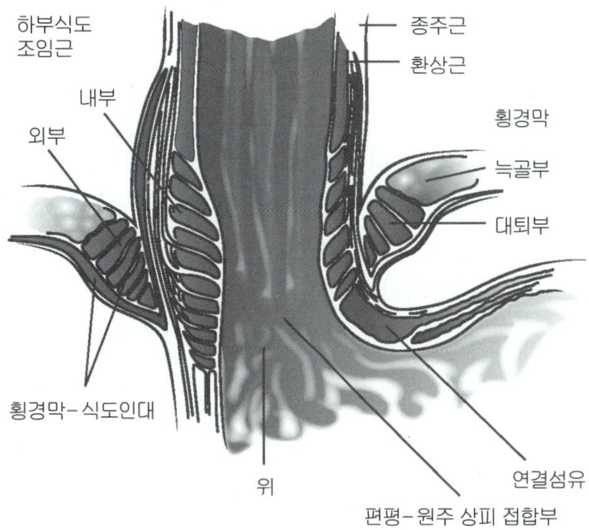

그림 7-8 식도 하부는 횡경막 틈새를 가로 지르며 위 접합부로 들어간다. 식도는 들숨 때 횡경막 인대와 접촉하며 일정한 압력을 유지하기 위해 위와 식도 사이에 자리잡는다. 식도 조임근으로부터 하부식도조임근의 세로 및 원형 근섬유(종주근과 환상근)는 위와 식도의 접합부에 위치하며 역류를 조절한다.

로 한다. 처방되는 대부분의 약물은 lansoprazole, rabeprazole, pantoprazole, omeprazole 등과 같은 프로톤-펌프 억제제(proton-pump inhibitors, PPIs)다. 약물을 적용할 때에도 식사변경, 체중조절과 같은 생활습관 변경과 함께 적용해야 효과적이다. 히스타민 대항제나 H2 차단제(cimetidine, ranitidine, nizatidine, famotidine)는 식도염 치료에 효과가 떨어지긴 하지만, 처방전 없이 구매할 수 있다는 장점이 있다. 구토억제제는 초조, 불면증, 졸음증 같은 신경정신학적 부작용이 자주 나타날 수 있으므로 사용을 제한한다. 위장운동촉진제는 좀 더 심각한 질환이 있는 환자에게 때때로 H2 차단제와 프로톤-펌프 억제제를 보조약물과 같이 사용하기도 한다.

분별 있는 약물 사용을 통해 대부분의 역류는 조절될 수 있다. 수술적 중재는 약물치료에 반응이 없는 몇몇 환자를 치료하는데 사용된다. 대부분의 수술은 위 주변 일부나 식도 하부 전체(위바닥주름술, fundoplication)를 함께 감싸서 위-식도 연결부위의 배 안 위치를 재조정(틈새 탈장 복구, hiatal hernia repair)한다. 항역류 수술중 복강경 수술은 좀 더 빠른 회복을 기대할 수 있게 하며, 점차 그 활용이 증가되고 있다. 80~90%의 환자에서 역류를 조절하는데 효과적이다. 새로운 비수술법인 하부식도조임근 봉합과 고주파절제(stretta procedure)를 포함한 내시경 접근법 역시 위식도 역류를 조절하는데 사용된다. 고주파절제는 일과성 하부식도조임근 이완의 빈도를 감소시키기 위해 위벽 손상 부위에 적용된다.

후인두 역류

후인두 역류(laryngopharyngeal reflux, LPR)는 위 속의 음식물이 후두 위치(laryngeal level)까지 올라오는 것으로, 삼킴통(odynophagia, 연하통), 쉰 목소리(hoarseness) 인후통(sore throat) 등을 발생시킨다. 삼킴때 통증이나 경추 부분이 무언가로 막혀있는 느낌으로 인해 흔히 연하장애로 오인하기 쉽다(역류된 음식물(refluxate)이 후두 뒤쪽에 도달하는 메커니즘은 잘 알려져 있지 않다. 상기도(upper airway) 내시경 검사는 뒤쪽 인두벽의 비정상 점막조직, 모뿔연골(arytenoid cartilages, 피열연골)의 부종과 후두 입구(laryngeal aditus)의 홍반(erythema) 등을 발생시킨다. 후인두 역류 증상을 가진 환자들은 다음과 같은 이유에서 위-식도 역류 환자들과 차이점을 보인다. ① 증상이 밤에 일어나지 않고 대개 낮에 발생한다. ② 증상의 원만한 조절을 위해 더 오랜 기간의 약물치료가 필요하다. ③ 식도의 움직임이나 식도의 산 제거(esophageal acid clearance) 기전은 정상이다. 후인두 역류를 보이는 환자들과 위-식도 역류 환자들과의 유사한 점은 다음과 같다. ① 24시간 pH측정이나 방사선 평가를 통해 항상 진단 가능한 것은 아니다. ② 인두-식도 분절과 하부식도조임근의 열림은 정상이다. ③ 가슴 쓰림이 동반된다.

진단의 차이

구인두(oropharyngeal) 기능에 영향을 주는 질환과 달리, 식도 질환을 발생시키는 원인은 환자의 의료적 기록을 통해 확인 가능한 경우가 많다. 왜냐하면 식도 질환들은 구조와 운동의 원인으로 구분할 수 있고, 섭취가 어려운 음식물의 종류가 고체인지 액체인지 혹은 둘 다 인지에 따라서 의심되는 원인을 유추할 수 있기 때문이다. 이러한 의료 기록의 관찰은 환자의 증상에 대하여 어떠한 순서대로 평가하고, 어떠한 증상을 평가하는지 결정하는데 유용하게 사용되어 질 것이다. Donner와 Castell은 구별되는 진단을 하기 위한 의사결정 분지도(decision tree)를 사용하는 것을 장려한다(그림 7-9). 의사결정 분지도는 대개 환자가 음식을 먹으면서 기침을 하거나 호흡이 곤란한 상황에서도 사용이 가능하고, 액체보다는 고체음식에 대한 어려움이 많을 때도 사용된다.

인두-식도 분절 장애

기능적이지 못한 인두-식도 분절의 진단에는 다음의 질환들을 포함한다. 약한 견인력으로 인한 질환들, 이완의 장애로 인한 질환들, 섬유화(fibrosis), 막양 구조(webs), 근육염(myositis), 퇴행위축(dystrophy)과 같은 윤상인두근육(cricopharyngeal muscle)내의 질환들, 윤상인두근육(cricopharyngeal muscle)의 이완 또는 접촉의 기능적이지 못한 질환들.

비디오투시검사는 일반적으로 신체의 어떠한 부분에서 음식덩이의 흐름이 제한적일 때, 특히 액체 음식이나 유동체의 음식을 연속적으로 확인하려는 목적으로 적용된다. 인두-식도 분절에 장애가 생긴 경우, 환자는 초기 보고에서 음식이 식도 경부(cervical esophagus)에 붙어있는 느낌이라고 말한다. 그러나 이러한 환자들의 대부분은 식도에도 병력을 가지고 있는 경우가 대부분이다.

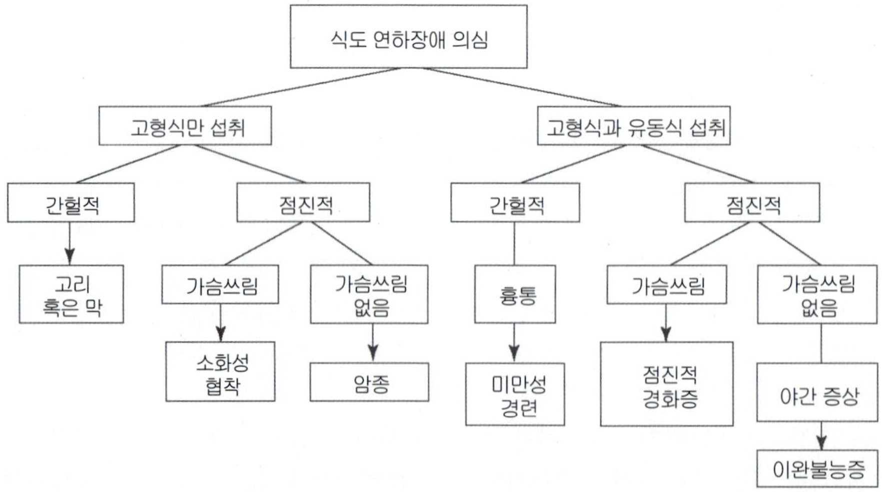

그림 7-9 식도 연하장애 의심 환자의 의사결정 분지도(decision tree)

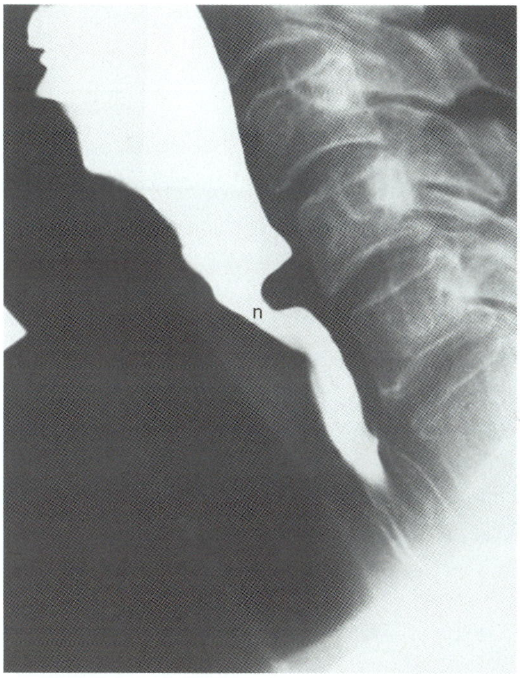

그림 7-10 윤상인두근이 바륨을 밀어낸다. 좁아진 부분이 바륨과 만나면 (그림에서 보이는 n 부분) 막대(bar)처럼 보이는 부분이 생긴다.

윤상인두 막대

윤상인두근(cricopharyngeal muscle)이 완전하게 팽창이 되지 않은 결과 방사선 촬영에서 C6-C7 주위에 '막대(bar)'를 볼 수 있다(그림 7-10). 이러한 환자들의 대부분은 근육 이완시 압력계를 사용하여 근육의 압력을 측정하면 정상으로 나타난다. 하지만 근육이 팽창하면 압력의 이상 상태가 미약한 정도부터 심각한 정도까지 다양하게 나타난다. 심각한 경우에는 음식덩이의 이동에 대한 제한이 기도 안쪽에서 발생하여 음식덩이가 역류하기도 한다. 윤상인두 막대는 연하장애 증상이 없는 노인들의 30% 이상에서 발견되기도 한다. 몇몇 연구들은 일반적으로 노인들에게서 나타나는 근비대(muscle hypertrophy)가 인두-식도 분절의 메커니즘 이상 보다, 윤상인두근의 적절한 팽창 실패와 관련이 더 깊다고 보고한다. 사체 부검을 통해서 우리는 노화로 인한 근육 요소들의 변화를 알 수 있고, 윤상인두근의 수행 저하를 짐작할 수도 있다. 윤상인두근 막대의 생성에 대한 하나의 또 이론은 하부식도조임근이 충분히 쉬지 못하는 결과로 식도 경부에 근긴장도가 높아져 발생한다고 제시한다. 이러한 이론들은 윤상인두 막대를 지니고 있는 환자들은 반드시, 식도 검사와 함께 근육의 압력측정, 방사선 삼킴 촬영이 필수적이라고 말한다. 윤상인두근 막대가 생긴 경우, 증상의 치료는 해당 부위 확장술나 윤상인두근 절제술(crico pharyngeal myotomy)을 필요로 한다.

CLINICAL CASE EXAMPLE 7-1

81세 남자는 고체 음식에 대한 연하장애의 진행성 병력을 보인다. 환자는 소화기계 전문의에게 보내졌고, 소화기계 전문의는 환자에게 식도조영술(barium esophagram)을 실시한 결과 정상으로 나타났다. 그러나 환자는 여전히 음식이 목의 윗부분에 붙어 있는 것 같은 느낌이 든다고 재차 보고 했고, 소화기계 전문의는 환자에게 비디오투시검사를 실시하였다. 환자가 묽은 액체를 여러 번 삼켰을 때, 음식덩이는 눈에 띌만한 제약 없이 식도 안으로 흘러들어 갔으며, 인두-식도 분절 주변에 작은 흔적이 관찰되었다. 환자에게 좀더 큰 고체 음식덩이를 제공하였을 때 C6 주변에서 윤상인두근 막대가 관찰되었다. 그 후 환자는 이비인후과 전문의에게 보내졌고 이비인후과 전문의는 인두-식도 분절 확장술을 시행하였다. 근절제술은 고려하지 않았는데 환자의 연령과 심장질환 병력 때문이었다. 환자의 고체 음식에 대한 섭취 어려움은 2번의 인두-식도 확장술 실시로 해결되었으며, 10개월이 지난 후 환자는 어떠한 증상 없이 지내고 있다.

소위 인두주머니(pharyngeal pouch)(곁주머니, 게실)라고 불리는 형성물은, 비록 그들이 공존하지 않더라도 윤상인두근 막대의 병태생리학적 이상과 관련이 있다. 인두주머니는 인두벽 측면에서 돌출하여 방패목뿔막(thyrohyoid membrane)주변에서 발견된다. 이 곁주머니가 커지거나, 그 안에 음식물이 쌓이면 음식덩이의 흐름이 지연 되고 환자들은 연하장애 증상을 호소하게 된다. 삼킴 후에 곁주머니 안에 음식물이 남아 있지 않다는 것은 삼킴 후 흡인을 일으키는 조롱박 오목(piriform sinus)에 잔여물이 축척이 되었다는 것을 의미한다. 이와 유사하게 윤상인두근 막대 역시 인두-식도 분절의 탄력을 잃게 한다. 이는 곧 인두 하부의 압력을 증가 시키며 패쇄된 곳 윗부분에 주머니를 생성하게 한다.

젠커 곁주머니

젠커 곁주머니(Zenker' s Diverticulum)라는 이름은 곁주머니 중에서도 인두-식도 분절 부분의 뒤쪽 인두벽에 발생된 경우를 일컫는다. 대부분은 윤상인두근의 횡섬유(transverse fiber)와 하인두수축근의 빗섬유(oblique fiber)는 하부 인두의 경계면 점막층(killian' s dehiscence)에 돌출되어 나타난다. 이 곁주머니는 하부 인두의 작고, 좁은 곳에 한정되어 나타나지만, 이것이 커졌을 때는 식도 경부까지 확장 될 수 있다. 음식물들이 인두-식도 분절을 통해 지나갈 때, 이 곁주머니와 연관되어 흐름이 감소 될 수 있고, 삼킴 후 흡인을 유발시킬 수 있다. 그림 7-11C는 젠커 곁주머니로 인한 기관으로의 흡인(tracheal aspiration)이 나타난 대표적인 방사선 촬영 그림이다.

젠커 곁주머니의 발생 기전에는 논란의 여지가 많다. 몇몇 사람들은 음식물이 인두-식도 분절 사이를 흐르기 위한 저항력에 의해, 음식덩이에의 높은 압력이 생성되어 이러한 주머니를 발생시키고 윤상인두근의 이완이나 미성숙한 단힘을 유

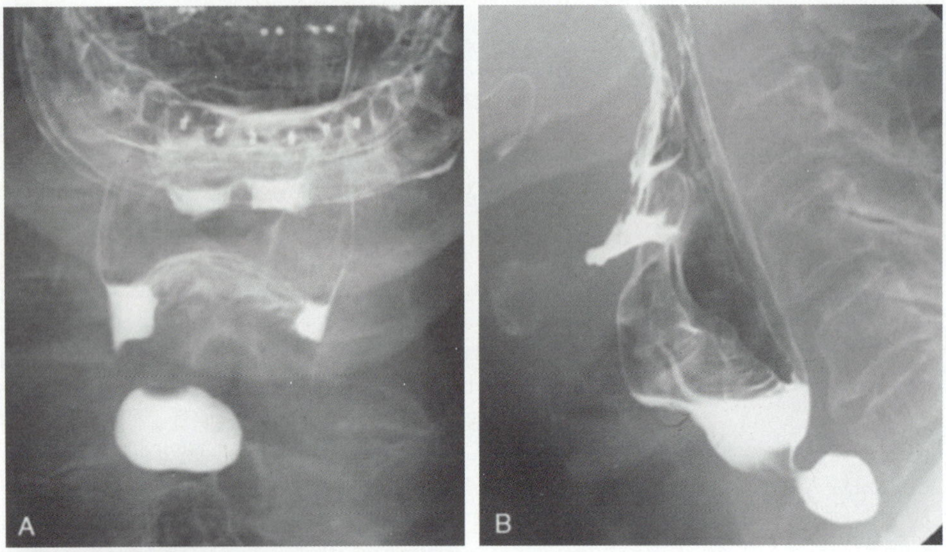

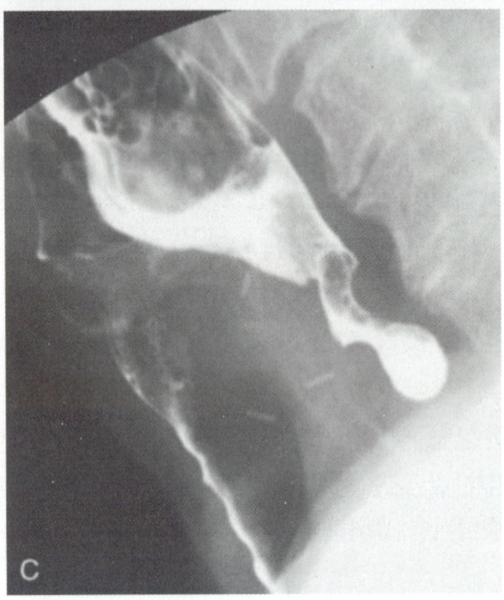

그림 7-11 A와 B는 방사선 촬영의 전면(A)과 측면(B, C)을 보여준다. 각각 인두 하부에 위치한 바륨으로 가득찬 곁주머니를 보여주고 있다. 그리고 곁주머니는 경부 식도에서 교차되어 아래까지 연장되어 있음을 알수 있다. A: 곁주머니는 그림의 아래쪽에 보인다. 곁주머니의 위쪽에 조롱박 오목(piriform sinus)과 후두개곡(vallecular) 공간은 바륨으로 채워져 있다. B: 측면 그림에서 인두-식도 분절의 좁은 부분이 보이는데 그 위의 조롱박 오목 주변에 바륨이 보인다. C: 곁주머니가 있는 이 환자는 그림 아래쪽 인두 부분에 눈에 띌 만큼 많은 양의 바륨이 모여져 있는 것이 보인다. 이렇게 모여 있는 바륨이 기관(trachea)으로 흘러내리는 것을 알 수 있다. 이는 그림 왼쪽 면의 바륨 선으로 관찰된다.

발한다고 제안한다. 지속적인 높은 압력은 시간이 지나면서 하부 인두의 점막층을 통과하여 탈장(herniate)을 야기 하고, 그 결과로 인하여 곁주머니가 형성된다는 것이다. 또한 Sasaki 등은 젠커 곁주머니 생성에 대한 가능성으로 식도 단축이론(esophagus shortening theory)과 위식도 역류를 가능성으로 제안하였다. 정상적인 삼킴 활동 시, 식도는 음식덩이를 위로 보내기 위하여 짧아진다. 만성적인 위식도 역류 병력을 지닌 환자들의 경우 염증이 산에 반응을 함으로 식도의 세로방향 근육들이 비정상적으로 단축되게 된다. 그러므로 식도가 비정상적으로 수축 될 때, 하부 인두 근육계의 원위부를 꼬리 쪽에 위치한 주머니 형태를 제거하기 위하여 잡아당긴다는 것이다. Cook 등은 젠커 곁주머니를 지닌 14명의 환자 그룹을 비디오 투시검사와 근육압력 측정법을 사용하여, 음식물이 인두-식도 분절을 통과하여 지나갈 때 곁주머니가 음식물의 흐르는 속도를 느리게 하지 않는다는 결과를 발표하였다.

인두-식도 연관성

2장에서 세부 설명한 바와 같이 삼킴의 단계는 서로 상호 의존적이다. 어떤 단계에 있어서 1차적인 질병은 다른 단계에 영향을 미칠 수 있다. 이러한 관점에서 볼 때, 증상의 원인으로 식도의 주된 질병을 가진 사람을 제외하고는 다양한 인접 구조물에 의한 원인들을 살펴볼 필요가 있다. 예를 들어 이완불능증이 발생한 인두-식도 분절에서는 방사선 촬영 영상에서 비정상적 인접 부위 구조물이나 근육압력 측정 결과의 이상이 발견된다. 하부식도조임근 부분에서 음식물이 흐르는데 제한을 받으면 차단된 부분의 식도 윗부분에 압력 변화를 야기한다. 이 때 환자는 하부식도조임근 부위가 이닌 인두-식도 분절

CLINICAL CASE EXAMPLE 7-2

64세의 한 여성이 그녀의 주치의에게 지난 6개월 동안 음식이 그녀의 목에 달라붙는 증세를 느꼈다고 말했다. 그녀의 인두 부위 역학적 평가는 정상이었고, 식도와 관련된 질병의 어떠한 병력도 없다고 하였다. 그녀에게 비디오투시검사가 적용되었는데, 선 자세에서 바륨의 농도를 달리하며 행해졌다. 검사의 측면 영상에서 인두-식도 분절은 정상적인 흐름을 보여주었다. 전면 영상에서도 흐름의 제한은 하부식도조임근에서 바륨 기둥의 가벼운 자국으로써만 관찰되었다. 추가적 검사로 식도 조영술을 시행한 결과 하부식도 고리(schatzki' s ring)가 의심되었다. 이는 소화기계 전문의의 내시경술을 통해 확진되었으며, 확장술 적용 결과 경부 연하장애 증상은 해결되었다.

CLINICAL CASE EXAMPLE 7-3

40세의 한 남성은 병원에 내원하여 지난 몇 년 동안 고체 음식이 목에 달라붙는 느낌을 느꼈다고 호소하였다. 그는 자신이 위식도 역류의 병력을 가지고 있다고 말했으며, 지난 3개월간 10파운드나 살이 빠졌다고 언급했다. 비디오투시영상을 통해 인두-식도 분절 주위의 고체 음식의 이동을 저해하는 윤상인두근 비대가 관찰되었다. 그러나 고체 음식덩이는 정상적으로 식도안으로 들어갔으며 기도로의 유출은 없었다. 고체 음식에 대한 연하장애가 심각하지 않은 것으로 판명되어, 환자의 위식도 역류에 대한 평가로 바륨을 이용한 식도 조영술을 시행하였다. 식도 조영술에서 환자의 비정상적인 식도 운동성과 확장된 식도가 관찰되었으며, 하부식도조임근 주변에 뚜렷한 좁아짐이 보였다. 소화기계 전문의는 환자에게 식도 내시경을 제안하였다. 내시경에서 식도와 위의 합류점에서 뚜렷한 협착 증상이 관찰되었다.

이 환자의 경우, 목에 고체 음식이 달라붙는 듯한 증세가 비디오투시검사를 통해 확인할 수는 있었으나 심각하지는 않았다. 하지만 환자의 병력 조사에서 상당한 몸무게 저하를 보였으므로 좀 더 면밀한 평가를 필요로 한 것이다. 몸무게가 줄었다는 것은 인두-식도 분절의 협착 정도가 불규칙했기 때문으로 추측할 수 있다. 환자는 잘 조절되지 않는 위식도 역류의 병력을 가지고 있었고 이 때문에 식도 질환에 걸리기 쉬웠을 것이다. 다양한 검사는 이러한 의심을 확신시켜 주었다. 인두-식도 분절의 비정상적인 움직임은 아마도 식도의 운동 부족으로 인두-식도 분절에 가해진 지나친 압력변화 때문일 것이다.

인두-식도 분절의 기능 장애에 대한 서로 엇갈리는 가설은 직접적인 산성 접촉이 윤상인두근의 비대를 초래하고, 10번 뇌신경의 비정상적 자극이 인두-식도 분절의 여닫는 매커니즘의 이상을 발생시킨다는 것이다. 이 경우 치료방법은 약물치료를 통한 위식도 역류 조절과 제한된 하부식도조임근의 확장을 목표로 한다.

의 이상을 호소한다. 거꾸로 하부식도조임근의 성공적인 팽창은 이완불능증을 지닌 환자의 목 주변 삼킴 장애 증상을 해소해줄 수 있다. 또한 위식도 역류 병력을 지닌 환자들도 인두-식도 분절의 삼킴장애를 호소한다. 식도의 산성화는 인두-식도 분절의 과수축을 가져 오고, 만성 위식도 역류는 인두 기저부의 메커니즘에 변화를 가져온다. 인두의 생체역학적 변화는 추후에 연하장애 증상으로 발현된다.

물론 위식도 역류와 인도-식도 분절 간의 증상에 대한 상관관계가 명확히 증명된 것은 아니다. 또한 위식도 역류를 조절하는 것이 경부 식도 주변의 증상을 완화한다는 증거도 없다. 하지만 비디오투시검사에서 특이한 점이 발견되지 않았던 연하장애 환자들이 속쓰림이나 구토 같은 기본적인 증상이 없이도 위식도 역류로 진단될 가능성은 있다. 연하장애를 유발하는 젠커 곁주머니는 윤상인두근의 절제술을 포함하여 내시경 봉합 등 수술적 처지에 의해서 치료될 수 있다.

요점

1. 식도는 두개의 조임근을 가지고 있다. 상부식도조임근과 하부식도조임근이 그것이다. 상부식도조임근은 하부 인두 근육계의 생리학적 기능들을 공유하고 있고, 이 부분은 생리학적으로 인두-식도 분절(PES)의 중요한 역할을 수행한다.
2. 식도강 내에서 발생하는 위식도 역류 같은 기능적인 장애는 음식덩이의 흐름을 느리게 하고 연하장애 증상을 유발한다.
3. 심장의 확장으로 인한 식도의 외부 압박은 연하장애 증상과 함께 식도강내 공간을 좁게 만든다.
4. 식도의 근육 연축이나 이완불능증은 연동운동이나 움직임의 이상에 의해 발생되는 식도 의 운동장애이다.
5. 인두-식도 분절(PES)의 장애에는 다양한 원인이 있다. 견인(열림) 이상, 신경학적 질환 등의 구강이나 인두의 근력에 영향을 주는 질환들을 포함한다. PES 근육계 장애는 근육염, 섬유증 등을 포함하며, 식도의 운동성 장애는 PES의 기능의 영향으로 인한 2차적 장애로 분류된다.
6. PES 주변의 특정 장애에는 윤상인두근 막대, 측면 인두 곁주머니, 젠커 곁주머니 등이 있다.
7. 목 부위에 음식이 달라붙는 느낌을 호소하는 연하장애 환자는 식도 부분의 장애로 인한 경우가 많고 고체 음식의 섭취가 어려울 수 있다. 이러한 환자는 경부 및 하부 인두의 문제인 경우가 드물다.

참고문헌

1. Edwards DAW: Diagnostic procedures: history and symptoms of esophageal disease. In Vantrappen G, Hellemans J, editors: *Diseases of the esophagus*, New York, 1974, Springer-Verlag.

2. Jones B, Ravich WJ, Kramer SS et al: Pharyngoesophageal interrelationships: observations and working concepts, *Gastrointest Radiol* 10:225, 1985.

3. Schatzki R: The lower esophageal ring: long term follow-up of symptomatic and asymptomatic rings, *Am J Roentgenol Radium Ther Nucl Med* 90:805, 1963.

4. Goyal RK, Bauer JL, Spiro HM: The nature and location of the lower esophageal ring, *N Engl J Med* 284:1175, 1971.

5. Groskreutz JL, Kim CH: Schatzki's ring: long-term results following dilatation, *Gastrointest Endosc* 36:479, 1990.

6. Ravich WJ, Kashima H, Donner MW: Drug-induced esophagitis simulating esophageal cancer, *Dysphagia* 1:13, 1986.

7. Earlam R, Cunha-Melo JR: Oesphageal squamous cell carcinoma: a critical review of surgery, *Br J Surg* 67:381, 1980.

8. Forastiere AA, Orringer MB, Perez-Tamayo C et al: Preoperative chemoradiation followed by transhiatal esophagectomy for carcinoma of the esophagus, *J Clin Oncol* 11:1118, 1993.

9. Parker EF, Moertel CF: Is there a role for surgery in esophageal carcinoma? *Am J Dig Dis* 23:730, 1978.

10. Kinoshita Y, Endo M, Nakayama K et al: Evaluation of ten-year survival after operation for upper- and midthoracic esophageal cancer. *Int Adv Surg Oncol* 1:173, 1978.

11. Dimarino AT, Cohen S: Characteristics of lower esophageal sphincter function in symptomatic diffuse esophageal spasm, *Gastroenterology* 66:1, 1974.

12. Brand Dl, Martin D, Pope CE: Esophageal manometrics in patients with anginal type chest pain, *Am J Dig Dis* 23:300, 1977.

13. Castell DO: The nutcracker esophagus and other primary esophageal motility disorders. In Castell DO, Richter JE, Dalton CB, editors: *Esophageal motility testing*, New York, 1987, Elsevier.

14. Dalton CB, Castell DO, Richter JE: The changing faces of the nutcracker esophagus, *Am J Gastroenterol* 83:623, 1988.

15. Ravich WJ: Esophageal dysphagia. In Groher ME, editor: *Dysphagia: diagnosis and management*, Boston, 1997, Butterworth-Heinemann.

16. Davis HA, Lewis MJ, Rhodes J et al: Trial of nifedipine for prevention of esophageal spasm, *Digestion* 36:81, 1987.

17. Kahrilas PJ, Kishk SM, Helm JF et al: Comparison of pseudoachalasia and achalasia, *Am J Med* 82:439, 1987.

18. Pasricha PJ, Ravich WJ, Hendrix TR et al: Intrasphincteric botulinum toxin for the treatment of achalasia. *N Engl J Med* 332:774, 1995.

19. D'Angelo WA, Fries JF, Masi AT et al: Pathologic observations in systemic sclerosis (scleroderma): a study of 58 autopsy cases and 58 matched controls, *Am J Med* 46:28, 1969.

20. Castell DO, Johnston BT: Gastrointestinal reflux disease. Current strategies for patient management, *Arch Fam Med* 5:221, 1996.

21. Napierkowski J, Wong R: Extraesophageal manifestations of GERD, *Am J Med Sci* 326:279, 2003.

23. Liker H, Hungin P, Wiklund I: Managing gastroesophageal reflux disease in primary care: the patient perspective, *J Am Board Fam Pract* 18:393, 2005.

23. Manterola C, Munoz S, Grande L et al: Initial validation of a questionnaire for detecting gastroesophageal reflux disease in epidemiological settings, *J Clin Epidemiol* 55:1041, 2002.

24. Dickman R, Bautista JM, Wong WM et al: Comparison of esophageal acid exposure distribution along the esophagus among the different gastroesophageal reflux disease (GERD) groups, *Am J Gastroenterol* 101:2463, 2006.

25. Dent J: Patterns of lower esophageal sphincter function associated with gastroesophageal reflux, *Am J Med* 103:29S, 1997.

26. Richter JE, Castell DO: Drugs, foods and other substances in the cause and treatment of reflux esophagitis, *Med Clin North Am* 65:1223, 1981.

27. Iascone C, DeMeester TR, Little AG: Barrett's esophagus: functional assessment, proposed pathogenesis, and surgical therapy, *Arch Surg* 118:543, 1983.

28. Richter JE, Castell DO: Gastroesophageal reflux disease: pathogenesis, diagnosis, and therapy. In Castell DO, Johnson LF, editors: *Esophageal function in health and disease*, New York, 1983, Elsevier.

29. Milkes D, Gerson LB, Triadafilopoulos G: Complete elimination of reflux symptoms does not guarantee normalization of intraesophageal and intragastric pH in patients with gastroesophageal reflux disease (GERD), *Am J Gastroenterol* 99:991, 2004.

30. Tytgat GN, McColl J, Tack J et al: New algorithm for the treatment of gastro-oesophageal reflux disease, *Aliment Pharmacol Ther* 27:249, 2008.

31. Reymunde A, Santiago N: Long term results of radiofrequency energy delivery for the treatment of GERD: sustained improvements in symptoms, quality of life, and drug use at 4 year follow-up, *Gastrointest Endosc* 65:361, 2007.

32. Donner MW, Castell DO: Evaluation of dysphagia: a careful history is crucial, *Dysphagia* 2:65, 1987.

33. Roeder BE, Murray JA, Dierkhising A: Patient localization of esophageal dysphagia, *Dig Dis Sci* 49:697, 2004.

34. Goyal RK: Disorders of the cricopharyngeus muscle, *Otolaryngol Clin North Am* 49:115, 1984.

35. Leonard R, Kendall K, McKenzie S: UES opening and cricopharyngeal bar in nondysphagic elderly and nonelderly adults, *Dysphagia* 19:182, 2004.

36. Torres WE, Clements JL, Austin GE et al: Cricopharyngeal muscle hypertrophy: radiologic-anatomic correlation, *AJR Am J Roentgenol* 142:927, 1984.

37. Xu S, Tu L, Wang Q et al: Is the anatomical protrusion on the posterior hypopharyngeal wall associated with cadavers of only the elderly? *Dysphagia* 21:163, 2006.

38. Zhang ZG, Diamant NE: Repetitive contractions of the upper esophageal body and sphincter in achalasia, *Dysphagia* 9:12, 1994.

39. Wang AY, Kadkade R, Kahrilas PJ et al: Effectiveness of esophageal dilation for symptomatic cricopharyngeal bar, *Gastrointest Endosc* 61:148, 2005.

40. Bonavina L, Khan AN, DeMeester TR: Pharyngoesophageal dysfunctions: the role of cricopharyngeal myotomy, *Arch Surg* 120:541, 1985.

41. Jones B, Donner MW: *Normal and abnormal swallowing: imaging in diagnosis and therapy*, New York, 1990, Springer-Verlag.

42. Cook IJ, Gabb M, Panagopoulos V et al: Pharyngeal (Zenker's) diverticulum is a disorder of upper esophageal sphincter opening, *Gastroenterology* 103:1229, 1992.

43. Brady AP, Stevenson GW, Somers S et al: Premature contraction of the cricopharyngeus: a new sign of gastroesophageal reflux disease, *Abdom Imaging* 20:225, 1995.

44. Sasaki CT, Ross DA, Hundal J: Association between Zenker diverticulum and gastroesophageal reflux disease: development of a working hypothesis, *Am J Med* 115:169S, 2003.

45. Jones B, Donner MW, Rubesin SE et al: Pharyngeal findings in 21 patients with achalasia of the esophagus, *Dysphagia* 2:87, 1987.

46. DeVault KR: Incomplete upper esophageal sphincter relaxation: association with achalasia but not other esophageal motility disorders, *Dysphagia* 12:157, 1997.

47. Yoneyama F, Miyachi M, Nimura Y: Manometric findings of the upper esophageal sphincter in esophageal achalasia, *World J Surg* 22:1043, 1998.

48. Torrico S, Kern M, Aslam M et al: Upper esophageal sphincter function during gastroesophageal reflux events revisited, *Am J Physiol Gastrointest Liver Physiol* 279:G262, 2000.

49. Sivit CJ, Curtis DJ, Crain M et al: Pharyngeal swallow in gastroesophageal reflux disease, *Dysphagia* 2:151, 1988.

50. Mendell DA, Logemann JA: A retrospective analysis of the pharyngeal swallow in patients with a clinical diagnosis of GERD compared with normal controls, *Dysphagia* 17:220, 2002.

51. Sen P, Lowe DA, Farnan T: Surgical interventions for pharyngeal pouch, *Cochrane Database Syst Rev* 3:CD004459, 2005.

52. Casso C, Lalam M, Ghosh S et al: Endoscopic stapling diverticulotomy: an audit of difficulties, outcome, and patient satisfaction, *Otolaryngol Head Neck Surg* 134:288, 2006.

08 호흡기와 의원성 장애

개요

목표

1. 호흡기 장애가 삼킴에 미치는 영향에 대해 상세히 열거한다.
2. 연하장애를 유발하고 악화시키는 일반적인 약물과 수술적 합병증에 대하여 토의한다.
3. 호흡을 위한 인공적 지지물들이 삼킴을 어떻게 방해하는지에 대하여 재검토한다.

배경

2장에서 상세히 기술한 것처럼 삼킴과 호흡 사이의 관계는 잘 알려져 있다. 삼킴 이후에 나타나는 상부 기도 보호(airway protection)는 삼킴과 호흡 사이의 정교한 상호작용에 의존한다. 이에 따라 호흡에 문제가 발생할 경우, 연하장애를 유발하거나 뇌졸중 이후에 나타날 수 있는 연하장애를 악화 시킬 수도 있다. 만성 폐쇄성 폐질환(congestive obstructive pulmonary disease) 같은 주요 호흡기 질환처럼 연하장애를 동반하는 다양한 질환으로 인해 환자들은 급성으로 병원에 입원할 수 있다. 어떤 환자들은 심폐 기능과 관련 없는 의학적 상태 때문에 입원을 하기도하지만, 심폐 합병증이 있는 경우 삽관(intubation)이나 심장우회술(cardiac bypass surgery)을 필요로 하고, 호흡기 문제와 기관절개술(tracheostomy)이 필요한 경우도 있다. 약물과 수술로 인한 합병증은 연하장애 증상을 유발할 수도 있으며, 이런 경우 의원성(iatrogenic) 장애로 분류될 수 있다. 암 치료 이후에 삼킴에 대한 방사선 치료의 부작용 역시 의원성 장애로 분류되지만 이는 6장에 자세히 기술되어 있다.

인공적 기도

호흡기에 손상을 받은 환자는 기본적인 생명 기능 유지를 위해서 특별한 중재를 필요로 한다. 이러한 지지에는 기관내관(endotracheal tubes)과 기관절개관(tracheostomy tubes)이 포함된다. 이러한 구조물은 기계적인 호흡보조장치와 연결될 수도 있으며, 얼굴 마스크(facial mask, 안면 마스크)나 코 삽입관(nasal cannual)을 통하여 산소를 전달한다. 외부적 산소 공급의 잠재적인 부작용은 구강건조증(xerostomia)이며 이 역시 삼킴에 부정적인 영향을 준다.

기관내관

기관내관(endotracheal tubes)은 길고 탄력성이 있는 플라스틱 튜브이며, 입을 통해 삽입되어 성대주름(vocal fold)을 통과하여 기관으로 들어가 환자로 하여금 호흡 부하(respiratory stress)를 피할 수 있게 한다. 이것은 호흡기와 연결되어 환자의 호흡을 도울 수 있도록 고안되었다. 튜브의 끝에는 가압대(cuff)가 있고 팽창되어서 입안 분비물이 폐로 들어가는 것을 방지해준다. 가압대는 기관내강(tracheal lumen)을 봉쇄하면서 폐를 지나는 튜브로부터 공기가 빠져 나가는 것을 방지한다(그림 8-1). 폐 안의 적정한 호흡량(respiratory volume)을 유지하는 것은 호흡 적응성(respiratory competence)을 회복하는데 중요하다. 호흡보조장치의 설치는 의료팀에 의해서 결정되고, 호흡을 담당하는 치료사에 의해 시행된다. 기관내관의 설치는 단기적인 사용(7~12일)으로 고려되며 호흡 적응성을 회복시키기 위해 사용된다. 장기간의 삽관은 점막에 대한 국소적인 자극을 유발하여 폐와 후두의 영구적인 손상을 초래한다. 성대주름에서 발생하는 육아종(granulomas)과 혈종(hematomas), 인두 궤양화(ulceration) 및 부종은 발성과 삼킴에 대한 합병증을 초래한다. 호흡보조장치의 사용은 성대주름 마비나 약화를 발생시킬 수도 있다. 호흡보조장치의 설정(흡기와 호기의 주기)은 환자가 호흡을 독립적으로 할 수 있도록 점차적으로 조정한다. 기관내관은 호흡 패턴이 정상화가 되면 제거하는데, 기관내관을 제거했다고 환자에게 재삽관(reintubation)이 필요한 호흡 부하를 더 이상 겪지 않는 다는 것을 보장하지는 않는다. 여러 번의 삽관은 환자의 호흡 상태가 급격하게 허약해진 상태라는 것을 의미하며, 기도 유지를 위한 장기적 접근의 한 방법인 기관절개술로 이어질 수 있다.

상부 기도의 기능을 기관내관으로 우회시킨 환자는 식사와 삼킴에 있어 방해를 받는데, 튜브로 인하여 성대주름과 구강(oral cavity) 및 인두가 삼킴의 기능을 수행할 수 없기 때문이다. 튜브의 제거(extubation)가 성공적으로 이루어지면, 의료진은 환자가 정상적으로 구강 식이를 시작하기 전에 삼킴

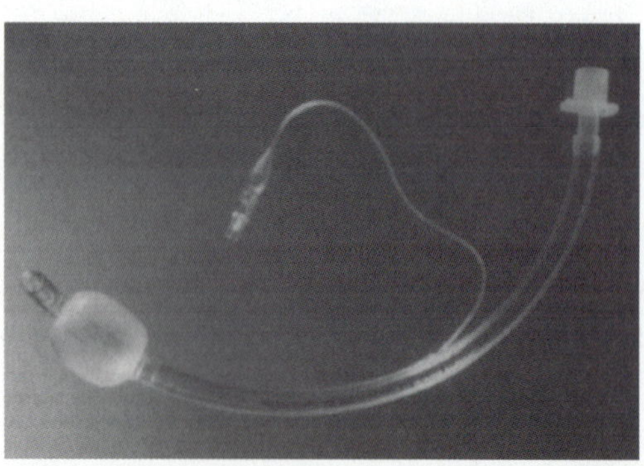

그림 8-1 기관내관은 입과 그 아래인 성대 주름 밑으로 내려가 기관에 도달할 수 있도록 고안되었다. 이 그림은 기관내관 끝에 달린 가압대(cuff)가 부풀어 오른 위치를 보여주는 것이다. 가압대는 외부의 풍선과 연결되어 내부의 가압 여부를 알 수 있게 한다(그림은 Smiths Medical 제공).

평가를 의뢰할 것이다. 이렇게 의뢰된 환자들은 호흡 방법이 바뀌었기 때문에 기관내관을 제거한 직후에 말하기 및 삼킴에 어려움을 보일 수 있다. Partik 등은 평균 24.6일 동안 삽관을 한 21명의 환자를 대상으로 비디오투시검사 연구를 진행했다. 연구진은 이러한 그룹의 86%에서 삽관을 한 후 흡인(aspiration) 증상을 발견하였다. 대부분의 흡인은 삼킴 반응 이전에 발생하였고, 이것은 구강단계의 약화 및 뒤따르는 후두 거상이 좋지 못하다는 것을 의미한다. deLariminat 등은 튜브 제거 후 삼킴에서의 어려움이 급성인지 혹은 만성적인지에 대해서 관심을 가졌다. 연구진은 삼킴 반응 시간을 기능의 척도로 사용하였다. 튜브 제거 1일차에는 모든 음식덩이에 대하여 삼킴의 지연이 관찰되었으며, 2일차에는 삼킴 지연이 짧아지긴 하였으나 비정상적이고 잠재적 문제를 보였다. 마지막으로 7일차에는 정상적인 삼킴 패턴과 정상적인 반응 시간을 보이는 것을 확인하였다. 이러한 결과들은 삽관 등을 통해 정상 호흡 기능을 방해는 것이 정상 삼킴의 반응 시간을 억제하지만 시간이 지날수록 특별한 치료법 없이도 회복된다는 것을 암시한다.

기관절개관

기관내관의 적용이 불가능한 환자는 수술적인 방법인 기관절개관(tracheotomy tubes)이 필요할 것이다. 일반적으로 수직 절개는 2~3번째 기관연골 고리(tracheal rings) 부위에 적용되며, 튜브가 성대주름 아래로 내려가게 하여 의료팀이 관을 통하여 폐의 흡입(suction)을 할 수 있게 한다. 기관절개관의 장점은 삼킴과 말하기를 가능하게 하고, 성대주름에 외상을 적게 주며 환자가 편안함을 느끼게 한다는 것이다. 기관절개관에는 다양한 크기가 있으며, 보통 관내강(lumen)의 직경에 의해서 크기가 선택된다. 주로 사용되는 크기는 8mm, 6mm, 4mm이다. 튜브의 크기가 클수록 발성을 하기 위해서 성대주름 높이까지 공기를 올리는 것이 어려워진다(그림 8-2).

튜브의 크기를 8~6mm로 줄이는 것은 보통 상부 기도가 발성과 삼킴을 수행하는데 빠른 적응을 하게 하려는 목적이며, 결과적으로 삽관 제거(decannulation)를 염두에 두는 것이다. 그러나 기관절개관의 크기를 줄이는 것이 발성과 삼킴의 기능 증진에 영향을 준다는 경험적이거나 실험적인 연구 결과는 아직 없다. 그림 8-3은 기관절개술을 시행한 환자의 튜브 위치를 자세히 보여준다. 기관절개술의 합병증은 후각과 맛의 저하인데, 이는 입과 코를 통한 충분한 공기의 흐름을 방해하기 때문이며, 기관절개술이 시행된 부위에서의 염증 및 외부 물체에 대한 반응으로 인한 분비물 증가가 원인이다. 기관연화증(tracheomalacia) 또는 인두 뒤쪽 벽 연부조직의 지속적인 자극으

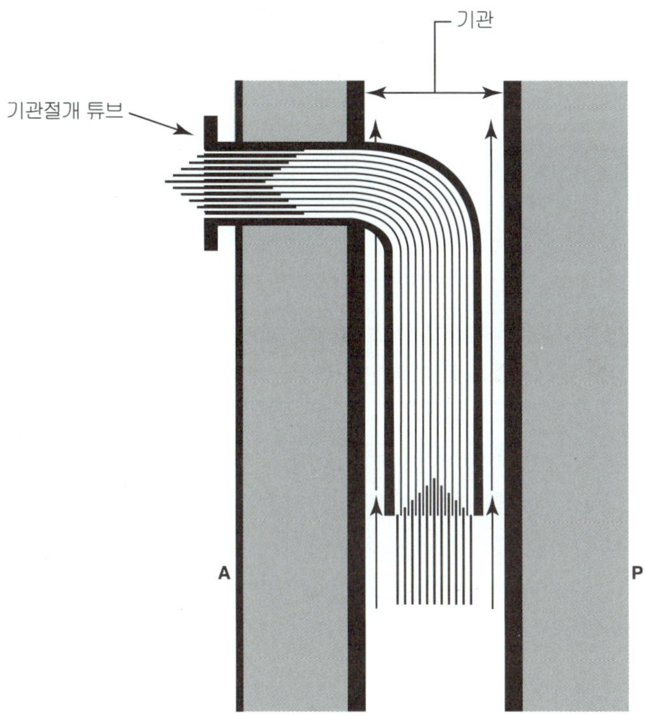

그림 8-2 기관절개관은 성대주름 밑, 목 안쪽에 위치한다. 기관 내 튜브의 직경이 커질수록, 공기는 위쪽의 성대주름으로 올라가기 어려워지며, 폐의 공기 대부분은 튜브를 통해 빠져나온다. 튜브의 직경이 작아질수록 성대주름까지 공기를 보내기가 쉬워지고 발성을 용이하게 한다. A: 목 앞쪽, P: 목 뒤쪽

로 인한 손상이 있을 수도 있지만 그 빈도는 드물다. 이러한 증상이 심각해지면 기관과 식도 같은 연부조직이 붕괴되고 결과적으로 음식물과 분비물이 흡인된다.

기관절개술은 가압대(cuff)가 있는 것과 없는 것이 있다. 가압대는 튜브의 끝에 위치하고 있으며 주사기를 사용하여 외부 공기를 채워 팽창시킨다(그림 8-4). 이론적으로 가압대가 팽창되면 폐의 입구를 봉쇄하여 음식물이나 분비물로 인한 흡인을 방지해준다. 만약 환자가 외부호흡장치로부터 공기를 제공받는다면, 가압대는 호흡기로부터 전달되는 공기가 기도 위쪽으로 새나가는 것을 막아준다. 가압대는 폐를 보호한다는 점에서는 이점이 있으나, 가압대 구조물이 목소리를 제한하고 후두를 고정하기 때문에 삼킴을 방해한다는 제한점이 있다(그림 8-5). 비디오투시검사를 사용하여 가압대가 팽창되었거나 수축되었을 때의 삼킴에 대한 후향성 조사를 검토한 결과, Ding과 Logemann은 가압대가 팽창된 환자군에서 무증상 흡인(silent aspiration)이 빈번하며, 후두의 역학적 특성이 바뀌는 경향이 있다는 것을 발견하였다.

그림 8-3을 다시 보면 환자 가슴에 있는 외부 관이 안쪽 가압대와 연결되어있는 모습을 볼 수 있다. 외부로 노출되어 환자 가슴에 있는 관 끝의 풍선이 부풀지 않았다면, 기관절개관 끝에 있는 가압대 역시 부풀어있지 않다고 추측 할 수 있다. 또한 외부의 풍선이 부풀어있다면, 기관절개관 있는 가압대가 부풀어 있다고 추측 할 수 있다. 기관절개관에는 가압대가 있는 것과 없는 것이 있으며, 이는 기관절개관에 있는 창에도 적

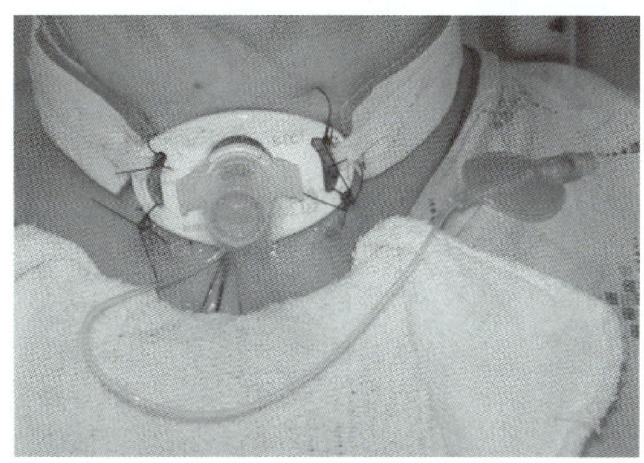

그림 8-3 기관절개관을 확대한 그림이다. 튜브는 처음에 봉합하여 고정되었고 목 주위에 끈을 둘러 안정성을 확보하였다. 튜브의 안쪽 직경은 오른쪽, 위쪽 부분의 테두리에서 8mm라는 것을 읽을 수 있다. 바깥쪽 직경은 12.7mm로 표시되어 있다. 폐로부터 배출되는 분비물은 환자가 기침을 할 때 튜브 주위에서 관찰할 수 있다.

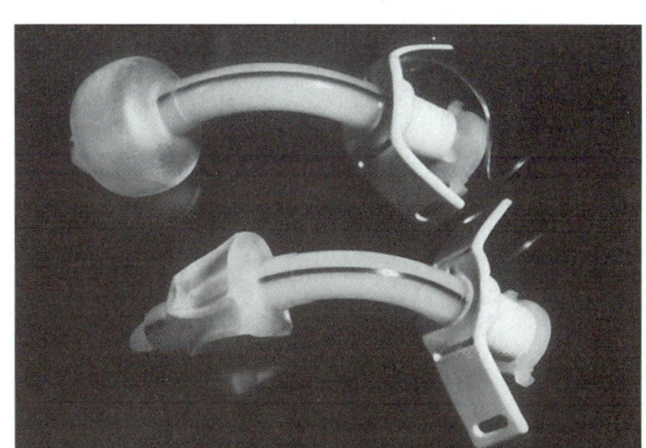

그림 8-4 가압대가 달린 기관절개튜브의 예시이며 위쪽은 부풀어 있고 아래쪽은 부풀지 않은 모습이다.

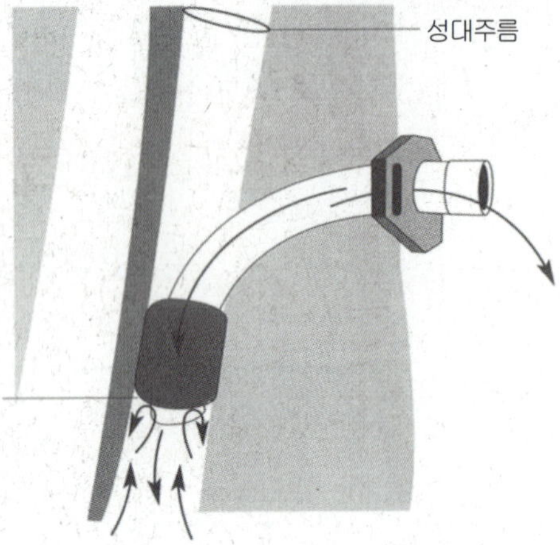

그림 8-5 부풀어진 가압대는 그 위치에서 기도 위쪽으로부터의 공기와 분비물이 폐로 들어가는 것을 막아주며, 상부 기도로 공기가 새어 나가는 것을 제한한다. 가압대가 부풀어 있기 때문에 후두의 구조물은 고정되고, 잠재적으로 환자가 삼킬 때 후두의 상승을 제한한다(Dikeman KJ, Kazandjian MS: Communication and swallowing management of tracheostomized and ventilator-dependent adults, Belmont, CA, 1995, Cengage Learning).

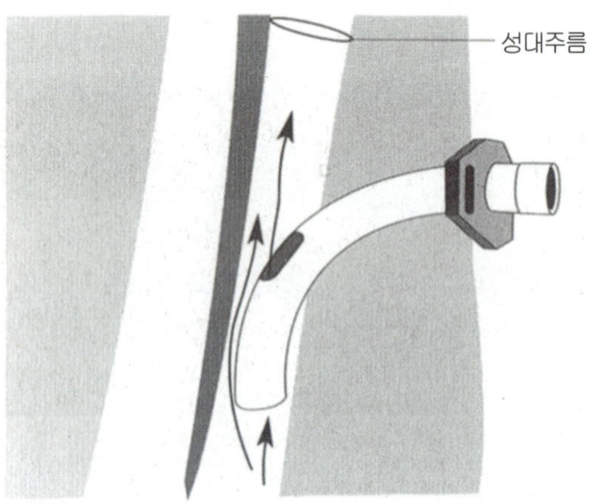

그림 8-6 기관절개관 맨 위쪽의 구멍은 폐 속 여분의 공기가 성대주름 까지 도달할 수 있게 해준다(Dikeman KJ, Kazandjian MS: Communication and swallowing management of tracheostomized and ventilator-dependent adults, Belmont, CA, 1995, Cengage Learning).

용된다. 기관절개관에 발성을 위한 구멍을 창(fenestration)이라고 하는데, 기관절개관 꼭대기에 구멍을 낸 구조를 말한다. 이는 증가된 공기 흐름을 상부 기도로 올라갈 수 있도록 하며, 주로 발성을 위한 목적으로 뚫려있다(그림 8-6).

삼킴과 기관절개술

급성기 의료시설에서 이루어진 수많은 연구들을 통해 기관절개술을 시행한 환자가 그렇지 않은 환자에 비해 더 많은 흡인이 발생한다는 것을 알 수 있었다. 기관절개술로 인한 흡인 발생의 주요 원인은 성문밑 공기 압박(subglottic air pressure)의

CLINICAL CORNER 8-1

심장우회술(cardiac bypass)을 시행한 76세 남성은 수술 후 둘째 날까지 전반적으로 양호하였으나, 이후 호흡 정지가 발생하였다. 기관내관이 즉시 적용 되었으며 외부 호흡기와 연결되었다. 결국에는 가압대가 달린 기관절개관을 시행하였다. 작업치료사에게 삼킴 평가가 의뢰되었을 때, 치료사는 평가의 한 부분으로 환자의 목소리를 확인하고자 하였다.

논리적 사고

1. 치료사는 왜 환자의 목소리를 확인하려 한 것일까?
2. 목소리를 평가하기 이전에 치료사가 확인한 의료 기록은 무엇일까?

결손, 튜브의 역학적 원인으로 인한 후두 거상의 부재, 공기 우회로 인한 상부 기도의 민감도 결손, 삼킴 동안의 정상 성문 닫힘 반사의 결손 등을 포함한다. 또 다른 원인으로는 기관절개가 필요한 환자의 경우 급성기 질병을 갖고 있어 정상 삼킴을 수행할 수 없고, 이러한 환자들은 삼킴 관련 근육이 약화되어 있거나 정신 상태의 기복을 보이기 때문이다.

후두 올림

기관절개술이 후두를 고정시켜 후두 올림의 정도가 감소하고 이로 인해 흡인이 발생한다는 다양한 추측들이 있지만, 오직 하나의 연구만이 기관절개술과 후두 거상에 대한 영향을 측정하였다. Terk 등은 기관절개술을 시행한 연하장애 증상이 없는 7명의 환자들을 관찰한 결과, 기관절개관의 유무가 후두 거상의 정도에 있어 유의미한 변화를 가져오지 않는다는 것을 검증하였다. 그러나 기관절개술이 후두 거상에 영향을 미치지 않는다는 결론을 내리기 이전에, 반드시 나이, 호흡기 질병의 상태 및 이전 병력에 대한 고려를 해야 한다.

성문 밑 압력 복원

기관절개관 입구를 막는 것은 이론적으로 성문 아래의 압력 회복을 돕고 삼킴 능력을 향상시킨다. 입구의 폐쇄 방법에 대한 여러 연구가 진행되었으며, 그 방법으로는 손가락 폐쇄, 일방향 밸브인 Passy-Muir 밸브, 기관절개관 입구 전면을 덮는 뚜껑 등이 제시되었다.

머리와 목에 암이 발생한 8명의 환자에게 손가락 폐쇄를 적용한 연구에서 모든 환자에게 공통적인 결과가 보이진 않았지만, 일반적으로 흡인이 줄어들거나 사라지는 양상을 보였다. 몇몇 환자의 경우 음식덩이의 유형에 따라 기능의 차이를 보였으며, 또 어떤 환자들에게서는 그렇지 않았다. 연구자들은 손가락 폐쇄법을 환자 각각의 반응에 기초하여 적용해야 한다고 결론지었다. Leder 등 역시 손가락 폐쇄를 적용하고, 하지 않음에 따라 흡인의 발생 여부와는 상관성이 없다고 발표하였

CLINICAL CORNER 8-2

급성 콩팥 이상과 간의 부전으로 기관절개술이 필요한 28세 여성에게 삽관 시도를 여러번 하였지만 실패하였다. 그녀의 호흡은 안정되지 않았지만, 구강 식사를 원했기 때문에 작업치료사에게 의뢰되었다. 그녀는 가압 대가 달린 기관절개술을 8번 시행한 병력이 있고, 현재 발성 시도에 따른 실패로 인해 의료진은 기관절개관의 크기를 줄이거나 창이 뚫린 좀 더 작은 튜브를 사용하는 것을 고려하였다. 다음 날 환자에게 발성을 위한 창이 뚫린 8mm 튜브가 삽입되었으나 환자는 여전히 발성을 할 수 없었다.

논리적 사고

1. 환자가 여전히 목소리를 낼 수 없는 것을 어떻게 설명할 수 있을까?
2. 치료사는 환자가 전혀 목소리를 내지 못하고 있음에도 삼킴 관련 평가를 진행할 필요가 있는가?

Practice Note 8-1

기관절개관의 손가락을 이용한 폐쇄는 항상 장갑을 착용한 채로 적용돼야 하며, 이는 열린 기도를 통한 감염의 예방을 위해서다. 검사자는 일반적으로 삼키는 순간에 기관을 막는다. 손가락 폐쇄는 엄지를 사용하면 쉽게 할 수 있다. 충분히 폐쇄될 수 있도록 적당히 강한 압력을 적용해야 한다. 몇몇 환자는 스스로 폐쇄가 가능하며 거울을 이용하여 이 과정을 배움으로써 이 방법의 이점을 활용할 수 있다. 폐쇄는 삼킴의 수행을 도울 수 있고 환자로 하여금 목소리를 되찾는데 도움을 줄 수 있다.

다. 수많은 연구자들에 의해 일-방향 발성 밸브의 사용에 따른 삼킴 기능에 미치는 영향에 대한 연구가 진행되었으나 그 결과들은 서로 상이했다.

이러한 다양한 결과들에도 불구하고 모든 연구자들이 동의하는 점은 폐쇄 밸브의 적용이 발성 능력 향상과 상부 기도의 분비물 감소, 기침을 통하여 분비물을 제거하는 능력 증진, 후각의 회복 등의 이점을 갖는다는 것이다. Leder 등은 만성 호흡기 질환을 겪고 있는 환자군을 대상으로, 기관절개관의 입구를 폐쇄시켰을 때 삼킴 시 발생하는 인두와 식도 부위의 압력 변화가 발생하지 않는 것을 확인하였고, 흡인의 발생 여부와도 관계가 없음을 보고하였다. Donzelli 등은 내시경을 사용한 37명의 환자군 연구에서, 기관절개술을 시행한 다음 기관절개관 입구에 가벼운 손가락 폐쇄를 시행한 결과, 몇몇 환자의 경우 흡인과 침습(penetration) 패턴 사이에서 변화를 보이긴 했지만 대부분의 경우 유의미한 차이가 없었다.

연하장애의 수술 후 원인

목에 적용되는 몇몇 수술은 연하장애를 발생시킨다. 연하장애는 다음의 결과로서 나타난다. ① 인두와 같은 구조물의 부종으로 인해 움직임이 제한될 경우, ② 동맥내절제술(endarterectomy), 갑상샘절제술(thyroidectomy), 목 가시 융합(cervical spinal fusion) 등에서 발생할 수 있는 삼킴 근육을 지배하는 말초 신경에 문제가 생기는 경우, ③ 두개골 뒤쪽 오목이나 머리뼈 바닥 수술로 중추신경계(뇌줄기) 지배가 소실된 경우, ④ 식도우회술(transhiatal esophagectomy)로 인한 삼킴 구조물의 변화와 말초 뇌신경이 손상된 경우 등을 포함한다. 목 주위를 수술할 때 인두수축근을 지배하는 인두 얼기(pharyngeal plexus)의 신경 섬유를 확인하는 것은 어렵기 때문에, 수술 후 양측 인두의 약화의 초래할 수 있으며, 이는 되돌이후두신경의 손상 패턴과는 다른 양상을 보인다.

갑상샘 절제술

갑상샘 전체를 들어내거나 일부를 수술적 방법으로 제거하는

CLINICAL CASE EXAMPLE 8-1

67세 남성이 무릎 관절 치환술을 위해 입원하였다. 수술 중에 심정지를 겪었으나, 처치 후 소생하였다. 소생 후 그는 삽관이 필요하였으며, 삽관의 과정으로 기관내관을 삽입하고 순환기를 달았다. 기관절개관은 수술 10일 째에 삽입되었다. 이후 그의 호흡 능력이 향상되어 의료진은 관 제거를 고려하였다. 비위영양관(nasogastric tube)을 적용하기 전에, 구강으로의 섭취 가능성을 평가하기 위하여 비디오투시검사를 시행하였다. 비디오투시검사 결과, 묽은 액체 삼킴을 할 때 기침이 유발되어 흡인된 물질을 제거하기는 하였지만 모든 흡인 유발 물질이 제거된 것이 아니었다. 턱 내리기 자세는 기도를 보호하는데 도움을 주었다. 부피가 큰 음식덩이의 섭취시 기도에서 침습이 일어났다. 검사 후 의료진의 판단 아래 환자는 튜브를 통한 식이가 지속되어야 한다고 결론내렸다. 의료진은 기관절개관 제거 상태에 적응시키기 위한 첫 단계로 마개를 씌우도록 하였다. 마개를 씌운 튜브를 24시간 동안 어려움 없이 견딘 후, 구강 식이 적용 가능성을 평가하기 위하여 비디오투시검사 날짜를 다시 잡았다. 두번째 비디오투시검사에서 환자의 기관절개관에는 마개가 씌워졌으며 환자는 모든 종류의 음식물과 부피의 변동에 대하여 기도 보호 기전이 정상적으로 반응하는 것을 볼 수 있었다. 환자는 3회간 연하장애식을 적용하여 안전한 식이 여부가 관찰 되었으며, 이후 기관절개관이 제거 되었다. 비록 이 환자는 안전한 구강식이로 빠르게 전환되었지만 일반적으로 모든 환자들이 이러한 단계를 따르는 것은 아니다. 절개된 기관의 폐쇄에 대한 성공여부는 환자의 의학적 상태 및 현재의 기능적 고려사항들에 따라 달라질 수 있다.

Practice Note 8-2

환자들의 기대에도 불구하고 삽관 및 기관절개관의 제거에는 매우 오랜 시간이 걸린다. 튜브 제거를 위한 요건으로는 외부의 도움 없이 호흡을 유지 하는 능력과 충분한 혈액 내 산소량 등으로 규정할 수 있지만 의료서비스 현장에서는 이밖에도 많은 요인이 관여하며, 튜브의 제거를 결정하는데 따른 위험 요인의 책임은 개인이 지고 있다. 이러한 까닭은 튜브 제거를 위한 지침이 명확하지 않으며, 튜브를 제거한 후 부정적인 의학적 상태가 뒤따를 수 있다는 의료진의 판단과 재삽관의 부담 때문이다.

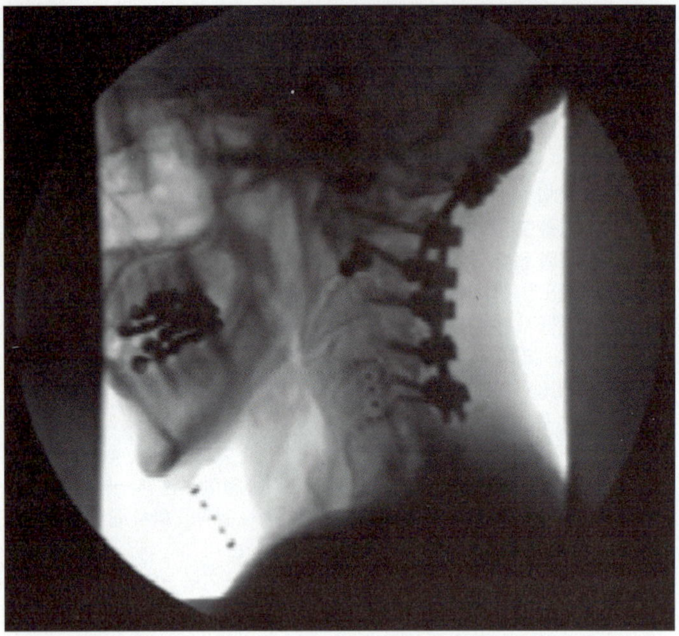

그림 8-7 자동차 사고 이후 경추 뒤쪽을 안정화시키기 위하여 금속 구조물들이 적용되었다. 경추를 위한 수술적인 방법은 수술 후 연하장애의 증상을 야기시킬 수 있다.

것은 10번 뇌신경의 운동과 감각 기능에 잠재적인 문제들을 수반한다. 성대주름의 한쪽 마비 증상은 수술의 합병증으로 일반적이며 발성과 삼킴 기능까지 위협할 수 있다. Lombardi 등은 갑상샘을 완전 절제한 39명의 환자를 대상으로, 수술 3개월 후 추적조사를 실시한 결과 발성과 삼킴에서 여전히 비정상적이었으며, 이러한 증세는 경도의 수준으로 오래 지속된다는 것을 발견하였다. Wasserman 등은 33명의 갑상샘 절제술 환자를 대상으로 연구를 진행한 결과, 수술 전에 삼킴의 문제를 가진 환자의 비율은 49%인 것에 반하여, 수술 후 삼킴에 어려움을 호소하는 비율이 73%로 증가한다고 보고하였다. 연구진은 후두와 인두를 지배하는 외부 갑상샘 주위 얼기(extrinsic perithyroidal neural plexus)가 손상될 경우 삼킴의 문제가 우세하게 나타나는 것으로 추측하였다. Pereira 등은 60명의 환자들을 대상으로 추적 조사한 결과 15%의 환자들이 불특정 상부기도의 불편을 호소하였고, 이에는 목을 조르는 듯한 느낌, 목소리의 변화, 연하장애 등이 포함된다. 하지만 이러한 연구들 중 어떠한 연구에서도 연하장애의 정도와 종류에 대해서 객관적이고 의미있는 데이터를 제시하지는 못하였다.

목동맥 내막절제술

Ekberg 등은 12명의 환자를 대상으로 목동맥 내막절제술(carotid endarterectomy) 시행 전후에 삼킴 능력의 변화에 대하여 연구하였다. 12명 모두 수술 전 삼킴에 대한 모든 검사 결과 정상이었으나, 수술 후 인두의 기능 이상과 연하장애를 보인 환자는 5명이었다. 수술 후 1달이 지난 후에는 2명 만이 삼킴에 대한 이상을 나타냈다. 연구진들은 이러한 기능 이상이 말초신경(미주신경)의 손상 때문이거나 수술 도중에 심혈관계 손상을 발생시켜 연하장애 증상을 보인 것이라고 추측하였다. Monini 등은 목동맥 내막절제술 이후 뇌신경이 손상될 가능성이 있다고 제시하였다. 이 연구에 의하면 환자들은 수술 60일 이후에 발성과 삼킴에 대한 일련의 검사를 받았는데, 대부분의 환자들이 일시적인 증세를 보이다가 회복되었음에도 17.5%는 지속적인 증상을 나타냈다. 이들 중 9%는 재활치료에 의뢰되었다. 목동맥 내막절제술을 받은 19명의 환자를 대상으로 한 연구에서도, 수술 후 5일 경과 시점에서 15~19명의 환자들이 연하장애 증상을 보였으며, 30일 경과 시점에서 10명의 환자들은 정상 식이로 전환하였으며, 90일 이후에는 추가적으로 6명이 정상 식이로 복귀하였다. 연구진들은 목동맥 내막절제술 이후에는 삼킴 능력을 면밀히 관찰해야 하며, 어려움이 지속된다면 재활치료를 고려해야 한다고 제시하였다.

경추 수술

척추 신경의 압박으로 인한 감각과 운동 능력의 저하나 통증을 완화하기 위하여 경추를 수술적 방법으로 안정화시키는 것은, 이차적으로 구인두(oropharyngeal) 연하장애를 야기할 수 있다. 경추의 수술적 접근은 보통 목의 앞쪽 근육으로부터 시작한다. 몇몇의 경우에 뒤쪽으로 접근하거나 양쪽 방향으로 접근하는 방법이 사용되기도 한다. 주로 적용되는 수술은 장기간 경추를 지지하기 위하여 판과 나사를 삽입하고 고정시키는 것이다. 그림 8-7은 경추 2-5번에서 외상성 손상이 발생하여, 경추 3-4번의 앞쪽 척추 돌출 부위를 지지하기 위하여 뒤쪽과 앞쪽으로 광범위한 지지대를 적용한 그림이다.

Abel 등은 73명의 경추 손상 환자에 대한 인구학적인 연구 결과를 제시하였는데, 이 중 10명의 환자에서 뇌 손상이 관찰되었다. 몇몇 환자는 척추를 안정화시키기 위해 수술적 중재가 필요하였고, 몇몇은 호흡을 위한 삽관과 기관절개술이 필요하였다. 구인두 연하장애는 환자의 44%에서 나타났다. 연구진은 수술적 중재가 연하장애와 직접적인 관련은 없는 것으로 보인다고 결론을 내렸지만, 수술 후 halo-vest 등을 통한 단단한 고정이나 기관절개관의 삽입은 환자로 하여금 흡인을 비롯한 다양한 위험에 노출될 가능성을 높인다고 제시하였다. Halo-vest는 종종 환자를 과도한 신전 자세로 만들고, 이는 기관으로의 흡인 위험을 증가시킨다. 경추에 대한 수술적 중재는 인두 얼기(뇌신경 9번과 10번) 손상을 유발할 수 있고, 이차적으로 인두의 약화, 상부 인두 움직임의 결손을 초래하는 척추 앞쪽 공간의 부종 또는 광범위한 부종이 발생한 경우 후두덮개(epiglottis) 움직임 제한 등을 초래할 수 있다. 또한, 목에서 척추를 눈으로 관찰할 수 있도록 신경과 근육의 위치를 변화시키는 경우, 말초 신경의 손상을 유발하고 성대주름의 마비로 인한 연하장애를 야기할 수 있다.

앞쪽 경추 융합술(anterior cervical fusion, ACF)을 받은 환자에게서 나타나는 연하장애는 다양한 문헌들에서 큰 관심을 받아오고 있다. ACF 이후에 연하장애 합병증의 발생률은 6.5-80%까지 다양하다. 수술 이후 평균 3.3년 경과한 환자들을 대상으로 추적 조사한 결과, 60%의 환자들이 고형식에서 연하장애를 보인다고 보고되었다. 이러한 결과는 ACF를 시행한 이후에 시간의 흐름에 따라 연하장애 증상이 악화될 수 있다는 것을 보여준다. Baraz 등은 ACF를 시행한 249명 환자를 대상으로 계획 연구를 시행하였고, 전화를 이용해 수술 후 1, 2, 6, 12개월에 현재의 삼킴 기능에 대해 조사하였다. 연구결과 연하장애 발생률은 1개월에 50.2%에서 6개월째에는 12.5%로 지속적으로 감소하는 양상을 보였다. 이 밖에 연하장애 증상에 영향을 미치는 요소로는 연령, 수술의 종류, 척추 수술 부위, 고정시키기 위해 사용된 부품 등이 제시되었다.

Buchholz 등은 경추 판(cervical plates)을 사용한 ACF 수술을 받은 환자들을 대상으로 영화방사선촬영술(cineradiography)을 이용하여 삼킴 기능(3~108개월 이후까지)에 대한 연구를 시행했다. 가장 보편적인 결과는 고형식을 섭취할 때 수술한 부위에서 인두의 약화를 보이는 것이었다. 연구진은 연하장애 증상을 지닌 환자들이 초기에 인두 얼기에 의한 인두수축근에서의 문제가 발생하며, 이러한 신경섬유의 이상은 완전히 회복한 환자들에게도 관찰된다고 보고하였다.

경추에서의 퇴행성 뼈의 변화(뼈돌기, osteophytes)는 인두의 뒤쪽 벽과 식도를 밀어내어서 삼킴을 시도할 때 역학적으로 방해하는 역할을 한다(그림 8-8). 뼈돌기는 노인에서 흔하며 대부분은 증상이 없다. 연하장애로 의심되는 3,318명의 환자를 방사선 촬영술로 평가한 결과 1.7%가 연하장애 증상과 더불어 뼈돌기를 가지고 있었다. 뼈돌기가 10mm 이상이 되면 75%가 흡인의 발생과 연관을 보였으며, 10mm 이하의 작은 뼈돌기에서는 34% 정도의 흡인을 보였다. 뼈돌기의 위치에 따른 증상을 보면, 경추 3번 위치에서는 후두덮개가 완전히 젖혀지지 않는 증상이 야기되거나, 경추 6번 위치에서는 인두-식도 분절과 경추 식도에서의 흐름의 문제를 일으킨다. 이 두 지점에서 발생한 뼈돌기는 흡인을 일으킬 수 있다. 경추 3번에 의한 흡인은 대개 삼키는 동안에 발생하며, 경추 6번에 의한 흡인은 보통 삼키고 난 후에 발생한다. 뼈돌기는 드물게 염증, 부종, 섬유화(fibrosis)와 연관되며, 이러한 모든 요인은 인두의 삼킴 역학에 영향을 줄 수 있다. 문제가 되는 뼈돌기의 치료법으로는 신경수술적 중재나 고형 음식물을 삼가는 것, 턱 내리기(chin-down) 같은 자세 변화가 도움이 될 수 있다. 흡인과 이에 뒤따르는 폐렴을 제거하는 것 역시 환자의 치료에서 중요한 요소로 대두된다.

식도절제술

식도에서 암이 발견되면 대부분 전체적인 식도절제술(esophagectomy)을 필요로 한다. 일반적으로 제거된 식도를 위나 공장(jejunum, 공장)이 대신하게 된다. 이 연부조직은 경추 식도의 잔여 부분과 연결되며, 이 시술을 식도-인두연결술(esophagopharyngeal anastomosis)이라 칭한다. 일반적으로 이 시술은 정상 식도의 움직임을 방해하며, 더불어 인두 움직임의 부조화를 일으키고, 이차적으로 인두를 지배하는 미주신경인 되돌이 후두신경을 손상시킨다. 그러므로 식도절제술을 시행한 환자들은 구인두 연하장애나, 식도로 인한 연하장애의 위험에 노출된다. 식도절제술을 시행한 환자가 환자가 수술 후에 연하장애를 보인다면, 이는 폐렴이나 심한 경우 사망에 이르게 할 수도 있다. 그러므로 구강 식이를 시작하기 전에, 삼킴에 대한 광섬유내시경검사(fiberoptic endoscopy)나 비디오투시검사를 시행하는 것이 중요하다. Atkins 등은 흡인에 대한 잠재적 합병증을 피하기 위해서 식도절제술 이후에는 삼킴에 대한 일련의 평가를 해야 한다고 권고하였다.

Leder 등은 식도절제술을 받은 73명의 환자들을 평가한 결과 성대주름의 부동 상태(immobility) 및 흡인 등을 보였으며, 이는 10번 뇌신경과 관련되어 있다는 것을 발견하였다. Lewin 등의 식도절제술을 받은 26명의 환자들을 대상으로 한

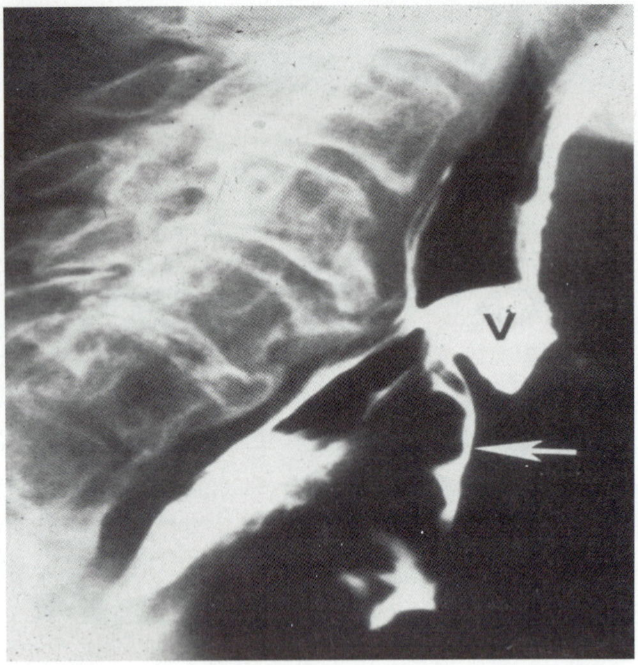

그림 8-8 경추 3번에서의 큰 뼈돌기는 후두개곡 속에 음식 잔여물(하얀색)을 유발하고, 결국 기도(화살표)로 흘러 들어가게 한다 (Reprinted form Jonas B, Donner MW: Normal and abnormal swallowing: imaging in diagnosis and therapy, New York, 1991, Spinger-Verlag).

연구에서, 환자들의 81%가 수술 후 평균 13일이 지난 시점에서 액체에 대한 흡인이 관찰된다고 보고하였다. 대부분의 흡인은 앞쪽 후두의 움직임이 원활하지 않아 발생하며, 이러한 부조화된 움직임은 조롱박 오목 안에서 잔여물을 쌓이게 하고, 이 잔여물이 기도로 흘러들어 가게 한다. 연구자들은 이차적인 혀의 약화가 수술의 합병증으로 인하여 발생하고 설인신경(경추 1번-3번)의 이상이 그 원인일 것으로 추측한다. 이러한 사실은 식도절제술 후 연하장애를 보이는 환자들의 목뿔뼈(hyoid, 설골)가 앞쪽으로 움직이지 않는다는 것과 연결지어 생각할 수 있다. Kato 등은 식도절제술 후에 발생하는 목뿔뼈의 움직임 제한은 인두-식도 분절에서 열림이 잘 되지 않아 발생한다고 보고하였다. 식도재건술의 다양한 방법 중 구인두 생체역학에 가장 안 좋은 예후를 보이는 경우는 흉골 후방 재건을 받은 환자들에게서 나타난다.

식도절개술과 관련한 연하장애의 광범위한 연구와 장기적인 추적 조사에 따른 자료는 많지 않다. Martin 등은 식도절제술을 받은 10명의 환자를 대상으로 연구를 진행한 결과, 수술 후 6-19주 범위에서 삼킴에 대한 어려움이 없어지거나 줄어드는 것을 발견하였다. Heitmiller와 Jones는 15명의 환자를 대상으로 한 연구에서 인두 관련 증상(흡인/침습, 불완전한 후두거상)은 1개월째에 회복된다고 하였다. 연구 결과들이 차이를 보이는 이유는 발병 전 의학적 상태, 다양한 수술 방법, 흡인으로 인한 합병증, 삼킴 회복에 영향을 주는 수술 내외적 상태들이 함께 영향을 주기 때문이다.

식도절제술 이후에 호흡기 합병증을 보이는 환자들은, 그 합병증이 흡인과 관련되어 있는지를 알아보기 위해서 삼킴검사를 시행한다. 유의해서 확인하는 첫 번째 사항은 연결술 부위에 호흡기 합병증으로 인하여 공기가 새는지를 보는 것이다. 이러한 사항을 간단히 평가하는 방법은 방사선적 조사를 하는 것이다. 공기가 새지 않는다고 확인이 된 경우 비디오투시검사를 실시한다. 수술 이후에 연결술 부위에서 공기가 새는 것 보다 더 흔한 합병증은 연결술 지점에서의 움직임 제한이며, 이는 종종 고형식을 삼킬 때 연하장애를 유발한다. 이렇게 연결술로 인한 움직임 제한은 기본적인 방사선검사로 확인할 수 있다.

머리뼈 바닥 / 뒤 오목

머리뼈 바닥과 뒤 오목의 수술은 뇌줄기를 손상시킬 수 있으며, 이는 삼킴에 중요한 말초 뇌신경(뇌신경 5번, 7번, 9번 12번)과 삼킴을 위한 중추 속질(medullary)에 영향을 미칠 수 있다. 뒤 오목 수술을 받은 환자는 일반적으로 말초신경의 손상보다는 뇌줄기 손상으로 인한 양측성 인두 손상을 보인다. Jennings 등은 삼킴에 주요한 기능을 하는 뇌신경과 머리뼈 바닥의 종양을 제거한 연하장애가 있는 12명의 환자를 조사하였다. 연구진은 모든 환자들이 구강과 인두에서 문제가 있는 것을 발견하였으며, 그 문제들은 구강 단계의 지연, 한쪽 인두의 약화, 목뿔뼈 거상의 감소, 삼킴 이후의 인두 잔여물 등이었다. 환자들의 75%는 흡인이 관찰되었고 3명은 무증상 흡인이었다. 보상적인 삼킴 전략은 환자들 중 7명을 구강 식이를 가능하게 하였다. 뇌신경 9번과 12번이 연관된 환자를 제외하고는 퇴원 시에 모두 구강으로 식사를 하게 되었다.

외상성 손상

머리와 목 부위에 대한 외상은 삼킴에 영향을 미칠 수 있다. 척추에 발생하는 심각한 외상은 외부호흡기의 보조를 필요로 하며, 이에는 이미 거론된 삽관과 기관절개관 등이 있다(5장 참조). 후두와 아래턱뼈(mandibular, 하악뼈)처럼 삼킴과 관련된 뼈의 골절이나 국소적 외상은 삼킴을 방해 할 수 있다. 후두의 손상으로 인해 기도가 손상을 받아 기관절개술이 필요할 수도 있고, 성대주름이 손상을 받아 삼키는 동안에 기도를 보호하는 역할에 방해를 받을 수 있다. 아래턱뼈의 골절로 인해 손상부위를 고정하기 위한 와이어를 사용한 봉합은 골절은 회복시킬 수 있으나 구강섭취 및 구강내 음식덩이의 형성을 방해 할 수 있다. Pineau와 Ott는 둔기 외상으로 인한 국소적인 근위부 식도 손상을 기술하였다. 교통사고를 당한 52세의 환자는 혈종이 제거되었음에도 불구하고 왼쪽 목이 부었다. 다음날 환자가 고형식으로 삼킴을 할 수 없게 되자 방사선검사를 시행하였고, 그 결과 경추 6-7번에서 제한이 있는 것을 발견하였다. Pineau와 Ott는 식도동맥 가지인 갑상선 아래 동맥이 외상으로 인하여 손상을 받게되면, 그 결과 허혈성 제한을 유발한다는 이론을 정립하였다.

화상으로 인한 손상 역시 환자로 하여금 연하장애를 유발시키는데, 그 이유는 호흡기 합병증과 함께 입과 인두의 구조 변형 및 연부조직의 직접적인 손상 때문이다. 화상으로 인한 손상은 종종 폭발 또는 자동차 사고 같은 외상의 결과로 나타난다.

치아외상

구강 수술은 통증 때문에 정상 삼킴 기능을 일시적으로 소실시킬 수 있다. 치아의 제거는 구강준비기에 영향을 줄 수 있다. 치아가 정상적으로 회복되지 못하는 것 역시 구강준비기에 영향을 미친다. 부적절하게 맞춰진 틀니는 아래턱뼈나 상악궁(maxillary arch)에 지속적인 외상을 입혀 염증을 발생시키고, 몇몇 경우에는 점막에 영구 손상을 주어 구강준비기와 음식덩이 이동에 문제를 발생시킨다. 치아궁(dental arch)의 임상적 평가로써 환자가 불편해 하는 지점은 붉거나 흰색으로 표현되며, 이 곳은 틀니가 점막에 접촉하는 부분이다. 지속적인 염증은 잇몸 과다형성(hyperplasia, 증식)을 유발하여 조직의 약화를 불러오고, 몇몇의 경우 연부조직에 염증을 발생시킨다.

틀니를 사용하는 성인의 삼킴 기능에 대한 많은 연구가 진행되었는데, Tamura 등은 성인에게 틀니가 중요하며 그 이유는 틀니가 정상 삼킴을 위해서 뒤쪽 턱의 안정화를 제공하기 때문이라고 하였다. 연구진은 노인층에서 틀니를 제거했을 때 구강건조증의 빈도가 증가하고, 침의 양이 줄어드는 경향을 보여 노인들로 하여금 틀니가 편하다고 인식하는데 영향을 주었을 것이라고 설명했다. Furuya와 Yoshikawa 등은 노인들이 틀니를 제거했을 때 삼킴의 구강 단계가 지연되게 하고, 기도 침습을 더 많이 유발할 수 있다는 것을 발견하였다. Hattoi는 틀니의 착용 유무에 따라 구인두 역학에서의 어떠한 시간 차이도 발견하지 못하였지만, 틀니를 제거했을 때 목뿔뼈의 움직임이 증가한다는 것을 발견하였다. 하지만 이러한 일련의 연구에서 틀니와 흡인과의 직접적 관계를 규명한 결과는 없었다.

열화상으로 인한 외상

열화상으로 인한 외상(thermal burn trauma)은 유독가스를 마시고난 후 점막이 손상받는 것과 같은 직접적인 접촉에 의한 삼킴 관련 조직과 구조물에 영향을 주며, 호흡기 합병증의 발생을 높여 삽관과 기관절개술을 필요로 하게 한다. 피부 이식 절차에서 상부 기도의 손상과 통증을 막기 위해 삽관이 필요한 경우가 많다. 얼굴 부분의 피부 이식은 이차적으로 섬유화를 유발하며 얼굴과 턱 근육의 수축을 야기한다. 삼킴과 관련한 다른 호흡기 합병증으로는 기침, 쉰소리, 그르렁 소리(stridor), 호흡곤란(dyspnea), 점액 생성의 증가, 기관지 연축(bronchospasm), 괴사, 궤양 형성 등이 있다.

산소의 부족과 일산화탄소의 흡입은 광범위한 뇌 손상을 유발하며, 이러한 손상 역시 삼킴을 저해한다. 화상으로 인한 통증은 진정제와 마약류로 관리하며, 이러한 약물은 안전한 삼킴을 위한 각성 수준의 저하를 초래한다(약물에 대한 부분 참조). 화상으로 인한 심각한 손상은 즉각적인 영양의 지지가 필요하며, 소화관이나 비경구적인 방법을 통해 적용된다. 화상 환자들은 과도한 신진대사가 뒤따르며, 증가된 산소 소비와 심장의 요구도(cardiac demand), 마른체중에 동반하는 근육의 소모, 약화된 면역체계 등이 발생한다. 위의 모든 문제들

Practice Note 8-3

싸움으로 인해 턱이 골절된 22세의 환자가 있다. 구강외과 전문의는 골절 봉합 후 환자의 어금니 부분에 작은 구멍을 냈고, 그 관을 통해 식사를 하도록 시켰다. 환자는 주사기를 사용하여 혀 윗부분에 묽은 음식을 채워 넣었고 성공적으로 삼킬 수가 있었다. 처음에 환자는 여러 번 숨이 막혔는데, 그 이유는 주사기로 받아들인 음식을 너무 빨리 삼켜서 구인두로 묽은 음식의 흡인이 일어났기 때문이다. 그는 음식물을 삼키는 속도를 조절함으로써 위와 같은 문제를 해결할 수 있었다.

이 삼킴과 영양에 관련되어 있기 때문에, 의학적 문제들의 안정화는 종종 성공적인 구강 섭취의 전구자 역할을 한다.

DuBose 등은 122명의 화상 입원 환자를 대상으로 추적 조사를 시행한 결과, 18%에서 삼킴의 문제가 있는 것을 발견하였다. 구인두 연하장애는 역학적 호흡을 시행한 기간, 구강섭취까지 걸린 기간, 나이, 입원 기간 그리고 퇴원 시 적용된 변형 식이 등의 사이에서 유의미한 연관이 있었다. 연하장애를 예견 가능하게 하는 두 가지 요인은 나이(교차비 2.18)와 기관절개술(교차비 26.9)이 있다.

약물치료

약물치료(medications)의 의원성 효과는 삼킴에 대해서 부정적 영향을 미칠 수 있다. 일반적인 약물 부작용은 인지 수준 저하 및 구강건조증 등으로 나타나고, 운동 수행을 방해하며, 위장관 기능에도 영향을 미친다. 삼킴에 영향을 미치는 약물 부작용이 모든 환자에게서 나타나는 것은 아니지만, 고용량 약물 사용 환자에게서 비교적 흔하다. 약물의 혼합사용은 부가효과(additive effect)를 생성하지만 한 번의 사용을 통해서는 나타나지 않는다. 임상검사에서 약물이 연하장애에 영향을 주는 것으로 결론 났더라도, 의학적 이유로 약물을 중단하거나 사용량을 줄이는 것은 언제나 가능하지는 않다.

약물은 중추신경계를 억제하고 가로무늬근의 활동을 억제하여 삼킴에 대한 부정적인 영향을 미친다. 삼킴 지연과 운동수행 능력 저하가 나타나는 이유는 졸림이나 각성 저하(inattention) 때문이며, 이러한 상태는 안전한 삼킴에 영향을 미칠 수 있다. 운동 수행과 각성 수준에 영향을 미칠 수 있는 약물의 종류에는 향정신약물(antipsychotics), 항경련제(anticonvulsants), 아편유사약물(opioids), 항불안제(diazepam과 clonazepam) 등이 있다. 향정신약물의 장기적 사용은 지연발생운동이상증(tardive dyskinesia)을 유발할 수 있으며, 이는 조정불능적, 반복적, 규칙적인 입술과 혀의 움직임으로 특징으로 한다. 지연발생운동이상증이 심각할 때 구강준비기의 이상을 보인다. 항경련제는 강직이 있는 근육을 이완시킬 의도로 사용되며 이차적으로 삼킴 근육을 약화 시킬 수 있다. 콜레스테롤 수준을 낮추기 위한 약물과 염증을 치료하기 위한 스테로이드 등의 부작용은 삼킴을 어렵게 하거나 전신 근육병증을 유발할 수 있다.

신경계에 영향을 미치는 많은 종류의 항콜린성 약물은 침의 흐름을 억제한다. 부작용의 하나인 구강건조증은 구강의 준비와 시작, 맛 인식, 위산 중화 능력에 영향을 미칠 수 있다. 일반적으로 구강건조증을 유발하는 항우울제에는 amitriptyline, doxepin, desipramine 등이 있다. 약물은 위장관 기능에도 영향을 주며 이차적으로 삼킴의 합병증을 유발하는데, 이러한 합병증에는 식욕의 변화, 위-식도 역류(gastroesophageal reflux disease, GERD) 등이 있다. 또한 암과 내장 기관의 만성 질환을 치료하기 위해 쓰이는 대부분의 약물은 식욕을 감소시킨다. 이러한 약물들이 직접적으로 연하장애를 유발하지 않을 수도 있지만, 약물 부작용으로 감퇴된 식욕은 충분한 삼킴을 방해하는 요소로 작용할 수 있다. 열량의 불충분한 섭취는 단백질 영양 결핍(protein calorie malnutrition)과 근육량 소실, 더 나아가 삼킴 근육의 근력 약화를 초래한다.

호흡기 질환을 치료하기 위해 사용되는 aluterol, beclomethasone, theophylline 같은 약물은 하부식도조임근(LES)의 압력을 감소시키고 결국 위식도 역류의 위험을 증가시킨다. 또한 심장질환을 치료하기 위해 사용되는 칼슘-채널 차단 약물(calcium channel blockers)은 위-식도 역류의 위험성을 증가시킨다.

만성 폐쇄성폐질환

호흡기와 관련된 질병을 가진 환자는 연하장애의 증가된 위험요인을 가질 수밖에 없다. 가장 많이 나타나는 장애 중의 하나는 만성 폐쇄성폐질환(chronic obstructive pulmonary disease, COPD)의 일반적 범주에 속한다. 하부 범주에 해당하는 손상으로는 폐공기증(emphysema, 폐기종), 만성 기관지염, 천식, 낭성섬유증(cystic fibrosis) 등이 있다. 이러한 진단들은 공기흐름의 제한 및 산소와 일산화탄소 교환에서의 비정상 등을 보이며, 폐의 과대팽창으로 인한 원활치 않은 일산화탄소 배출 등의 기능 손상을 나타낸다. 세계보건기구(WHO)에 의하면, 2020년 까지 만성 폐쇄성폐질환이 사망 유발 요인의 3번째를 차지할 것이고, 전 세계적으로 장애를 발생시키는 5번째 원인이 될 것이라고 예측하였다. 또한 만성 폐쇄성폐질환 환자의 20~30%에서 울혈성심부전(congestive hear failure)을 동반하는 것으로 나타났다.

의학적으로 안정된 만성 폐쇄성폐질환 환자와 급성의 만성 폐쇄성 폐질환 환자를 대상으로 구인두 삼킴 수행에 관해 조사한 다양한 연구들이 있다. Mokhlesi 등은 비디오투시검사를 사용하여 20명의 안정적인 만성 폐쇄성폐질환 환자와, 동일 연령의 대조군 20명을 비교하였다. 두 집단 모두에서 흡인의 예는 발견되지 않았지만 만성 폐쇄성 질환 환자들은 목뿔뼈의 감소된 거상, 빠르거나 늦은 기도 닫힘, 인두-식도 분절(PES)의 이완으로 인한 이른 기도 닫힘 시간 등을 보였다. 연구자들에 의하면, 기도 보호 기전의 문제가 발견되지 않음에도 급성 환자의 생리학적인 차이는 확연하게 두드러지며, 이는 삼킴에 대한 비기능적 움직임으로 이어져 결국 기도 보호의 잠재적인 위협으로 작용한다고 하였다. Good-Fratturelli 등은 만성 폐쇄성폐질환과 뇌졸중, 심근경색 같은 서로 다른 의학적 장애를 가진 78명의 환자를 대상으로 연구한 결과, 세 질환군 모두에서 구인두 연하장애가 의심된다고 언급하였다. 환자들의 95%는 구강으로 식사를 하였으나, 42%는 묽거나 진한 액체에서 흡인을 보였으며 이중 절반에서 무증상 흡인이 발견되었다. Colodny는 안정된 상태의 만성 폐쇄성폐질환 환자 15명을 대상으로 삼킴과 호흡 기능에 대해 연구하여, 연령의 증가만이 흡인의 가능성을 예측할 수 있게하는 최선의 예측 변수라고 제시하였다.

Shaker 등은 안정된 상태의 만성 폐쇄성폐질환 환자들의 호흡과 삼킴 주기에 관하여 연구를 하였다. 환자들은 급성으로 악화되는 동안에 정상인에 비해 흡기의 비율이 증가하였으며, 삼킴 무호흡 시간이 정상인과 유의한 차이를 보인다고 발표하였다. 안정화된 시기로 들어서면서 환자들은, 호기 주기에서 삼킴이 시작되었고 호흡과 삼킴 사이의 시간 측정은 정상으로 되돌아갔다. 만성 폐쇄성폐질환에 따른 연하장애를 보이는 환자들에 대한 관심사는 급성 악화가 흡인의 결과인지 아니며 서로 무관한지에 관한 것이다.

만성 폐쇄성폐질환 환자들이 식사를 수행하는 것은 혈중 산소 포화도 수준을 낮추고, 이것은 이차적으로 환자를 흡인의 위험에 처하게 한다고 예측할 수 있다. Brown 등은 심각한 만성 폐쇄성폐질환 환자들이 식사할 때 산소 포화도의 하강이 모든 환자에게 적용되는 것은 아니라는 사실을 발견하였다. 증상이 심한 환자 몇몇 만이 식사를 시작하고 90% 이하로 산소포화도가 내려갔다. Vitacca 등은 기관절개술을 한 심각한 만성 폐쇄성폐질환 환자를 대상으로 외부 호흡기 적용 유무에 따른 식사 적용시 호흡기 지표를 비교연구 하였다. 호흡비율, 호기말 이산화탄소 값(end-tidal carbon dioxide values), 무호흡 시간 등의 모든 항목은, 환자가 호흡에 대한 보조를 받지 못했을 때 비정상적으로 높았다. 이는 심각한 만성 폐쇄성폐질환 환자들이 식사를 할 때, 호흡기 지지가 흡인 위험을 낮출 수 있다는 것을 의미한다.

만성 폐쇄성폐질환 환자는 구인두와 식도에서 기인하는 요소들로 인하여 흡인의 위험에 노출된다. 이는 만성 폐쇄성폐질환이 악화되었을 때, 위식도 역류의 가능성이 높아지는 것에 기인하며, 이는 다음의 세 가지 역학에 의하여 발생된다. ① 위(stomach) 내용물이 폐의 방향으로 팽창, ② 산성 염증으로 인한 식도 미주신경 구심섬유(esophageal vagal afferent) 손상과 기관지 연축(bronchospasm) 및 불포화 반응(desaturation) ③ 식도의 일차적 장애와 이차적으로 인두-식도 분절의 생리적 변화와 기도 보호 기전의 악영향. Stein 등은 심각한 만성 폐쇄성폐질환과 연하장애의 증상을 함께 보이는 25명의 환자를 대상으로 비디오투시검사를 사용한 연구를 진행하였다. 환자들 중 21명에서 음식덩이가 인두-식도 분절을 통과하는데 장애를 보였으며, 연구진은 이를 삼킴 관련 근육들의 충분한 이완을 하지 못해서 발생하는 인두-식도 분절의 보상적 활동과 연관된다고 제시하였다. Rascon-Aguilar 등은 설문지를 이용하여 87명의 만성 폐쇄성폐질환 환자를 대상으로 연구를 진행한 결과, 환자의 37%에서 위식도 역류의 보고와, 위식도 역류가 있는 환자군에서 만성 폐쇄성폐질환의 악화 비율이 2배 이상 높다는 것을 발견하였다.

이러한 발견들은 만성 폐쇄성폐질환 환자에서 급성 악화에 따른 역류 증상의 조절이 중요하다는 것을 암시한다. Casanova 등은 24시간 pH 관찰과 산소 포화도 측정을 통하여 만성 폐쇄성폐질환 62%에서 병적인 역류를 발견하였다.

CLINICAL CORNER 8-3

83세의 남성이 급성 편집증으로 정신병원에 입원하였다. 그의 정신분열증은 수년간 chlorpromazine(thorazine)을 사용하여 성공적으로 조절 되어 왔다. Chlorpromazine은 지연발생운동이상증(tardive dyskinesia)을 야기하여 언어 이해도를 방해했지만, 삼킴에는 영향을 주지 않았다. 저녁 식사 후 환자는 폭력적인 성향을 보였고, 이로 인해 5mg의 haloperidol (Haldol)이 그의 행동을 조절하기 위해 투여되었다. 아침 식사 시간에 환자는 기침과 목조임 증상을 보였고, 상담과 평가를 위해 연하재활팀에 의뢰되었다.

논리적 사고

1. 환자의 병력에 기초하여 그의 삼킴에 영향을 줄 수 있는 잠재적 문제점으로 어떤 것을 고려해야 하는가?
2. 당신의 대답에 기초하여 그의 문제를 해결하기 위한 다음 단계는 무엇인가?

Practice Note 8-4

파킨슨씨병의 병력을 가진 81세 환자가 구인두 연하장애로 인한 흡인성 폐렴으로 인하여 입원하였다. 파킨슨씨병이 상당히 진행된 상태로 입원 후 비위영양관이 삽입되었다. 의학적 병력을 철저히 검토한 결과 환자는 최근, 마비되어가는 오른쪽 팔에서의 증가된 통증 때문에 주치의에게서 진료를 받은 경력이 있었다. 그 당시 환자는 팔을 이완시키기 위하여 dantrolene sodium(Dantrium)을 처방받았고 통증은 완화되었다. 환자가 Dantrium 복용하기 전에는 식사를 잘했기 때문에, 의료진은 환자에게 적용된 근육이완제가 삼킴 능력에 영향을 주었고, 이로 인해 흡인성 폐렴이 발생한 것으로 추측하였다. 환자가 폐렴 치료를 받는 동안 Dantrium 복약은 중단되었고, 이 후에 집으로 돌아가서도 성공적인 구강 식사를 하게 되었다. 팔에서의 통증 경감을 위한 의료진의 처치는 의도한 목적은 달성하였으나, 그 부작용이 치료의 장점을 능가한 경우이다.

Kempainen 등은 만성 폐쇄성폐질환 환자 47명(57%)에서 위식도 역류가 유발되고 있음을 발견하였다. 하지만 흥미롭게도 환자들의 많은 환자 비율에서 증상의 자각을 보이지 않았다. 또한 양성역류검사(positive reflux study)에서 환자의 15%가 기도 보호 기전에 문제를 보인다는 것을 발견하였다.

만성 폐쇄성폐질환 환자에서 위식도 역류(GERD)의 발생이 증가한다는 데에는 이견의 여지가 없지만, 그 기전 및 작용에 대한 이해는 여전히 불분명하다. 한 가지 이론은 규칙적인 호흡 주기와 짧아진 호흡 주기로 인하여 하부식도조임근 섬유와 횡경막(crural diaphragm)에 기능부전이 생기고, 이 때문에 일과성 하부식도조임근 이완(transient LES relaxation)의 횟수가 증가한다는 것이다. 횡경막은 흡기 동안에 장애물로 작용하고 하부식도조임근은 호기 동안에 장애물 역할을 한다. 이러한 호흡 능력의 방해는 위 안의 내용물을 하부식도조임근을 밀어내며 위쪽으로 역류하게 할 수 있다. 만성 폐쇄성폐질환을 치료하기 위한 약물 역시 하부식도조임근의 압력을 이완시키기 때문에, 위식도 역류의 위험성을 높이며 이는 결국 삼킴에 대한 잠재적인 부정적 결과를 낳는다.

요점

1. 호흡과 삼킴은 신경학적 및 구조적으로 긴밀한 관련이 있기 때문에, 호흡 장애는 삼킴에 영향을 주는 경우가 많다.
2. 기관절개술을 시행한 환자는 흡인의 위험이 있으며, 다양한 의학적 합병증에 노출되었을 때 흡인의 위험은 증가한다.
3. 의학적 및 수술적인 중재로 발생하는 연하장애는 '의원성(iatrogenic)' 으로 언급된다.
4. 갑상선절제술(thyroidectomy), 심장우회술(cardiac bypass), 목동맥 내막절제술(carotid endarterectomy), 경추융합술(cervical spine fusion), 식도절제술(esophagectomy), 머리뼈 바닥/뒤 오목(skull base/posterior fossa) 수술 등은 삼킴에 관여하는 뇌신경을 손상 시킬 수 있다.
5. 골절, 치아 외상, 열에 의한 화상 등은 삼킴과 관련한 구조물들을 손상시켜 안전한 삼킴의 방해 요소로 작용하고 흡인의 위험을 증가시킨다.
6. 다양한 의학적 상태를 호전시키기 위해 사용하는 약물들의 부작용은 연하장애를 유발하거나 악화시킬 수 있다.
7. 만성 폐쇄성폐질환 환자들은 연하장애의 위험을 가지고 있으며, 급성 악화 때 더욱 위험하다.

참고문헌

1. Butler SG, Stuart A, Pressman H et al: Preliminary investigation of swallowing apnea duration and swallow/respiratory phase relationships in individuals with cerebral vascular accident, *Dysphagia* 22:215, 2007.
2. Partik B, Pokieser P, Schima W et al: Videofluoroscopy of swallowing in symptomatic patients who have undergone long-term intubation, *AJR Am J Roentgenol* 174:1409, 2000.
3. deLarminat V, Montravers P, Dureuil B et al: Alteration in swallowing reflex after extubation in intensive care unit patients, *Crit Care Med* 23:486, 1995.
4. Ding R, Logemann JA: Swallow physiology in patients with trach cuff inflated or deflated: a retrospective study, *Head Neck* 27:809, 2005.
5. Bonano PC: Swallowing dysfunction after tracheostomy, *Ann Surg* 174:29, 1971.
6. Nash M: Swallowing problems in the tracheotomized patient, *Otolaryngol Clin North Am* 21:701, 1988.
7. Elpern EH, Jacobs ER, Bone RC: Incidence of aspiration in tracheally intubated adults, *Heart Lung* 16:527, 1987.
8. Eibling D, Diez Gross R: Subglottic air pressure: a key component of swallowing efficiency, *Ann Otol Rhinol Laryngol* 105:253,1996.
9. Sasaki CT, Susuki M, Horiuchi M et al: The effect of tracheostomy on the laryngeal closure reflex, *Laryngoscope* 87:1428, 1977.
10. Terk AR, Leder SB, Burrell MI: Hyoid bone and laryngeal movement dependent upon presence of a tracheotomy tube, *Dysphagia* 22:89, 2007.
11. Logemann JA, Pauloski BR, Coangelo L: Light digital occlusion of the tracheostomy tube: a pilot study of effects on aspiration and biomechanics of the swallow, *Head Neck* 20:52, 1998.
12. Leder SB, Ross DA, Burell MI: Tracheostomy tube occlusion status and aspiration in early postsurgical head and neck cancer patients, *Dysphagia* 13:167, 1998.
13. Dettelbach MA, Gross RD, Mahlmann J et al: Effect of the Passy-Muir valve on aspiration in patients with tracheostomy, *Head Neck* 17:297, 1995.
14. Leder SB: Effect of one-way tracheotomy speaking valve on the incidence of aspiration in previously aspirating patients with tracheotomy, *Dysphagia* 14:73, 1999.
15. Elpern EH, Borkgren Okonek M, Bacon M et al: Effect of the Passy-Muir tracheostomy speaking valve on pulmonary aspiration in adults, *Heart Lung* 29:287, 2000.
16. Suiter DM, McCulloch GH, Powell PW: Effects of cuff deflation and one-way tracheostomy speaking valve placement on swallow physiology, *Dysphagia* 18:284, 2003.

17. Leder SB, Joe JK, Hill SE et al: Effect of tracheotomy tube occlusion on upper esophageal sphincter and pharyngeal pressures in aspirating and nonaspirating patients, *Dysphagia* 16:79, 2001.

18. Donzelli J, Brady S, Wesling M et al: Effects of the removal of the tracheotomy tube on swallowing during the fiberoptic exam of the swallow (FEES), *Dysphagia* 20:283, 2005.

19. Buchholz DW: Oropharyngeal dysphagia due to iatrogenic neurologic dysfunction, *Dysphagia* 10:248, 1995.

20. Lombardi CP, Raffaelli M, D'Alatri L et al: Voice and swallowing changes after thyroidectomy in patients without inferior laryngeal nerve injuries, *Surgery* 140:1026, 2006.

21. Wasserman JM, Sundaram K, Alfonso AE et al: Determination of the function of the internal branch of the superior laryngeal nerve after thyroidectomy, *Head Neck* 30:21, 2008.

22. Pereira JA, Girvent M, Sancho JJ et al: Prevalence of long-term upper aerodigestive symptoms after uncomplicated bilateral thyroidectomy, *Surgery* 133:318, 2003.

23. Ekberg O, Bergqvist D, Takolander R et al: Pharyngeal function after carotid endarterectomy, *Dysphagia* 10:62, 1989.

24. Monini S, Taurino M, Barbara M et al: Laryngeal and cranial nerve involvement after carotid endarterectomy, *Acta Otolaryngol* 125:398, 2005.

25. Masiero S, Previato C, Addante S et al: Dysphagia in post-carotid endarterectomy: a prospective study, *Ann Vasc Surg* 21:218, 2007.

26. Abel R, Ruf S, Spahn B: Cervical spinal cord injury and deglutition disorders, *Dysphagia* 19:87, 2004.

27. Morishima N, Ohota K, Miura Y: The influences of Halo-vest fixation and cervical hyperextension on swallowing in healthy volunteers, *Spine* 30:E179, 2005.

28. Buchholz D: Dysphagia due to iatrogenic neurological dysfunction, *Dysphagia* 10:248, 1995.

29. Welsh LW, Welsh JJ, Chinnici JC: Dysphagia due to cervical spine surgery, *Ann Otol Rhinol Laryngol* 96:112, 1987.

30. Martin RP, Nery MA, Diamant NE: Dysphagia following anterior cervical spine surgery, *Dysphagia* 12:2, 1987.

31. Winslow CP, Winslow TJ, Wax MK: Dysphonia and dysphagia following the anterior approach to the cervical spine, *Arch Otolaryngol Head Neck Surg* 127:51, 2001.

32. Baraz R, Lee MJ, Yoo JU: Incidence of dysphagia after cervical spine surgery: a prospective study, *Spine* 27:2453, 2002.

33. Buchholz DW, Jones B, Ravich WJ: Dysphagia following anterior cervical fusion, *Dysphagia* 8:390, 1993.

34. Gamache FW, Voorhies RM: Hypertrophic cervical osteophytes causing dysphagia: a review, *J Neurosurg* 53:338, 1980.

35. Strasser G, Schima W, Schober E et al: Cervical osteophytes impinging on the pharynx: importance of size and concurrent disorders for development of aspiration, *AJR Am J Roentgenol* 174:449, 2000.

36. Granville LJ, Musson N, Altman R et al: Anterior cervical osteophytes as a cause of pharyngeal stage dysphagia, *J Am Geriatr Soc* 46:1003, 1998.

37. Atkins BZ, Shah AS, Hutcheson KA et al: Reducing hospital morbidity and mortality following esophagectomy, *Ann Thorac Surg* 78:1170, 2004.

38. Leder SB, Bayars S, Sasaki CT et al: Fiberoptic endoscopic evaluation of swallowing in assessing aspiration after transhiatal esophagectomy, *J Am Coll Surg* 205:581, 2007.

39. Lewin JS, Hebert TM, Putnam JB et al: Experience with the chin tuck maneuver in postesophagectomy aspirators, *Dysphagia* 16:216, 2001.

40. Atkins BZ, Fortes DL, Watkins KT: Analysis of respiratory complications after minimally invasive esophagectomy: preliminary observation of persistent aspiration risk, *Dysphagia* 22:49, 2007.

41. Kato H, Miyakaki T, Sakai M et al: Videofluoroscopic evaluation in oropharyngeal swallowing after radical esophagectomy with lymphadenectomy for esophageal cancer, *Anticancer Res* 27:4249, 2007.

42. Martin RE, Letsos P, Taves DH et al: Oropharyngeal dysphagia in esophageal cancer before and after transhiatal esophagectomy, *Dysphagia* 16:23, 2001.

43. Heitmiller RF, Jones B: Transient diminished airway protection following transhiatal esophagectomy, *Am J Surg* 162:422, 1991.

44. Rice TW: Anastomotic stricture complicating esophagectomy, *Thorac Surg Clin* 16:63, 2006.

45. Jennings SK, Siroky D, Jackson G: Swallowing problems after excision of tumors of the skull base: diagnosis and management in 12 patients, *Dysphagia* 7:40, 1992.

46. Pineau BC, Ott DJ: Isolated proximal injury from blunt trauma: endoscopic stricture dilatation, *Dysphagia* 18:263, 2003.

47. Tamura F, Mizukami M, Ayano R et al: Analysis of feeding function and jaw stability in bedridden elderly, *Dysphagia* 17:235, 2002.

48. Furuya J: Effects of wearing complete dentures on swallowing in the elderly, *J Stomatol Soc Japan* 66:361, 1999 [in Japanese].

49. Yoshikawa M, Yoshida M, Nagasaki T et al: Influence of aging and denture use on liquid swallowing in healthy dentulous and edentulous older people, *J Am Geriatr Soc* 54:449, 2006.

50. Hattori F: The relationship between wearing complete dentures and swallowing function in elderly individuals: a videofluoroscopic study, *J Stomatol Soc Japan* 71:102, 2004 [in Japanese].

51. DuBose CM, Groher ME, Mann GC et al: *The prevalence of swallowing disorders following thermal burn injury*, Unpublished manuscript, University of Florida Health Science Center, 2006.

52. Carl LL, Johnson PR: *Drugs and dysphagia: how medications can affect eating and swallowing*, Austin, TX, 2006, Pro-Ed.

53. Viegi G, Maio S, Pistelli F et al: Epidemiology of chronic obstructive pulmonary disease: health effects of air pollution, *Respirology* 11:523, 2006.

54. LeJemtel TH, Padeletti M, Jelic S: Diagnostic and therapeutic challenges in patients with coexistent chronic obstructive pulmonary disease and chronic heart failure, *J Am Coll Cardiol* 49:171, 2007.

55. Mokhlesi B, Logemann JA, Rademaker A et al: Oropharyngeal deglutition in stable COPD, *Chest* 121:361, 2002.

56. Good-Fratturelli MD, Curlee RF, Holle JL: Prevalence and nature of dysphagia in VA patients with COPD referred for videofluoroscopic swallow examination, *J Commun Disorders* 33:93, 2000.

57. Colodny N: Effects of age, gender, disease, and multisystem involvement on oxygen saturation levels in dysphagic persons, *Dysphagia* 16:48, 2001.

58. Coehlo CA: Preliminary findings on the nature of dysphagia in patients with chronic obstructive pulmonary disease, *Dysphagia* 2:28, 1987.

59. Shaker R, Li Q, Ren J et al: Coordination of deglutition and phases of respiration: effect of aging, tachypnea, bolus volume, and chronic obstructive pulmonary disease, *Am J Physiol* 263:G750, 1992.

60. Nishino T, Hasegawa R, Ide T et al: Hypercapnia enhances the development of coughing during continuous infusion of water into the pharynx, *Am J Respir Crit Care Med* 157:815, 1998.

61. Donaldson GC, Wedzicha JA: COPD exacerbations: epidemiology, *Thorax* 61:164, 2006.

62. Kobayashi S, Kubo H, Yanai M: Impairment of the swallowing reflex in exacerbations of COPD, *Thorax* 62:1017, 2007.

63. Brown SE, Casciari RJ, Light RW: Arterial oxygen saturation during meals in patients with severe chronic obstructive pulmonary disease, *South Med J* 76:194, 1983.

64. Vitacca M, Callogari G, Sarua M et al: Physiological effects of meals in difficult-to-wean tracheostomized patients with chronic obstructive pulmonary disease, *Intensive Care Med* 31:236, 2005.

65. Mokhlesi B: Clinical implications of gastroesophageal reflux disease and swallowing dysfunction in COPD, *Am J Respir Med* 2:117, 2003.

66. Stein M, Williams AJ, Grossman F et al: Cricopharyngeal dysfunction in chronic obstructive pulmonary disease, *Chest* 97:347, 1990.

67. Rascon Aguilar IE, Pamer M, Wludyka P et al: Role of gastroesophageal reflux symptoms in exacerbations of COPD, *Chest* 130:1096, 2006.

68. Casanova C, Baudet JS, Velasco MDV et al: Increased gastro-esophageal reflux disease in patients with severe COPD, *Eur Respir J* 23:841, 2004.

69. Kempainen RR, Savik K, Whelan TP et al: High prevalence of proximal and distal gastroesophageal reflux disease in advanced COPD, *Chest* 131:1666, 2007.

PART III

삼킴의 평가

Evaluation of Swallowing

9장 성인의 임상적 평가

10장 도구적 삼킴 검사들: 비디오투시검사와 내시경검사

11장 영아와 아동들 평가시 특별한 주의사항

09 성인의 임상적 평가

개요

목표

1 연하장애의 초기 발견을 위한 이론적 근거를 확인한다.
2 성인의 임상적 삼킴 평가를 위한 주요 요인들을 검토한다.
3 평가 프로토콜에 따른 강점과 약점들을 기술한다.
4 임상적 평가를 보완할 수 있는 비침습성 방법들에 대해 논의한다.
5 연하장애의 표준화된 평가에 대해 확인한다.
6 삼킴의 수행을 측정하는 보조적인 방법에 대해 논의한다.

이론적 근거

연하장애는 환자의 사망률과 재원 기간(의료 비용)을 증가시킬 수 있기 때문에 초기 발견이 매우 중요하다. 연하장애(dysphagia)가 의심되는 환자들은 다양한 의학적 및 의료보조적인 평가들을 받게 된다. 통계를 보면 한 환자 당 평균 3.5개의 평가를 받는 것으로 나타나고 있다. 이러한 평가는 하나의 의료 영역에서 이루어지는 것이 아니라, 포괄적인 팀 접근을 통해 연하장애 환자를 구별하고 진단 내린다(1장 참조). 작업치료사는 질병에 기초한 진단을 내리는 것은 아니지만, 삼킴 기능과 관련된 요인에 대해 평가가 필요한지를 결정하게 된다. 특정 진단명을 통해서도 삼킴 능력에 대한 환자의 상태를 유추할 수 있는데, 파킨슨병 환자의 경우 구강단계에서 보이는 반복적인 혀 떨림 등으로 삼킴의 문제가 발생할 수 있음을 예측할 수 있다.

삼킴의 임상적 평가는 침상검사(bedside examination)라고도 부르며, 어떤 상황에서도 검사를 할 수 있고, 침상에서도 제약을 받지 않는다는 것을 그 특징으로 하고 있다. 표준화된 삼킴의 임상적 평가는 협조가 잘 되지 않거나 컨디션이 저하된 환자를 위해 침상에서도 수행할 수 있는 평가를 의미한다. 삼킴의 임상적 평가는 특별한 공간과 도구가 필요한 방사선학적 검사를 포함한 도구적 평가(instrumental evaluation, 10장 참조)와 구별된다. 장기요양시설과 같은 기관에 있는 환자는 도구적 삼킴 검사를 받기 위해 관련 장비가 구비된 다른 병원으로 가야할 때가 많다. 이러한 불편함 때문에 장기요양시설과 같은 기관에서는 삼킴의 진단과 치료적 정보를 얻기 위해 임상적 평가에 의존하는 경우가 많다. 3차 의료기관에서는 발전된 삼킴 연구를 위해 도구적 검사를 많이 활용하는데, 이 경우에도 임상가는 도구적 검사에만 의존하는 것이 아니라 도구적 검사와 임상적 평가를 병행하여 환자의 상태를 빠짐없이 확인해야 한다.

연하장애 환자의 임상적 평가는 주로 3가지로 구성된다; 의학적 병력 조사, 삼킴 관련 근육 평가, 삼킴 수행시 나타나는 삼킴 능력 관찰. Logemann은 연하장애에서 평가가 필요한 이유 5가지를 들어 제시하였다; ① 잠재적인 원인(병력)을 설명하기 위해, ② 장애를 정의내리는 가설을 입증하기 위해, ③ 치료 계획을 설정하기 위해, ④ 추후 연구에 필요한 잠재적 의문점을 찾아내기 위해, ⑤ 다른 검사에 용이하게 협조할 수 있기 위해. 신체적 검사는 환자의 협조가 잘 일어나지 않거나 와 수행능력이 부족한 경우 모든 항목을 수행할 수 없을 때가 있다. 이런 경우 임상가는 의학적 병력에 의존하거나, 섭식이 가능하다면 삼킴 능력을 관찰하는 것으로 평가를 대체한다. 임상검사는 또한 환자의 호전 정도를 파악하거나 치료의 결과를 측정하는데 유용하다. 치료 개입 후 신체적 상태의 변화를 수치화하여 환자의 상태를 한 눈에 알 수 있게 한다. 또한 진행성 신경 질환 환자의 경우, 연하장애의 악화 정도를 추적하기 위한 임상적 기초선으로 활용할 수 있다.

연하장애 선별도구들은 연하장애의 징후가 발견되거나, 의심되는 환자에게 적용하는 것을 전제로 한다. 좋은 선별검사는 높은 민감도(증상이 나타났을 때 발견하는 것)와 높은 특이도(증상이 나타나지 않았을 때도 정확하게 발견하는 것)가 있어야 한다. 연하장애 환자를 위한 선별검사를 통해 흡인성 폐렴 감소, 좋은 영양 상태 유지, 섭식과 관련된 긍정적인 삶의 질 등을 보장할 수 있게 된다. 선별도구는 다양한 의료전문가에 의해 짧고 쉽게 적용할 수 있다는 장점을 지녀야 한다. 또한 연하장애를 위한 선별도구로 불리기 위해서는 통계적으로 유의성에 대한 사용 기준을 만족시켜야 한다. 선별도구가 연하장애 증상의 유무를 확인하는 목적이라며, 치료 계획 수립을 위해 작업치료사에 의해 시행되는 임상적 평가는 이러한 선별도구보다는 보다 넓은 영역을 아우를 필요가 있다.

연하장애 환자의 임상적 평가는 임상가마다 선호하는 평가도구가 다르기 때문에 모두 같은 도구를 사용하고, 같은 영역의 검사를 하는 것은 아니다. 대부분의 임상가는 병력 조사, 신체적 평가, 삼킴 과정에서 나타나는 환자의 능력 등에 대한 자료를 모은다. 삼킴의 임상적 평가는 젖은 목소리를 정의내릴 때와 같이 신뢰성 있게 점수화시키기 어렵고, 일관적으로 관찰하는 것이 어려울 때가 많다. McCullough 등은 임상가들이 임상적 평가 결과의 50% 정도만을 신뢰한다고 보고하였다. 가장 신뢰하는 것은 관(tube)의 유무 관찰, 구강 운동 자료, 과거력 정보(historical parameter) 등이다. 잘못된 평가 및 기록은 정확하지 않은 진단의 위험을 높이고, 치료 계획에도 영향을 미친다. 이에 임상적 평가는 객관화와 표준화를 위한 노력이 필요하다(후반부에 표준화된 평가 부분 참조).

연하장애의 증상

증상(symptoms)은 보통 환자가 알아차릴 수 있는 신체적 기능의 변화로 정의된다. 이 변화는 통증이나 불편감을 유발하거나 환자의 삶에 부정적인 영향을 미치게 되어, 결국 의학적 도움을 필요로 하게 한다. 어떤 사람들은 증상의 심각성이 그들의 신체적, 정신적 건강에 현저하게 영향을 미칠 때까지 의학적 이상반응 증상들을 자각하지 못하거나 무시한다. 또 다른 사람들은 즉각적으로 의학적 처치를 필요로 하기도 하는데, 두 그룹 모두 비슷한 유형의 장애 진단을 받게 될 수 있다.

환자에 대한 기술

연하장애 환자의 신체적 평가는 증상을 설명하기 위해 시행된다. 연하장애의 일반적인 증상은 표 9-1에 자세하게 설명되어 있다. 연하장애는 신경학적 질환으로 인해 나타나는 경우가 많고, 환자의 의사소통 능력이 부족할 경우 모든 증상을 알아낼 수 없다. 또한 피질 손상으로 인지력이 저하되어 있을 때, 환자의 정보가 믿을 수 없거나 부족할 수 있다. 종종 증상이 얼마나 지속되었는지 기억하기 어려운 경우, 이는 기능 이상에 적응이 되어 현재의 어려움으로 느껴지지 않을 수도 있다. 많은 경우, 환자들은 더 이상 증상을 참기 어려울 때 의료적 처치를 찾게 된다. 어떤 환자들은 연하장애의 증상을 갖고 있지만 그 증상을 무시한다. 한 예로, 연하장애 증상을 호소하지 않은 56세 환자의 방사선 검사 결과 식도의 운동성 이상과 인두의 약화가 관찰되기도 한다.

연하장애의 증상에 대해 의사소통하기 위해서는 세부적 기

표 9-1

연하장애와 관련된 징후와 증상

증상	징후
씹기 어려움	입술 사이로 음식이 새어나옴; 부드러운 음식을 과도하게 턱을 움직여 씹음; 치아 결손; 혀, 턱 혹은 입술의 약화
삼킴 시작이 어려움	입안이 말라있음(구강건조증); 입술 혹은 혀의 약화
침흘림	입술 혹은 혀의 약화; 드물게 삼킴
코로 역류됨	방사선 검사를 통해 확인되며, 음식덩이가 코로 들어가거나 비강으로 나옴
삼킴 지연	방사선 검사에서 음식덩이의 이동이 표준화된 정상 시간보다 지연됨
음식물이 입에 붙음	방사선 검사에서 완전하게 삼킨 후 입, 인두 혹은 식도에 과도하게 잔여물이 확인됨
기침과 목 메임	음식 삼키기를 시도했을 때 기침; 방사선 검사에서 음식물이 기도로 들어감
먹지 않을 때도 기침	방사선 검사에서 침으로 인한 흡인과 폐의 이상이 관찰됨
음식물이 역류됨	입에 소화되지 않은 음식물이 올라옴; 방사선 검사에서 식도에서 인두로 음식물이 돌아오거나 내시경에서 구강점막의 염증이 관찰됨; 산염기도(pH)검사에서 위산역류가 나타남
체중감소	설명되지 않는 체중감소; 몸무게가 정상보다 낮음

술(detailed description)이 진단을 확인하는데 도움이 되는 경우가 많다. 세부적 기술은 또한 어떤 진단검사를 시행할 지 결정하는데 도움을 주며, 문제점의 원인을 서술하는데 유용하다. 환자가 호소하는 증상 역시 진단 과정에 있어 유용할 수 있지만, 전적으로 그 호소에 입각하여 진단해서는 안 된다. 식도질환이 있다고 확인된 환자들을 대상으로 한 대규모의 연구에서 식도하부 병변 환자들 대부분이 정확히 하부식도 부위가 불편하다고 지적하였다. 하지만 환자의 상당수인 30%는 그들의 불편감이 목과 가슴에서 기인한 것이라 호소하였다. 또 다른 연구에서, 인두 부위에 음식물이 붙어 있는 것 같다고 말한 많은 환자들이 실제로는 식도 부위의 문제를 보인다고 제시하였다. 이렇듯 환자의 증상만으로 그 부위의 문제가 있음을 확진할 수는 없으며, 목과 인두 부분이 불편하다고 호소하는 환자들도, 환자들이 표현하는 특정 부분뿐만 아니라 식도를 포함한 광범위한 평가를 진행할 필요가 있다.

자신의 증상을 면밀히 파악하고 있는 환자들 중에는 불편한 부분을 정확하게 지적하는 경우도 있을 수 있다. 예를 들어, 환자가 목에 문제가 있는 것 같고, 액체를 마시면 기침을 한다고 할 경우 구인두의 문제가 있을 가능성이 높다. 한 연구에서는 목 부위에 음식물이 붙는다고 호소한 환자가 호흡의 문제(울혈, 쉰 목소리, 기침)를 함께 호소했다면, 인두 부분에서 연하장애가 나타난 것을 유추할 수 있게 한다. 또 다른 연구에서는 특수형태의 식도 장애는 오직 속쓰림만 호소할 때 보다, 속쓰림(heartburn), 확장증(dilatation), 통증, 체중감소와 같은 다양한 증상을 함께 호소할 때 연하장애의 문제를 더 잘 찾아낼 수 있다고 제시하였다. 일반적으로, 다양한 연구들에서 환자들의 증상에 대한 호소가, 정확한 진단을 위한 유용한 정보임에 동의한다.

몇몇 임상가들은 환자의 연하장애 증상을 질문지를 통해 찾아내는 것이 유용하다고 말한다. 머리/목 암 환자를 위한 질문지 예시가 Box 9-1에 제시되어 있다. 이 방법은 환자의 증상과 관련된 모든 연관 질문들을 확인하는 데 도움을 준다. 이러한 질문지는 또한 환자가 질문지에 응답하기 전에 증상에 대해 신중하게 생각할 수 있는 기회도 제공한다. 특정 질환을 위한 연하장애 질문지로는, 뇌졸중 환자를 위한 질문지(burke dysphagia screening test)와 파킨슨씨병 환자를 위한 질문지 등이 개발되어 있다. Wallace 등은 증상의 심각한 정도를 판별하는 평가 도구를 개발하기 위해 노력하였다. 그들이 개발한 도구는 초기 연하장애 심각도를 평가하기 위해 17점 척도의 질문지로 구성되어있으며, 주로 치료 결과를 판단하기 위해 사용된다. 이 질문지는 질감이 다양한 음식을 삼킬 때 삼킴의 시작에 문제가 있는지, 숨 막힘을 경험한 적이 있는지, 어떻게 증상이 환자의 삶의 질을 방해하는지 등을 확인할 수 있다.

검사 도구의 종류와는 관계없이, 환자가 표현하는 주관적인 증상은 신체적 및 도구적 평가에서 수집된 객관적 정보들과 항상 일치하지는 않을 것이다. 머리/목 암과 구인두 연하장애 환자의 주관적 증상들을 도구적 검사에서 발견된 객관적인 증상들과 비교한 연구에서 많은 객관적 증상들이 환자들의 호소와 일치 하지는 않았다. 몇몇 사례에서는 환자가 중요하다고 생각하지 않았던 증상들이 환자의 상태와 관련한 중요한 증상임이 보고되었다. Jensen 등은 주관적 증상들이 검사를 진행하는 데 유용할지는 모르지만, 반드시 객관적인 정보와 함께 확인이 되어야 한다고 하였다.

목 메임

연하장애 환자들이 호소하는 가장 대표적인 증상 중의 하나는 음식이나 액체가 목에 걸린다는 것이다. 환자들은 목이나 식도에 들러붙는 느낌(sticking sensation)을 자주 호소하는데 어떤 환자들은 "막힘(stuck)" 이란 단어보다는 "꽉 참(fullness)" 이란 단어를 사용하기도 한다. 또한 목에 이물질이 있다고 호소하거나 먹을 때 "덩어리" 가 느껴진다고 종종 표현한다.

액체 VS 고체

환자들은 연하장애와 관련하여 식습관의 변화를 호소한다. 고체를 삼키기 어려운 환자들은 식도 장애인 경우가 많은 반면, 액체를 삼키기 어려운 환자의 경우 구인두 연하장애의 확률이 높다. 그러나 구인두 연하장애인 경우에도 액체와 고체에 대한 연하장애가 올 수 있고, 식도 연하장애인 경우에도 액체 및 고체 음식과 관련한 증상이 나타날 수 있으므로 이러한 이분법적인 판단은 정확한 진단을 위한 단지 참고로 활용해야 한다.

연하장애의 원인으로 식도를 의심하는 소화기계 전문의는 7장(그림 7-9 참조)에서 언급된 의사결정 분지도(decision tree)를 사용하여 진단한다. 의사결정 분지도가 모든 환자들에게 유효하지는 않지만, 대표 질환과 관련된 증상들이 잘 알려져 있기 때문에, 일반적인 개념을 참고하는 용도로는 유용하다. 환자들은 어떤 음식(액체와 고체)을 섭취하는지, 간헐적인 증상인지, 지속적인 증상인지, 속쓰림이 있는지에 관련된 질문들을 받게 된다. 일반적으로 고체를 삼키는데 어려움을 보이는 환자들의 경우 대부분 폐쇄 형태의 식도 장애일 가능성이 높다. 액체와 고체 음식에서 모두 문제를 보이는 환자의 경우 식도 운동성 장애일 확률이 높다. 각각의 질병과 관련되어 나타나는 증상이 연하장애 의심 증세와 명확히 구별되지 않고 모호하게 겹쳐 나타나기 때문에, 구인두 연하장애가 의심되는 환자만을 위한 의사결정 분지도는 아직 개발되어있지 않다.

BOX 9-1 연하장애 질문 예시

1. 음식을 씹는 것에 어려움이 있습니까?	예	아니오
2. 만약 그렇다면, 어떤 종류의 음식이 가장 어렵습니까? 맞는 것에 밑줄을 그으세요.		
A. 고형식(예: 고기)		
B. 유동식(예: 물)		
C. 반고형식(예: 부드러운 백색 치즈, 사과소스, 시리얼)		
3. 만약 질문 2번에 한 항목이라도 답을 하였다면 몇 가지 예를 적어주세요.		
A. 특정 고형식:		
B. 특정 유동식:		
C. 반고형식:		
4. 치아의 정렬에 문제가 있습니까?	예	아니오
5. 구강 안 곳곳에 있는 음식을 삼키기 위해 한 덩어리로 모으는 것에 어려움이 있습니까?	예	아니오
6. 턱을 벌리고 다무는 데 어려움이 있습니까?	예	아니오
7. 구강 감각이 감소되었습니까?	예	아니오
8. 식사 시 목메임 현상이 있습니까?	예	아니오
9. 만약 위 질문에서 '네'라고 대답했다면 삼키기 전, 삼킬 때, 삼킴 후 중 언제 목메임 현상이 있습니까?	예	아니오
10. 다음 항목들에서 어려움이 있습니까?:	예	아니오
A. 혀 들어올리기	예	아니오
B. 혀를 좌우로 움직이기	예	아니오
C. 혀를 앞뒤로 움직이기	예	아니오
11. 수술 전보다 먹거나 마실 때 시간이 더 오래 걸립니까?	예	아니오
12. 다른 것들과 비교하여 가장 시간이 오래 걸리는 음식의 종류는 무엇입니까?		
고형식:	예	아니오
유동식:	예	아니오
반고형식:	예	아니오
13. 다음에서 잔여물이 발견됩니까?:		
A. 목의 좌측	예	아니오
B. 목의 우측	예	아니오
C. 입의 좌측	예	아니오
D. 입의 우측	예	아니오
E. 목젖 뒤	예	아니오
14. 삼키기 위해 음식을 모으려면 혀를 상하로 많이 움직여야 합니까?	예	아니오
15. 음식이 모두 아래로 내려가려면 3번 이상 삼켜야 할 것 같은 기분이 듭니까?	예	아니오
16. 약을 삼키는데 어려움이 있습니까?	예	아니오
17. 기침을 하여 삼킨 것을 다시 빼낼 수 있습니까?	예	아니오
18. 만약 그렇다면, 삼킨 것은 언제 올라옵니까?		
A. 씹는 동안	예	아니오
B. 음식이 삼켜진 뒤	예	아니오
19. 소량의 음식 또는 유동식을 한번이라도 입 밖으로 흘린 적이 있습니까?:		
A. 삼킴 전	예	아니오
B. 삼킴 후	예	아니오
20. 삼킴 후 걸걸한 목소리(gurgle voice)가 나타납니까?	예	아니오
21. 삼킴 후 또는 식사 후 헛기침을 할 필요성을 느끼십니까?	예	아니오
22. 침흘림을 조절하는 데 어려움이 있습니까?	예	아니오
23. 음식 또는 유동식이 다음과 같은 장소로 샌 적이 있습니까?		
A. 기도	예	아니오
B. 기관식도	예	아니오
24. 입안에 음식이 붙어 식사 후 입안을 헹궈야하는 적이 있습니까?		
25. 물을 사용하여 음식을 씻어내야 합니까?		
26. 수술 전 섭취했던 양 만큼 섭취하고 있습니까?		
27. 위에서 언급하지 않았던 방법의 변경된 식단으로 섭취하고 있습니까?		

추가적으로 도움이 될 만한 정보에 대해서 말씀해 주십시오.

From Baker BM, Fraser AM, Baker CD: Long-term postoperative dysphagia in oral/pharyngeal surgery patients: subject's perception vs. videofluoroscopic observations. Dysphagia 6:11, 1991.

환자들이 호소하는 증상에 기반한 의사결정 분지도는 구인두 연하장애 환자들의 진단을 위한 방법으로는 정확하지 않을 수 있다.

위식도 역류

몇몇 환자들은 연하장애와 연관된 위식도 역류(속쓰림)를 호소한다. 역류와 관련된 가슴의 통증이나 속이 꽉 찬 느낌을 표현하는 환자들이 있는 반면, 일부 환자들은 역류와 연하장애를 겪고 있지만 가슴 통증이나 신맛 때문에 역류를 자각하지 못할 수도 있다. 역류 현상은 연하장애와 관련되지 않을 수도 있기 때문에, 평가자가 구체적으로 질문하지 않는 이상 대부분의 환자는 역류에 대해 말하지 않는다. 임상가는 이러한 사항을 파악하고 위식도 역류가 의심되는 환자에게 직접적인 질문을 제공하여 연하장애와의 연관성을 확인해야 한다(7장 참조).

식습관

식습관의 변화는 연하장애의 현재 상태, 심각한 정도, 사회심리적 상태 등에 영향을 미치는 전조 증상이 될 수 있다. 환자가 액체 또는 고체, 끈적거리거나 부서지기 쉬운 음식을 먹지 않는 것 등이 식습관 변화의 증상이 된다. 끈적거리는 느낌을 피하기 위해 고체를 과도하게 씹는 것은 액체가 코로 역류되는 증상을 피하기 위한 환자의 의식적인 식습관 변화일 수 있다. 씹기가 요구되는 음식에 대한 피로감은 신경학적 손상을 의심하게 한다. 식사를 마치는데 지나치게 많은 시간이 소요된다고 보고한 환자들은 신중한 평가가 요구되며, 구토나 목 메임 때문에 식당에서 먹는 것을 꺼려하는 환자들은 반드시 연하장애와 관련한 검사를 받아야 한다. 현저한 체중 감소를 경험하거나 먹는 기쁨을 더 이상 알지 못하는 환자들은 평가를 통해 심각한 연하장애 환자로 분류될 수 있다.

연하장애의 징후

징후(signs)는 객관화된 측정이나 신체적인 평가 도중 관찰되는 증상과 관련된 일련의 움직임을 의미한다. 환자의 증상들과 상응하는 징후들의 예는 표 9-1에 제시되어 있고, 이 중 몇 가지는 환자가 식사하는 과정 안에서 관찰할 수 있다. 징후와 증상은 중복될 수 있는데, 예를 들어 환자가 액체를 삼킬 때 코로 넘어가며 음식이 목에 들러붙는다고 호소하고, 이와 같은 현상을 비디오투시검사에서도 확인할 수 있으면 징후와 증상이 중복된 것이라고 할 수 있다. 이 때 환자의 증상은 확실하게 정의내려진다.

환자의 신체적 평가를 통해 침 흘림, 혀의 약화, 좋지 않은 치아의 상태나 턱, 입천장, 혀 등의 근력 약화, 관절 가동범위의 제한 등과 같은 연하장애 증상을 확인할 수 있다. 저하된 근력과 협응력은 삼킴 평가 중 액체를 삼킬 때 목이 메일 가능성과 음식덩어리를 이동시키는 데 어려움을 유발할 수 있다. 환자의 인지 상태도 삼킴에 영향을 미칠 수 있다; 인지손상의 징후는 씹지 않거나, 삼키면서 말하거나, 식사 과정에 집중하지 못하는 등의 행동을 포함한다. 병원에 입원해 있는 환자들은 다음과 같은 명시적인 의학적 징후들을 갖고 있는 경우가 많다. ① 섭식 튜브의 착용, ② 기관절개관, ③ 식사 후의 호흡기 출혈(respiratory congestion), ④ 과도한 구강이나 인두 흡입(suction) 필요, ⑤ 식사 거부, ⑥ 영양결핍과 근육 소모, ⑦ 식사 시 바른 자세 유지의 어려움, ⑧ 기관 내관, ⑨ 섭식 후 역류

CLINICAL CASE EXAMPLE 9-1

50세 여성이 6년 동안 점차 체중이 감소하여 센터에 방문하였다. 그녀는 검사자에게 고체와 액체 모두 점점 더 삼키기가 힘들어지고, 속쓰림은 없다고 하였다. 현재 식사를 끝마치기 위해서 지나치게 많은 시간이 소요되기 때문에 연하장애가 사회활동에 제약을 주고 있다고 하였다. 신체적 평가에서 왼쪽 혀의 위축과 함께 오른쪽 안면근육 약화가 발견되었다. 목소리는 약하고 숨소리가 섞인 음성이었고, 액체와 고체 삼킴 검사에서 반복적인 기침을 하였다.

환자가 기록한 내용에 따르면 삼킴에 대한 어려움이 체중 감소와 사회 생활에 영향을 미친 것으로 나타나있다. 신체적 평가 결과 연하장애의 많은 증상들을 가지고 있었다. 다발성 뇌신경의 손상에 의해 음식덩이가 기도와 같은 잘못된 방향으로 들어가는 것과, 다른 사람들 앞에서 먹는 것을 창피하게 만드는 숨 막힘 현상을 확인하였다. 그녀가 호소한 증상은 검사를 통해 확인되었다.

의학적 병력

의학적 병력은 과거 또는 현재의 의학적 보고와 환자의 입원 유무에 대한 의료진들과의 대화, 환자 및 가족으로부터 얻은 정보를 통해 수집할 수 있다. 환자와의 대화는 주로 빠진 정보를 기입하거나, 명확하지 않은 정보를 확인하거나, 상세한 설명을 위해 필요하다. 신체적 평가는 자신의 연하장애 증상을 설명할 수 있을 정도로의 정신상태가 유지되는 환자들을 대상으로 실시된다.

과거력

그림 9-1은 의학적 병력 서식의 한 예를 보여주고 있다. 이 서식은 연하장애 환자의 진단과 치료에 영향을 주는 중요한 과거력들을 수집하는 검사자에게 가이드라인을 제시해 주기 위해 사용된다. 이 정보들은 환자 및 보호자, 의학적 기록 등을

통해 얻을 수 있다. 뇌졸중으로 인한 연하장애가 있는 환자들은 그들이 호소하는 증상과 신경학적 손상이 연결된다. 그러나 삼킴 기전과 연관이 없는 수술 후 연하장애가 발생하는 경우는 수술과 연하장애 간에는 어떠한 관련성도 찾지 못할 수 있다. 예를 들어 무릎 수술 후 연하장애가 발생한 환자의 경우, 무릎 수술과 연하장애와는 관련이 없으며 아마도 무릎 수술 동안 기도 내로 삽입한 기관내 튜브와 더 높은 관련이 있을 것이다. 연하장애와 관련된 자세한 의학적 병력에는 이제까지 다른 전문가들이 신경쓰지 않았거나, 때로는 고려하지 않았던 평가로 전환할 수 있는 중요한 정보가 있을 수 있다.

그림 9-1에 나와 있듯이 의학적 병력은 9가지로 나뉜다; 선천적 질환, 정신과적 질환, 수술적 처치, 암 관련 처치, 대사 장애, 호흡장애, 식도장애, 이전 삼킴 평가의 결과와 사전 의료 지시

선천적 질환

우리는 특히 뇌성마비와 같은 신경에서 기인하는 아동기의 장애에 주목해야 한다. 이러한 장애들은 과거에는 연하장애를 초래하지 않았지만, 현재 호소하는 증상과 연하장애 간에 밀접한 관련이 있을 지도 모른다.

신경성 질환

신경성 질환(neurologic disorders)은 연하장애의 가장 흔한 원인이다. 뇌졸중, 외상성 뇌손상, 다발성 경화증(multiple sclerosis), 근위축성 측삭경화증(amyotrophic lateral sclerosis, ALS), 파킨슨병(Parkinson' s disease) 같은 진행성 신경 질환들은 연하장애를 유발하는 주요한 질환들이다(5장 참조). 특히 이러한 질환의 특정 증상을 완화시키기 위해 사용하는 약물의 부작용이 연하장애를 유발하는 경우도 많다. 예를 들어, 발작(seizers)를 조절하기 위해 중추신경계 억제제(central nervous system depressant)를 복용한 사람은 삼킴에 영향을 주는 운동기능에서 부수적인 감퇴가 있을 수도 있다.

수술적 처치

수술적 처치(surgical procedures)시에 환자의 성대를 통과하여 기관내관(endotracheal tube) 삽입을 필요로 하는 전신마취가 시행될 경우에 연하장애가 유발될 수 있다. 성대의 손상은 기도 보호를 방해하고 그로 인해 연하장애가 생길 수 있다. 호흡소화관(aerodigestive)이나 기도와 관련된 수술적 처치는 특별히 주의를 기울여야 한다. 위식도 역류(GERD)를 조절하기 위해 하부식도조임근의 수술적 덮개(위저측벽성형술, fundoplication)를 하게 된 환자는 그 덮개가 너무 꽉 조일 수 있기 때문에 연하장애를 유발하기도 한다.

머리/목과 식도에서 암을 제거하기 위한 수술을 시행한 경우도 연하장애와 밀접한 관련을 맺는다. 환자의 암 치료를 위해 화학요법(chemotherapy)이나 방사선 치료(radiation therapy)를 적용한 경우, 그 부작용으로서 연하장애가 유발된다(6장 참조). 연하장애를 유발하는 다른 수술적 처치에는 심폐 수술(cardiopulmonary surgery), 방패연골 수술(thyroid surgery), 상부 기도 수술(upper airway), 경추 수술(cervical spine surgery) 등이 있다. 10번 뇌신경의 손상 가능성이 있는 이러한 수술들이 연하장애의 위험성을 높인다(8장 참조).

전신장애와 대사장애

감염(infection)이나 독소(toxins)에 의해 비롯되는 신체의 화학적 불균형은, 중주신경계에 작용하여 결과적으로 연하장애 증상을 유발한다. 대사장애는 신체적, 정신적 측면의 원활한 실행을 방해하는 탈수증(dehydration)과 영양결핍(undernutrition)을 동반할 수 있다. 신체적 쇠약과 정신적 혼란은 연하장애의 출발점이 되거나, 현재 겪고 있는 삼킴의 어려움을 더욱 악화시킬 수 있다. 환자에게 체중감소가 있는지 묻거나, 이전의 몸무게와 현재의 몸무게를 비교하는 것은 연하장애를 감별하는데 대한 통찰력을 제공해 줄 수도 있다. 당뇨(diabetes) 역시 삼킴, 특히 식도의 연동운동에 영향을 주는 전신적 대사장애의 한 예이다.

호흡장애

호흡과 삼킴은 동일한 구조물과 신경생리적 기전을 공유하기 때문에, 호흡계의 어떤 손상은 삼킴 능력을 저해할 수 있다. 병력에 만성 폐쇄성폐질환(chronic obstructive pulmonary disease, COPD)과 천식(asthma) 같은 호흡기질환이 있는 환자라면 삼킴과 관련된 문제가 유발될 가능성이 높다(8장 참조). 흡인성 폐렴이 의심되어 치료를 받은 병력이 있는 환자들은 이미 기도를 적절하게 보호할 수 없다는 징후를 보여준 것이다.

식도 질환

식도 움직임이나 식도 몸체의 협착으로 인한 문제들은 연하장애를 정의하는데 중요한 단서를 제공해줄 수 있다. 어떤 환자들은 식도를 압박할 수 있는 심장비대증(enlarged heart) 병력이 있을 수 있으며, 또 어떤 환자들은 확장술이 필요한 역류(reflux, regurgitation)의 병력이 있을 수 있다. 만약 환자들이 식도에 대한 검사나 특별한 치료를 받아온 사람이라면, 이에 따른 증상이나 치료적 반응 등에 좀 더 주의를 기울여야 한다.

환 자 명: ____________________

생년월일: ____________________

성　　별: ____________________

환자번호: ____________________

주 호 소: ____________________

____

____

____

정보출처

______ 환자
______ 가족
______ 최근 의무기록
______ 과거력
______ 기타

선천적 가족력

신경학적 질환

______ 뇌졸중
______ 진행성 질환
______ 외상성 손상
______ 그 외 중추신경계 질환
______ 약물 복용

정신과적 질환

______ 약물 복용
______ 운동 장애

수술법

______ 척추 융합술
______ 근육 절개술
______ 영양관
______ 위바닥주름술
______ 두경부 암
______ 갑상선 절제술
______ 심장카테터법

암 관련

______ 방사선 조사
______ 화학요법

그림 9-1 의학적 병력 양식 견본. 중추신경계

전신/대사 장애

______ 영양/수분 상태
______ 현재와 이상적인 몸무게
______ 영양에 관련된 검사의 유용성
______ 감염
______ 독소
______ 당뇨

호흡장애

______ 만성 폐쇄성폐질환
______ 흡인성 폐렴의 과거력
______ 심폐질환

식도질환

______ 역류
______ 운동성 장애
______ 팽창

이전 검사 결과

______ 방사선 촬영
______ 내압검사
______ 섬광조영술
______ 내시경

그림 9-1 의학적 병력 양식 견본. 중추신경계(계속)

이전 검사 결과

연하장애 진단을 보다 확실히 하기 위해서는 상부 기도나 식도 및 위 내시경 같은 다른 검사실의 결과를 살펴보아야 한다. 바륨조영술이나 비디오투시검사, 호흡소화관의 초음파 같은 방사선적 결과들도 고려 대상이 된다. 연하장애나 역류가 있는 몇몇 환자들은 역류의 정도와 양을 확인하기 위해서 핵의학과에서 신티그램 평가(scintigraphic evaluation)를 했을 수 있으며, 역류의 빈도나 존재를 평가하기 위해서 24시간 pH검사를 했을 수도 있다.

신체적 평가

연하장애의 진단을 위한 신체적 평가는 전형적으로 환자의 정신 상태와 삼킴과 관련된 뇌신경 평가, 기관절개관(tracheotomy)같은 삼킴에 영향을 줄 수 있는 의학적 중재의 관찰을 포함한다. 만약 환자가 섭식이 가능하다면, 음식물을 섭취하는 동안에 동안 삼킴의 관찰과 섭식 기술을 평가하게 된다. 연하

Practice Note 9-1

64세 남성이 연하장애 외래센터로 의뢰되어 방문하였다. 그는 3년 동안 액체를 먹을 때 불규칙하게 목에 걸리는 것 같다고 호소했다. 지난 3년간 그는 표준화된 바륨조영검사를 정기적으로 시행받았으며, 결과는 언제나 정상이었다고 말했다. 이 시점에서 그의 장애가 인두에 주 병소를 가지고 있고, 바륨조영검사는 식도의 기능만을 관찰한 것이 아닐까 생각했다. 그러나, 내가 그에게 병원에 입원했던 적이 있는지 질문하기 전까지 그의 과거력을 통해서는 인두에 병변이 있다는 것을 확인할 수 없었다. 내가 가진 의료기록에서도 입원에 대한 기록이 전혀 없었다. 그는 5년 전에 지하실 계단에서 떨어져 의식이 없었다고 말했다. 그는 병원에 입원해 있는 2달 동안 기관절개관이 적용되었었다고 말했다. 나는 기관절개관의 내성에 대한 어떠한 세부사항도 알아낼 수 없었지만, 그가 지속적인 기관식도 누출로 인해 기도 연화증(tracheal malacia)에 걸렸을지도 모른다고 추측하였다. 작은 누공(fistula)은 종종 환자가 보고한 것과 같은 증상들을 간헐적으로 나타내며, 그 증상들이 표준화된 바륨조영검사에서 나타나지 않을 수도 있기 때문에, 나는 누공에 대해 강한 의심을 가졌다. 이에 변형된 바륨조영검사를 특별히 전-후방 투사(antero-posterior projection)로 진행하였다. 이 방법은 진단을 내릴 수 있는 좋은 기회를 제공한다. 이 검사에서 방사선과 전문의는 누공을 확인해주었으며, 머리와 목의 수술을 통해 그것을 차단했다.

Box 9-2 삼킴의 임상적 평가 가이드라인(guidelines for the clinical evaluation of swallowing)

임상관찰

식사방법(feeding method)
- 비위영양관
- 위창냄술
- 공장창냄술
- 정맥관

호흡상태(respiratory status)
- 혈중산소포화도(SpO_2 level)
- 기관절개관
- 인공호흡기
- 호흡률(rate)

정신상태(mental status)
- 각성수준(level of alertness)
- 지남력(orientation)
- 협조(cooperation)
- 지속적 집중력(sustained attention)

간이인지상태(cognitive screening)
- 기억(memory)
- 언어(language)
- 지각(perception)

뇌신경평가(cranial nerve assessment)

가돌림신경(CN V; 외전신경)
- 아래턱 벌리고 닫기
- 턱 옆으로 움직이기(lateralization)
- 근력, 아래로 깨물기(bite down)

얼굴신경(CN VII; 안면신경)
- 쉴 때 얼굴 근육
- 얼굴을 일그러뜨리기, 웃기
- 눈썹 올리기
- 저항에 대항하여 입술 닫기

척수더부신경(CN IX), 미주신경(CN X)
- 구역반사
- 목젖(velum)
- 음성(voice)
- 기침
- 마른 삼킴(dry swallow)

혀밑신경(CN XII; 설하신경)
- 혀의 움직임
- 혀의 근력
- 섬유성 연축, 근 위축

구강내 조사(oral cavity inspection)
- 손상, 아구창(thrush)
- 수분
- 치열(dentition)

삼킴검사(test swallow)
- 묽은 액체(thin liquid)
- 되직한 액체(thick liquid)
- 푸딩 점도(pudding consistency)
- 반고형식(semisolid)

경부 청진 결과(cervical auscultation results)
- 정상소리
- 비정상적 소리
- 삼킴 지연
- 호흡의 변화

식사시간 관찰(mealtime observations)
- 자세
- 환경
- 혼자 하는 섭식 기술
- 보조도구 사용
- 도움의 필요량
- 식사 단계
- 호흡패턴 변화

CN, Cranial Nerve.

장애와 관련된 환자의 임상적 평가를 위한 체크리스트가 Box 9-2에 제시되어 있다.

연구자들은 삼킴을 위한 임상 평가에서 어떤 요소가 장애를 정의하고 탐지하는데 좀 더 중요한 역할을 하는지 확인하기 위해 노력해왔다. 특히 뇌졸중 환자에서 연하장애를 의심할 수 있는 근거 요소들은 발성장애(dysphonia)[쉰 목소리(harshness)와 숨소리가 섞인 음성(breathiness)], 젖은 목소리(wet-sounding voice), 조음곤란(dysarthria), 열악한 분비물 관리(poor secretion management), 삼킴 시도 시 기침, 감소된 후두 올림 등을 포함한다. 임상 평가를 통해 이런 특징들 중 몇몇이 발견되었다면, 이러한 임상 지표들을 통해 연하장애를 예측하고 안전하지 않은 삼킴을 의심할 수 있게 한다. McCullough 등은 발견되는 임상지표들이 많을수록, 개별적인 하나의 징후보다 흡인을 더 강하게 예측하는 인자가 될 수 있다고 보고하였다.

임상 관찰

신체적 평가는 환자의 의학적 상태에 대한 기초적 관찰을 통해 완성될 수 있다. 특히 이러한 관찰은 의학적이나 수술적 치료 후 침상에 누워만 있는 환자들에게 유용하다. 삼킴 수행을 증진시키는 몇 가지 치료적 방향성은 임상 관찰만을 통해서도 세워질 수 있다.

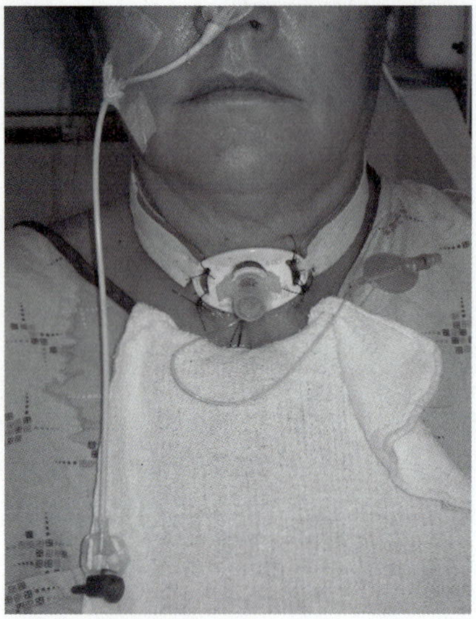

그림 9-2 환자는 구멍이 작은 튜브를 하고 있다. 튜브는 코에 궤양을 피하기 위해서 콧구멍에서 떨어져 테이프로 붙여져 있고, 편안함을 위해 뺨에 테이프로 붙여 놓았다.

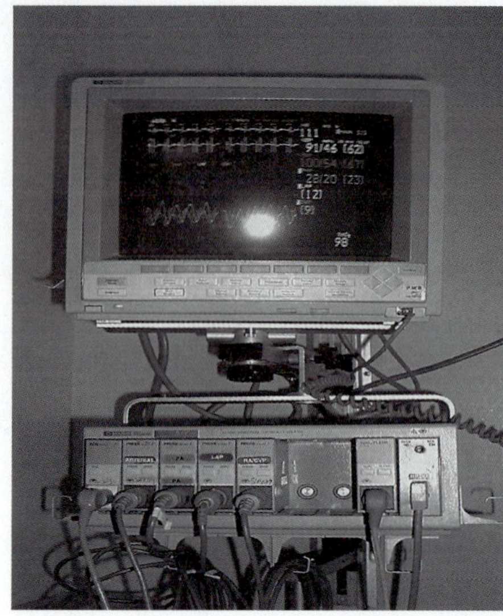

그림 9-4 침상 옆 모니터는 산소포화도(%), 심장 박동 수, 혈압을 한 화면으로 보여준다. 산소포화도는 손이나 발에 부착된 센서로 관찰된다. 이 화면 오른쪽 아래 모서리 부분에서 산소포화도는 98%로 읽을 수 있다.

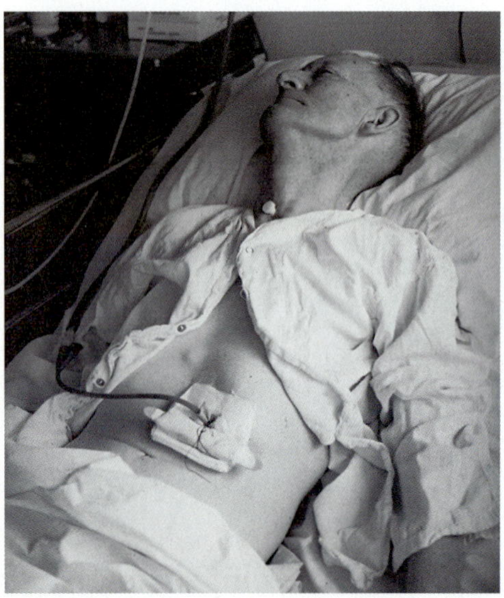

그림 9-3 환자가 위창냄술관을 하고 있다. 환자는 머리위에 매달린 백에서 튜브를 통해 특별한 유동식을 공급받는다.

섭식관

입으로 먹을 수 없는 환자들은 섭식관(feeding tubes)를 통해 영양의 일부분 및 전부를 공급받는 경우가 많다. 코에서 위까지 삽입된 비위영양관(nasogastric tubes)은 의료 기관에서 쉽게 볼 수 있다(그림 9-2). 섭식관에는 다양한 사이즈가 있는데, 좀 더 큰 관은 막힘없이 음식물을 통과시킬 수 있으며, 좀 더 작은 것은 보다 유연하며, 환자에게 편안함을 느끼게 한다. 건강한 사람들을 대상으로한 연구에서 비위영양관을 적용할 경우 튜브의 크기에 관계없이 인두 삼킴 과정을 느리게 할 수 있다는 것을 보여준다. 위창냄술(gastrostomy)이나 공장창냄술(jejunostomy)을 통해 적용하는 섭식관은 환자가 섭식 펌프나 걸이에 매달아둔 백에 연결되어 있지 않다면 평상시에 보이지 않을 수도 있다(그림 9-3). 어떤 환자들은 팔의 정맥이나 카테터를 통한 정맥영양공급관(intravenous feeding catheters)을 통해 수분과 영양분, 또는 약물등을 공급받게 된다.

기관절개관

기관절개관(tracheotomy tubes)은 의료진이 분비물 제거(pulmonary toilet)를 위해서 폐로 가는 통로가 필요할 때 삽입하게 된다. 환자가 호흡에 어려움을 겪거나 상부 기도가 외상이나 수술로 인해 막혔을 때에도 기관절개관을 삽입하게 된다(8장 참조).

호흡패턴

오랜 침상 생활을 하는 환자들 중에는 폐의 환기를 돕고 산소를 공급하는 입위 마스크나 코 위에 캐뉼라를 끼워 인공호흡기에 연결하는 경우가 있다. 대부분의 임상가들은 의료진이 구강 섭식을 시도하기 전에 인공호흡기의 도움에서 벗어나게 되는 것을 선호한다. 인공호흡기에 의존한 환자가 빠른 호흡률(40회 이상/분)을 보일 때는 기도 보호를 위한 충분한 시간이 확보되지 않는다. 호흡률과 산소포화도는 피부에 센서를 부착하여 측정하고, 센서와 연결된 화면을 통해 관찰된다. 90% 이하로 떨어지는 산소포화도(동맥혈에서의 산소비율)는 연하장애의 위험을 보일 수 있는 수치이다(그림 9-4). 근위축성측삭경화증을 앓고 있는 환자들에서도, 줄어들고 있는 호흡량은 기도 보호의 장애를 예측 할 수 있는 지표가 된다.

정신 상태

침대에 누워있는 환자의 관찰은 정신 상태(mental status)를 판별하는 예비 지표가 될 수 있다. 예를 들어, 검사자가 방 안에 들어왔을 때 의식이 명료한 환자는 종종 구두로 인사하거나 시각적으로 눈 마주침을 보여준다. 이런 긍정적 반응은 검사자에게 환자가 나머지 신체적 평가에서 협조할 수 있을 것이라는 가정을 하게 한다. 검사자의 출입에 현저하게 민감하지 않거나, 지속적인 격려 후에도 집중을 지속할 수 없는 환자라며, 아마도 안전하게 구강 섭취할 가능성은 적다. 신체적 평가는 환자의 협조 능력에 따라 획득하는 결과의 질이 달라진다. 집중력 결핍이거나 과도한 불안을 보이는 비협조적인 환자나 각성시키기 어려운 환자는 하루 동안 주기적으로 재검사를 해야 한다. 몇몇의 경우, 약물 부작용이 정상적 정신 상태를 방해할 수 있다. 이와 반대로 약물이 정신 상태를 향상시킬 수도 있다. 만약 환자가 평가에 협조를 잘 한다면, 정신 상태 평가를 위해 지남력, 언어기술, 지각력, 기억력 등을 검사한다. 이러한 평가를 통해 검사자는 연하장애 치료동안 협조하고 적극적으로 치료에 동참하려는 환자의 의지와 투여해야할 도움의 정도를 파악할 수 있다. 예를 들어, 혼란스러워하고 지남력이 떨어지는 환자들을 치료하기 위해서는 최대 도움이 필요할 수 있고, 협조가 잘 되는 환자라면 치료 및 식사 시에 도움의 양을 많이 필요로 하지 않을 것이다.

Practice Note 9-2

급성기 외상성 뇌손상 환자들은 종종 공격적이 되고, 삼킴 기전의 정형화된 평가에 대한 협조가 불가능하다. 24세의 이 환자는 간호사들에게 공격적이고 기관절개관과 섭식 튜브를 뽑아버릴 위험성이 있었기 때문에 이동을 금지하고 침대에 머물도록 하였다. 나는 신체적 평가를 시도하기 위해 그를 앉은 자세로 만들 필요가 있었다. 안정을 위해 억제가 필요하긴 했지만 앉히고 나서도 그의 좋지 않은 인지상태 때문에 신체적 평가에 협조하려 들지 않을 것이 분명했다. 그러나 그는 이해력이 떨어지긴 했지만 나에게 주의를 기울였고, 정상적인 목소리를 낼 수 있었으며 침을 삼키는 징후가 관찰되었다. 그가 삼킴 반응에 반응할 수 있다는 것이 판단되어, 나는 그에게 기관절개관을 통해 이물질이 나올 염려가 없으며, 기침 없이 즉각적으로 삼키도록 얼음조각 한 스푼을 주었다. 때때로 협조적이지 않은 환자에게서 조차도, 삼키는 것에 대한 정보를 수집할 수 있다. 어떤 환자들은 뇌신경 평가에 필요한 인지기술을 가지고 있지 않지만, 스푼을 가지고 음식물을 먹는 학습된 행동을 수행하기도 한다.

CLINICAL CORNER 9-1

65세의 우뇌 병변 환자가 상담을 받았다. 그는 왼쪽 편마비가 있고 왼쪽 얼굴에 근육약화를 보였다. 환자는 액체를 마실 때마다 숨이 막혀했지만, 특히 걱정스러워 보이진 않았다. 고형식을 시도할 때, 그는 빠른 속도로 먹었고 언제 병원을 떠날 수 있을지 물었다.

논리적 사고

1. 이 환자가 액체를 마실 때 질식을 염려하지 않는 이유는 무엇일까?
2. 어떤 다른 행동 요소들이 그의 식사동안 함께 평가 되어질 수 있을까?

뇌신경 검사

2장에서 언급한 바와 같이 여러 뇌신경들이 삼킴에 관여 한다; 뇌신경 V, VII, IX, X, XI, XII. 냄새와 맛에 대한 인식이 문제라면 1번 뇌신경의 평가를 필요로 한다. 삼킴을 위한 머리와 목 근육의 평가에서도 이러한 뇌신경들을 고려하여 정보를 수집해야 한다. 이러한 방법의 적용은 다음과 같다. 일단, 쉽게 볼 수 있는 근육을 검사한 후 계속해서 구강과 구인두를 검사한다. 입안에 들어온 음식덩이를 지각하지 못하는 환자라면 구강 내 감각에 대한 평가도 수행되어야 하지만, 일반적인 평가는 대체로 관련된 근육의 운동적 측면에 초점이 맞춰진다. 검사자는 어떤 비정상 움직임이 있는지 찾아야 하는데, 여기에는 휴식기 비대칭, 근력약화, 비정상적인 움직임과 자발적 삼킴시에 나타나는 비정상적인 움직임을 포함한다.

얼굴 근육

얼굴 근육(facial muscles)에 대한 평가는 쉴 때와 입술을 오므리고 웃는 동작을 할 때 환자의 관찰을 통해 이루어진다. 검사자가 입술을 벌리려는 것에 저항하여 입술 닫기를 유지하도록 요구하는 것은, 입술의 힘을 판단하기 위한 검사로 쓰일 수 있다. 위, 아래 얼굴 근육은 상위운동신경원 손상과 하위운동신경원 손상을 구별하는 방법으로 적용될 수 있다.

CLINICAL CORNER 9-2

58세 여자 환자가 지난 3개월 동안 체중이 줄고 연하장애 증상이 심해져 외래로 방문했다. 그녀는 5년 전에 편도 암으로 일련의 방사선 치료를 받았다. 임상관찰에서 심한 입벌림 장애를 드러냈는데, 입안에 한 스푼 넣는 것도 매우 힘들어 했다. 그녀는 3주 동안 TheraBite로 치료 받았다 (Atos Medical AB, West Allis, Wis.). 결과적으로 그녀의 입 벌리기는 향상되었다.

논리적 사고

1. 그녀의 입벌림 장애의 원인으로 추측되는 것은 무엇인가?
2. TheraBite는 무엇인가? 그것을 어떻게 사용되나?

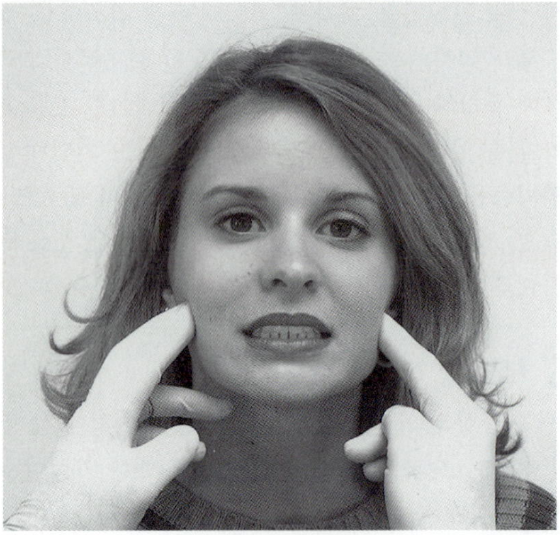

그림 9-5 깨물근(maskette m; 교근)을 촉지하면서 환자에게 깨물고 있으라고 요구하는 것은 5번 뇌신경의 운동기능 통합에 대한 정보를 제공한다.

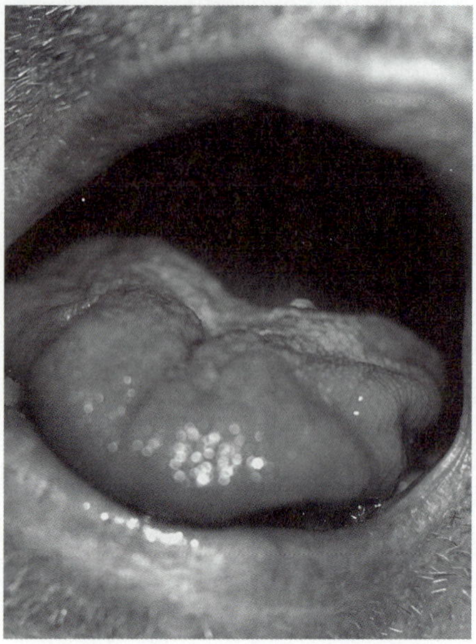

그림 9-6 하위 운동신경원 손상은 혀 표면 전체에 걸친, 깊은 고랑처럼 보이는 심각한 혀의 위축(조직 규모의 손실)을 통해 추정할 수 있다.

씹기 근육

씹기 근육(muscles of mastication)의 평가는 환자가 턱을 위와 아래, 옆으로 움직이게 함으로써 시작한다. 입 벌리기 제한(입 벌림 장애, trismus)에도 주목해야 한다. 씹기 근육의 힘은 환자가 아래로 깨물고 있을 때 주변 근육을 만져봄으로써 알 수 있다(그림 9-5).

병적 반사

뇌줄기 단계에서 일어나는 원시 반사는 씹기와 삼킴의 기전을 변화시킨다. 정상 성인에서 이러한 반사는 뇌의 고위중추로부터 억제된다. 성인 환자에서 병적 반사가 관찰된다면 고위억제중추가 손상되었음을 의미한다. 이러한 병적 반사(pathologic reflexes)는 양쪽 대뇌 반구나 전두엽 손상(frontal lobe damage)이 있는 환자에게서 흔하다.

빨기 반사(suck reflex)는 반사 망치로 윗입술을 두드리거나 혀끝으로 빠르게 입술을 쓰다듬어서 유발시킬 수 있다. 자극 방향으로 입술이 움직이는 것은 비정상적인 반응이다. 깨물기 반사(bite reflex)는 종종, 중증 신경학적 손상이 있는 환자에게서 혀끝으로 잇몸(gums)이나 입술, 치아를 만질 때 강하게 턱을 닫는 형태로 관찰된다. 이 반사는 구강 안쪽의 검사를 더 이상 진행할 수 없게 만들기 때문에 검사자에게 특히 문제가 될 수 있다. 아래턱에 힘을 주려는 시도는 대개 강한 깨물기의 형태로 나타난다. 검사자는 아래턱뼈(mandible) 탈구나 골절을 일으킬 수 있는 강한 저항은 피해야 한다. 몇몇 환자에게서 나타나는 지속적인 입 벌림은 수저나 음식 같은 물체 자극이 입으로 다가오는 것이 보일 때 발생한다. 깨물기 반사가 섭식 관리를 방해할 수 있는 것처럼, 이러한 입 열기 반사(mouth-opening reflex)는 섭식 계획에서 도움을 줄 수 있다.

혀 근육

혀 근육 검사에서 검사자는 환자에게 혀를 앞으로 내밀고 양옆으로 움직이도록 지시한다. 빠른 혀 움직임을 관찰하는데, 환자에게 "타" 같은 혀 끝 소리(tongue-tip sounds) 빠르게 반복하게 함으로써 평가할 수 있다. 또한 환자에게 음식덩이를 이동시키는 동안 혀 끝(tongue blade)을 입천장을 따라 움직이도록 지시한다. 혀 끝에 가해지는 저항에 반하여 혀를 밀어내는 것은 검사자에게 혀의 대략적인 힘을 추정하게 한다. 혀의 위축이 의심된다면, 가쪽 면을 따라서 혀를 조사한다. 위축이 보인다면 근연축(fasciculation)이 관찰되는지 찾아본다(그림 9-6). 이 두 특징은 하위운동신경원 손상과 관련있다. 만약 환자가 암으로 인한 혀절제술을 받았다면, 수술 후 남은 부위가 얼마만큼인지 주목해야 한다. 환자에게 재건된 부분과 재건되지 않은 부분을 만지는데 대한 느낌과 차이를 물음으로써 재건된 부분의 혀 끝 감각을 검사할 수 있다. 혀 부위 중에서 가장 민감한 부위를 아는 것은 치료를 하는 동안 음식을 놓는 위치를 고려하는데 중요하게 작용할 수 있다.

구강

구강 평가는 환자의 입을 벌리게 하여 구강내 손상을 확인한다. 유백색의 칸디다증(구강아구창, thrust)은 균에 의한 감염을 의미한다(그림 9-7). 이는 면역계가 급성이나 만성으로 악화되어온 사람들에게서 자주 볼 수 있는데, 이를 치료하지 않

CLINICAL CORNER 9-3

48세의 여성 환자는 치과의사에게 낮 동안은 아니지만 밤에 침 때문에 숨이 막힌다고 말했다. 그녀는 탄산음료 때문에 숨이 막힌다는 것을 인정했다. 치과의사는 그녀를 작업치료사에게 삼킴 평가를 의뢰했다. 신체적 평가 결과 그녀의 혀 왼쪽 측면에서의 약한 위축을 제외하고는 정상이었다.

논리적 사고

1. 그녀의 혀 위축을 설명할 수 있는 장애는 무엇인가?
2. 작업치료사는 평가 후 어디에 진료를 의뢰해야 하는가?

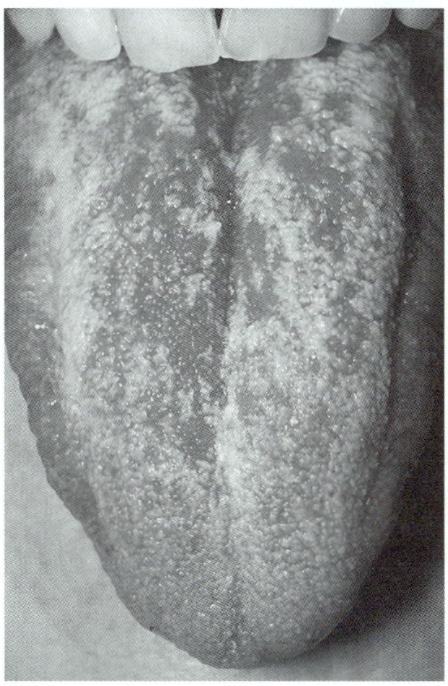

그림 9-7 혀 위에 보이는 백색 반점들이 구강칸디다증(아구창)이다.

고 방치한다면 삼킴통증(odynophagia)을 야기할 수 있다. 또한 침의 양도 평가해야 한다. 구강건조증(xerostomia)이 있는 환자들은 구강 전체에 걸쳐서 습기가 거의 없으며, 이로 인해 맛을 잘 느끼기지 못한다. 구강건조증이 있는 환자들의 경우 지나치게 붉거나 분비물이 걸쭉해질 수 있다. 치열(dentition) 역시 구강 평가시에 확인한다. 치열이 고르지 않거나 틀니가 맞지 않는 것도 연하장애에 영향을 줄 수 있다.

구인두

구인두의 평가는 휴식시와 발음하는 동안에 목젖(velum) 관찰을 통해 이루어진다. 구역 반사를 평가하기 위해서는 설압자로 혀 등쪽 뒷부분의 양쪽, 가쪽을 자극한다. 환자가 구토 반응을 보이면, 목젖이 대칭적으로 올라가는지, 기침을 하는지 등에 주목한다. 어떤 환자들은 혀기저부(tongue base)가 자극 될 때까지 구역 반사가 보이지 않는다. 기침이 동반되는 구역반

Practice Note 9-3

초보 임상가에게는 특히 구역반사의 평가가 어렵다. 구역반사의 유발은 환자에게 불편감을 불러일으키고, 간혹 실제 구토를 유발할 수도 있다. 숙련된 검사자는 일상적인 혀 끝에 대한 구강 검사의 한 부분으로서 우연을 가장해 자극을 적용한다. 환자에게 구역반사를 확인할 것이라고 알리는 대신, 목 뒤편의 감각을 검사한다고 말하는 것이 좋다. 목젖 아래 혀 등의 양쪽 측면을 재빠르게 눌러 시행한다. 반응의 지속시간은 2초를 넘어서면 안되고, 이때 여린입천장의 반응을 확인한다. 손전등의 사용이 도움이 될 수 있다.

사는 구인두(목젖)와 후두단계에서 9번 뇌신경(성대 닫힘)과 10번 뇌신경(감각)의 통합이상에 대한 정보를 제공해 준다. 구역반사 존재 유무가 환자가 정상 삼킴 반응에 대한 판단이나 흡인의 위험을 나타내는 표지자는 아니다. 삼킴을 위한 뇌신경 검사에서 비정상적인 결과를 구분할 때 역시 구역반사의 결핍을 주요 요소로 다루지는 않는다. 하지만 몇몇 검사자들은 이런 반사의 결핍이 환자의 삼킴에 부정적 영향을 끼친다고 말한다.

인두

삼킴 반응의 신체적 평가를 통해 인두기능을 파악할 수 있는 검사는 없다. 몇몇 환자에게서, 위인두 수축근(superior pharyngeal constrictor)의 활동을 뒤인두벽이 수축할 때나, 가성발성(falsetto voice)이 나올 때처럼 활발한 구역반사 후에 관찰될 수 있다. 인두수축근의 활동은 내시경을 통해 가장 잘 살펴볼 수 있다.

후두

환자가 발성을 하거나 대화할 때 자신의 목소리 질을 확인하게 하는 것은 발성 동안에 조음구조물들의 통합과 기도 보호기전의 통합에 대한 유용한 정보를 제공해준다. 발성은 검사자가 삼킴과 관련한 신경근육계의 상태를 평가하는 지표로 사용될 수도 있다. 검사자는 발성의 지속기간, 목소리의 질(쉰 목소리, 숨소리 섞인 소리, 귀에 거슬리는 소리), 음높이, 세기 등에 주목한다. 환자의 조음 능력 역시 연하장애의 단서를 제공한다. 과다콧소리(hypernasality)는 입천장인두(palatopharyngeal) 기능의 손상을 의미하며, 적은 콧소리(hyponasality)는 코인두의 확장이나 코가 막혔음을 암시한다. 발성과 말하기의 기전이 손상되지 않은 환자들이라면, 임상가는 연하장애의 원인이 식도의 하부에 있거나, 식도와 하부식도조임근의 기능과 관련된 것이라는 합리적 결론을 내릴 수도 있다. 지속적인 신체적 평가를 통해 말초의 감각-운동 삼킴기전을 확인하는 것이 중요하다.

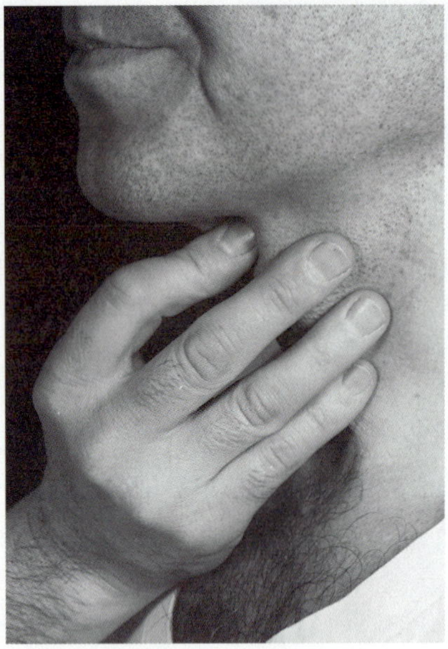

그림 9-8 검사자는 삼킴 반응에서 유발되는 후두 올림을 촉지하기 위하여 목뿔 패임 위치에 손을 댄다.

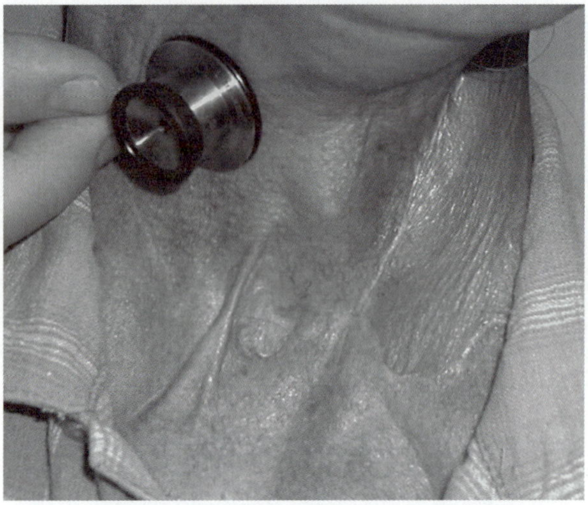

그림 9-9 목의 옆쪽에 청진기를 대는 것은 삼킴 반응에 관한 중요한 청각적 정보를 제공할 수 있다.

목뿔 패임 수준(그림 9-8)에서 후두를 촉지하는 동안 환자에게 마른 침 삼킴을 유도하는 것은 검사자가 후두상승 범위와 후두상승의 유무를 확인하는 것을 돕는다. 정상적인 후두의 상승범위는 2~4cm이다.

삼킴 검사

확연한 신경학적 손상이 없고, 기도 보호 기전이 작동할 뿐만 아니라, 협조적이고 의식이 명료한 환자라면 검사자는 실제 음식을 통한 삼킴 반응을 평가할 수 있다. 실제 음식을 통한 평가는 검사자에게 삼킴 역학에 대한 주요한 정보를 제공하기 때문에 구강 섭식 이전에 필수적이다. 이러한 실제 검사와는 별개로 각 뇌신경에 대한 평가는 별도로 이루어져야 한다. 실제 음식을 통한 평가는 삼킴에 관여되는 모든 근육의 조화된 움직임과 통합을 보는 기회를 제공한다. 대부분의 검사는 묽은 액체에서부터 끈적끈적한 액체, 푸딩과 부드러운 음식, 씹기가 요구되는 음식 순으로 이루어진다. 부분적으로 흡인의 발생이 예상되고, 기도 보호를 위해 기침을 할 수 있는 능력이 부족하다면, 상대적으로 안전한 음식부터 평가를 시작하는 것이 바람직하다. 양이 많은 묽은 액체보다는 양이 적고 점도가 낮은 액체가 훨씬 안전을 확보해주는 음식이 된다. 으깬 얼음 한 스푼은 비교적 안전한 음식으로, 잇몸에 얼음의 질감과 차가운 자극을 주어서 씹기 반사를 유발하는 좋은 수단으로 적용될 수 있다.

일단 환자가 적절하게 인두를 올리고 적당한 보호적 기침을 할 수 있다고 판단되면, 검사자는 다른 질감과 농도의 음식을 가지고 평가를 진행할 수 있다. 평가를 시작하는 음식의 부피(양)는 대개 5~10ml의 범위로 비교적 작은 음식덩이로 시작하고, 이를 성공한다면 보다 큰 음식덩이를 적용한다. 전통적으로 음식의 질감을 바꾸는 것보다 부피 변화를 먼저 적용한다. 빨대를 사용한 액체의 섭취는 더 길고 더 조화된 기도 보호 기전을 필요로 하므로 보다 어려운 음식물 섭취 방법이 된다. 임상가들은 구강준비기에서 치아로 음식을 씹고 혀로 모으는 등의 음식덩이를 준비하는 모습 역시 관찰해야 한다.

삼킴 반응이 지연되는지 아닌지의 판단하는 임상적 방법의 하나는 경부 청진법의 사용이다. 검사자는 청진기를 목의 성대주름 위치에 두고 삼킬 때 들리는 소리를 관찰한다(그림 9-9). 삼킴 전에 들리는 소리는 음식덩이를 삼키기 좋은 형태로 만들기 위한 혀의 움직임이 내는 소리이다. 삼킬 때 일어나는 소리는 음식덩이가 크면 클수록 더 큰 소리를 낸다. 검사자는 또한 청진기를 통해 환자의 호흡 속도를 확인해야 한다. 삼킴 반응이 일어나기 전과 삼킴 반응이 일어난 후의 호흡 패턴 비교가 행해져야 한다. 호흡 속도의 확인된 변화 및 울혈성 호흡의 상승은 기도 흡인의 신호로 판단될 수 있다. 삼킴이 일어나는 동안에는 호흡이 멈춰야 하는데(무호흡기, apnia), 짧은 무호흡기 동안에 들리는 두 개의 파열음은 삼킴이 정상적으로 일어났다는 것이다. 첫 번째로 들리는 파열음은 인두로 들어간 음식덩이의 양과 관련이 있고, 두 번째 파열음은 인두에 남아있다가 식도로 들어가는 음식덩이와 관련된 소리이다(그림 9-10). 삼킴에서 들려지는 두 번의 파열음의 패턴은 시기적으로 일관되기 때문에, 검사자는 정상 삼킴 환자의 소리를 들은 후, 비정상 패턴에서 어떤 식으로 삼킴 지연이 일어나는지 비교를 통해 확인할 수 있다. 삼킴 후에 일어나는 짧은 내쉼은

Practice Note 9-4

삼킴과 관련되어 들리는 3가지 소리에는 고주파와 저주파가 있다. 첫 번째 들리는 2가지 소리는 저주파 에너지이고, 마지막 소리(내쉴 때의 파열음)는 고주파에너지이다. 마이크나 가속도계를 통해 삼킬 때 들리는 주파수 스펙트럼을 감지할 수 있다.

Hamlet 등은 청진기를 통해 들리는 주파수의 반응 특징을 연구했고, 이를 통해 삼킴의 요구조건들을 충족시키는 2가지를 확인했다: Littman Cardiology II(3M, st paul, Minn)와 Rappaport-sprague pediatric size(Hewlett-packard, palo Alto, calif). 청진기에는 편평한 진동판이 있는 면과 오목하게 패인 쪽이 있는데, Hamlet 등은 오목하게 패인 쪽이 삼킴과 관련된 소리를 판별하는데 더 유리하다고 하였다.

단일의 짧은 에너지 파열음으로 들을 수 있다(성문밑 공기 압력의 방출). 이러한 내쉴 때 들리는 파열음은 정상 삼킴에서 쉽게 관찰되고, 나이와 음식덩이 부피에 영향을 받는다.

Uyama 등은 머리/목 암 환자들에게 삼킴 후 자발적으로 숨을 내쉬라고 지시하였는데, 목을 통한 청진이 정상 삼킴과 연하장애를 구별하는 방법으로 효과적이라고 제시하였다. 청진을 통한 0-500Hz의 주파수대 변화는 정상 삼킴과 비교하여 연하장애 환자들에게서 두드러졌다. 또한 Borret 등은 정상 성인, 노인, 연하장애 환자들을 대상으로한 삼킴의 청음 기록에 대한 7가지 매개변수를 평가할 때 타당한 검사자간 신뢰도를 발견했다고 발표하였다. 경험이 많은 임상가들은 청진을 통해 70%의 민감도와 94%의 특이도로 흡인 또는 침습을 신뢰성 있게 감지할 수 있었다. Borret 등은 경부 청진법이 임상 평가의 일부로 기도 흡인을 판별하는데 효과적으로 쓰일 수 있는 평가법이라고 결론지었다. 컴퓨터를 통한 호흡/삼킴 순서의 청각적인 분석이 그림 9-11에 제시되어 있다.

섭식 평가

신체적 평가에 대한 협조가 불가능하고, 연하장애 합병증이 예상되는데도 여전히 구강 섭취를 하는 환자들은 침상에서 신중한 관찰을 통해 부분적으로 평가할 수 있다. 침상 정보는 섭취하는 음식에 대한 종류를 포함하여, 식사 환경이 아침에서 점심, 저녁까지 다 다르기 때문에 3끼의 식사를 모두 관찰하여 정보를 수집하여야 한다. 피로로 인해 식사 끝무렵의 환자 상태가 변화할 수 있기 때문에, 가능하다면 식사의 처음과 끝에 이르기까지 전체 시간의 관찰이 이루어져야 한다.

환경

뇌의 피질 손상으로 인해 연하장애를 보이는 환자는 매우 산만하다. 주의산만한 환자에게 먹는 동안 이야기를 시키거나, 섭식 과정에 참여하도록 독려하지 않는다면 삼킴에 대한 안전성은 떨어질 수밖에 없다. 일반적인 주의산만의 원인에는 섭식을 도와주는 사람이 식사 시간에 라디오나 TV를 틀어놓거나, 환자에게 언어적인 반응을 요구하는 것을 포함한다. 또 다른 주의산만은 환자로 인한 것이다. 예를 들어 환자의 안경이 적절히 위치해있지 않아서 집중이 이루어지지 않을 수도 있고, 맞지 않는 틀니가 불편함을 야기할 수도 있다.

섭식

환자가 자가 섭식을 한다면 다음의 사항들을 평가해야 한다. 식사와 관련한 모든 용기를 열 수 있으며, 식사와 관련한 기구(숟가락, 젓가락, 포크 등)를 적절히 사용하는가? 섭식 속도는 적절한가? 베어무는 크기는 적절한가? 빨대를 사용하거나, 컵으로 액체를 마시는데 수행의 차이점이 있는가? 환자가 특수

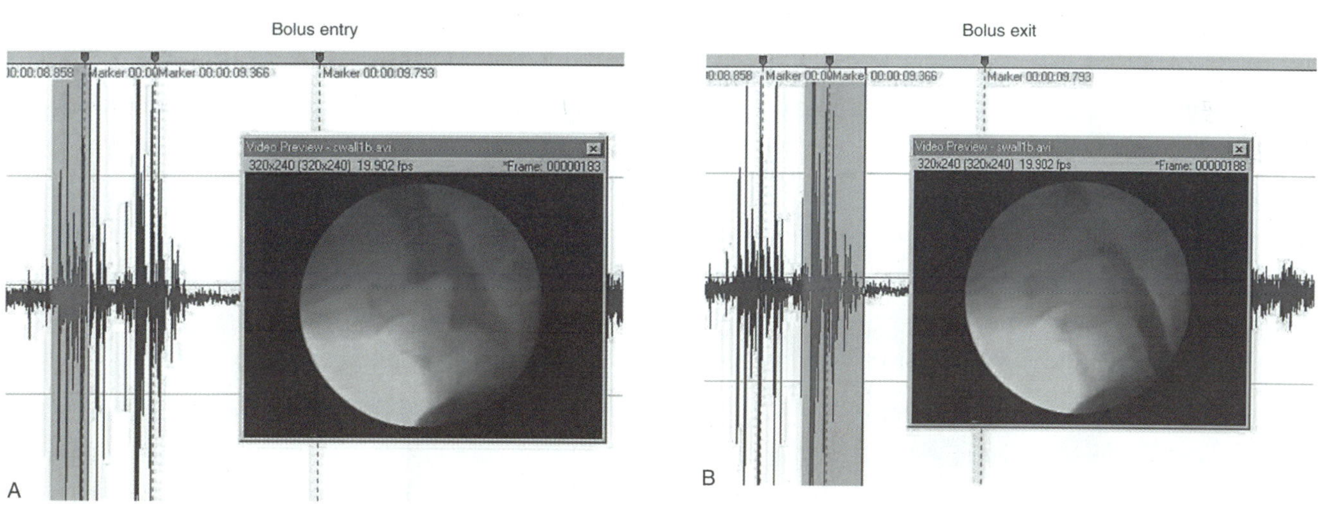

그림 9-10 A 삼킴의 비디오투시 사진과 상응하는 청각적인 패턴의 동시적인 기록. 삼킬 때 들리는 첫 번째 파열음은 인두로 들어가는 음식덩이와 관련된다. B 두 번째 파열음은 인두를 떠난 음식덩이가 식도로 들어가는 것과 관련되어야 나타난다(Courtesy T. Neil Mckaig.).

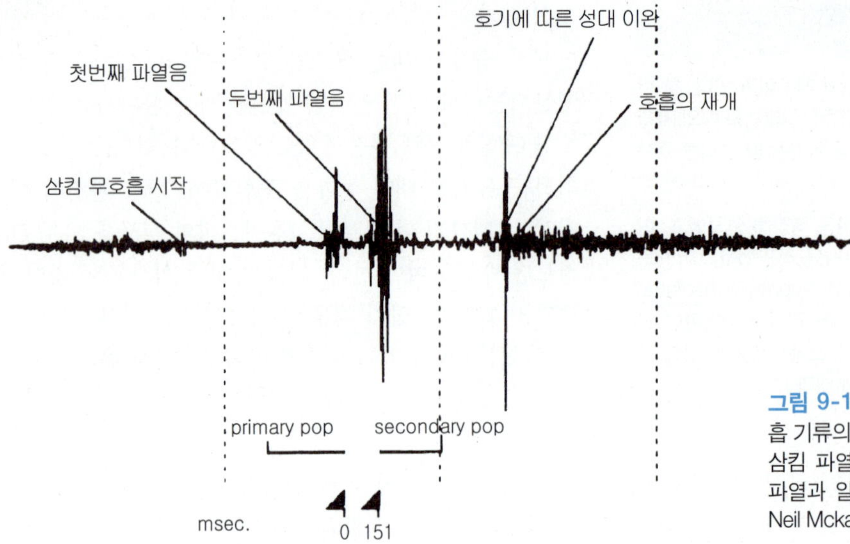

그림 9-11 정상 삼킴 순서에 따른 청각적 표현. 호흡 기류의 중지와 무호흡 기간 안에 발생하는 두 개의 삼킴 파열음(첫 번째와 마지막 점선), 뒤이은 호기의 파열과 일회성 호흡의 재개로 표시된다(Courtesy T. Neil Mckaig.).

한 섭식 기구를 사용해야 한다면 그런 기구를 활용할 줄 아는가? 틀니가 필요하다면 적절하게 잘 맞추어져 끼워졌는가?

자세

척추를 곧게 세운 자세가 삼키기에 가장 좋은 자세이기 때문에, 환자가 이러한 자세로 식사를 시작하고 이 자세를 유지하며 식사할 수 있는지 파악하는 것은 중요하다. 환자가 기도 보호의 한 방법으로 턱 내리기 자세와 같은 특별한 자세를 취해야 한다면(14장 참조), 검사자는 이 자세를 환자가 할 수 있는지 관찰해야 한다. 위창냄 튜브로 섭식하는 환자도 위로부터의 역류 가능성을 피하기 위해 침대 머리맡이 올려져야 한다.

먹기

식이 단계와 섭취하는 음식의 종류는 반드시 기록되어야 한다. 몇몇 환자들은 그들의 장애와 현재의 섭취 능력과 무관한 식이를 제공받는다. 액체의 농도는 적절한가? 환자는 반고형식과 액체 중 어느 것의 섭취에 더 어려움을 보이는가? 환자의 씹기 능력이 적절한가? 삼킴 반응은 시기적절하게 일어나는가? 환자가 삼킴의 전, 중, 후에 걸쳐 숨이 막혔던 적이 있는가? 등 전반적인 환자의 능력과 상태를 확인해야 한다. 이 때, 경부청진의 사용이나 후두 올림 관찰은 환자의 능력을 판단하는데 도움이 될 수 있을 것이다. 몇몇 환자에게서 피로감이 안전한 삼킴을 방해할 수 있기 때문에, 검사자는 환자의 피로도가 높지 않은 시간대를 이용해 음식을 섭취시키는 방법을 강구할 수도 있다. 환자가 섭취한 전체 음식의 양과 식사에 소요된 전체 시간의 측정은 삼킴의 효율성의 반영하는 중요한 표시이며, 삼킴 치료 후에 기능상의 결과 변화 자료로서 유용하게 사용될 것이다.

흡인 탐지를 위한 검사

흡인의 발견을 위한 비디오투시검사와 임상 평가의 비교 연구에서, 임상 평가를 통한 흡인의 판별은 비디오투시검사와 비교하여 최대 60~70%의 정확도를 보였다. 이런 결과는 기도 흡인을 확인하는 임상적 평가의 정확도를 높이기 위한 수많은 연구로 이어졌다. 임상 평가의 정확도를 높이려는 다양한 연구들이 이어진 또 다른 이유로는, 많은 임상가들이 흡인을 시각화하여 보여주는 비디오투시검사와 같은 도구적 검사를 쉽게 이용하지 않는다는 것이다. 흡인에 대한 판별의 실패로 나타나는 결과는, 환자들의 이환율과 사망율을 높이는 주요인 중 하나인 흡인성 폐렴의 유발이다.

흡인을 예측하는 대부분의 연구는 흡인의 발생 위험이 높은 급성 뇌졸중 환자들이 연구의 주 대상이 된다. 이들을 대상으로 내시경검사나 비디오투시검사와 같은 도구적 검사와 임상적 평가의 흡인 판별력을 비교한 다양한 연구들이 있다. Mann과 Hankey는 흡인의 분명한 독립 예측 변수를 확인하기 위해, 71명의 뇌졸중 환자들을 대상으로 삼킴과 관련한 23개의 임상적 특징들을 회귀분석을 통해 분석하였다. 연구 결과, 흡인의 강력한 예측변수로는 인두 반응의 손상, 남성, 신체 장애와 동반된 뇌졸중(바델 지수 60 이하), 불완전한 구강 청결, 입천장 약화 또는 비대칭, 마지막으로 70세 이상의 나이를 포함했다. 그들은 이러한 6가지 변수들을 통해 흡인 위험을 판별할 수 있으며, 임상적 평가의 정확도를 높일 수 있다고 주장했다. Edelman 등은 화상으로 인한 연하장애 평가가 의뢰된 환

CLINICAL CASE EXAMPLE 9-2

고령의 여성 노인이 고관절 전치술을 목적으로 병원에 입원하였다. 그녀의 과거력 조사에서 아동기 소아마비의 경험과 고혈압(hypertension), 관상동맥성 심질환(coronary heart disease, CHD) 등이 주목할 만 했다. 고관절 수술 후 간호사는 그녀가 액체류를 먹을 때 숨을 쉬지 못한다고 기록했고, 환자는 작업치료사에게 평가의뢰 되었다.

신체적 평가에서 환자의 의식은 명료하였으며, 지남력과 함께 협조적 태도를 보였다. 그녀는 침대에 바로 앉은 자세로 설득력 있는 대화를 유지할 수 있었다. 그녀는 검사자에게 액체 섭취 후 숨을 쉬지 못하기 때문에 식이 제한을 받으며, 오른 팔에 정맥내 영양공급 튜브가 연결되어 있다고 하였다. 구강 평가에서 혀와 입술의 일반적인 약화를 보였고, 왼쪽보다 오른쪽의 약화가 더 심하였다. 저작 근육의 검사에서는 정상이었다. 그녀의 구강은 전반적으로 구강건조증의 증상이 있었으며, 치아는 없었다. 구역 반사가 나타났지만 느린 양상을 보였으며, 자발적인 기침과 삼킴 반응은 가능하였다. 그녀가 마른 삼킴을 하는 동안 정상적인 후두 올림이 관찰되었으며, 목소리는 두드러지게 쉰 소리였지만 거친 숨소리는 아니었다. 조음곤란도 전혀 보이지 않았다. 5mL의 묽은 액체를 이용한 삼킴 검사에서 후두 올림이 관찰됨과 동시에 큰 기침이 발생했다. 점도증진제를 첨가한 걸쭉한 음식덩이에서는 기침이 관찰되지 않았으며, 지연 없이 삼킴이 유도되었다. 10mL와 20mL로 음식덩이의 양을 증가시킨 경우에도 성공적인 삼킴이 반복되었다. 환자에게 한 숟가락의 푸딩을 주었을 때도 삼킴의 지연이나 기침없이 삼킴이 이루어졌다. 모든 삼킴 시도는 삼킴 지연이 일어날 수 있었는지 판단하기 위해 경부 청진이 적용되었다.

환자는 묽은 액체를 삼키는데 어려움을 호소하였지만, 이 문제는 묽은 액체에 점도증진제를 첨가함으로써 보상되었다. 묽은 액체에 대한 기도 보호의 실패는 최근의 수술에서 기관내관 적용에 따른 기도 폐쇄 반사의 일시적 마비로 인한 것이라고 추측되었다. 보통 기도 폐쇄 문제는 인두기의 움직임 감소에 기인하며 묽은 액체에서 가장 분명히 나타난다. 이러한 가능성은 환자의 심한 쉰 목소리에 의해 뒷받침 된다. 아동기의 소아마비로부터 연수 지배 근육의 일반적인 약화를 가지고 있는 것이 수술 후 후두 단계에서 더 명백해졌다. 연수 지배 근육의 약화는 입술과 혀 근육조직에서 감소된 근력을 통해 입증되었다. 그녀의 구강건조증은 관상동맥질환을 조절하기 위한 약물치료의 부작용이었다. 환자는 부드럽고 점성있는 음식 위주로 구강 식이를 시작했다. 점성 있는 액체의 섭취만으로도 수분 공급이 충분할 수 있다고 여겨져 정맥 영양의 중단이 제안되었다. 기도 폐쇄에 따른 호흡 곤란은 일시적인 것이라 생각되어, 순수한 액체를 구강 섭취하기 위한 예후는 좋을 것으로 판단되었다. 호흡 상태에 대한 지속적인 모니터는 식이 안전성이 확보될 때까지 유지하기로 결정하였다.

자 그룹에서 표준화된 임상 검사가 흡인을 예측하는데 효과적이었으며, 나중에 비디오투시검사를 위한 도구적 방법과도 큰 차이를 보이지 않았다고 발표하였다. 하지만 이 연구의 대상자들은 그들의 병리적인 측면에서 심한 구인두 연하장애를 보인 환자들이었기 때문에, 이 연구 결과들이 임상 평가가 흡인의 높은 예측력을 보인다고 제시한 결과의 편향성을 의심하게 한다. 실제 환자의 평가 및 치료에서는 흡인의 경계선에 있는 경한 환자들에 대한 정확한 판단이 보다 집중적으로 요구될 경우가 많다. Leder와 Espinoza는 임상 평가를 통해, 주요한 흡인의 6가지 임상 특징들을 내시경검사와 비교하였다. 49명의 뇌졸중 환자들을 대상으로한 이 연구에서 연구자들은 임상 평가가 흡인이 일어나는 환자들을 너무 적게 선별해냈고, 내시경검사에서는 흡인이 일어나지 않은 환자들을 너무 과하게 흡인으로 추정했다고 제시했다.

물 검사

물 검사(water test)는 흡인이나 흡인의 위험이 의심되는 환자들을 임상적으로 판별하는 흔한 방법으로, 음식덩이를 구강으로 받아들이는데 충분한 자각과 의식이 명료한 환자들을 대상으로 사용된다. 물 검사는 흡인이 되더라도 음식덩이로 물을 선택했기 때문에 비교적 폐에 위험하지 않다고 판단된다.

물 검사의 첫 번째 시도는 환자에게 3온스(3oz, 85ml)의 물을 삼키도록 한, 3온스 물 검사였다. 3온스 물 검사는 물을 삼킨 환자의 반응에 기초하여 흡인의 임상적 판단을 하였다. DiPippo 등은 3온스 물 검사를 통해 대상자의 34%에서 정확하지 않은 흡인의 예측력을 보였으며, 76%의 민감도와 59%의 특이도를 보고하였다. Garon 등도 3온스 물 검사가 흡인을 판별하는 표준검사로 사용되는데 대한 우려를 표했다. 그들은 혼합된 신경학적 원인을 가진 환자들을 대상으로 비디오투시검사와 3온스 물 검사를 비교하여 연구했다. 이 연구에서는 오직 35%의 환자만이 3온스 물 검사를 통해 정확한 흡인의 여부를 예측하였다.

임상적 평가와 물 검사가 결합된 형태의 연구도 진행되었다. Mari 등은 환자의 증상을 기술하는 체크리스트와 임상 검사를 결합하였다. Lim 등은 흡인이 예상되는 급성 뇌졸중 환자들에게 흡인을 판별하는 방법으로 산소 포화도 측정과 50ml 물 검사를 결합했다. 이 두 검사의 결합은 100%의 민감도와 70%의 특이도를 나타냈다. Tohara 등은 3온스 물 검사, 4g 푸딩 섭취, 인두의 단순 엑스레이 촬영을 포함하는 검사법을 개발하였다. 이 3가지 평가를 조합한 검사법을 63명의 환자들에게 적용하여, 흡인을 판별하는 90%의 민감도와 56%의 특이도를 제시하였다.

순수한 물을 사용한 검사 및 다양한 평가와의 결합이 흡인을 판별하는 선별 장치로써 유용성이 있긴하지만, 연구에 따라 그 민감도와 특이도의 차이가 크게 나타난다. 비교 교차 연구를 통해 이러한 차이가 선택된 대상자의 진단 범주의 차이, 대상자 모집과 환자의 발병 후시간의 차이, 측정된 변수의 차이, 흡인 확인을 위한 참고 검사 등에 의해 유발되는 것으로 조사되었다. 하지만 이러한 차이들은 임상가들이 흡인을 판별하는 임상 검사를 선택하고 적용하고자할 때 어느 방법이 더 좋은지에 대한 판단을 어렵게 한다.

산소 포화도 검사

여러 연구들에서 맥박 산소측정기(그림 9-12)를 사용한 산소포화도(Spo_2) 수치가 흡인 발생을 신뢰할만하게 대표할 수 있는지를 연구하였다. 이런 추정의 근거는 호흡 상태의 변화가 삼킴 중 기도 보호 기전의 변화 신호일지도 모른다는 것에 기초한다. 초기 연구자들은 산소포화도의 하락이 흡인 발생과 관련되어 있다고 확신했다. 최근 Smith 등은 산소포화도 수치의 2% 하락이 흡인을 예측하는데 86%의 민감도를 가졌지만, 낮은 예측치를 보인다고 제시하였다. 그들은 산소포화도의 관찰과 더불어 표준 임상적 평가의 결합이 유용할 수 있다고 결론내렸다. Colony는 산소 포화도와 광섬유 내시경의 동시 측정을 통해 104명의 연하장애 환자와 77명의 비연하장애 환자를 비교하였다. 연구 결과 연하장애 환자 집단에서 산소포화도 감소의 경향성을 발견하였지만, 연하장애 증상이 없는 집단에서도 산소포화도가 감소하는 사람들을 찾을 수 있었다.

변형된 에반스 블루-다이 검사

변형된 에반스 블루-다이(modified evans blue dye, MEBD) 검사는 침상에서 흡인을 판별하는데 사용하는 또 다른 방법이다. 기관절개술을 한 환자들은 비디오투시검사를 위해 방사선 장비가 구비된 측정실로 쉽게 이동할 수 없기 때문에, 침상에서 간편하게 흡인의 여부를 판별할 수 있는 이 검사가 적용된다. 검사 프로토콜은 기관마다 다양한데, 주로 환자에게 푸른색 염료를 섞은 액체나 반고형의 음식덩이가 주어진다. 푸른색은 인체 내에서 관찰하기 힘든 색(non-organic color)으로, 흡인의 발생 여부를 명확하게 판단할 수 있게 하는 색으로 대표된다. 환자에게 푸른색 염료를 섞은 음식덩이를 섭취하게 한 후 일정시간 후에 기관절개 부분에서 흡입(suctioning)을 시행한다. 흡입은 15분 간격으로 반복되고, 이때 기도를 통해 흡인이 발생했다면 흡입을 통한 분비물에 푸른색이 섞여나오게 된다.

Thompson-Henry와 Braddock은 5명의 환자를 대상으로 한 MEBD 검사 결과를 보고하였다. MEBD 검사에서는 어떤 환자도 흡인의 발생을 찾을 수 없던 반면, 비디오투시검사와 내시경검사에서는 모든 환자들이 흡인의 신호를 보였다. 이들은 적은 표본에서도 높은 거짓-음성 비율을 보이는만큼 MEBD 검사의 결과를 전적으로 신뢰해서는 안된다고 결론지었다. Brady 등은 비디오투시검사와 MEBD 검사를 20명의 환자에게 동시에 사용하였다. 환자들은 다음의 두 그룹으로 나뉘어졌다; 소량의 흡인을 보이는 환자군과 다량의 흡인을 보이는 환자군. 연구 결과 다량의 흡인을 가진 환자군에서는 100%의 민감도를 얻을 수 있었고, 소량의 흡인을 보이는 환자군에서는 50%의 민감도를 보고하였다. 그들은 이를 통해 MEBD 검사가 심한 흡인이 예상되는 환자군에서는 매우 유용한 검사라고 결론지었다. O' Neill-Pirozzi 등도 50명의 환자들에게 비디오투시검사와 MEBD 검사를 동시에 적용하여, 80%의 민감도와 62%의 특이도를 제시하였다. 이 연구에서 적용한 MEBD 검사는 심한 흡인을 가진 몇몇 환자들을 판별하는데 실패하였다. 이러한 연구들의 차이점은 음식덩이 형태와 사용된 부피, 삼킴 후 흡입(suction)하는 간격과 같은 MEBD 적용 절차상의 차이점들과, 연구된 환자들의 질병의 정도 및 급성 여부에 기인한 것으로 판단된다.

CLINICAL CORNER 9-4

어떤 연구자들은 연하장애 환자들에게 20mL의 걸쭉한 액체를 마시게 했을 때, 기침과 함께 환자들의 눈에 눈물이 맺히고 흰자위가 충혈되는 것을 발견했다. 그들은 이것을 '눈-눈물 테스트' 라 명명하고, 흡인을 예견하는 50%의 민감도와 40%의 특이도를 가진다고 보고하였다.

논리적 사고

1. 여기에서 제시한 민감도를 어떻게 해석할 것인가? 이 검사는 흡인을 위한 평가로서 추천할만한가?
2. 40%의 민감도가 임상적으로 환자에게 시사하는 바는 무엇인가?

표준화된 평가

대부분의 임상가들은 삼킴의 상태를 확인하고, 흡인의 여부를 밝히는데 가장 유용하다고 생각하는 다양한 요인들을 반영하여 자신만의 임상 삼킴 평가를 만든다. 이러한 평가의 대다수

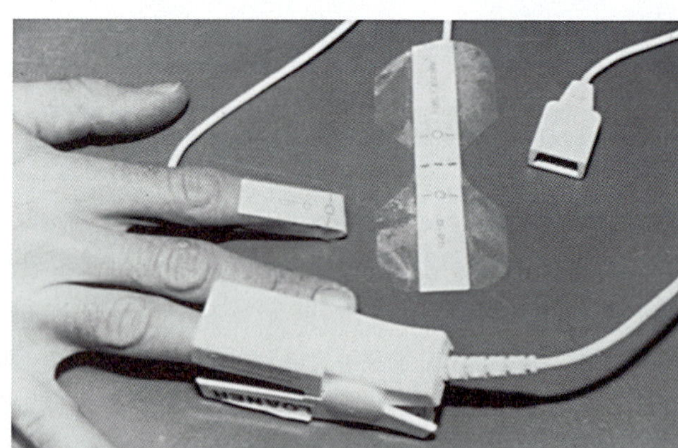

그림 9-12 맥박 및 산소포화도 측정 센서는 대부분 성인에서는 손가락에 부착되고 아동에게는 엄지에 부착된다. 이 장치는 호흡 상태의 간접적 측정 방법으로 혈액내의 산소량 측정에 사용된다. 이 방법은 실험실에서 혈액 표본을 직접 분석하여 혈액내 가스량을 측정하는 방법만큼 정확하지는 않지만, 호흡상태의 변화를 위한 선별 도구로써 의의가 있다(Roberts J, Hedges J: clinical procedures in emergency medicine, 4판, philadelphia, 2004, WB saunders).

Practice Note 9-5

변형된 에반스 블루-다이 검사의 프로토콜은 의학 센터마다 차이가 크다. 사용하는 색소의 양과 형태, 검사 음식덩이의 크기와 흡입(suctioning)의 양, 흡입이 시도된 삼킴 검사 후의 시간 등에 따라 그 결과가 달라진다. 대개 흡입은 검사 직후나 15분 이후부터 적용되지만, 3~24시간까지 1시간 간격으로 행해질 수도 있다. 이렇게 긴 시간을 통해 추적 조사하는 이유는 삼킴 이후에 구강이나 인두에 남아있는 잔여물들이 흡인되는지를 판단하기 위해서이다. 하지만 본문에서 기술하고 있는 것처럼 적은 양의 흡인이 일어난 경우에 검사의 신뢰도에 대한 많은 논쟁의 여지가 있다.

는 +/- 점수체계로 기록되는 항목이 많고, 점수화에 따른 신뢰도의 정보는 기재되지 않으며, 측정한 수치들을 다른 측정치들과 비교하여 타당도를 확보하지 않은 경우가 많다. 표준화된 평가란 개발자가 목표 질병의 다양한 정도의 단계들을 대규모 환자 표본을 가지고 신뢰도와 타당도를 검증한 평가도구를 말한다. 개발할 때 참고한 검사 및 내용을 비교한 검사들에 대한 자료가 개발 과정의 근거(이론적 근거)가 되며, 통계 방법에 있어서도 신뢰도와 타당도를 뒷받침하는 적절한 방법이 사용되고, 검사 방법에 대한 확실한 설명을 제시하는 평가매뉴얼이 구비되어야만 한다.

Mann Assessment of Swallowing Ability(MASA)는 인지 기능에 문제가 없는 환자들을 대상으로 삼킴 능력을 평가하는 임상 검사 중 하나이다. MASA는 신뢰도와 타당도가 검증되었으며, 양성 및 음성 예측치를 포함하며, 삼킴 평가 중 처음으로 128명의 뇌졸중 환자를 대상으로 한 양성 공산비(likelihood ratio, LR)가 보고되었다. MASA는 검사자가 임상적 진단 기준(위험순위 평가)에 따른 각각의 하부검사 점수를 더하고, 연하장애와 흡인 심각성에 대한 점수를 연구의 표본과 비교하여 연하장애와 흡인 심각성의 정도를 객관적으로 비교할 수 있게 하였다. 평가의 24개 영역(각성, 협조, 청각적 이해, 호흡, 삼킴 후 호흡 속도, 언어상실증, 행위상실증, 조음곤란, 침 관리, 입술 다물기, 혀 움직임, 혀 근력, 혀의 협응, 구강 준비, 구역 반사, 입천장 움직임, 음식덩이 청결, 구강 전이, 기침 반사, 자발적 기침, 목소리, 기관절개술, 인두 단계와 후두의 반응) 각각에 점수를 배정하는 지침이 제공되었다. MASA는 다양한 질환의 급성기 이후 회복기의 예측력을 제공하며, 머리/목 암과 같은 비신경학적 질환의 환자들에게는 평가되지 않는다.

McGill Intensive Skills Assessment(MISA)는 환자의 기능적인 섭식 기술을 자연스런 환경에서 임상적으로 평가하기 위해 개발된 표준화된 검사이다. MISA는 요양보호시설에 거주중인 노인들을 평가하기 위해 고안되었으며, 환자들에게 먹기 수행의 5개 영역(자세, 자가 섭식, 액체 섭취, 고형물 섭취, 음식물 질감 조절)을 평가하여 점수가 주어진다. 각 영역은 삼킴 수행

Box 9-3 기능적 구강 섭취 척도(functional oral intake scale)

기능적 구강 섭취 척도는 환자의 기능적인 식이 상태를 기록하는데 유용한 순위 척도이다. 또한 이 평가도구는 치료 전후의 결과 비교에 유용하다.

단계	영양과 수분공급의 필요성을 충족시키는 안전한 구강 섭취의 식이 단계
튜브 의존성	1. 금식(nothing by mouth, NPO)
	2. 음식 또는 액체 섭취의 최소 시도와 튜브 의존성
	3. 액체 또는 음식을 지속적으로 섭취하는데 의존성
전체 구강	4. 단일 농도로 전체 구강 식이
	5. 특별한 준비 또는 보상법을 요구하는 다양한 농도의 전체 구강 식이
	6. 특별한 준비가 필요없지만 특정 음식에 제한을 두는 다양한 농도의 전체 구강 식이
	7. 제한 없는 전체 구강 식이

CLINICAL CORNER 9-5

58세의 중증근무력증 환자는 고형의 음식에서 연하장애가 증가한다고 한다. 삼키는 힘을 측정하기위해 표면근전도(sEMG)를 사용하여 비디오투시검사를 시행했다. 환자는 기존에 강한 힘으로 음식물을 삼키도록 교육받았으며, 이 방법으로 인두까지 음식덩이를 완전히 넘기는데 힘들어 했고, 표면근전도에 의한 삼킴의 평균 근력은 13㎶였다. 검사자는 평가 동안 환자에게 적은 힘으로 삼킴을 수행하도록 요청하였으며, 환자는 평균 8㎶의 힘으로 인두까지 음식덩이를 밀어내며, 훨씬 더 완전하게 삼킬 수 있었다.

논리적 사고

1. 중증근무력증은 삼킴에 어떤 영향을 미치는가?
2. 이 환자에게 적은 힘으로 삼키게 하는 것이 왜 중요한가?

을 보다 세분화하는 하위 항목이 존재하며, 총 43개의 하위 항목으로 이루어져 있다. 각 하위 항목들은 3점 척도로 점수화되며, 각각의 점수는 기능적인 활동을 수행하는 정도에 따라 배정되는 점수가 달라진다. MISA 또한 측정한 점수를 통한 추후 상태의 예측력을 제공한다.

추가 검사

연하장애 환자를 평가하는 임상가는 정형화된 검사 항목 이외에 환자의 호소 증상에 따른 특수한 정보를 확인하고자할 때가 있다. 추가 검사의 예는 환자의 현재 식이 단계, 영양 상태, 위식도 역류(gastroesophageal reflux disease, GERD) 및 후인두 역류(laryngopharyngeal reflux, LPR) 등의 확인을 포함한다.

환자의 현재 식이 단계를 기록하는 신뢰 있고 타당한 측정은 기능적 구강 섭취 척도(functional oral intake scale, FOIS)

로 대표된다. FOIS는 튜브 영양에 전적으로 의존하는 환자에서부터 식이 제한이나 특별한 준비 없이 섭식이 가능한 환자까지의 기능적인 먹기 상태를 기록하는 7점 순위 척도이다(Box 9-3).

임상가가 영양사와의 정보 공유가 쉽지 않을 경우, 초기 평가에서의 영양 상태 측정은 유용할 수 있다. 간단한 영양 평가(mini nutritional assessment, MNA)는 환자의 영양 상태를 쉽고 빠르게 측정할 수 있는 신뢰도와 타당도가 검증된 측정도구이다. MNA의 평가 항목으로는 검사자의 주관적 판단, 환자 보고, 객관적인 측정치가 혼합되어 있다.

목과 식도 단계에서 끈적끈적한 음식이나 액체 삼킴의 어려움을 표현하는 환자라면 임상가는 위식도 역류에 대한 선별을 할 필요가 있다. 위식도 역류를 선별하는 신뢰 있고 타당한 검사들로는 역류 질환 선문지(reflux disease questionnaire, RDQ), 위장 증상 점수 척도(gastrointestinal symptom rating scale, GSRS), 역류 설문지(reflux questionnaire, ReQuest) 등이 있다. ReQuest는 짧은 설문지(5분)와 환자가 리커트 7점 척도로 답하는 긴 설문지(20분)가 있다.

구 감각, 쉰 소리, 숨이 막힐듯한 기침, 연하장애, 삼킴 통증 등의 증상이 잦은 환자들은 후인두 역류의 선별이 필요할 수 있다. 이 때 시행하는 가장 초기 검사에는 역류 증상 지수(reflux symptom index, RSI)가 있다. 환자들은 후인두 역류의 판별에 민감한 9가지 항목의 질문에 답하게 되며, 각각의 질문은 5점 척도로 점수화된다. 10점 이상의 RSI 점수는 후인두 역류의 발현을 나타내며, 확진을 위해 이러한 환자들을 대상으로 광섬유내시경검사가 추가적으로 이루어져야 한다.

표면근전도(sEMG)의 사용이 삼킴의 임상적 평가를 위한 하나의 방법으로 확립되지는 않았지만, sEMG는 삼킴의 정도를 확인하고 삼킴에 필요한 근력의 기준 자료를 만드는데 유용할 수 있다. 턱밑 근육의 활동은 목뿔뼈의 올림과 삼킴 시작에 관련된다. 임상가는 이러한 움직임을 sEMG를 통해 시각화하여 삼킴 작용이 일어나는지 아닌지를 판단하는데 활용할 수

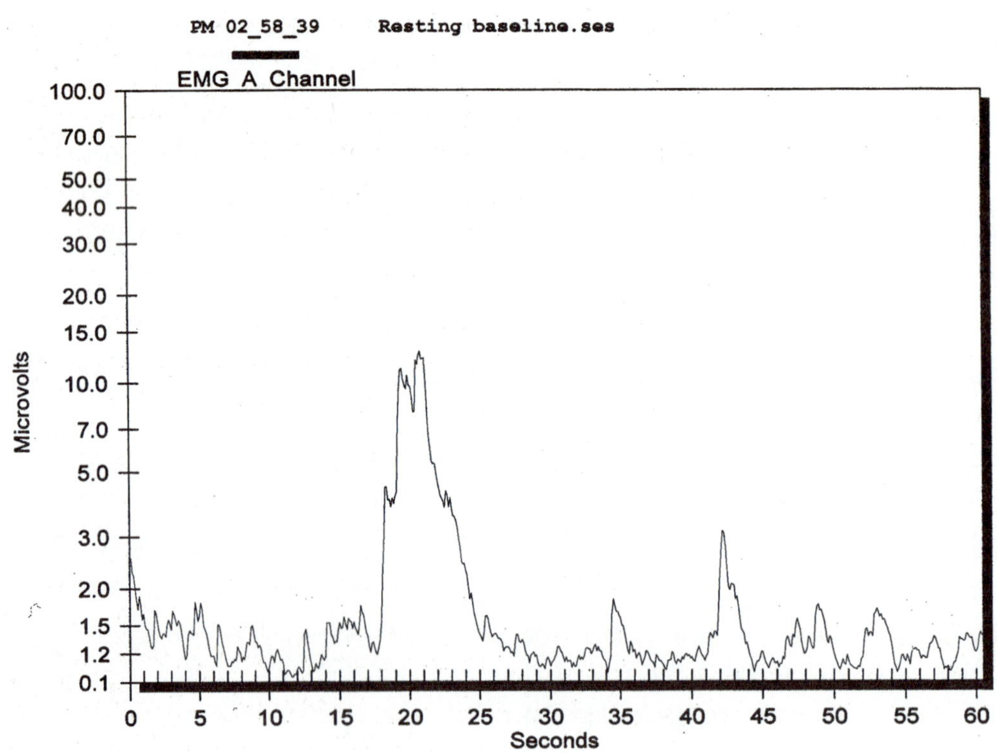

Session Timing:
Continuous   Total session time: 60.5 sec.   or   1 min.   0.5 sec.

Overall Session Values:

Channel A					Tot
Avg	**Min**	**Max**	**StD**	**%S**	**%S**
1.81	1.00	12.9	1.83	0.00	0.00

그림 9-13 가쪽 경부에 표면근전도를 적용하여 삼킴 과정을 그래프로 보여주고 있다. 삼킴의 강도는 마이크로볼트(15㎶)로 측정되었다. 수평축에서 20초에 보이는 삼킴 활동의 최고조(15㎶)에 도달하기 전 18초 동안은 2㎶ 이하의 근육 활동을 보여준다. 삼킴 후에는 근육의 이완으로 근육 활동이 2㎶ 밑으로 되돌아간다.

있다. sEMG에 의해 추출되는 삼킴 지연의 특성은 정상과 비정상 삼킴 반응의 차이점을 결정하는데 유용하다(그림 9-13). 삼킴을 완성하는데 필요한 음식덩이의 형태나 부피에 따른 필요 근력에 대한 기준 자료가 만들어지지 않았지만, 추후 sEMG를 통해 성공적인 삼킴 반응을 위한 필요 근력의 표준치가 제공될 수 있을 것이다.

요점

1. 환자들은 연하장애를 보고하기 전에 오랜 기간 증상을 지니고 있는 경우가 많다.
2. 환자들이 보고하는 연하장애 증상은 실제 원인과 상이할 수도 있다.
3. 반복적인 폐렴의 병력이나 특징적인 체중 감소가 연하장애의 결과일 수 있다.
4. 증상(symptom)은 환자의 보고를 통해 확인하는 삼킴의 양상이다.
5. 징후(sign)는 연하장애를 정의하기 위해 객관적으로 측정되는 삼킴의 양상이다.
6. 일반적인 연하장애 증상들로는 구 감각, 침 흘림, 숨 막힘, 가슴 쓰림, 먹는 즐거움의 감소, 과한 씹기, 역류 등을 포함한다.
7. 연하장애를 악화 시키는 요인으로는 나쁜 자세, 인지 저하, 영양부족, 근육약화, 기관절개관, 기관내관 등이 있다.
8. 삼킴의 임상적 평가는 과거력, 신체적 평가와 적절한 삼킴 검사를 포함한다.
9. 신체적 평가를 통해 흡인된 환자와 흡인되지 않는 환자를 완벽히 선별하는 것은 불가능하다.
10. 신체적 평가에는 섭식 상황에서의 환자 관찰, 정신 상태의 평가, 삼킴과 관련한 뇌신경의 평가를 포함한다.
11. 물 검사, 산소 포화도 측정, 경부 청진법, 에반스 블루-다이 검사 등은 흡인을 판별하는 임상적 방법으로 제안된다.
12. 구인두 연하장애의 표준화된 검사에는 Mass Assessment of Swallowing Ability와 McGill Intensive Skills Assessment 등이 있다.

참고문헌

1. Ravich WJ, Donner MW, Kashima H et al: The swallowing center: concepts and procedures, *Gastrointest Radiol* 10:255, 1985.
2. Logemann JA, Veis S, Colangelo L: A screening procedure for oropharyngeal dysphagia, *Dysphagia* 14:44, 1999.
3. Smithard DG, O'Neill PA, Park C et al: Complications and outcome after stroke: does dysphagia matter? *Stroke* 27:1200, 1996.
4. World Health Organization: *Principles and practices of screening for disease*, Geneva, 1968, World Health Organization.
5. Martino R, Pron G, Diamant N: Screening for oropharyngeal dysphagia in stroke, *Dysphagia* 15:19, 2000.
6. McCullough GH, Wertz RT, Rosenbek JC et al: Clinicians' preference and practice in conducting clinical/bedside and videofluoroscopic examinations of swallowing in an adult neurogenic population, *Am J Speech Lang Pathol* 8:149, 1999.
7. Mathers-Schmidt BA, Kurlinski M: Dysphagia evaluation practices and inconsistencies in clinical assessment and instrumental examination decision making, *Dysphagia* 18:114, 2003.
8. McCullough GH, Wertz RT, Rosenbek JC et al: Inter- and intrajudge reliability of a clinical examination of swallowing in adults, *Dysphagia* 15:58, 2000.
9. Ekberg O, Feinberg MJ: Altered swallowing function in elderly patients with dysphagia: radiographic findings in 56 cases, *AJR Am J Roentgenol* 156:1181, 1991.
10. Cook IJ, Kahrilas PJ: AGA technical review on management of oropharyngeal dysphagia, *Gastroenterology* 116:455, 1999.
11. Edwards DA: Discriminative value of symptoms in the differential diagnosis of dysphagia, *Clin Gastroenterol* 6:5, 1976.
12. Jones B, Ravich WJ, Kramer SS et al: Pharyngoesophageal interrelationships: observations and working concepts, *Gastrointest Radiol* 10:225, 1985.
13. Logemann JA: *Evaluation and treatment of swallowing disorders*, ed 2, San Diego, 1998, Pro-Ed.
14. Lindgren S, Ekberg O: Swallowing complaints and cineradiographic abnormalities of the pharynx, *Dysphagia* 3:97, 1988.
15. Kim CH, Weaver AL, Hsu JJ et al: Discriminant value of esophageal symptoms: a study of the initial clinical findings in 499 patients with dysphagia of various causes, *Mayo Clin Proc* 68:948, 1993.
16. DiPippo KL, Holas MMA, Resing MJ: The Burke Dysphagia Screening Test: validation of its use in patients with stroke, *Arch Phys Med Rehabil* 75:1284, 1994.
17. Manor Y, Gilada N, Cohen A et al: Validation of a swallowing disturbance questionnaire for detecting dysphagia in patients with Parkinson's disease, *Mov Disord* 22:1917, 2007.
18. Wallace KL, Middleton S, Cook IJ: Development and validation of a self-report symptom inventory to assess the severity of oral-pharyngeal dysphagia, *Gastroenterology* 118:678, 2000.

19. Jensen K, Lambertsen K, Torkov P et al: Patient assessed symptoms are poor predictors of objective findings. Results from a cross sectional study in patients treated with radiotherapy for head and neck cancer, *Acta Oncol* 46:1159, 2007.

20. Ravich WJ, Wilson RF, Jones B et al: Psychogenic dysphagia and globus: reevaluation of 23 patients, *Dysphagia* 4:35, 1989.

21. Moser G, Vacariu-Ganser GV, Schneider C et al: High incidence of esophageal motor disorder in consecutive patients with globus sensation, *Gastroenterology* 101:1512, 1991.

22. Linden P, Kuhlemeir KV, Patterson C: Probability of correctly predicting subglottic penetration from clinical observations, *Dysphagia* 8:170, 1993.

23. McCulloch GH, Wertz RT, Rosenbek JC: Sensitivity and specificity of clinical/bedside signs for detecting aspiration in adults subsequent to stroke, *J Commun Disord* 34:55, 2001.

24. Daniels SK, McAdam CP, Brailey K et al: Clinical assessment of swallowing and prediction of dysphagia severity, *Am J Speech Lang Pathol* 6:17, 1997.

25. McCullough GH, Rosenbek JC, Wertz RT et al: Clinical swallowing examination measures for detecting aspiration post-stroke, *J Speech Lang Hear Res* 48:1280, 2005.

26. Daniels SK, Ballo LA, Mahoney MC et al: Clinical predictors and aspiration risk: outcome measures in acute stroke patients, *Arch Phys Med Rehabil* 81:1030, 2000.

27. Huggins PS, Tuomi SK, Young C: Effects of nasogastric tubes on the young, normal swallowing mechanism, *Dysphagia* 14:157, 1999.

28. Yorkston KA, Miller RM, Strand EA: *Management of speech and swallowing disorders in degenerative disease*, Tucson, AZ, 1995, Communication Skill Builders.

29. Leder SB: Videofluoroscopic evaluation of aspiration with visual examination of the gag reflex, *Dysphagia* 12:21, 1997.

30. Langmore SE, Logemann JA: After the clinical bedside examination: what next? *Am J Speech Lang Pathol* 9:13, 1991.

31. Miller RM: Clinical examination for dysphagia. In Groher ME, editor: *Dysphagia: diagnosis and management*, Boston, 1997, Butterworth-Heinemann.

32. Groher ME, Crary, MA, Mann GC et al: The impact of rheologically controlled materials on the identification of airway compromise on the clinical and videofluoroscopic swallowing examinations, *Dysphagia* 21:218, 2006.

33. Takahashi K, Groher ME, Michi K: Methodology for detecting swallowing sound, *Dysphagia* 9:54, 1994.

34. Leslie P, Drinnan MJ, Finn P at al: Reliability and validity of cervical auscultation: a controlled comparison using videofluoroscopy, *Dysphagia* 19:231, 2004.

35. Cichero JAY, Murdoch BE: Acoustic signature of the normal swallow characteristics by age, gender, and bolus volume, *Ann Otol Rhinol Laryngol* 111:623, 2002.

36. Cichero JAY, Murdoch BE: What happens *after* the swallow? Introducing the glottal release sound, *J Med Speech Pathol* 11:31, 2003.

37. Uyama R, Takahashi K, Michi Ken-ichi et al: Objective evaluation using acoustic characteristics of swallowing and expiratory sounds for detecting dysphagic swallow, *J Jpn Stomatol Soc* 46:147, 1997.

38. Borr C, Hielscher-Fastabend M, Lucking A: Reliability and validity of cervical auscultation, *Dysphagia* 22:225, 2007.

39. Groher ME, McKaig TM: Dysphagia and dietary levels in skilled nursing facilities, *J Am Geriatr Soc* 43:1, 1995.

40. Splaingard ML, Hutchins B, Sulton LD et al: Aspiration in rehabilitation patients: videofluoroscopy vs bedside clinical assessment, *Arch Phys Med Rehabil* 69:637, 1988.

41. Mann G, Hankey GJ: Initial clinical and demographic predictors of swallowing impairment following acute stroke, *Dysphagia* 16:208, 2001.

42. Edelman DA, Sheehy-Deardorff DA, White MT: Bedside assessment of swallowing is predictive of an abnormal barium swallow examination, *J Burn Care Res* 29:89, 2008.

43. Leder SB, Espinoza JF: Aspiration risk after acute stroke: comparison of clinical examination and fiberoptic endoscopic evaluation of swallowing, *Dysphagia* 17:214, 2002.

44. DiPippo KL, Holas MA, Reding MJ: Validation of the 3 oz water test for aspiration following stroke, *Arch Neurol* 49:1259, 1992.

45. Garon B, Engle M, Ormiston C: Reliability of the 3oz water test utilizing cough reflex as the sole indicator of aspiration, *J Neurol Rehabil* 9:139, 1995.

46. Nathadwarawala KM, McGroary A, Wiles CM: Swallowing in neurological outpatients: use of a timed test, *Dysphagia* 9:120, 1994.

47. Mari F, Matei M, Ceravolo MG et al: Predictive value of clinical studies in detecting aspiration in patients with neurological disorders, *J Neurol Neurosurg Psychiatry* 63:456, 1997.

48. Lim SH, Lieu PK, Phua SY et al: Accuracy of bedside clinical methods compared with fiberoptic examination of swallowing (FEES) in determining the risk of aspiration in acute stroke patients, *Dysphagia* 16:1, 2000.

49. Tohara H, Saitoh E, Mays K et al: Three tests for predicting aspiration without videofluoroscopy, *Dysphagia* 18:126, 2003.

50. Carnaby-Mann G, Lenius K: The bedside examination in dysphagia, *Phys Med Rehabil Clin North Am* 19:747, 2008.

51. Collins M, Bakheit A: Does pulse oximetry reliably detect aspiration in dysphagic stroke patients? *Stroke* 28:1773, 1997.

52. Sherman B, Nisenbaum JM, Jesberger ML et al: Assessment of dysphagia with the use of pulse oximetry, *Dysphagia* 14:152, 1999.

53. Smith HA, Lee SH, O'Neill PA et al: The combination of bedside swallowing assessment and oxygen saturation monitoring of swallowing in acute stroke: a safe and humane screening tool, *Age Aging* 29:495, 2000.

54. Colodny N: Comparison of dysphagics and nondysphagics on pulse oximetry during oral feeding, *Dysphagia* 15:68, 2000.

55. Thompson-Henry S, Braddock B: The modified Evan's blue dye procedure fails to detect aspiration in the tracheostomized patient: five case reports, *Dysphagia* 10:172, 1995.

56. Brady SL, Hildner CD, Hutchins B: Simultaneous videofluoroscopic swallow study and modified Evans blue dye procedure: an evaluation of blue dye visualization in cases of known aspiration, *Dysphagia* 14:146, 1999.

57. O'Neill-Pirozzi TM, Lisiecki DJ, Momose KJ et al: Simultaneous modified barium swallow and blue dye tests: a determination of the accuracy of the blue dye test aspiration findings, *Dysphagia* 18:32, 2003.

58. Mann G: *MASA: The Mann assessment of swallowing ability*, Clifton, NY, 2002, Thomson Learning.

59. Lambert HC, Gisel EG, Wood-Dauphinee S, et al: *MISA: The McGill ingestive skills assessment and forms*, Ottawa, 2006, Canadian Association of Occupational Therapists ACE.

60. Lambert HC, Abrahamowicz M, Groher M et al: The McGill Ingestive Assessment predicts time to death in an elderly population with neurogenic dysphagia: preliminary evidence, *Dysphagia* 20:123, 2005.

61. Crary MA, Mann GDC, Groher ME: Initial psychometric assessment of a functional oral intake scale for dysphagic stroke patients, *Arch Phys Med Rehabil* 86:1516, 2005.

62. Guigoz Y, Vellas B, Garry PJ: Mini nutritional assessment: a practical assessment tool for grading the nutritional state of elderly patients, *Facts Res Gerontol Suppl* 2, 15, 1994.

63. Allen CJ, Parameswaram K, Belda J et al: Reproducibility, validity, and responsiveness of a disease-specific symptom questionnaire for gastroesophageal reflux disease, *Dis Esophagus* 13:265, 2000.

64. Shaw M, Dent J, Reebe T et al: The Reflux Disease Questionnaire: a measure for assessment of treatment response in clinical trials, *Health Qual Life Outcomes* 6:31, 2008.

65. Belafsky PC, Postma GN, Koufman JA: Validity and reliability of the reflux symptom index, *J Voice* 16:274, 2002.

66. Crary MA, Caraby Mann GD, Groher ME: Biomechanical correlates of surface electromyography signals obtained during swallowing by healthy adults, *J Speech Lang Hear Res* 49:186, 2006.

67. Crary MA, Carnaby Mann GD, Groher ME: Identification of swallowing events from sEMG signals obtained from healthy adults, *Dysphagia* 22:94, 2007.

68. Hamlet S, Penney DG, Formolo J: Stethoscope acoustics and cervical auscultation of swallowing, *Dysphagia* 9:63, 1994.

10 도구적 삼킴 검사들: 비디오투시검사와 내시경검사

개요

목표

1. 삼킴 기전에서 영상(image)을 통한 확인의 중요성을 설명한다.
2. 증례에 따라 어떤 도구적 삼킴 검사를 선택할지에 대한 지침을 숙지한다.
3. 비디오투시검사와 내시경검사의 기본 요소를 설명한다.
4. 비디오투시검사와 내시경검사의 장점과 단점을 설명한다.
5. 비디오투시검사와 내시경검사를 통해 확인 가능한 다양한 연하장애의 증례를 검토한다.

도구적 삼킴 검사를 위한 고려사항

많은 도구적 방법들이 삼킴 기능의 다양한 측면을 평가하기 위하여 사용되어 왔다. 이 장에서는 현재 임상에서 가장 많이 사용되는 두 가지 방법에 대해서 설명할 것이다; 비디오투시검사(videofluorography)와 내시경검사(광섬유내시경검사, fiberoptic endoscopy; 경비내시경검사, transnasalendoscopy). 이러한 도구적 삼킴 검사가 구체적으로 시행되기 이전에, 환자들을 대상으로 한 여러 임상적 평가들이 적용되어야 한다. 이를 통해 "도구적 검사를 통해 얻고자하는 것이 무엇인가?", "도구적 방법의 적절한 적용 시기는 언제인가?" 등의 질문에 대한 답이 미리 나와있어야 한다.

도구적 삼킴 검사의 목적

도구적 삼킴 검사는 삼킴 수행과 기능을 확인하는 포괄적인 검사의 일부분이다. 일반적으로, 충분한 임상적 평가(9장 참조)가 도구적 검사에 앞서 수행된다. 임상적 평가는 연하장애 환자의 포괄적인 임상적 윤곽을 제공하며, 특정 증상의 확인을 위해 도구적 검사의 적용 필요성을 뒷받침해 준다. 그러므로 삼킴의 도구적 검사들은 임상적 평가와 환자와 상태에 따라 선택되며, 다음의 몇 가지 목적을 위해 적용된다; ① 삼킴의 해부학적, 생리학적 구조에 대한 주요 정보 확인, ② 다양한 음식물을 삼키는 환자의 능력을 평가, ③ 분비물 배출과 환자의 반응 적절성 평가, ④ 호흡과 삼킴 사이에서 기도 보호와 협응의 적절함을 기록, ⑤ 삼킴기능 증진과 기도 보호를 위한 보상적인 치료 방법의 영향을 평가. 비록 삼킴의 비디오투시검사와 내시경 검사가 서로 다른 기술적 방법으로 적용되지만, 이 둘은 많은 공통점 공유하고 있다. 또한, 각 검사들은 서로 중복되지 않는 고유한 특성을 가지고 있으며, 나아가 두 검사 모두 삼킴 검사의 영구적인 영상 기록을 제공하고, 둘 다 객관적인 기술의 향상을 증진시키고 각각의 연구 결과를 재검토 할 수 있도록 기여한다.

도구적 삼킴 검사의 목표

Box 10-1은 도구적 삼킴 검사에 의한 다양한 목표가 요약되어 있다. 아마도 가장 명백한 목표는 삼킴 기전의 구조와, 삼키는 동안 구조물의 움직임, 기능적인 통합을 가능하게 하는 치료적 움직임의 판별 등을 움직이는 영상으로 확인할 수 있다는 것이다. 이러한 검사를 통해 확인할 수 있는 삼킴 관련 구조물에는 입술(lips), 혀(tongue), 턱(jaw),연구개-인두 기전

(velopharyngealmechanism), 인두(pharynx), 후두(larynx), 식도(esophagus)를 포함한다. 이러한 구조물에 대한 평가는 해부학적 타당성과 움직임의 능력에 대한 몇 가지 징후를 구체화한다. 몇몇 경우에 영상을 확인하는 것으로도 감각 통합과 운동 기능을 평가하거나 추론하는 것이 가능하다. 특정 구조물의 기본적인 해부학과 움직임을 넘어, 삼킴 기전의 다양한 요소 사이의 조화된 움직임 역시 삼킴 기능을 위해 평가되어야 한다.

도구적 검사는 불완전한 삼킴의 결과로 음식덩이가 삼킴 후 인후두 부위에 잔류하거나, 잘못된 방향(기도)으로 들어가는 것을 확인하는데 도움을 준다. 만약 흡인이 확인되었다면, 도구적 검사는 흡인의 원인을 파악하고, 흡인이 덜 일어나는 방법을 시험해보거나, 흡인이 덜 일어나는 음식덩이의 형태를 추천하는 정보를 제공한다. 다양한 삼킴 재료의 사용과 보상 방법의 통합에 의해, 임상가는 가장 안전하고 효과적인 음식물의 형태를 결정하고, 삼킴의 안전과 효율성을 높일 수 있는 자세 및 다른 조절의 필요성을 결정한다. 몇몇 상황에서, 임상가는 구강 식이가 안전하거나 적절하지 않다고 결론을 내릴 수 있고, 비구강 식이를 제안하기 위하여 도구적 삼킴의 결과를 사용하기도 한다. 요약하면, 삼킴의 도구적 검사는 삼킴재활의 필요성과 방향을 정하고, 임상가가 연하장애의 치료계획을 수립하기 위한 삼킴 기전의 객관적인 영상을 제공한다.

도구적 삼킴 검사의 적응증

Box 10-2는 세 가지 중요한 질문을 담고 있다. ① 도구적 삼킴 검사를 시행하는 시기는 언제인가? ② 추후 또 언제 도구적 삼킴 검사를 시행하는 것이 좋은가? ③ 도구적 삼킴 검사를 시행하면 안 되는 경우는 언제인가?

아마도 언제 도구적 검사를 시행하는가에 대한 근본적인 답은 "임상적 평가가 관련된 문제에 대한 해답을 제시하지 못할 때"이다. 만약 환자가 임상적 평가에 의하여 명확하게 확인 되지 않는 특이한 문제를 지속적으로 보고한다면, 이 때 도구적 검사가 필요하다. 도구적 검사는 연하장애의 존재여부를 명확히 하고, 연하장애의 요인에 대한 윤곽을 그리는데 도움이 된다(구강, 인두, 식도 또는 이 요소들의 조합). 도구적 검사로 획득한 정보는 호흡과 관련한 기도 보호의 문제를 명확히 하고, 잠재적으로는 영양의 감소와 연관이 있는 삼킴의 효능을 설명할 수 있게 한다. 앞서 언급했듯이, 보상적인 방법의 영향은 도구적 검사 동안에 검증할 수 있으며, 보다 나은 치료적 방법이 제안될 수 있다. 결국, 영상 연구에서 얻어진 정보들은 연하장애 증상의 의학적 진단을 더 잘 이해하도록 도울 것이다.

도구적 삼킴 검사는 초기에 문제를 확인하도록 돕고, 개선된 치료를 이끄는 객관적인 삼킴능력의 평가를 제공한다. 또한, 질환의 변화(예: 진행하거나 회복하는 상태)나 환자의 내적인 변화(새로운 치료 또는 새로운 질환)때문에 시간이 지날수록 변화는 임상적 상태의 추적 관찰을 용이하게 한다. 몇몇 환자는 임상적 평가에서 적절한 협조의 불가능(인지적 또는 소통의 장애 등)으로 인해 더 이상의 평가가 불가능 할 수도

Box 10-1 도구적 삼킴 연구가 기여하는 다양한 목표

- 상부 호흡 소화관(upperaerodigestivetract, UAT)의 구조 영상: 구강(oralcavity), 인두, 후두, 인두-식도분절(pahryngoesophagealsegment, PES), 식도
- 상부 호흡 소화관의 생리적 기전을 명확하게 하기 위한, 삼킴 관련 구조물의 움직임 형태를 평가(예: 움직임의 속도, 좌우 대칭, 범위, 강도, 감각, 협응)
- 상부 호흡 소화관에서 삼킴과 관련된 구조의 움직임 형태를 평가(예: 삼킴의 효과와 안정성, 다양한 물질에 대한 조절)
- 흡인(aspiration)이나 침습(penetration)이 발생하는 상황을 기술하고 인식
- 삼킴의 안정성과 효율성을 높이기 위한 보상 방법의 영향을 평가
- 하인두(hypopharynx)와 후두에서 나오는 분비물을 기술하고 인식
- 연하장애 증상을 유발하는 식도 해부학과 생리학적인 측면을 평가
- 가장 적절한 영양 또는 수분 섭취 방법 제시(예: 구강, 비구강)
- 가장 안전하거나 가장 효과적인 식이 요법 수준, 섭식 수정의 필요, 치료적 중재를 포함하는 임상적인 권고를 제공

Box 10-2 도구적 삼킴 검사를 위한 적응증

검사가 명확히 필요한 경우

- 환자의 문제에 기초한 포괄적인 임상적 평가가 실패하였을 때
- 연하장애의 특징이 애매하고 추가적인 확인이 필요할 때
- 영양이나 호흡의 문제가 연하장애를 의심하게 할 때
- 삼킴의 안전이나 효능이 염려가 될 때
- 연하 재활을 위한 관리가 필요할 때
- 연하장애를 유발하는 근본적인 의학적 문제에 대한 확인이 필요할 때

검사가 필요할 수도 있는 경우

- 연하장애의 높은 위험을 가지고 있는 의학적 상태일 때
- 삼킴 기능이 명백한 변화를 보여줄 때
- 환자가 임상적 평가에 협조할 수 없을 때

검사가 필요 없는 경우

- 환자가 더 이상 연하장애를 호소하지 않을 때
- 환자의 상태가 의학적으로 위험하거나 환자가 과정을 수행함에 있어서 매우 비협조적일 때
- 검사를 통한 결과가 임상적인 계획을 개선하지 못한다고 임상의가 판단했을 때

있는데, 이 때에도 도구적 검사는 삼킴 기능에 관한 답을 제공할 수 있다.

몇몇 임상적 상황에서 도구적 검사는 적절하지 않을 수도 있다. 가장 명백한 경우는 환자가 이전에는 어려움이 있었으나, 더 이상 삼킴의 어떠한 어려움도 나타내지 않을 때이다. 또 다른 상황으로는 환자가 의학적으로 불안정하여 검사 진행에 대한 인내력이 약한 상태이거나, 검사에 참여 협조가 이루어지지 않는 경우이다. 만약 환자의 상태가 도구적 검사에서 유용한 정보를 제공받지 못할 정도라고 판단된다면, 타당한 결정은 검사의 시행이 가능한 상태가 될 때까지 검사를 지연하는 것일 것이다. 임상적 판단의 가치는 과소평가 되어서는 안 된다.

삼킴의 도구적 검사들은 연하장애 증상을 보이는 환자의 포괄적인 평가를 위한 객관적이고 가치있는 요소를 포함한다. 그러나 이 검사의 결과가 임상적 평가로부터 얻어진 포괄적 정보로부터 분리되어 독립적으로 사용되어서는 안 된다. 임상적 평가와 도구적 검사의 조합은 연하장애 환자를 위한 가장 완벽한 임상적 정보를 제공할 것으로 기대되며, 가장 유용한 치료에 이르게 한다. 도구적 검사는 삼킴 관련 구조의 해부학적이고 생리학적인 측면과, 이러한 구조물의 움직임이 어떻게 다양한 음식덩이를 삼키는데 작용하는지에 대하여 중점을 둔다. 임상가는 또한 도구적 검사를 통해 보상적 방법의 효과를 즉시 평가한다. 도구적 검사를 언제, 어떻게 적용할지에 대한 판단은 포괄적인 영상에 대한 지식을 동반한 임상의의 판단과 함께 할 때 더욱 가치있을 것이다.

비디오투시검사

명칭의 정의

많은 저자들이 비디오투시검사에 대한 다른 용어를 사용한다. Box 10-3은 이 방법에 대한 다양한 명칭들의 목록이다. 변형된 바륨 삼킴(modifiedbarium swallow)은 Logemann이 처음 사용한 용어이고, 글자그대로 해석될 수 있다. 전통적인 바륨 삼킴은 식도와 위에 초점을 두고 많은 양의 바륨 액체(contrastagent, 조영제)를 사용하여 식도 부위의 사진을 찍어 위배출과 다른 상부 위장관 기능을 평가하였다. 이 검사는 누운 자세에서 및 앉은 자세에서 평가 되었다. 연하장애가 있는 성인 환자는 많은 양의 바륨 액체를 사용하여 누운 자세에서 삼킴 시도를 하도록 유도하였다. 이 방법은 바륨 액체를 과다 섭취하도록 만들기 때문에 환자들로 하여금 거부감을 불러일으켰다. 이런 이유로 이 검사는 적은 양의 바륨과 앉은 자세의 측정으로 수정되었다. 이 방법이 변형된 바륨 삼킴(MBS)이다.

몇몇 건강관리 전문가들과 연구원들은 새로운 방법의 이름을 여전히 각기 다르게 사용한다. 소화기계 방사선과 전문의들(gastrointestinal(GI) radiologists)은 Upper GI series with hypopharynx로 이 방법을 종종 언급한다. 이 용어는 전통적인 식도바륨조영술(esophagram)의 견해를 반영하나 하인두의 관찰이 추가되었다. 문헌에서 사용되는 다른 용어로는 비디오투시검사(videofluorographic swallow study, VFSS) videofluorographic barium examination(VFBE), videofluorographic swallow examination(VFSE) 등을 포함한다. 각각의 용어는 구인두(oropharyngeal, 입인두)의 삼킴 기능을 평가한다는 의미를 내포하려는 의도를 포함하고 있다. 다른 분야의 임상가들은 같은 검사에 따른 다른 용어를 사용할지도 모른다. 이 장에서는 가장 일반적인 명칭인 비디오투시검사를 사용한다.

비디오투시검사의 목적

비디오투시검사는 다양한 목적을 가지고 있다. 첫째 목적은, 삼키는 동안에 상부 호흡 소화관의 비디오 영상을 얻는 것이다. 삼켜진 음식덩이의 형태를 확인하고, 어떻게 삼켜졌는지, 환자의 자세에 따라 임상가는 삼킴 기능의 포괄적인 평가를 완수할 수 있다. Box 10-4는 비디오투시검사의 목적을 보다 명확하게 기술한 것이다. 추가적인 목적으로는 환자 개인이나 개별적인 문제들이 해당할 수 있을 것이다.

삼킴 기전의 평가는 삼킴 경로상의 해부학적 구조안에서

Box 10-3 비디오 투시 검사를 설명하는데 사용되는 용어

- modified barium swallow(MBS)
- upper gastrointestinal series with hypopharynx
- videofluoroscopic swallow study(VFSS)
- videofluoroscopic barium examination(VFBE)
- videofluoroscopic swallow examination(VFSE)
- rehabilitation swallow study

Box 10-4 비디오 투시 검사의 목적

- 삼킴 기전의 해부학과 생리학을 평가
- 삼킴의 생리기전을 평가
- 손상된 삼킴의 생리기전을 확인
- 손상된 삼킴 생리기전의 결과를 확인
- 보상 기법의 영향을 평가
- 삼킴 관련한 환자의 증상을 확인
- 추측된 연하장애의 원인을 확인

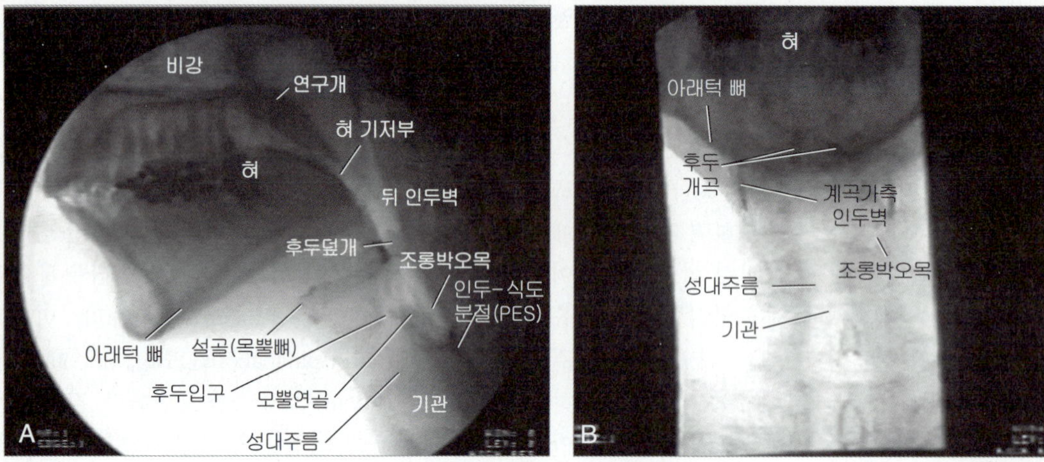

그림 10-1 정상 삼킴 기전의 비디오투시를 통한 측면 영상(A) 전면 영상(B). PES, 인두-식도 분절

Practice Note 10-1

삼킴의 비디오투시검사에 대한 다양한 용어들이 사용되어 왔다. 1980년대에 이 검사를 실시하는 많은 임상가들은 변형된 바륨 삼킴 이라는 용어를 혼용했다. 이 시절에 임상의는 종종 "수정된 버전"을 처방하려고 할 때, 전통적인 "바륨 삼킴"을 처방하곤 했다. 건강 관리 체계에서의 혼란을 줄이기 위하여 rehab swallow를 채택하여 rehab barium swallow란 용어로 정의되기도 하였다. 임상 현장에서는 무엇보다도, 실제 치료를 담당하는 작업치료사와, 임상의, 방사선 전문의 간에 통일된 용어로 표준화된 프로토콜을 공유하는 것이 중요하다.

편향(deviation)을 확인하고 묘사하는 것으로 시작된다. 이는 방사선 해부학을 포함한 임상가의 세밀한 해부학적 지식을 전제로 한다. 그림 10-1은 정상 삼킴 기전을 측면과 정면의 방사선 영상을 통해 보여준다. 삼킴의 기본적인 생리기전은 환자에게 목소리를 내게 하고, 숨을 참도록 하고, 발살바 메뉴버(valsalva maneuver)를 하게 하고, 가성의 발성을 하게하고, 삼킴 구조물의 움직임을 촉진하기 위한 다양한 활동들을 수행하게 하며 평가할 수 있다. 이러한 평가의 요소는 구인두 연하장애에 기여하는 잠재적인 움직임 결손의 확인을 도울 것이고, 적절한 보상적 방법을 선택하는데 도움이 될 것이다.

삼킴의 생리기전은 환자에게 다양한 크기와 재질의 음식을 먹게 함으로써 평가되어진다. 정상과 손상의 삼킴 생리기전에 대한 지식은 비디오투시검사의 다양한 요소를 평가하는데 절대적이다. 생리기전의 비정상적인 양상은 움직임 형태의 변화나 감소로 설명된다. 또한, 생리적 손상의 결과는 흡인이나 잔류물 등으로 설명되어진다. 마지막으로, 치료적 보상의 영향이 평가된다. 보상적인 자세나 변형된 삼킴 방법은 안전하고 효과적인 삼킴을 가능하게 하여, 즉각적인 기능의 향상을 가져오고, 잠재적으로 유익한 치료 전략을 확인할 수 있게 한다.

증상의 확인은 비디오투시검사를 포함한 모든 도구적 검사의 중요한 목적이다. 만약에 환자가 목 아래 쪽에서 음식물이 끈적끈적하게 붙어있는 느낌을 보고한다면, 비디오투시검사는 그 영역을 세밀하게 평가해야 한다. 만약 도구적 검사를 통해서도 확인된 것이 없다면, 그 증상을 야기하는 다른 잠재적 원인이 평가되어야 한다(이러한 경우에, 식도와 하부식도조임근이 전체적으로 평가되어야 한다). 이러한 검사는 환자의 불평과 삼킴 증상의 설명에 초점을 두고, 삼킴 기전의 적절한 평가를 위한 비디오투시검사를 사용하는 임상의의 기술에 큰 영향을 받는다.

비디오투시검사는 시간 제한이 있고, 검사를 통해 해석이 가능한 종류의 음식을 환자에게 주어야 하기 때문에 모든 음식물을 시도할 수 없다. 이러한 이유로, 비디오투시검사의 목적 중 하나로 "예측(prediction)"을 포함한다. 삼킴 기전의 구조와 기능, 삼킴의 생리기전과 손상된 움직임의 결과, 보상적 방법의 영향 등을 충분히 평가한 후에, 임상의는 반드시 각 환자의 기능적 삼킴 수행을 고려한 식이 결정을 해야 한다. 그러한 결정의 예는 흡인성 폐렴, 영양 결핍, 기능적 섭식 수준, 권장 식이요법 수준의 변화, 삼킴 치료의 필요성과 같은 미래의 건강 요소와 합병증의 가능성을 포함한다.

이는 임상의가 사용하는 잠재적인 예측의 한 측면이다. 궁극적으로, 음식물과 액체의 구강섭취를 위한 적절한 방법의 추천과 치료적 전략들의 고려는 도구적 검사를 통해 반드시 직접적으로 다루어져야 하며, 명확한 근거에 입각한 판단이 이루어져야 한다.

비디오투시검사의 방법

비디오투시검사는 높은 수준의 표준 프로토콜을 요구한다. 프로토콜의 표준화는 검사의 일관성과 재현성을 증가시킨다. 표준 프로토콜의 사용은 특정 환자나 문제에서 요구되는 개별적인 변수를 미리 차단하지 못하게 하기도 하지만, 표준 프로토콜을 통한 타당한 변화가 성취됨으로부터 이에 대한 해석과 치료적 계획 수립에 일관된 틀을 제공한다. 프로토콜의 몇몇 요인으로는 환자의 자세, 평가에 사용되는 음식물의 종류, 삼킴 순서 등을 포함한다.

환자의 자세

환자의 자세는 신체적 능력에 크게 영향을 받는다. 일반적으로, 도구적 검사를 적용할 때 환자는 머리와 몸을 적절히 지지하고 똑바로 앉을 수 있어야 한다. 약화, 피로, 질병, 또는 다른 이유로 신체적 제한이 있는 환자는 검사 동안 특별한 지지가 필요할 수 있다. 신체적 장애가 있는 환자들을 위한 다양한 상업용 자세 조절 의자가 도움이 될 수 있다. 자세 조절 의자를 구입하기 전에, 비디오투시검사를 위한 검사실의 규모와 장비의 치수에 대하여 아는 것이 중요하다. 종종 투시경과 타워 사이의 거리가 고정되어 있는 경우가 있다. 또한 비디오투시검사는 일반적으로 측면과 정면에서 촬영하므로, 자세조절 의자는 두 시각을 반영하도록 조절되어야 한다. 특히 측면 촬영을 하고자 할 때, 덩치가 크거나 자세조절 의자가 적용된 환자는 투시경과 타워 사이의 공간이 부족할 수 도 있다. 이 경우, 가능한 많이 측면 시각을 유지하면서 환자를 약간 기울어지게 앉히면 영상의 촬영이 가능해진다.

일반적으로, 비디오투시검사의 기본은 측면 영상의 촬영이다(그림 10-2). 이러한 시각은 입술에서부터 목을 거쳐 식도까지 삼킴 기전의 훌륭한 영상을 제공하고, 식도와 구별되는 기관(trachea)의 가장 좋은 이미지를 제공한다. 이 시각은 음식물이 상부 기도로 들어가는지 확인하는데 유용하다. 측면의 삼킴 검사 후에, 환자는 앞쪽으로 돌아앉는다. 이 시각은 삼킴 기전의 대칭성을 평가하는데 유용하다. 환자가 앉은 채로 식도의 영상을 보면, 종종 시야의 범위가 제한된다. 이러한 경우에는, 환자가 서거나 누운 채로 영상을 수집한다. 사실, 도움 없이 비디오투시검사를 선 자세로 수행하는 것을 견딜 수 있다면, 전체 검사를 선체로 할 수도 있다. 이 상황은 환자의 움직임과 자세에서 많은 조절을 허용한다.

비디오투시검사에 사용되는 재료

비디오투시검사에 사용되는 중요한 재료는 바륨 황산염 부유액(barium sulfatesuspension, 이하 바륨용액)이다. 바륨용액은 양성조영제(positive contrast agent)로 방사선 불투과성(radiopaque)을 갖는다. 결과적으로, 바륨용액은 회색의 음영 변화로 나타나는 공기와 같은 음성조영제(negative contrastagent)와 대조되어 투시 영상에 검정색으로 나타난다. 세포와

Practice Note 10-2

최근에 일본을 방문하는 동안, 비디오투시검사를 위해 개발된 혁신적인 자세 조절 의자를 보았다. 환자(뇌졸중 이후 심각한 신체적 제한이 있는 환자)는 조절 가능한 전동 휠체어에 앉게 된다. 의자는 C-Arm 투시경의 영상 면에 놓여졌다. 무선 조종 장치에 의해, 검사자는 환자를 올리거나 내리고, 앞·뒤로 기울이고, 옆으로 기울이는 것이 가능했다. 다양한 자세의 변화가 필요한 도구적 검사에 유용한 이 의자는, 삼킴 기능의 다양한 영향을 평가할 수 있도록 고안되었다.

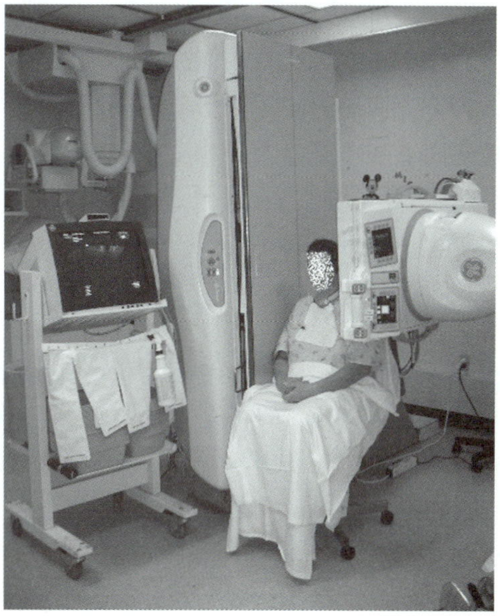

그림 10-2 측면 영상 확인을 위한 비디오투시검사 자세

뼈는 밀도에 따라서 회색의 음영으로 나타난다. 그림 10-3에서는 입 안에 음식덩이, 다양한 뼈 구조물(목뿔뼈 포함), 인두와 기관(trachea)의 공기층을 음영으로 묘사하고 있다.

임상 전문가 사이에서 주요한 논의와 논쟁 중 하나는 바륨용액을 독립적으로 사용할 것인지 또는 실제 음식과 결합하여 사용할 것인지에 대한 것이다. 이러한 논쟁에서 어떠한 확고한 결론도 내려지지 않았고, 양 시각들에 대한 지지자들은 외견상으로는 타당한 근거들을 갖고 있다. 실제 음식과 결합한 바륨용액의 사용을 추천하는 연구자들은 음식의 질감 범위가 매우 많기 때문에 환자가 섭취하는 모든 음식에 대한 정보를 바륨용액만으로 영상화하기는 불가능하다고 주장한다. 실제 음식을 사용하는 것에 반대하는 연구자들의 주장은, 음식이 기도로 흡인(aspiration)되어 결과적으로 합병증 발생 가능성을 높인다는 것이다. 바륨용액과 실제 음식을 결합하자는데 지지자들의 주장 중 또 하나는 바륨용액만으로는 실제 음식에 명시된 농도(consistencies)를 만들 수 없다는 것이다.

이러한 논쟁의 결과와 상관없이, 비디오투시검사에서 검사 재료의 질감과 용량의 범위를 변화시켜가며 평가해야하는 중

요성은 부언할 필요가 없다. 이는, 정상 삼킴에서도 음식덩이 용량과 질감의 변화에 따라 삼킴의 기전이 변화하기 때문이다. 연하장애 환자는 정상적 조절의 결핍으로 다양한 보상전략을 보여주거나, 손상된 생리에 의해 보상전략의 무능을 보여주기도 한다.

비디오투시검사에 사용하는 음식물의 부피는 연구에 따라 다양하다. 한 가지 고려해야 할 사항은 보통 삼킴에서 정상 성인이 1회에 삼키는 평균적인 양으로, 이는 대략 20mL 정도이다. 기능적인 삼킴의 측면에서 대부분의 삼킴 시도는 임상적 징후의 경계선에 있는 능력을 파악할 것이 아니라면, 대략 범위 내외의 양을 검사에 적용하는 것이 적당할 것이다. 최근 연구 결과들은 묽은 바륨용액 5mL(찻숟가락으로 한 스푼 정도에 해당)와 꿀처럼 걸죽한 바륨용액 5mL의 삼킴을 비교하여, 15가지의 생리학적인 삼킴 요소를 분석하여 많은 정보를 제공하였다. 여기에 활용된 표준 프로토콜은 5mL와 10mL의 각각의 바륨용액을 삼키도록 하였고, 이후 흡인의 위험이 발견되지 않을 때에는 컵이나 빨대를 사용해 자유롭게 마시도록 하였다. 변화하는 용량과 마찬가지로, 농도 또는 점도(viscosity) 역시 삼킴마다 다양하게 제공할 수 있다. 일반적인 점도나 질감의 분류에는 묽은 액체, 걸죽한 액체, 풀 또는 푸딩, 저작 가능한 음식물 등으로 구분된다. 표준화된 점도의 바륨용액이 판매되기도 하는데, 여기에는 묽은 점도, 과일즙 점도, 꿀과 같은 점도 등으로 나뉘어 생산된다. 표준화된 바륨 제품의 한 가지 이득은 어느 기관에서 사용하던지, 언제 사용하던지 환자들에게 적용되는 검사의 일관성과 재현성을 반복할 수 있다는 것이다. 간략히 하면, 표준화된 재료 사용은 다른 재료 활용으로 인한 검사의 프로토콜 상의 이견의 여지를 줄여준다.

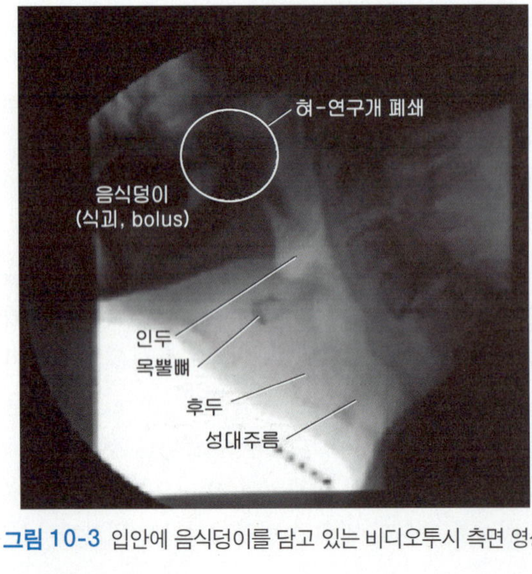

그림 10-3 입안에 음식덩이를 담고 있는 비디오투시 측면 영상

비디오투시검사의 절차

비디오투시검사의 절차 역시 여러 연구에서 다양한 방법으로 제시되었다. 예를 들어, Logemann은 묽은 액체로 시작하여 점차적으로 점도를 높이는 순서로 검사를 시행하는 방법을 추천하였다(1mL, 3mL, 5mL, 10mL). 묽은 액체 삼키기가 완벽했을 때, 푸딩 및 저작 가능한 음식 순으로 검사를 진행한다. Palmer 등은 5mL 걸죽한 액체로 비디오투시검사를 시작하고(이 프로토콜에는 첫 음식으로 푸딩이 추천된다), 이어서 묽은 액체, 그리고 나서 저작 가능한 음식 순서로 한다. Martin-Harris 등은 묽은 액체 5mL로 시작하여 바로 걸죽한 액체, 푸딩, 저작 가능한 음식 순서의 검사를 추천하였다. 그러나 이 그룹은 환자들이 묽은 액체를 먹고나서 기도 보호가 충분하고 인두가 깨끗한 상태를 유지해야만 더 크고, 더 걸쭉하고, 씹을 수 있는 재료를 주도록 하였다. 표준 프로토콜은 비디오투시검사를 완벽하게 수행하는 환자에게 적용할 때 유리하지만, 각각의 환자를 위한 "진단적 결과"로 최대한 활용하려면, 검사의 순서에 융통성이 필요할 수도 있다. 아래에 기술된 비디오투시검사의 표준화된 프로토콜은 본 책의 저자가 추천하는 일반적인 순서이다.

환자는 앉은 자세를 유지시키고 측면 영상을 적용한다. 우선, 삼킴 기전에 관여하는 구조물들(입술, 혀, 구개, 인두벽)의 움직임을 촉진시키는 활동으로 간단한 구강 움직임이나 발성을 시킨다. 그 뒤에 첫 번째 바륨 음식덩이를 환자에게 제공한다. 현저한 구강건조증(xerostomia)이나 근육의 위축, 해부학적 편향이 나타나지 않는 한, 첫 번째 음식덩이는 일반적으로 걸죽한 액체 5mL를 준다. 다음 재료는 묽은 액체 5mL, 푸딩 5mL이다. 무리없이 이 음식들에 성공한다면 환자에게 컵에 담긴 묽은 바륨액체를 편하게 마시도록 주고 삼키도록 한다. 이후 바륨 푸딩을 곁들인 저작 가능한 재료들을 준다(보통 크래커).

측면에서 촬영을 한 후에는, 환자는 돌아서 전방(anterior) 영상을 준비한다. 몇몇의 환자는 이 화면에서 가성을 내도록 하여 측면상에서 인두벽 내측의 움직임을 평가할 수도 있다. 몇몇은 "트럼펫" 방법을 수행하면서 측면상에서 인두벽의 잠재적인 위축을 평가하도록 요청할 수도 있다. 트럼펫 방법은 전체 인두의 명확한 시야를 제공하기 위해 환자에게 턱을 들어 올리도록 요청하고 수행한다. 그 다음에 환자는 트럼펫을 연주하는 것처럼 볼이 부풀어 오르게 불도록 요청한다(그림 10-4). 삼킴 동안에 각각의 측면으로 머리를 돌리는 것은 각각의 편측 인두(hemiphaynx)의 평가와 인두-식도 분절(pharyngoesophageal segment, PES) 열림에 어떤 효과가 있는지 정보를 줄 수 있다. 전방 영상에서 활용하는 음식 재료는 가측면 평가에서 사용하는 재료와 동일하다.

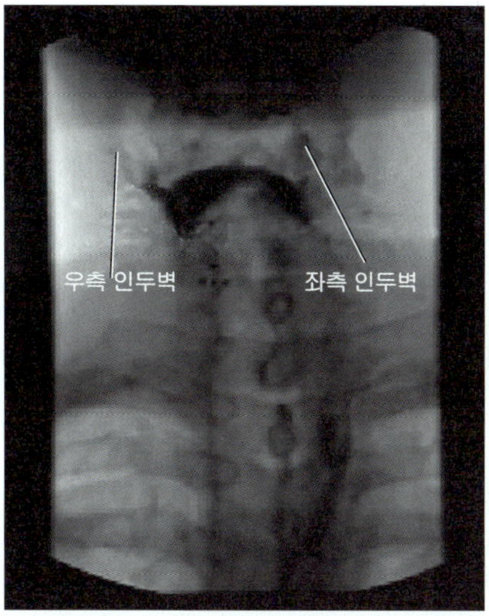

그림 10-4 "트럼펫" 방법을 수행하는 환자의 비디오투시 전면 영상

전방 영상이나 측면 영상을 통해 환자에게 적용할 보상 방법의 효과를 삼킴 생리학적 측면에서 확인할 수 있다. 일반적으로 적용하는 보상 방법은 턱 내리기(chin-down), 고개 돌리기, 성문위 삼킴(supraglottic swallow), 멘델슨 메뉴버(Mendelsohn maneuver) 등이다(14장 참조). 이러한 방법들의 효과는 향상된 삼킴의 안전성(흡인 또는 침습 감소)이나 효율성 증진(더 적은 시도나 더 적은 잔여물)에 기여 할 수 있다.

임상가들은 특정 환자를 위하여 다양한 표준 프로토콜 안에서 환자에게 맞는 한 가지를 선택해야 한다. 시도하는 음식에서 현저한 양의 흡인이 관찰된다면, 표준 프로토콜을 따라 모든 검사를 마치는 것은 어리석은 일이며, 금기되어야 한다. 마찬가지로, 연구에서 만약 환자가 지나치게 피로해 하거나 반응이 없다면 이 역시 검사의 중단 이유에 해당한다. 개인적인 욕구를 위해 환자에 대한 배려 없이 맹목적으로 표준 프로토콜을 따라하는 것은 어리석은 일이다. Box 10-5는 표준화된 비디오투시검사에 사용되는 재료들과 순서를 열거하고 있다.

Box 10-5 표준화된 비디오투시검사에 사용하는 재료들의 순서

측면 영상

- 간단한 발성 문구
- 5mL 묽은 액체 바륨
- 5mL 걸쭉한 액체 바륨
- 5mL 바륨 반죽(푸딩)
- 10mL 묽은 액체 바륨
- 10mL 걸쭉한 액체 바륨
- 10mL 바륨 반죽(푸딩)
- 묽은 바륨 액체를 컵 또는 빨대를 사용하여 자유롭게 마시기
- 저작할 수 있는 재료(바륨 반죽을 입힌 크래커)
- 크래커 잔류가 없다면 묽은 액체 반복

전면 영상(실제의 재료는 측면 영상 결과에 따라 달라짐)

- 반복된 모음 발성과 가성
- 머리를 숙이거나 옆으로 돌려 삼키기

보상적 방법

- 환자의 증상에 맞게 추천되는 보상적 방법들을 측정

식도 평가

- 명백한 폐쇄 및 운동장애에 대한 대략적인 검사

검사의 해석

비디오투시검사의 해석은 "수량화"하는 최근의 경향에도 불구하고, 다양한 음식덩이에 따른 환자의 상태를 "설명"하는데 보다 중점을 둔다. 검사에 따른 해석과 치료적 제안은 임상가의 역량 및 경험에 따라 다양하게 내려진다. 본 단원에는 비디오투시검사 해석의 일반적인 접근을 소개한다.

비디오투시검사 해석의 기본이 되는 지식은 해부학과 생리학이다. 기본적으로, 정상 삼킴의 해부학과 생리학에 대한 심도 깊은 지식이 있어야만, 환자의 비정상을 구분 지을 수 있고, 정상에서 벗어난 환자의 상태를 정의내릴 수 있다. 기본 해부학적 지식에는 구강 구조, 구개인두(velopharynx), 인두, 후두, 인두식도조임근, 경부식도 뿐만 아니라 경추의 구조도 포함된다. 또한 해부학적, 생리학적 지식을 비디오투시 영상에서 추출하는 측면과 전방의 영상과 통합할 수 있는 경험적 지식도 중요하다. 측면 영상은 삼킴 기전을 명확히 보여주는 가장 중요한 영상이다. Box 10-6은 비디오투시검사의 측면과 전방에서 얻어진 핵심적인 관찰을 요약하고 있다. 삼킴 기전과 관련된 해부학적 측면에서 보았을 때, 삼킴에 따른 기본 움직임 패턴은 삼킴 시도 전에 평가되어야 한다. 임상가는 환자에게 구강을 움직이도록 하여 입술, 혀, 턱, 구개, 후두, 인두벽의 적절한 움직임을 확인한다. 인두벽의 움직임 확인은 전방을 바라보는 동안에 환자에게 가성 발성을 시키는 것이 최고의 평가라 할 수 있다. 일반적으로 이 방법을 적용했을 때 측면 인두벽은 정중선을 향해 움직인다.

삼킴 기전의 해부학에 따른 기본적 움직임을 평가한 후에, 임상가는 삼킴을 유발하는 직접적인 검사를 진행시킨다. 흔히, 환자는 삼킴 전에 음식덩이를 입안에 물고 있기를 요구받는다. 이 때 전방에서 입술 폐쇄와 후방에서 혀-연구개 폐쇄(lingua-velar seal)를 평가하는 기회를 제공한다. 이러한 기능이 손상되었을 때 음식덩이는 구강 밖으로 새어나오거나, 뒤쪽 인두를 타고 흘러내릴 가능성이 있다. 만약 고체 음식덩이를 사용하였다면, 임상가는 환자가 음식을 저작하고, 음식덩

Box 10-6 비디오투시검사의 관찰 정보

해부학적 정보

- 모든 구조물

발성 관련 움직임

- 입술
- 혀
- 아래턱뼈(mandible,하악골)
- 연구개
- 후두(전면 상을 통한 움직이는 성대주름)
- 인두벽(가성)

삼킴 관련 움직임(음식덩이의 크기와 농도 따라 다양)

- 앞,뒤쪽의 구강 폐쇄를 통한 구강내 액체 보존
- 반고체와 고체의 저작 능력
- 하인두로의 음식물 구강 통과
- 구강-비강 분리
- 목뿔뼈 움직임
- 후두 상승과 닫힘
- 인두 수축
- 인두-식도 분절 열림

손상된 삼킴 생리기전

- 누출(앞쪽 또는 뒤쪽)
- 잔여물
- 음식덩이의 잘못된 방향과 기도 흡인

보상적인 방법의 효과(손상에 기인하여 다양)

- 자세수정
- 머리 위치 변화
- 삼킴 시기 변화(예:멘델슨 메뉴버)
- 숨 참기 메뉴버(breath-holdmaneuvers)
- 음식덩이 변화

이의 모양을 만들고(결합), 이 음식덩이를 입인두(oropharynx)로 옮기는 과정을 관찰해야 한다. 큰 음식덩이는 조금씩 나눠삼키게 되는데, 이 때 환자가 추후에 삼키기 위해 입 안에 남겨놓은 음식덩이를 재위치 시키는 동안, 작은 양으로 분리되어 저작된 음식덩이가 삼킴 반응에 의해 인두 안으로 빨려 들어가는지를 관찰해야 한다. 이 과정에서 음식덩이의 구강 이동 시간(oral transit time, OTT)이 기록되어야 한다. 삼킴의 구강 요소에 문제가 발생한 경우, 기도 보호를 위한 구조물들의 협응이 이루어지지 않아, 기도가 닫히기도 전에 음식덩이가 인두를 타고 내려가다 열린 기도 입구를 통해 흡인될 수 있다. 또한 삼킴의 구강 지연 요소는 전체 식사 시간의 지연과 구강 섭취량의 감소 및 환자에게 공급되는 영양학적 불균형으로 이어질 수 있다. 구강내 움직임의 감소는 삼킴 이후에 구강 안과 주변에서 보이는 잔여물을 통해 유추할 수도 있는데, 이러한 잔여물의 원인은 빈약한 구강 운동협응이나 해부학적 결손에서 야기된다.

해부학적 변화나 생리학적 결손에 의한 목젖 움직임 패턴의 변화나 구강-비강(코) 차단의 결손은, 비강 안으로 음식이나 액체가 들어가는 결과를 야기할 수 있다. 이를 일반적인 용어로 후인두 역류(nasopharyngeal reflux)라고 한다. 목뿔뼈(hyoid bone, 설골)와 후두는 일반적으로 삼킴을 시도하는 동안에 기능적인 단위로서 함께 움직인다. 목뿔-후두(hyolaryngeal)의 움직임은 전상방으로 일어나는데, 이는 매우 간단한 움직임이지만 이 움직임이 원활히 일어나기 위해서는 충분한 혀 기저부(tongue base)와 인두벽 근육 활성이 기반되어야 한다. 목뿔-후두의 전상방 움직임은 인두-식도 분절의 열림을 이끌어 내며, 기도 보호 기전의 주요 작용인 후두덮개(epiglottis, 후두개)의 움직임과도 연관된다. 후두덮개는 목뿔뼈와 후두 사이에 위치해 있는데, 후두가 상승하고 혀 기저부가 뒤쪽 하방으로 움직일 때, 후두덮개는 뒤로 젖혀져 기도 입구를 막아준다. 이러한 움직임의 결손은 후두덮개 앞쪽의 후두개곡(valleculae)에 삼키고 난 이후의 잔여물을 남긴다.

측면 투시 영상에서 후두덮개의 뿌리 쪽에 가까이 있는 모뿔연골(arytenoid cartilage, 피열연골)이 앞으로 기울어지는 것을 볼 수 있다. 삼킴 반응이 일어나면 혀 기저부는 뒤로 밀리며 음식덩이를 인두로 밀어넣고, 인두벽이 수축하여 음식덩이를 인두 아래쪽으로 내린다. 이때 후두가 올라가고 후두덮

CLINICAL CORNER 10-1

비디오투시검사를 적용할 때, 임상가는 환자의 반응에 따라 표준화된 방법 적용의 변형을 필요로 할 수도 있다. 비디오투시검사는 환자가 스스로 먹게 하는 것이 아니라, 임상가가 제공하는 재료를 환자가 무리 없이 삼키게 하는 것이 중요하다. 이를 위해 더 작은 양을 공급하는 수저, 컵, 또는 빨대 등이 필요할 수 있다. 환자의 수행 어려움은 신경학적 결손, 특히 인지나 운동 능력의 손상에 의한 경우가 많다. 만약 임상가가 환자의 입 안에 음식덩이를 주었을 때 삼킴이 일어나지 않는다면, 임상가는 환자의 손에 수저를 쥐어주고 같은 재료를 주어, 환자가 입 안에 수저로 음식을 넣어 자발적 삼킴을 촉진할 수도 있다. 하지만 이러한 변형된 프로토콜의 적용은 비디오투시 결과 및 임상적 해석에 차이를 낳을 수 있다.

논리적 사고

1. 삼킴 시작의 부재를 유발하는 임상 질환이나 장애에는 어떤 것들이 있는가?
2. 스스로 식사 할 때만 삼킴이 가능하다면, 이와 관련한 신경학적 또는 인지적 기전은 무엇인가?
3. 환자가 스스로 먹기를 시행한 경우, 삼킴 수행 변화의 결과는 임상적으로 어떤 영향을 주는가?

개가 닫히며 기도를 보호하고, 음식덩이는 아래인두(hypopharynx, 하인두)를 통해서 인두-식도 분절 안으로 들어가며 인두기가 끝이 난다. 인두-식도 분절은 후두 상승 뒤에 열리고, 식도 안으로 음식덩이가 통과할 수 있는 길을 열어준다. 연하장애 환자들의 경우 인두 수축, 인도-식도 분절 열림 이후에도 인두벽과 조롱박오목을 따라서 잔여물이 남게되는 경우가 많다.

만약 삼킴의 생리 기전이 손상되었다면, 임상가들은 손상의 기능적인 결과를 기록해야 한다. 삼킴 생리 기전의 손상 결과를 다시 요약해 보면, 삼킴 후의 잔여물과, 후두 입구로 음식물이 흘러드는 침습, 성대 주름 아래까지 음식물이 들어가는 흡인 등이 있다. 임상가들은 이러한 손상의 기능적 결과뿐만 아니라, 잔여물과 흡인의 원인, 각 사건의 시기, 잔여물이나 흡인에 따른 환자의 반응 등까지 세세히 기록해야 한다. 이러한 분석을 통해 결과적으로, 개개의 환자에게 적절한 보상적 방법을 제안하고, 효율적인 치료적 접근을 수립할 수 있게 한다(14장 참조).

비디오투시검사의 해석을 도와주는 체크리스트도 존재한다. 이러한 체크리스트는 해석 과정의 조직화를 도와주지만, 임상가들에게 보다 중요한 것은 비디오투시 영상에 따른 객관적 해석이며, 이러한 체크리스트는 보조적 도구로서 활용해야 한다. 체크리스트 만으로는 비디오투시검사의 해석을 통해 얻은 다양한 정보들을 모두 포함할 수 없기 때문이다. 이러한 체크리스트의 하나인 dysphagia outcome and severity scale(DOSS)은 연하장애의 다양한 영역과 기능적인 결손의 정도를 포함하고, 식이 추천(diet recommendation), 환자의 독립적 식사 수준, 필요한 영양 공급법 등을 평가하는 도구로 7점의 순서척도(ordinal scale)로 구성되어 있다. DOSS는 적절한 검사자간, 검사자내 신뢰도를 제시하고 있지만, 타당도에 대한 연구는 이루어진 바 없다. 침습-흡인 척도(penetration-aspiration scale, PA scale)는 기도안으로 들어오는 물질의 통과 깊이, 들어온 물질을 배출하는 환자의 능력 등을 설명하는 간단한 척도이다. 임상가들은 이 PA scale의 단순성 때문에 연하장애의 판별하는 엄격한 척도가 될 수 없다는 것을 인식할 필요가 있다. PA scale은 단지 삼켜진 물질들이 기도를 통과하는지에 대한 단편적인 측면만을 평가한다. 예를 들어, 여러 연하장애의 증상과 측면은 고려하지 않으며, 단지 후두의 침습이나 흡인만을 판별한다. DOSS와 같이 PA scale의 신뢰도는 제시되어있지만, 타당도의 제시는 이루어지지 않았다. 이 밖에도 비디오투시검사의 정보를 객관화하려는 다양한 척도들이 개발되고 있다. 이는 모두 비디오투시검사의 프로토콜과 점수화 과정을 객관화하려는 노력의 일환인 것이다.

삼킴 수행에 따른 부가적인 측정 정보들은 삼킴의 단계별 진행 시간에 초점이 맞춰진다. Logemann은 삼킴 과정 중 음식덩이가 움직이는 시간에 대한 평가를 추천하였고, 이는 구체적으로 구강 통과 시간(oral transit time, OTT), 인두 통과 시간(pharyngeal transit time, PTT), 인두 지연 시간(pharyngeal delay time, PDT), 식도 통과 시간(esophageal transit time, ETT)등이다. 나아가 Logemann은 삼킴 물질이 식도까지 닿는 시간을 구강 통과 시간과 인두 통과 시간을 합산한 시간으로 나누어 백분율로 환산하여, 구인두 삼킴 효율성(oropharyngeal swallow efficiency, OPSE)점수로 삼킴 기능을 요약할 수 있다고 제시하였다. 이러한 수행 시간의 측정은 비디오 영상을 캡쳐(파일화)하는 최신의 장비들을 사용하면 비교적 쉽게 정보를 획득할 수 있다. 이 밖의 부가적인 평가로는 목뿔뼈와 후두의 최대 운동, 상부식도조임근의 최대 열림, 인두 수축의 정도를 정량화하는 방법들이 있다.

비디오투시검사의 강점과 약점

비디오투시검사는 연하장애의 임상적 평가로 가장 추천(gold-standard)된다. 비디오투시검사의 장점으로는 획득한 영상 정보를 다양한 매체를 통해 저장이 용이하고, 이렇게 저장된 영상은 필요한 경우 언제든지 다시 확인할 수 있다. 또한 비디오투시검사는 구인두 삼킴의 생체역학적인 완전한 정보를 제공하며, 입술에서부터 식도에 이르는 삼킴 전 과정의 포괄적인 투시를 제공한다. 결과적으로 비디오투시검사는 병원 환경에서 환자와 임상가 모두에게 쉽게 접근할 수 있는 삼킴 검사의 방법으로 추천된다.

비디오투시검사의 이러한 장점에도 불구하고, 약점이나 의문점들도 존재한다. 평가를 위한 방사선의 조사는 반복된 검사가 환자에게 적용될 경우 불안감을 가중시킨다. 단 한 번의 평가를 위한 방사선 조사량은 매우 작지만, 환자의 상태에 따라 방사선에 노출되는 시간과 횟수가 달라지기 때문에, 1회 평가에 따른 방사선 조사량을 구체화하기가 쉽지 않다. 비디오투시검사의 또 다른 단점으로는 다음과 같은 것들이 있다; 기도 닫힘 기전의 확인 어려움, 검사 장비가 세팅되지 않은 환경에서 평가 불가능, 병원 환경 밖에서의 제한된 접근, 평가가 구조화된 환경 안에서 짧은 시간 진행되므로 장시간에 걸친 기능적 섭식 능력을 사실적으로 반영하지 못함, 영상 자료의 주관적 해석에 의한 오류가능성 등을 들 수 있다. 이러한 단점에 근거하여 비디오투시검사가 구인두 연하장애의 평가를 위한 최상의 측정법이라고 추천할 수는 없지만, 아직까지 이를 대체할 만한 검사법이 개발된 것은 아니다.

내시경 삼킴 검사

삼킴의 내시경검사와 비디오투시검사와의 차이점

비디오투시검사와 같이 내시경검사도 다양한 명칭으로 언급된다. 연하장애 비디오내시경 평가, 비디오내시경 삼킴 검사, 삼킴을 위한 광섬유 내시경 평가는 모두 비슷한 평가를 지칭하는 다른 용어이다. 미국언어청각협회(American Speech-Language-Hearing Association)는 광섬유 내시경을 통한 삼킴의 감각 평가와 상부 기도의 민감도를 측정하는 이러한 방법을 광섬유 내시경 삼킴 평가(fiberoptic endoscopic evaluation of swallowing)라는 용어로 추천하지만, 이 장에서는 내시경 삼킴 검사(endoscopic swallowing examination)라는 포괄적인 용어로 서술한다.

내시경 삼킴 검사는 임상 연하장애 영역에서 비디오투시검사보다 더 근래에 적용된 방법이지만, 결과적으로는 더 적게 사용된다. 내시경 삼킴 검사는 도구적 평가의 일반적 특성과 비디오투시검사와의 유사성 및 차이점을 갖는다. Box 10-7은 삼킴 기능을 평가는 두 도구의 적용 절차에서 두드러지는 유사성과 차이점을 요약하였다.

유사성

비디오투시와 내시경검사는 둘 다 삼킴 능력을 평가한다는 유사한 목적을 가진다. 각각의 절차는 별개의 장점과 각기 다른 단점을 지니지만, 둘 다 유사한 목적을 위해 적용된다는 점에서는 같다. 각각은 삼킴과 관련한 상부 호흡소화관의 해부학적, 생리학적 정보를 획득하려는 목적으로 적용된다. 두 검사에서 사용되는 물질의 양과 재질은 각기 다른데, 비디오투시검사는 조영재로서 바륨황산염을 사용하고, 내시경검사는 일반 액체나 색상이 추가된 음식을 사용한다. 각각의 기기적 특성에 맞는 시각화를 위하여 특화된 액체와 고체 음식을 사용하게 된다. 평가 절차의 측면에서보면 두 연구는 유사한 점이 많은데, 두 절차 모두 상부소화관의 삼킴 기전, 삼킴 기능, 보상적 방법의 해부학과 생리학적 측면을 검증한다는 것이다.

Box 10-7 비디오투시검사와 내시경 삼킴 검사와 유사성과 차이점

유사성	차이점
• 목적	• 기법
• 재료	• 이미지 투시
• 평가 절차	• 휴대성
	• 반복성
	• 검사 시간
	• 감각 평가

차이점

두 절차 사이에서 명확한 차이점은 적용 기기의 상이함이다. 이 밖의 큰 차이점으로는, 각각의 평가로부터 산출되는 이미지가 완전히 다르다는 것이다. 비디오투시검사는 입술부터 위에 이르는 구조 및 음식덩이의 흐름에 대한 포괄적인 정보를 제공한다. 내시경검사는 비강인두(nasopharynx)부터 하인두(hypopharynx)에 이르는, 주로 인두 부위에 초점을 맞춰 영상화하는 능력을 갖는다. 구강과 식도의 구조와 기능은 일반적인 내시경검사를 통해 얻어지는 정보가 아니다. 또한 내시경검사의 이미지는 삼킴이 일어나는 시점에서 인두의 구조물이나 삼켜진 물질이 내시경 끝을 덮기 때문에 이미지의 손실이 있지만, 비디오투시검사는 이러한 제한점이 없다. 그림 10-5는 내시경의 흔들림으로 인한 불명확한 이미지와 삼킴의 절정에서 일어나는 영상인 "시야결손(white-out)" 이미지를 명확한 내시경 이미지와 비교하고 있다. 불명확한 이미지와 시야결손

CLINICAL CORNER 10-2

방사선 전문의는 삼킴/소화기 계통의 이미지를 획득하는 다양한 방법을 가지고 있다. 두 가지 일반적인 기법은 표준 바륨 삼킴 연구와 섬광조영술(scintigraphy)을 포함한다. 첫 번째, 바륨 삼킴 연구는 상부 위장관 검사(upper gastrointestinal esophagram)로, 이 방사선 검사의 초점은 식도에 있다. 이 과정 동안 하인두와 위의 이미지 역시 관찰가능하다. 환자는 일반적으로 엎드려 누운 자세로 검사를 받으며, 많은 양의 바륨을 빨대로 삼켜야 한다. 방사선 전문의는 실시간으로 역동적 화면을 획득할 수도 있으며, 아직은 식도에서 특정 병리학을 보여주는 이미지를 캡처(파일화)하는데 많이 쓰인다.

두 번째 연구인 섬광조영술은 실제적으로 명확하지 않은 의학적 절차이다. 섬광조영술은 일반적으로 technetium-99 sulfurcolloid라는 방사선 물질을 사용한다. 방사선 물질은 다양한 반고체 또는 걸쭉한 액체 음식과 함께 혼합되어야 하는데 주로 달걀 흰자가 쓰인다. 이 때문에 이 방법은 "tech-egg study"라고 불리기도 한다. 환자는 방사선 탐지기 앞에 서서(앉거나 눕는 것도 가능), 방사선 물질이 함유된 달걀액(매우 낮은 방사선 복용량)을 삼키게 된다. 이 방법은 삼킨 재료의 통과 시간, 방향, 위치 및 삼킨 재료의 종류에 따른 삼킴의 특성을 객관적으로 측정할 수 있게 한다. 반복적 측정을 통해 삼킨 재료가 위를 빠져나가는 구체적인 시간 등도 이 방법을 통해 측정할 수 있다. 이 기술은 또한 흡인된 재료의 양과 깊이를 정량화할 수 있다. 섬광조영술이 구인두 연하장애 환자에게 유용할 수 있지만 임상에서 일반적으로 사용되는 방법은 아니다.

논리적 사고

1. 비디오투시검사를 통해 확인할 수 있는 상부 위장관의 연하장애 증상 유형은 무엇인가?
2. 한 환자에게 비디오투시검사와 식도바륨조영술을 모두 적용하는 것에 대한 제한점에 대해 논의한다.
3. 구인두 연하장애의 평가에서 섬광조영술 사용의 잠재적인 강점과 제한점을 논의한다.

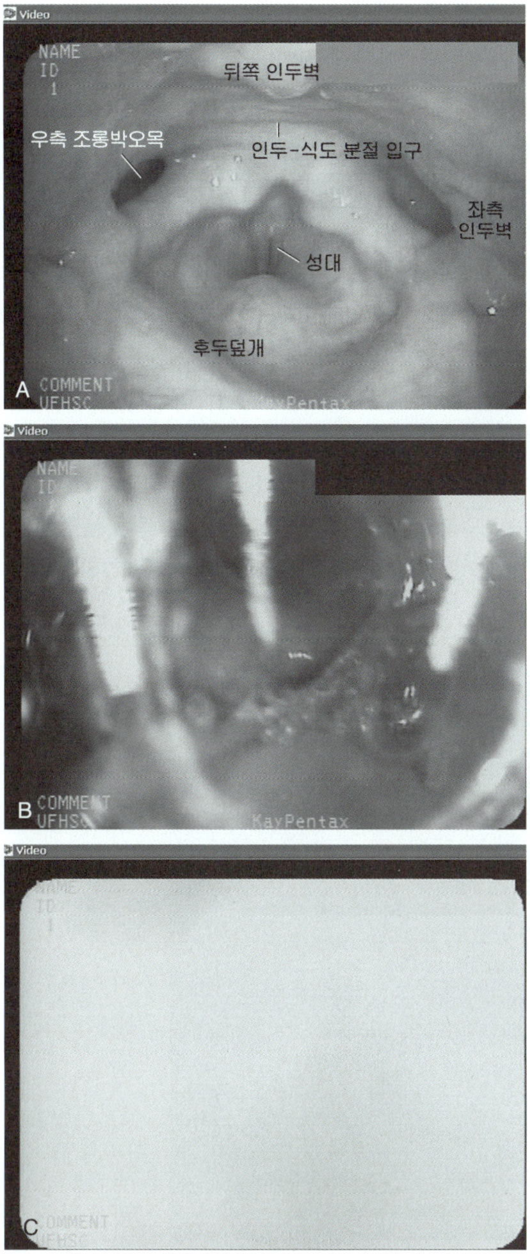

그림 10-5 **A:** 명확한 인두의 내시경 이미지, **B:** 내시경에서 분비액으로 인한 모호한 이미지, **C:** "시야 결손(white-out)"의 예. 인두-식도 분절(pharyngoesophageal segment, PES)

이라는 단점이 있긴 하지만, 내시경검사는 실제 이미지의 구현과 구조물을 그대로 확인할 수 있다는 장점 때문에 우수한 삼킴 검사의 하나로 추천되고 있다. 내시경검사의 절차적 장점으로는, 검사를 위한 내시경이 휴대가 가능할 정도로 소형이기 때문에 다양한 장소의 환자에게 비교적 쉽게 검사자가 이동하여 평가가 가능하다는 점이다. 평가에의 접근성은 의학적 상태가 저하된 환자들에게 중요한 문제이다. 또한 내시경은 방사선을 방출하지 않기 때문에, 반복된 검사가 진행되더라도 반복된 비디오투시검사만큼의 위험이 없다. 또한 방사선

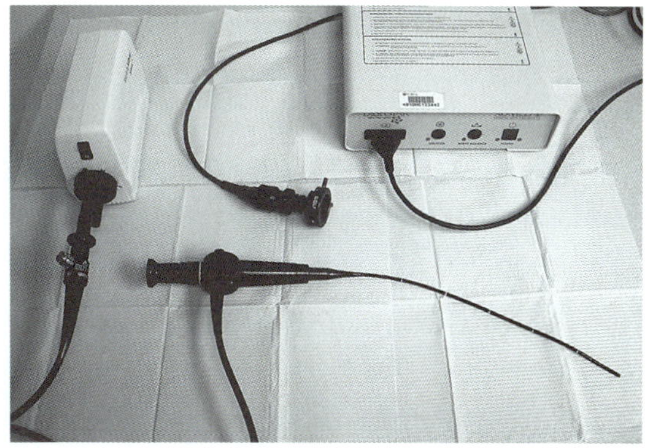

그림 10-6 **내시경 삼킴 검사에 필요한 기본적인 기구들.** 내시경, 조명등, 카메라(비디오 녹화 시스템은 보이지 않음)

검사는 작업치료사나 임상의 혼자서 평가가 불가능하기 때문에, 임상가 혼자서 평가를 하기에 내시경검사는 보다 이상적인 방법일 수 있다.

내시경 삼킴 검사의 과정

내시경 삼킴 검사는 비강인두(nasopharynx)부터 하인두(hypoharynx)까지의 인두부(pharynx), 혀의 기저부, 후두부 등을 눈으로 직접 확인할 수 있게 하는 검사이다. 내시경삼킴검사를 통한 평가의 의의에는 다음의 요소들을 포함한다; ① 인두부의 해부학적 검사(후두 구조 포함), ② 인두 구조물의 운동과 감각 검사, ③ 분비(secretions)의 평가, ④ 액체와 고형 재료의 삼킴 능력을 확인하는 직접적 검사, ⑤ 보상적 메뉴버의 영향 평가.

내시경검사를 위해서는 특수한 기구들을 필요로 한다. 삼킴 기능 평가를 위한 내시경적 시스템에는 광섬유 내시경(fiberoptic endoscope), 라이트, 카메라, 비디오 녹화 시스템 등이 포함되어야 한다. 이러한 기본적 요소들이 그림 10-6에 제시되어 있다. 선택사항으로는 그림 10-7에 보이는 것과 같은 녹화 장치(비디오 테잎, DVD, 컴퓨터 파일)를 포함한다. 비디오내시경은 내시경 끝부분에 마이크로칩으로 카메라가 부착되기 때문에 최적의 이미지를 얻는데 유용하다. 그림 10-8은 통상적인 내시경과 비디오내시경의 이미지 차이를 보여주고 있다.

내시경검사의 첫 번째 단계는 환자 교육이다. 처음으로 검사를 경험하는 환자에게 이것은 매우 중요한 과정이다. 경비내시경(transnasal endoscopic)의 적용이 통증을 일으키지는 않지만, 어떤 사람에게는 거북한 일이 될 수도 있다. 가능하다면 항상, 진행 과정들을 환자에게 모두 설명해야 한다. 다음의 논쟁은 코 마취를 적용할 것인지 아닌지를 결정하는 것이다. 본래 혈관수축제(vasoconstrictor)와 마취제가 검사 전에 코 안

에 뿌려져 사용되어 왔다. 그러나 여러 연구에서 이러한 약물들이 필요하지 않다는 설득력 있는 증거들이 나타나고 있다. 만약 사용되더라도, 이러한 약물은 의학적 감독이 있을 때만 적용되어야 하고, 모든 약물들은 잠재적인 부작용을 갖고 있기 때문에 적절한 시행 승인을 얻을 때만 적용되어야 한다.

광섬유 내시경은 한쪽 콧구멍으로 삽입되는데, 검사자는 내시경이 비중격(nasal septum)을 피하여 하비도(inferiornasal meatus)를 따라가도록 주의를 기울인다. 내시경이 코의 뒤콧구멍(choana)에 들어가면, 구개인두(velopharynx, 입천장인두)를 볼 수 있는 위치가 된다(참조: 경험이 많은 내시경 검사자는 최상의 구개인두 영상이 코 중격의 가운데에 내시경이 위치할 때 얻어진다는 것을 알 것이다. 그러나, 이 위치는 환자의 불편감을 증대시킬 수 있다). 구개인두의 기능은 환자에게 콧소리, 모음, 자음의 소리를 내게 하거나, 짧은 문장을 말하게 하여 평가할 수 있다. 먼저, 마른 삼킴(침만을 삼키는 것)으로 삼키는 동안 연구개의 움직임을 평가한다. 만약 비인두 역류(nasopharyngeal reflux)가 관찰된다면, 먼저 마른 삼킴 동안 구개인두를 통하여 침이 지나가는 것을 확인하여 평가할 수 있다. 이때 환자에게 삼킬 음식을 주는 것이 아니라 기도가 명확하게 보일 때까지 기다리는 것이 더 좋다.

구개인두의 기전을 관찰한 후에는 내시경을 목젖(uvula)아래와 후두덮개(epiglottis)위에 위치한 입인두(oropharynx)로 밀어 넣는다. 이 지점부터 후두(laryngeal)구조들을 포함한 인두부가 잘 보이게 된다. 그림 10-9는 이 지점에서 볼 수 있는 후두의 벌림과 모음의 정상적인 해부학적 상(view)을 보여주고 있다. 인두 활동의 평가 방법은 두성(falsetto) 발성, 발살바 메뉴버의 수행, 다양한 재료를 삼키는 것 등을 포함한다. 두성 발성은 측면 후두벽의 안쪽으로의 움직임을 촉진한다. 이러한

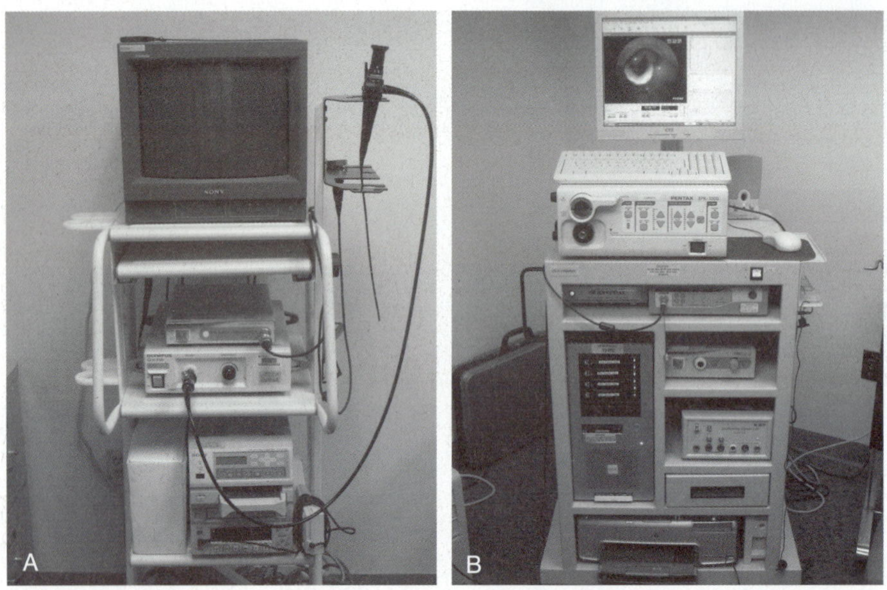

그림 10-7 완전한 내시경 시스템

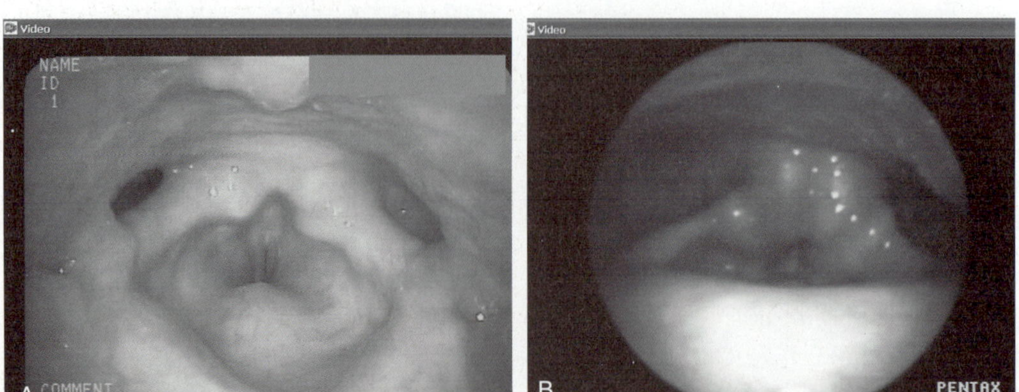

그림 10-8 A: 비디오내시경을 통한 이미지 B: 통상적 내시경을 통한 이미지

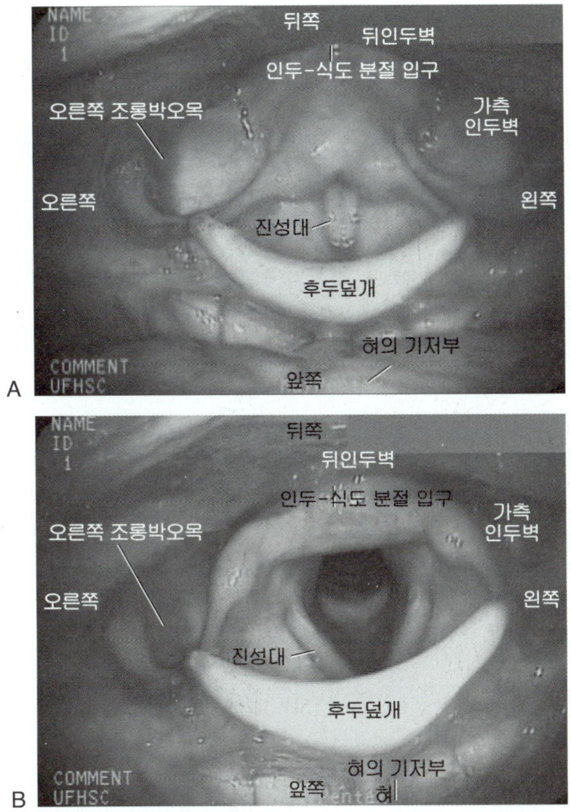

그림 10-9 **A:** 후두 모음, **B:** 후두 벌림과 PES, 인두-식도 분절의 정상적 내시경 영상

활동은 편측 인두(hemipharyngeal)의 약화를 관찰하기에 좋은 방법이다. 후두 벽의 움직임이 작거나 움직이지 않는다는 것은 마비를 나타내는 것이다. 발살바 메뉴버는 인두를 팽창시키는 방법이다. 이때 보여지는 상을 통해 미세한 해부학적 편차(deviation)를 알아내고, 인두 한쪽에서의 약화를 알아내는데 유용할 수 있다.

후두 기능의 평가는 벌림과 모음의 활동, 길항반복운동(diadochokinesis), 호흡 참기, 기침/분비물 제거 활동(clearactions)등을 포함한다. 단순 발성은 후두 모음(adduction)에 적절하다. 모음 "ee"는 가장 흔하게 사용되는데 이는 후두를 늘려 내시경의 상을 선명하게 만들기 때문이다. 벌림은 강한 흡인이나 코로 숨을 들이마심으로서 평가될 수 있다. 후두의 길항반복운동은 발성과 코를 들이마시는 것을 반복하거나 음절 "see"와 "he"를 반복적으로 발음하는 것으로 평가될 수 있다. 숨 참기(Breath-hold)메뉴버는 단순 숨 참기("숨을 멈추세요")와 강한 숨 참기("숨을 참고 아래로 숨을 미세요")를 포함해야 한다. 대부분의 성인이 단순 숨 참기에서 후두를 완전하게 닫지 않는다는 것은 잘 알려진 사실이다. 후두 닫침은 대부분 강력한 숨 참기로 얻어질 수 있다(심각한 해부학적이나 생리학적 결손을 제외하고). 숨 참기 메뉴버가 치료 프로그램에 잘

Practice Note 10-3

삼킴에 관한 여러 검사가 이비인후과 전문의에 의해 수행된다. 이비인후과에서 기구적 검사를 적용할 때 혈관수축제와 국부마취제의 적용은 관례적인 일이였다. 흥미롭게도, 많은 환자들은 이 부분이 검사에서 가장 힘든 부분이며, 검사가 끝난 후에도 이 약의 효과가 지속된다고 말하였다. 언젠가 나는 이런 약 사용을 중지하였는데, 이전에 같은 검사를 받아 본 환자들은 "약을 먼저 뿌리지 않나요?"라고 물어보곤 한다. 나는 부드럽게 검사를 진행하면 약은 필요하지 않다고 대답한다. 검사 종류 후에 대부분의 환자들은 "감각을 마비시키는 약품"은 이런 검사 진행에 필요하지 않다는 것을 알게 된다.

내시경삼킴검사에 대한 워크샵을 진행하는 교육자의 한사람으로서, 나는 임상가들이 환자를 검사하는데 마취제를 사용하기 전에 스스로 이런 진행과정을 경험해야만 한다고 생각한다. 설령 이러한 검사가 아프지 않을지라도, 이런 경험들은 경비내시경에서 조심스러운 접근을 해야 한다는 건전한 식견을 갖도록 도와줄 것이다.

적용되지 않을 때, 단순 숨 참기가 성문 폐쇄를 하는지 아닌지, 또는 강력한 숨 참기가 가능한지를 아는 것이 중요하다. 마지막으로 수의적으로 기침을 할 수 있는지와 그 기침이 성대주름(vocal fold)과 후두 입구에 있는 분비물이나 가래를 깨끗하게 뱉어낼 수 있을 정도로 충분한지를 확인하는 것이 매우 중요하다.

또한 내시경의 시야로 명확하게 볼 수 있는 물질들을 사용해 의도적인 삼킴 검사를 시행해야 한다. 삼켜질 재료의 선택과 주어질 순서는, 비디오투시검사에서 사용되는 재료와 제시 순서와 유사하다. 각각을 삼키는 동안 시야상실(white-out)시기가 최대 인두 수축 시점에서 일어난다. 삼킨 후에 인두, 후두가 다시 보여지며, 기도를 살펴 침습과 흡인을 확인하고 잔여물의 형태를 평가할 수 있다. 또한 영상의 형태는 다르지만, 내시경검사에서 무엇을 봐야 하는지에 대한 개념은 비디오투시검사와 유사하다. 삼킴의 생리 기전이 손상됐다는 것이 확인되면 보상적 메뉴버가 내시경 관찰하에 실시되어, 손상된 생리와 손상으로 인한 결과에 어떤 영향을 주는지 평가한다. Box 10-8에는 몇 가지 중요한 테크닉과 내시경 삼킴 검사에서 확인할 수 있는 관찰사항들이 요약되어 있다.

검사의 해석

비디오투시검사와 마찬가지로 내시경 삼킴 검사의 해석 또한 서술식이 지배적이다. Box 10-8에는 이러한 검사로부터 얻어진 서술적 관찰 정보의 사례들이 제시되어 있다. 일반적으로 검사자는 삼키는 과정 동안 환자가 각각의 "레벨"(구개인두, 인두, 후두)에서 해부학적으로 온전한지를 평가해야한다. 각각의 레벨에서 움직임이 없거나 줄어들었는지에 대한 세세한 언급을 통해 기본적인 움직임의 특성들을 보고해야 한다. 또

Box 10-8 내시경 삼킴 검사의 관찰 사항들

구개인두
- 해부학적인 편차
- 발성시 움직임
- 삼키는 동안의 움직임
- 삼키는 동안 조임근을 통과하는 음식물의 증후들

인두
- 해부학적인 편차
- 분비물
- 두성을 낼 때의 움직임(양측 인두 벽의 가운데를 향한 움직임)
- 발살바 메뉴버를 통한 인두의 팽창(주머니 또는 다른 해부학적 편차)

후두
- 해부학적인 편차
- 분비물
- 발성시 움직임-모음(adduction)
- 숨 참기/강한 숨 참기시의 움직임-모음
- 벌릴 때의 움직임-숨을 들이마시거나 코로 숨을 들이마심
- 빠르게 내쉼과 들숨을 반복적으로 할 때의 움직임
- 기침

삼킴
- 다양한 크기와 "점도"의 재료
- 구강 근절-혀-목젖 막음
- "시야상실"-인두 조임의 정도
- 잔여물
- 기도의 상태와 침습/흡인
- 잔여물 또는 기도 흡인에 대한 환자의 반응
- 메뉴버와 보상적 기법의 영향

한, 분비가 있는지도 기록되어야 한다. 분비는 인두, 또는 후두 안에서 위치, 양과 질감(물기가 있는지, 끈적한지 등), 동시적인 삼킴 동안의 움직임, 목의 깨끗한 상태, 기침과 같은 용어들로 묘사되어야 한다. 기본적인 해부학적 구조와 삼킴의 기전이 평가되어진 후에는 삼킴 시도를 평가해야 한다. 비디오투시검사와 마찬가지로 다른 부피와 질감의 재료들을 삼키는 시도를 관찰해야 한다. 또한 삼킴 동안의 구조물들의 움직임을 묘사해야 한다. 기도 보호의 위험 요인(airway compromise)과 침습 및 흡인, 혹은 잔여물에 대한 환자의 반응도 함께 묘사되어야 한다.

기본적인 서술 정보에 더하여, 비디오투시검사를 위해 개발된 침습-흡인 척도(PA scale)와 같은 등급도 내시경 삼킴 검사의 해석에서 적용되어 왔다. 더욱이 비디오투시검사와 유사하게, 임상가들과 연구자들은 내시경 삼킴 검사에서 다양한 시간 측정을 고려해 왔다. 그러나 각각의 측정에서 비디오투시검사에서도 언급되었던 장점과 제한점이 내시경 삼킴 검사의 적용에서도 유사하게 나타났다. 또한 비디오투시검사와 유사하게 최근의 시도들은 내시경삼킴 검사의 해석을 정량화하는데 노력해왔으며, 연하장애를 보이는 환자들에 대하여 임상적인 진단을 하는데 유용한 내시경적 관찰소견을 알아내는데도 노력해왔다. 비디오투시검사의 해석을 정량화하는 최근의 유사한 시도와 마찬가지로, 이러한 프로토콜은 일반적인 임상 수행에서 흔하게 사용되지는 않는다.

내시경 삼킴 검사의 강점과 약점

비디오투시검사와 마찬가지로, 내시경 검사는 녹화하여 인두 삼킴 기능을 눈으로 확인할 수 있고, 다시 되돌려 볼 수 있는 역동적인 검사이다. 이러한 영상은 인두 구조의 상부에서 보이는 영상과, 감각, 후두의 닫힘 패턴, 분비를 보여줄 수 있다. 내시경 검사는 검사 도구의 운반이 용이하고 반복적인 검사에도 방사선에 노출 되지 않기 때문에 반복적 접근성이 강점으로 언급된다. 어떤 임상가들과 연구자들은 기도 보호 전략을 환자에게 가르치기 위하여 바이오피드백 도구로서 반복적으로 이 기법을 사용하기도 하였다. 결론적으로, 내시경 삼킴 검사는 방사선이 수반되지 않기 때문에 비디오투시검사보다 더 오래 수행될 수 있다.

아마도 내시경 삼킴 검사의 가장 큰 제한점은 상대적으로 제한된 영상일 것이다. 비디오투시검사와 다르게 내시경 검사는 구강과 인두-식도 분절 또는 식도의 이미지를 제공하지 못한다. 내시경 영상은 삼킴의 인두적 측면에 초점이 맞춰져 있다. 삼킴 과정의 정점에서 보여지는 시야결손에 대한 논쟁은 내시경 검사의 잠재적인 제한요인으로 부각되어 왔다; 그러나, 이 짧은 이미지 손실 구간은 검사 수행의 결과에 거의 영향을 주지 않는다. 어떤 경우에는, 이런 정상적 소견이 관찰되지 않으면 약화된 인두 삼킴을 의미하는 것으로 판단되기도 한다.

안전에 대한 논쟁들도 내시경 수행에서 부각되어 왔다; 잠재적인 합병증으로는 코피, 후두 연축, 혈관미주신경 반응, 사용된 약물에 따른 알러지 반응이 있다. 그러나, 내시경 검사를 받은 많은 환자들에 관한 발표된 보고에 따르면, 거의 합병증이 없는 안전한 시행법으로 입증되었다. 이 장의 처음 부분에 언급되었듯이, 추가적인 연구들이 이 과정을 수행하는데 마취제와 혈관수축제가 필요하지 않다는 것을 증명하고 있다. 환자의 안전은 임상에서 일차적인 관심사여야만 한다. 공격적인 성향이거나, 안전한 검사가 어려운 운동장애를 보이거나, 출혈성 장애를 보이는 환자들은 이런 수행과 관련하여 위험 인자를 증대시킬 수 있다.

CLINICAL CORNER 10-3

광섬유 내시경 삼킴 검사(fiberoptic endoscopic swallowing study, FEES)의 활용 빈도가 가장 많기 때문에 이 장에서는 이 기구의 사용을 중점적으로 다루었다. 그러나, 식도경검사(esophagoscopy, EGD)로 흔하게 부르는 다른 검사들도 소화기내과 전문의의 주관으로 자주 수행된다. 더 최근 경향으로는 경비 식도경검사(transnasal esophagoscopy, TNE)가 이비인후과 전문의들 사이에서 유행하고 있다. 두 가지 검사 모두 FEES 수행에서 사용되는 내시경보다 길고 두꺼운 내시경을 사용하여 식도까지 검사할 수 있다. EGD 검사에는 환자에게 진정요법(sadation)을 적용하는 것이 필요하지만, TNE는 그렇지 않다. TNE 동안 환자는 깨어 있으면서 다양한 재료를 삼킬 수 있기 때문에 의사는 식도까지 음식덩이가 움직이는 것을 관찰할 수도 있다. TNE는 깨어있는 환자에게 내시경을 코를 통하여 통과시키기 때문에 이비인후과 의사들에게 인두와 후두를 평가하는 좋은 기회를 제공한다.

연하장애에 종사하는 임상가들은 캡슐이나 알약 내시경과 같은 추가적인 수행을 경험할 수 도 있다. 이름에서와 같이 이러한 기법들은 부착된 작은 장치로 사진들을 전송시키는 무선 카메라가 탑재된 캡슐(비타민약과 같은 크기)을 환자에게 삼키도록 요구한다. 알약이 식도를 통과하여 움직이는 것을 따라 비디오 이미지들이 포착된다. 저자의 경험으로 말하면, 이러한 수행은 구인두의 연하장애 분야에서 일하는 임상가들이 흔하게 경험할 수 있는 사항은 아니다.

논리적 사고

1. 환자가 FEES 검사 대신에 TNE 적용했을 때 이득이 있을 경우는 언제인가?
2. 다른 것 보다 우선하여 평가되는 각 검사의 특정 장애 증상들을 논의한다.
3. FEES 보다 TNE가 환자에게 선호된다면,그 이유를 논의해 보자.
4. 삼킴에 어려움이 있는 환자에게 적절한 다른 내시경적이미지 기법에는 무엇이 있는지 찾아보자.

내시경 삼킴 검사의 마지막 한 가지 제한점은 고려할만한 가치가 있다. 내시경 삼킴 연구의 적용이나 해석에 임하기 전에, 검사자는 감독 지도를 받아 적정 수준의 자격을 갖추어야 한다는 것이다(물론, 이러한 우려는 비디오투시검사의 경우에도 마찬가지이다).

비디오투시검사와 내시경 삼킴 검사의 비교

비디오투시검사와 내시경 삼킴 검사 간의 직접적인 비교가 여러 연구들에서 수행되어왔다. 몇몇 비교는 임상적 경험에 기초하여 검사 적용에 대한 실제적인 제안을 하였으며, 그 외의 연구들은 연하장애를 보이는 동일 집단을 대상으로 각각의 과정에서 관찰된 세세한 소견에 대한 엄격한 비교들을 제시하였다. 비디오투시검사의 장점 중 하나인 입에서 위까지의 삼킴에 대한 포괄적인 평가가 가능하다는 점을 떠올려 보자. 이런 이점에 기초하여, 비디오투시검사가 구강 및 식도 부위에서 발견되는 연하장애 증상을 초기에 발견하는 도구적 평가로서 선호된다는 것이 일반적이다. 반면 내시경 검사는 해부학적 구조와 분비의 기전을 직접적으로 확인하는데 보다 이점을 가질 수 있다. 이런 이점에 기초하여, 내시경 검사의 수행은 뇌신경병증으로 인한 이차적인 마비와, 수술 후 또는 외상으로 인한 해부학적 구조의 변화가 있는 경우에 더 선호되며, 어떤 삼킴 장애의 경우에는 분비의 조절이나 흡인이 문제시될 때 선호될 수 있다. 마지막으로, 내시경 검사는 이동이 가능하다는 점과 방사선 노출이 없다는 점 때문에, 움직일 수 없는 환자(예: 침상 상태의 환자)에게, 반복적인 삼킴 평가가 필요한 상태일 때, 또는 삼킴 치료에서 바이오피드백으로 사용될 때 선호되고 있다. 이러한 임상적 선호도는 표 10-1에 요약되어 있다.

이 두 가지 기구적인 검사로 발견한 특징적인 관찰소견들을 비교한 연구들은 일관성 있게 높은 일치율을 보여준다. 일반적으로, 두 검사의 결과들은 다양한 항목들에서 60~90% 이상 높은 일치율을 보인다. 표 10-2는 동일한 삼킴 장애를 비교한 두 개의 연구 결과를 요약하고 있다. 잔여물과 기도의 깨끗함 정도를 보았을 때 이 두 가지 검사 방법들은 약 80~90% 사이의 일치율을 보였다. Crary와 Baron은 환자군에서 직접적으

표 10-1
비디오투시검사와 내시경 삼킴 검사 관련 임상 장점과 사용

적용	비디오투시검사가 유리	내시경 삼킴 검사가 유리
초기 검사	✓	
식도부위의 삼킴 장애	✓	
부전마비/마비(뇌 신경)		✓
해부학적 편차		✓
분비물 검사		✓
환자가 이동할 수 없을 때		✓
반복적인 사용		✓
바이오피드백		✓

표 10-2
비디오투시검사와 내시경 삼킴 검사의 특정 소견을 비교한 두 연구의 결과

소견	연구 1	연구 2
인두 잔여물	80%	89%
흡인	90%	86%
후두 침습	85%	86%
미성숙한 유출(뒤쪽)	66%	61%

숫자는 두 가지 기구적 검사간의 일치율을 나타내고 있다.

로 관찰된 내시경 검사의 소견과 비디오투시검사와 일치된 결과로 발견된 소견들을 비교하였다. 예를 들어, 비디오투시를 통해 삼킨 물질들이 기도로 들어가는 것이 관찰되면, 이것은 내시경검사에서도 직접적으로 관찰되었다. 그러나 잔여물이 내시경 검사에서 삼킴 후에 발견된 경우에는, 연구자들은 인두의 약화, 후두 상승의 저하, PES의 열림의 감소가 있음을 추론했다. 직접적으로 관찰된 소견들은 다른 내시경의 결과로 추론한 결과들보다 비디오투시 연구와 훨씬 큰 일치율을 보였다. Crary와 Baron은 내시경 검사에서 추론된 결과들이 지배적일 때, 비디오투시검사가 같은 환자들을 대상으로 수행되어야 한다고 결론지었다. 임상적인 상황에 따른 요구로 한가지 검사가 우선적으로 선택될 수 있고, 또는 동일한 연하장애 평가에서 두 가지 검사수행이 상호보완적인 방법으로 사용될 수 있다.

요점

1. 삼킴에 대한 기구적 검사는 다양한 음식덩이에 대한 반응과, 환자의 상태에 따른 삼킴 기전에 대한 정보와, 삼킴의 생체역학에 대한 객관적인 이미지를 제공한다.
2. 삼킴에 대한 기구적 검사는 아무리 철저한 임상적 평가를 수행했더라도, 환자에 대한 적절한 임상적 질문에 대한 답이 불충분할 때 강력하게 고려되어야만 한다. 기구적 검사는 기도 보호에 대한 묘사, 보상적인 메뉴버들의 영향, 시간에 따른 변화의 관찰과 같은 연하장애의 지표에 대한 기술을 포함할 수 있다. 이러한 검사들은 연하장애의 원인이 되는 의학적인 상태를 이해하는데 유용한 정보를 제공할 수도 있다.
3. 비디오투시검사와 내시경 삼킴 검사의 사이에는 공통점이 있다. 두 가지 모두 삼킴 기전과 수행의 역동적인 영상을 제공하며, 다양한 음식덩이의 부피와 재질을 사용하고, 삼킴의 안정성과 효율성을 위한 보상적인 메뉴버의 영향을 평가할 수 있다. 또한 각각은 특정 환자군이나 삼킴 특성들에 따른 개별적인 요구들에 따라 변형된 방법으로 적용될 수 있다.
4. 두 가지 기구적인 삼킴 검사는 각각의 강점과 약점을 가지며, 이것은 최적의 사용을 위한 고려점이 될 수 있다. 비디오투시검사는 삼킴 기전에 대한 보다 포괄적인 시각을 제공하지만, 내시경 검사는 해부학적 측면과 분비에서 더 상위의 영상을 제공한다. 어떠한 약점들은 두 가지 연구에서 공통적이다. 이 두 가지 검사법은 연구는 일상적인 먹기 활동이 아닌 구조적인 환경에서 실제 섭식과는 다른 삼킴의 수행을 평가한다. 이런 잠재적인 비판들에도 불구하고 이러한 검사들은 삼킴 수행에 대한 평가에서 매우 중요하다.
5. 발표된 연구들은 비디오투시검사와 내시경 삼킴 검사 사이의 강력한 일치율을 보여주고 있다 - 특히, 삼킴 후 잔여물과 흡인 같은 개별적인 삼킴 장애의 특성들을 발견함에 있어서. 각각의 검사에 대한 강점과 약점의 고려 및 결과의 보완을 통한 특정 임상 소견의 확인은 진단의 정확성을 높일 수 있을 것이다.

CLINICAL CASE EXAMPLE 10-1

85세의 여성이 연하장애 클리닉에 방문했다. 환자는 현재 장기요양기관에서 거주하고 있으며, 기관 직원은 환자의 식사량이 줄고 체중이 감소하기 시작해서 걱정이라고 하였다. 게다가, 환자는 식사시간에 기침을 한다고 보고하였다. 그녀의 아들이 평가에 동행하였고, 주요한 정보를 제공하였다. 그는 어머니를 일주일에 적어도 2번 방문하며, 식사시간을 관찰하였고, 식사를 도와드렸다. 환자는 손에 심각한 관절염이 있어 스스로 숟가락을 사용할 수 없는 상태였다. 환자는 중도의 치매가 있었지만 그녀가 좋아하는 것과 싫어하는 것을 간단한 반응으로 의사소통할 수 있었다. 그녀는 으깬 재료로 만든 스프와 걸쭉한 액체를 입으로 먹고 있었다. 그녀는 이러한 음식이 싫다고 했으며, 음식이 맛이 없다고 하였다. 하루는 가족들이 일반적인 음식을 가져왔는데 어려움 없이 그녀가 그것을 먹는 것을 보았다고 하였다. 임상적인 검사는 뇌신경 기능에서 큰 문제소견이 없다고 나타났고 구강 구조에서 해부학적인 편차가 없다고 나타났다. 의도적인 기침도 유발되었다. 환자에게 평소 식습관에 따른 삼킬 수 있는 범위의 재질을 제공하였다. 처음에 걸쭉한 액체가 스푼으로 제공되었다. 환자는 어려움 없이 이것을 삼킬 수 있었고 삼킴 후 목소리의 변화도 없었다. 걸쭉한 액체의 더 큰 부피를 컵으로 제공하였다. 또다시 환자는 어려움 없이 삼켰다. 그 뒤에 엷은 액체(과일주스)를 스푼으로 제공하고, 그 다음 컵과 빨대로 제공하였다. 컵으로 마셨을 때 한 번의 기침이 관찰되었다. 빨대로 마시는 동안은 어려움이 관찰되지 않았다. 푸딩이 스푼 크기의 양으로 주어졌을 때, 혀로 씹는 것이 관찰되었고 어려움은 없었다. 그 다음에, 크래커가 주어졌다. 씹는 것이 관찰되었지만, 입안에 잔여물이 삼킨 후에도 관찰되었다. 입안에 잔여물을 없애기 위해 엷은 액체가 빨대로 제공되었다. 흡인에 대한 명백한 증후는 보이지 않았고 목소리도 마신 후에 깨끗해졌다. 입안의 잔여물은 빨대로 마시기 이후에 깨끗해 졌다.

해석

이 환자는 삼킴 기능에 대한 기구적인 검사를 필요로 하지 않았다. 음식을 거부하고 가끔 식사시간에 기침을 하는 것에 따른 조치를 위해서는 삼킴 평가를 통한 임상적 평가만으로 충분하였다. 이 환자에 대한 권고사항으로는 음식을 연한 질감으로 바꾸고, 더 나아가 좋아하고 참을 수 있는 음식을 제공하고, 삼킴 후 엷은 액체를 마시게끔 하는 것이 포함되었다. 작업치료 상담으로서 환자에게 아무 때나 빨대를 통해서 엷은 액체(특히 물)를 마시게끔 해주는 컵고정 장치가 만들어졌다. 이 환자에 대한 추후 점검에서 권고사항이 시행되었음을 확인하였다; 음식과 액체의 섭취가 늘었으며 더 이상 삼킴과 관련된 불평을 하지 않았다.

CLINICAL CASE EXAMPLE 10-2

편도오목암종(tonsillar fossa carcinoma)으로 방사선 치료를 받은 64세 된 남자 환자가 삼킴클리닉을 방문하였다. 환자는 입이 마른다고 하였으며(구강건조증), 그것 때문에 마르고 딱딱한 음식을 삼키는 것이 어렵다고 하였고, 목에 중등도의 통증이 있으며 무엇이든 삼키면 통증이 더 심해진다고 하였다. 그는 명시적인 뇌신경 손상은 없었으나 목소리는 약간 쉬어 있었다(그는 이것이 방사선 치료 때문이라고 하였다). 그는 계속해서 목의 끈적한 분비물을 뱉어내기 위해서 기침을 했다고 말하였다.

해석

이 환자는 내시경 삼킴 검사를 통해서 심각한 징후가 발견되었다. 그는 구강건조증, 점막염, 해부학적 변형, 삼킴시에 인두 구조의 생리학적 변화를 일으킬 수 있는 방사선 치료를 받았다. 그는 후두 막(valve)의 관찰이 필요한 목소리의 변화를 보이고 있었고, 끈적해진 분비물이 고여있다고 보고하였다. 내시경 삼킴 검사로 양쪽 조롱박 오목(piriform sinuses)에 끈적한 분비물이 관찰되었고, 후두안뜰(laryngeal vestibule) 안에도 작은 양의 분비물이 관찰되었다. 성대주름(vocal folds)은 움직이지만 자극으로 생긴듯한 부종과 홍반이 관찰되었고, 왼쪽 성대주름은 발성시 성문음의 차이가 생길 수 있을 정도로 약간 휘어있었다. 다양한 질감의 재질을 삼킬 때 엷거나 점도 있는 액체에는 어려움이 없었으나, 푸딩과 씹는 음식에서는 하인두에서 삼킴 후 잔여물이 관찰되었다. 이 잔여물은 엷은 액체를 다음에 삼킴으로써 완벽하게 넘길 수 있었다. 이러한 검사 결과를 기반으로 비디오투시검사는 진행되지 않았다. 환자는 입으로 식사를 계속하되, 푸딩이나 고형 재질의 음식을 먹기 전에는 입을 먼저 축이며, 더 딱딱한 음식을 먹을 때는 삼킴 후에 남아있는 잔여물을 액체와 함께 깨끗이 넘기고 구강건조증의 치료를 위해서 담당 종양학 전문의와 상담 하도록 권고되었다.

CLINICAL CASE EXAMPLE 10-3

76세 된 남자 환자가 편측 뇌졸중 후에 삼키는 것이 어렵다고 말했다. 그의 주 호소 내용은 음식물이 걸려있다는 것이다; 그는 복장뼈 바로 위와 목의 아래 부분 사이에 무언가 걸려있다고 말했다. 그는 기침을 할 정도로 침의 양이 많다고 호소하였다. 기침은 약하고 목소리는 발성이 잘 되지 않으며 숨차하였다.

해석

이 환자는 내시경 검사와 비디오투시검사가 모두 필요한 삼킴 증후를 가지고 있다. 침을 관리하는데 어려움이 있고 약한 기침과 목소리의 변화 증상은 인두, 후두의 내시경 검사로 확인될 것이다. 목 기저부에서의 음식 걸림은 비디오투시검사가 필요하다는 것을 의미한다. 내시경 검사를 통해 충분하지 못한 성문 닫힘이 왼쪽 성대주름의 마비로 인해 발생됨이 관찰되었고, "거품기" 있는 분비물이 아래인두에 걸쳐 있으며, 후두 안뜰에도 있음이 관찰되었다. 가성(falsetto) 메뉴버를 시행하였더니 왼쪽 후두의 마비가 관찰되었다. 삼킴 시도로 왼쪽 조롱박 오목 안에 삼킴 후 잔여물이 관찰되었고, 이것은 삼킴 음식이 증가함에 따라 점도가 높아졌다. 비디오투시검사로 왼쪽 인두의 마비가 확인되었고, 왼쪽으로 인두-식도 분절의 열림이 충분하지 않음이 밝혀졌다. 무엇보다도 먼저, 환자에게는 성대주름의 안쪽 이동과 인두-식도 분절의 열림을 증가시키는 수술에 대한 고려로 이비인후과 전문의와의 상담을 추천하였다.

참고문헌

1. American Speech-Language-Hearing Association: *Clinical indicators for instrumental assessment of dysphagia [guidelines]*. Available at www.asha.org/policy.
2. American Speech-Language-Hearing Association: *Guidelines for speech-language pathologists performing videofluoroscopic swallowing studies [guidelines]*. Available at www.asha.org/policy.
3. American Speech-Language-Hearing Association: *Role of the speech-language pathologist in the performance and interpretation of endoscopic evaluation of swallowing: guidelines [guidelines]*. Available at www.asha.org/policy.
4. Logemann J: *Evaluation and treatment of swallowing disorders*, San Diego, 1983, College-Hill Press.
5. Palmer JB, Kuhlemeier KV, Tippett DC et al: A protocol for the videofluorographic swallowing study, *Dysphagia* 8:209, 1993.
6. Martin-Harris B, Jones B: The videofluorographic swallowing study, *Phys Med Rehabil Clin North Am* 19:769, 2008.
7. Roberts MW, Tylenda CA, Sonies BC et al: Dysphagia in bulimia nervosa, *Dysphagia* 4:106, 1989.
8. Peruzzi WT, Logemann JA, Currie D et al: Assessment of aspiration in patients with tracheostomies: comparison of the bedside colored dye assessment with videofluoroscopic examination, *Respir Care* 46:243, 2001.
9. Logemann JA: *Manual for the videofluorographic study of swallowing*, ed 2, Austin, TX, 1993, Pro-ED.
10. Buchholz DW, Bosma JF, Donner MW. Adaptation, compensation, and decompensation of the pharyngeal swallow, *Gastrointest Radiol* 10:235, 1985.
11. Kahrilas PJ, Lin S, Logemann JA et al: Deglutitive tongue action: volume accommodation and bolus propulsion, *Gastroenterology* 104:152, 1993.
12. Kahrilas PJ, Lin S, Chen J et al: Oropharyngeal accommodation to swallow volume, *Gastroenterology* 111:297, 1996.
13. Kendall KA, Leonard RJ, McKenzie SW: Accommodation to changes in bolus viscosity in normal deglutition: a videofluoroscopic study, *Ann Otol Rhinolaryngol* 110:1059, 2001.
14. Adnerhill I, Eckberg O, Groher ME: Determining normal bolus size for thin liquids, *Dysphagia* 4:1, 1989.
15. Martin-Harris B, Brodsky MB, Michel Y et al: MBS measurement tool for swallow impairment—MBSImp: establishing a standard, *Dysphagia* 23:392, 2008.
16. Groher ME, Crary MA, Carnaby-Mann GD et al: The impact of rheologically controlled materials on the identification airway compromise on the clinical and videofluoroscopic swallowing examinations, *Dysphagia* 21:218, 2006.
17. Han TR, Paik NJ, Park JW et al: The prediction of persistent dysphagia beyond six months after stroke, *Dysphagia* 23:59, 2008.

18. O'Neil KH, Purdy M, Falk J et al: The dysphagia outcome and severity scale. *Dysphagia* 14:139, 1999.

19. Rosenbek JC, Robbins JA, Roecker EB et al: A penetration-aspiration scale, *Dysphagia* 11:93, 1996.

20. Crary MA, Butler MK, Baldwin BO: Objective distance measurements from videofluorographic swallow studies using computer interactive analysis: technical note, *Dysphagia* 9:116, 1994.

21. Kendal KA, McKenzie S, Leonard RJ et al: Timing of events in normal swallowing: a videofluoroscopic study, *Dysphagia* 15:74, 2000.

22. Kendall KA, Leonard RJ: Pharyngeal constriction in elderly dysphagic patients compared with young and elderly nondysphagic controls, *Dysphagia* 16:272, 2001.

23. McCullough GH, Wertz RT, Rosenbek J et al: Clinicians' preferences and practices in conducting clinical/bedside and videofluorographic swallowing examinations in an adult, neurogenic population, *Am J Speech Lang Pathol* 8:149, 1999.

24. Bastian RW: Videoendoscopic evaluation of patients with dysphagia: an adjunct to the modified barium swallow, *Otolaryngol Head Neck Surg* 104:339, 1991.

25. Bastian RW: The videoendoscopic swallowing study: an alternative and partner to the videofluoroscopic swallowing study, *Dysphagia* 8:359, 1993.

26. Langmore SE, Shatz K, Olsen N: Fiberoptic endoscopic examination of swallowing safety: a new procedure, *Dysphagia* 2:216, 1998.

27. American Speech-Language-Hearing Association: *The role of the speech-language pathologist in the performance and interpretation of endoscopic evaluation of swallowing; [technical report].* Available at www.asha.org/policy.

28. Aviv J, Kim T, Sacco R et al: FEESST: a new beside endoscopic test of the motor and sensory components of swallowing, *Ann Otol Rhinolaryngol* 107:378, 1998.

29. Langmore SE: *Endoscopic evaluation and treatment of swallowing disorders*, New York, 2001, Thieme.

30. Murray J: *Manual of dysphagia assessment in adults*, San Diego, 1999, Singular Publishing.

31. Leder SB, Ross D, Briskin KB et al: A prospective, double blind, randomized study on the use of a topical anesthetic, vasoconstrictor, and placebo during transnasal flexible fiberoptic endoscopy, *J Speech Lang Res* 40:1352, 1997.

32. Singh V, Brockbank M, Todd G: Flexible transnasal endoscopy: is local anesthetic necessary? *Laryngol Otol* 111:616, 1997.

33. Colodny N: Interjudge and intrajudge reliabilities in fiberoptic endoscopic evaluation of swallowing (fees) using the penetration-aspiration scale: a replication study, *Dysphagia* 17:308, 2002.

34. Farneti D: Pooling score: an endoscopic model for evaluating severity of dysphagia, *Acta Otorhinolaryngol Ital* 28:135, 2008.

35. Farneti D: Endoscopic scale for evaluation of severity of dysphagia: preliminary observations, *Rev Laryngol Otol Rhinol* 129:137, 2008.

36. Dziewas R, Warnecke T, Olenberg S et al: Towards a basic endoscopic assessment of swallowing in acute stroke—development and evaluation of a simple dysphagia score, *Cerebrovasc Disord* 26:41, 2008.

37. Denk DM, Kaider A: Videoendoscopic biofeedback: a simple method to improve the efficacy of swallowing rehabilitation of patients after head and neck surgery, *ORL J Otorhinolaryngol Relat Spec* 59:100, 1997.

38. Leder SB, Novella S, Patwa H: Use of fiberoptic endoscopic evaluation of swallowing (FEES) in patients with amyotrophic lateral sclerosis, *Dysphagia* 19:177, 2004.

39. Warnecke T, Teismann I, Oelenberg S et al: The safety of fiberoptic endoscopic evaluation in acute stroke patients, *Stroke* 40:482, 2009.

40. McGowan SL, Gleeson M, Smith M et al: A pilot study of fiberoptic endoscopic evaluation of swallowing in patients with cuffed tracheostomies in neurological intensive care, *Neurocrit Care* 6:90, 2007.

41. Aviv JE, Mury T, Zschommier A et al: Flexible endoscopic evaluation of swallowing with sensory testing: patient characteristics and analysis of safety in 1,340 consecutive examinations, *Ann Otol Rhinol Laryngol* 114:173, 2005.

42. Cohen MA, Setzen M, Perlman PW et al: The safety of flexible endoscopic evaluation of swallowing with sensory testing in an outpatient otolaryngology setting, *Laryngoscope* 113:21, 2003.

43. American Speech-Language-Hearing Association: Knowledge and skills needed by speech-language pathologists providing services to individuals with swallowing and/or feeding disorders, *ASHA Supplement* 22:81, 2002.

44. Périé S, Laccourreye L, Flahault A et al: Role of videoendoscopy in assessment of pharyngeal function in oropharyngeal dysphagia: comparison with videofluoroscopy and manometry, *Laryngoscope* 108:1712, 1998.

45. Schröter-Morasch H, Bartolome G, Troppmann N et al: Values and limitations of pharyngolaryngoscopy (transnasal, transoral) in patients with dysphagia, *Folia Phoniatr Logop* 51:172, 1999.

46. Langmore SE, Shatz K, Olson N: Endoscopic and videofluoroscopic evaluations of swallowing and aspiration, *Ann Otol Rhinolaryngol* 100:678, 1991.

47. Wu CH, Hsiao TY, Chen JC et al: Evaluation of swallowing safety with fiberoptic endoscope: comparison with videofluoroscopic technique, *Laryngoscope* 107:396, 1997.

48. Crary MA, Baron J: Endoscopic and fluoroscopic evaluations of swallowing: comparison of observed and inferred findings, *Dysphagia* 12:108, 1997.

11 영아와 아동들 평가시 특별한 주의사항

개요

목표

1 조산한 영아의 5가지 하위체계를 확인하고 이해한다.
2 조산한 영아의 스트레스 단서들의 4가지 종류를 확인하고 이해한다.
3 조산한 영아 발달의 3가지 단계를 확인하고 이해한다.
4 영아에게 보이는 전형적인 3가지 구강반사를 확인한다.
5 외래임상섭식 평가의 목적을 이해한다.
6 임상섭식 평가에서 보호자의 역할과 소아 연하장애 전문가 각각의 역할을 이해한다.
7 임상섭식 평가에서 활동의 순서를 설명한다.

영아

만삭아와 조산아를 평가하는 것은 상당히 다르다. 선천적 또는 후천적인 의학적 질병을 가진 조산아는 건강하게 태어난 만삭아보다 섭식과 영양학적인 문제가 발생할 위험이 더 많다. 조산아는 발달중인 뇌에서의 감각적 스트레스를 이해하기 위한 흥미로운 모델을 제시한다. 신경행동학적, 신경전기생리학적 연구에서 조산아는 결함을 갖기 쉽다는 것을 보여준다. 이들은 집중력 부족, 감각과 운동조직화의 어려움, 자기-조절의 어려움, 자율, 운동, 감각과 정서상호상태 체계의 조절을 말하는데, 이러한 문제들은 학령전기까지 지속될 수 있다. 조산아의 하위체계들은 섭식에 중요한 역할을 한다. 이러한 하위체계는 ① 생리학적 안정성, ② 운동 수행, ③ 상태체계(state systems), ④ 집중력, ⑤ 자기-조절체계가 포함된다. 영아의 하위체계는 효과적인 학습과 성숙을 도와줄 수 있도록 환경, 보통 신생아 중환자실(neonatal intensive care unit, NICU)에서 지속적인 조절과 촉진을 필요로 한다. 소아 연하장애 전문가는 조산아가 성공적인 구강섭취를 하도록 이러한 체계를 조절하는데 도와줄 필요가 있다. 조산아가 구강 섭취를 시작하고 초기에 즉흥적으로 구강 섭취를 하기까지는 수일에서 수주 혹은 여러달이 걸릴 수 있다.

영아 하위체계

인간발달은 생물학과 경험사이에 역동적이고, 연속적인 상호

작용에 의해 만들어진다. 영아를 평가할 때에 외부 자극에 대한 영아의 반응을 평가하기 위해 모든 하위체계를 지속적으로 평가하여야 한다. 조산아는 이 모든 하위체계가 동시에 작동하고 통합하는데 어려움을 가질 수 있다. 건강한 만삭아는 통합에 있어서 비슷한 형태를 보일 것이다.

생리학적지지체계

이 체계의 평가는 영아의 호흡패턴, 심박수, 피부색을 관찰하는 것이 포함된다. 치료사는 절대적인 수치가 아니라 나타나는 징후의 정도나 심각성을 관찰해야 한다. 떨림, 깜짝놀람, 반사적인 안구움직임, 흐느끼고 우는 소리와 같이 자동적으로 조절되는 움직임을 포함한다. 저하된 내장조절의 행동학적 표시에는 딸꾹질, 토함, 구역질, 장운동이 포함된다. 숙면하는 동안 영아의 피부의 기본적인 색을 관찰하는 것이 중요하다. 정상에서 거무스름하거나, 옅은 회색 또는 청색으로 변하는 것은 비정상이다.

운동체계

운동체계의 평가는 쉴 때 영아의 자세를 관찰하거나 환경에서나 자극이 있을 때 움직임을 조절하는 방법을 관찰하는 것을 포함한다. 영아의 자세를 관찰할 때, 치료사는 늘어짐, 비정상적인 굴곡과 신전의 패턴(abnormal flexion & extension patterns), 과긴장과 저긴장 사이에 비정상적으로 변하는 긴장도를 확인해야 한다. 영아들의 운동체계가 조직화가 잘 되었다면 조절된 긴장도(modulated tone)와 굴곡을 유지하는 능력을 보여준다. 이들의 움직임은 쉽게 변하지 않고 조절된다. 영아는 업힌 자세(tucked position)를 유지하고, 쥘 때 굴곡 자세를 유지한다. 영아에게 정상운동조직화는 포대기 없이 차려자세를 취하고(brace), 빨고, 적절한 위치에서 자세를 유지하는 능력을 포함한다. 영아에게 비조직화된 운동은 팔, 다리가 바깥쪽으로 벌어지고, 자극이 주어지면 근긴장도의 증가와 함께 활모양의 움직임을 특징으로 한다. 팔과 다리가 경직된 신전과 함께 과도한 신전(hyperex-tended)과 과긴장되거나 가슴쪽으로 심하게 단단하게 굽혀진 팔을 보일 수도 있다. 치료사는 운동체계의 움직임들이 산만하지 않은지, 너무 갑작스럽지 않은지, 노력을 하지만 움직임이 일어나지 않는지를 확인해봐야 한다. 운동 조직화의 심화된 평가는 영아가 자다가 잠이 깨는 상태로 바뀔 때, 일상적인 의학적 진찰(routine medical procedures) 동안, 먹을 때, 안고 있는 동안에 이루어져야 한다.

상태체계

영아가 잠들었을 때, 잠에서 깨어날 때, 완전히 깼을 때의 안구움직임, 눈동자의 열림, 얼굴표정, 신체의 큰 움직임, 호흡패턴을 관찰하여야 한다. 생리학적 항상성의 붕괴 없이 일정상태에서 다른 상태로 바뀌는 능력은 정상 인지와 운동발달의 효시이다. 상태체계가 잘 조직화되었을 때, 영아는 대개 일정상태에서 다른 상태로 쉽게 변화하면서 숙면하게 된다. 또한 잘 조직화된 영아는 보통 꽤 명료하고, 편안하고, 조용하게, 깨어있는 상태를 보인다. 피질이 잘 조직화되지 않은 영아는 잦은 몸부림, 불규칙한 활동, 불규칙한 호흡, 잠들 때나 깰 때 갑작스런 변화와 함께 잠을 잘 수도 있다. 이러한 영아는 까다롭고, 갑작스런 각성의 변화에 예민하며, 환경자극에 비정상적으로 반응하고, 허약해 보일 수 있다. 때로 방의 밝기가 영아의 외부자극을 조절하는 능력을 방해할 수 있다. 이러한 혼란 때문에 어떤 영아는 얼굴을 마주보며 자극을 주면 시선을 돌리거나 피할지도 모른다. 명료한 상태를 평가할 때는 영아가 명료한 상태에서 보호자와의 상호작용하는 것을 관찰한다.

상태체계에서의 비조직화는 경도에서 중증도(mild~severe)의 범위를 가진다. 경도의 수면 비조직화는 일반적으로 갑작스런 움직임, 얼굴의 씰룩거림, 찡그림이나 불규칙한 호흡패턴과 같은 특징을 보인다. 잠에서 깰 때 약간 졸면서, 울먹이며 산만하게 움직이는 것은 일반적인 반응이다. 깨어있을 때, 영아는 최소한의 움직이는 활동을 하며 명료하고, 조용하거나, 약간은 까다로울 수 있다. 중등도의 비조직화(moderate disorganization)는 영아가 깨어있을 때 불안정한 호흡수와 심박수를 보이며 미친듯이 날뛰는 움직임을 특징으로 보인다. 이럴 때 종종 영아는 흥분하기 쉽고, 까다롭다. 중증도의 비조직화(severe disorganization)는 공포스럽거나 두려운 얼굴을 하고 과민한 상태를 특징으로 보이고, 그 후에 축쳐지고 활동하지 않는 모습을 보인다. 영아가 일단 외부자극에 압도되면 영아는 더 심한 어떤 자극에도 반응하지 않을 수있다.

주의체계

영아의 명료한 상태의 시간과 질, 환경과 상호작용할 수 있는 정도에 대한 면밀한 관찰이 중요하다. 주의력의 비조직화된 유형은 종종 눈 맞춤을 싫어하거나 눈을 감는 것, 과제에 대한 집중력 저하, 자극에 대한 비활동성에 이어 과활동성 등이 있다. 영아가 사회적 자극과 무생물에 주목하는지 그렇지 않은지, 혼자서 명료한 상태로 바꿀 수 있는지 아니면 도움이 필요한지와 같은 다른 문제들로 고려해봐야 한다. 또한 영아가 능동적으로 환경을 탐색하는지, 환경을 조절하기 위해 집중하는지도 알아봐야 한다.

자기-조절체계

자기조절은 영아가 얼마나 깊고 조용한 수면을 잘 조절하는지, 깨어있을 때 침착한 상태를 유지하는지로 설명할 수 있다. 영아가 침착한 상태를 유지하면서 과제를 수행하기 위해 사용하는 전략을 관찰하는 것은 중요하다. 얼마나 오래 영아가 이 상태를 유지할 수 있는 지에 대한 기초선을 평가해 놓아야 한다. 이 상태를 성취하는데 필요한 도움의 양을 관찰해서 기록해야 한다.

발달 단계

조산아는 일반적으로 신경계가 성숙해지면서 상호작용하는 능력이 발달한다. Gorski 등은 이 과정을 "신경사회적(neurosocial), 행동학적 발달"로 설명하였다. 발달 1단계는 "*in-turning*"으로 알려져있다. 이 단계에서 영아는 일반적으로 임신 후(postconceptional age, PCA) 32주보다 더 이른 시기이고, 순전히 생리학적 방법으로 환경에 반응한다. 영아는 각성조절 능력이 전혀 없고, 주로 수면상태이다. 이들은 불수의적이고 갑작스런 움직임을 보이고 사회적인 관계에 참여할 수 없다. 이들은 쉽게 스트레스를 받을 수 있고, 인공호흡이 필요할 수 있고, 일반적으로 자율신경계의 안정성과 항상성에 모든 에너지를 집중해야 한다. 2단계는 "*coming-out*"이라 말한다. 이 단계는 생리학적 안정성의 향상을 특징으로 한다. 영아는 PCA 32~35주 사이에 있고, 깨어있는 시간이 증가한다. 이들은 약간의 상호작용 시 피부색, 산소포화도, 호흡안정성과 지속적인 심박률을 유지할 수 있다. 또한 이들은 시각, 청각, 사회적 반응으로 나타나는 짧은 상호작용에 참여할지라도 쉽게 스트레스 받는다. 2단계에서 천천히 섭식의 과정을 시작한다. 3단계는 "*active reciprocity*"로 알려져 있다. 이 단계에서 영아는 일반적으로 PCA 36주 이상의 시기이다. 영아는 스스로 각성을 조절하고 진정시키는 능력을 갖고 있다. 이들은 자극을 찾고, 생리학적 안정성의 흔들림 없이 몇몇 스트레스받는 상호작용에 견딜 수 있다. 이 단계는 보호자와 서로의 만족스러운 경험에 대한 신경행동학적 성숙과 내성을 보이는 단계이다.

침상에서 하는 발달 및 섭식평가

신경발달학적 평가는 영아가 만삭이나 조산으로 태어났는지 아닌지, 발달지연의 위험이 있는지 아닌지와 같은 초기발달에 영향을 미치는 요소를 고려하여 이루어진다. 많은 검사들이 일반아와 조산아의 섭식을 평가하기 위해 계발되고, 연구되었다. 대부분의 기관들은 생리학적, 운동적, 상태조절(state-regulatory), 상호작용, 집중력, 자기조절 그리고 섭식과정을 조사하는 검사를 결합하여 사용한다. 논문으로 발표된 몇몇 임상평가척도들이 개발되었다. 영아를 평가하기 위해 이 모든 것들을 검토하고, 최상의 평가도구를 알아내는 것이 현명하다. 검사선택과 관계없이, 발달전문가는 영아가 조직화된 반응에서 비조직화된 반응으로 변화할 때의 역치를 주의깊게 관찰해야 한다. 검사조건들은 다양한 검사 세션(multiple testing sessions)마다 지나치게 변화되지 않도록 표준화되어야 한다.

과거력

임신주수, 교정연령, 출생 시 몸무게와 출생과 관련된 어떤 이상(abnormalities) 등을 포함하여 광범위하게 개인력을 조사해야 한다. 아프가 점수(Apgar scores), 주산기 합병증(perinal complications), 입원경험, 심폐력, 방사선이나 초음파 검사, 각종 검사 수치 등을 검토해봐서 어떤 기형이 있는지 확인해봐야 한다.

상태체계

잠잘 때, 잠에서 깨어날 때, 깨어났을 때 상태가 이전에 설명한 것처럼 평가되어야 한다.

자세와 긴장도

다양한 위치(positions)에서 영아의 자세(posture)와 근긴장도를 포함한 여러 요소를 말한다. 28~32주 사이에 태어난 영아는 상지와 하지에서 좀 더 저긴장을 보인다. 영아가 성장함에 따라 근긴장도는 점차 증가하는데, 하지의 굴곡근이 증가하기 시작하고 이어서 상지의 근긴장도가 증가한다. 발달전문가는 특정한 성장단계에서 기대되는 반사와 자세를 평가하여 희망적으로 영아의 예상 임신주수와 연관지을 수 있다. 임상가는 엎드린 자세에서 들기(prone suspension), 빠져나가기(slip through), 몸통 지지, 목 굴곡근과 신전근, 하지의 기능에서 활동적인 근긴장도(active tone)를 관찰한다. 영아의 연령을 결정하기 위해 누어있을 때 heel-to-ear maneuver, 오금의 각(popliteal angle), 스카프 징후(scarf sign), 상완의 굴곡을 되돌리는 등의 영아의 자세를 포함하여 자세와 수동적 근긴장도를 알아본다. 또한, 정중선 정위(midline orientation), 머리와 목 조절, 전체적인 자세조절, 섭식 시에 긴장도의 영향을 알아내기 위한 움직임형태를 관찰하는 것도 중요하다.

반사

특정 반사들은 영아의 생애주기 초기에 보이고, 나머지들은 성장 후기에 나타난다. 임신 28~32주까지 영아는 찾기반사(rooting), 빨기반사(sucking)(28주에서 약하게), 잡기반사

(plantar grasp), 굴곡 회피반사(flexor withdrawal), 신전뻗기반사(extensor thrust)를 보이고, 교차신전반사(crossed extension)와 모로반사(Moro reflexes)에는 약하게 반응한다. 임신 32~36주까지 영아는 고개돌리기를 포함한 좀더 세련된 찾기반사, 비지속적이고 불규칙적인 빨기반사, 잡기반사, 하지에서의 모로반사, Galant반사(Galant reflex), 신생아 목 정위반응(neonatal neck righting)(34주), 다리의 고유수용감각적 위치잡기(proprioceptive placing of legs)(35주), 신생아 양성지지반응(neonate positive support), 긴장성 목반사(비대칭 긴장성 목반사(asymmetric tonic reflex, ATR)) 등이 나타난다. 이 모든 반사들은 임신 36~40주까지 좀더 정교해지면서 나타난다.

적응 반응

임신주수가 지남에 따라 침상단계의 돌봄과 진찰, 섭식하는 동안 접촉에 대한 영아의 반응은 좀 더 조직화되고, 성숙해진다. 임신 32~34주에 영아는 보호자가 다루는 것에 부적절하게 반응하고, 쉽게 스트레스를 받을 수 있다. 이들은 달래기 어렵거나, 외부의 도움없이 자기조절을 할 수 없다. 이러한 영아들은 자극에 주의를 기울이지 않거나 짧게 반응한다. 이 시기에 영아는 자극에 집중하지 못하거나 매우 짧게 반응할 수 있다. 딸꾹질, 재채기, 방귀나 대변보기, 콧구멍의 확장, 울음, 팔/다리의 뻗댐, 활모양으로 몸을 휨, 눈맞춤 거부, 외부자극에 반응안보이기와 같은 스트레스 징후를 보일 수 있다. 영아가 성장해감에 따라 반응들은 좀 더 조절된다.

생리학적 안정성

일반적으로 임신주수가 어릴수록 생리학적 안정성(physiologic stability)을 조절하는 영아의 능력이 좀더 불안정하다. 치료사는 영아의 심장과 호흡기능(호흡률과 호흡의 깊이), 얼굴색의 기초선을 관찰해야 한다. 섭식하는 동안 운동검사를 할 때, 치료사는 영아가 섭식의 잠재적인 스트레스에 대한 생리학적 반응을 관찰하는 것이 중요하다. 이것은 숨쉬는 활동으로 인한 호흡형태의 가능한 변화를 평가하는 것을 포함한다. 콧구멍의 확장, 호흡보조근의 사용, 호흡 시 피로, 비영양적 빨기패턴의 조절능력, 울음, 자세 위축(postural retractions)과 같은 스트레스 증가로 인한 징후를 기록하여야 한다. 잠잘 때와 섭식하는 동안 산소포화도의 형태를 감시하는 것은 중요하다. 또한 호흡할 때 나는 소리들을 평가하는 것이 중요하다. 정상호흡은 부드럽고 힘이 들지 않는다. 호흡과 관련없는 소리는 역동적인 기도의 활동에 문제가 있음을 시사한다. 피부색이나 심박률, 심박동의 리듬은 운동활동과 어떤 외부활동의 요구로 인한 호흡패턴의 변화로 인해 바뀔 수 있기 때문에 잘 관찰해야 한다.

구강반사

얼굴과 구강내부 구조들의 감각과 운동요소 평가는 영아의 구강섭식을 시도하기 전에 가장 중요하다. 치료사는 영아가 쉴 때의 구강구조와 얼굴, 입술, 구강안쪽의 가벼운 접촉(light touch)에 대한 반응을 관찰해야한다. 일반적으로 영아는 입으로 장난하는 것을 즐기고, 살짝 닿는 것(light touching)을 즐긴다. 손이나 고무젖꼭지를 입에 넣었을 때의 반응을 관찰하여야 한다. 즐겁게 반응하는가 아니면 영아의 항상성의 기초선 상태를 급격하게 바꿨는가? 자궁에서, 출생 시, 평생동안 나타나는 반사들은 구역(gag), 기침(cough), 가로혀(transverse tongue), 삼킴(swallow)반사이다. 출생 후에 나타나는 구강반사들은 찾기반사(32주~6개월까지), 빨기반사(17주~4개월까지), 손바닥턱반사(palmomental(아래 참조), 출생에서 3~4개월), Santmyer(아래 참조), 34주~1-2세), 이상성 씹기 반사(phasic bite, 28주~9-12개월) 등이 있다. 이 반사들은 음식물의 섭취를 돕지만 앞에서 언급한 주기에서 근육기능에 의해 사라지거나 통합된다. *찾기반사(rooting reflex)*는 입의 옆부분을 살짝 건드릴 때 유도되고, 일반적으로 영아가 자극을 향해 고개를 돌리고 입을 벌리게 된다. 반사가 있는지, 일관되지 않는지, 나타나지 않는지 기록한다. 빨기반사(suck)는 영아의 입에 비닐장갑을 낀 손가락을 가져가 혀의 기능 뿐만 아니라 빠는 힘과 리듬을 느끼며 평가한다. 구역반사(gag reflex)는 입 안의 뒤쪽에 새끼손가락을 가져갈 때 유도되고, 반사가 있는지, 감소되었는지, 소실이 됐는지를 관찰한다. 손바닥턱반사(palmomental reflex)는 양쪽 손바닥에 빠른 압력을 제공했을 때 유도된다. 신생아에서 정상반응은 아래턱이 내려가고, 빠는 움직임이 일어난다. Santmyer반사(Santmyer reflex)는 깨어있는 영아의 입 주변에 빠르게 공기를 훅 불어서 검사한다. 일반적으로 이 반사는 삼킴을 유도한다. 위상성 씹기반사(phasic bite reflex)는 아래턱융기(mandible ridge)의 어금니 부위를 자극함으로써 유도된다. 일반적으로 이 반사는 아래턱이 위, 아래로 리듬있는 움직임을 만든다. 혀의 특성은 혀의 모양, 설소대(frenulum), 대칭적인 움직임, 혀가 위, 아래, 옆으로 잘 움직이는지 등을 평가한다. 경구개와 연구개, 볼근육, 인두에 대한 검사가 섭식 전에 이루어져야 한다.

비영양적 빨기

비영양적 빨기(nonnutritive suck)는 섭식과 신경학적 통합을 위한 신경학적 준비로써 중요하다. 비영양적 빨기는 새끼손가락이나, 고무젖꼭지를 영아의 입안에 넣었을 때 나타난다. 정상속도는 초당 2회이고, 가능하면, 빨기는 피로의 징후를 평가하기 위해 최소한 1분동안 평가해야만 한다. 힘, 리듬, 지구력, 호흡에의 영향, 속도와 일반적인 운동 조직화를 관찰하고 느끼는 것이 중요하다. 영아는 강하고, 지속적이고, 리듬이 있는 빨기를 보이는가? 아니면 약하고, 불규칙적이고, 정상호흡을 방해하는가?

영양적 빨기

영양적 빨기를 평가하기 전에 영아는 평온하고, 각성이 명료한 상태여야 하고, 배가 고플 필요가 있다. 이 평가는 잠재적인 혼란이 없는 조용한 환경에서 행해지는 것이 이상적이다. 치료사는 영아가 찾기반사가 있는지, 섭식에 흥미를 보이는지를 관찰해야만 한다. 어떤 시설은 코위영양관(nasogastric)을 뽑지 않은 채로 구강 섭취를 시도하고, 어떤 곳은 관을 제거하고 필요하다면 섭식 후 관을 다시 끼워넣는다. 조산아는 적절한 억제와 자세를 취해주기 위해 담요로 감싸주어야 한다. 치료사는 어떤 섭식자세가 가장 좋은지 평가해야한다. 아동의 자세로는 요람에서 잡기, 보호자를 등지고 똑바로 세우기, 보호자를 마주보게 하기, 옆으로 눕기 등으로 다양하다. 찾기반사를 유발하기 위해 영아의 아랫입술이나 입의 모서리에 젖꼭지나 젖병을 대준다. 만약 영아가 입을 여는 동작을 한다면 젖꼭지를 혀의 위쪽에 오게 해준다. 일반적으로 영아는 빨다가 멈추고, 재개하는 것을 포함하여, 섭식의 진행과 기간을 조절한다. 빨기의 힘, 리듬, 지구력, 속도와 운동조직화를 기록하는 것이 중요하다. 치료사는 섭식과정이 영아의 호흡형태, 빨고 삼키는 과정의 협응, 전체적으로 빠는 형태에 영향을 미치는지에 주목해야 한다. 정상적인 영양적 빨기는 초당 1번 빨기의 속도로 일어난다. 빨기 "폭발(bursts)"은 숨쉬기 위해 잠시 멈춘 뒤에 10~30회 정도 일어난다. 건강한 일반 영아는 연속적인 빨기와 삼키기를 하고, 그러는 중에 쉽게 호흡을 통합할 수 있다. 충분한 섭식은 15~20분간 지속되어야 한다. 이 시간 동안 소아 연하장애 전문가는 섭식에 대한 영아의 반응과 정상섭식을 돕는 모든 하위체계의 안정성을 평가할 수 있게 된다.

기계를 이용하는 평가

성인을 위한 기계를 사용한 삼킴평가에 대한 상세한 설명은 10장에 설명되어 있다. 비록 검사하는 동안의 자세와 사용되는 자극이 다를지라도 영아에게도 유사한 검사도구가 사용된다. 영아에게 x-선의 잠재적인 위험 때문에, 비디오투시삼킴검사(videofluorographic swalloning study)는 성인에서보다 좀 더 신중하게 사용해야 한다. 따라서 검사 시간이 좀 더 짧을 수 있다. 검사 동안 협조의 정도로 다를 것이다. 일반적으로 연하장애가 있는 모든 사람에게서 구강기, 인두기, 식도기를 검사한다. 영아, 아동, 성인에게 하부위장관로가 평가될 필요가 있다.

비디오투시삼킴검사

조산아나 일반아를 위한 비디오투시삼킴검사(videofluorographic swalloning study, VSS)는 보통 적절한 자세를 위해 특별한 보조장치를 사용하여 직립의 편측자세(upright lateral position)에서 수행한다. Tumble Form seat(Patterson Medical /Sammons Preston, Bolingbrook, Ill.)을 의자에 놓아서 직립과 반직립(upright and semi-upright) 자세를 조절할 수 있다. 조산아와 일반아에게는 액체 바륨(liquid barium)만이 구강섭식의 안정성을 조사하는데 사용된다. 5~7개월 영아는 다양한 퓨레음식들(pureed foods)과 액체를 사용하는 것이 일반적이다. 만약 영아가 12개월이 되었다면 좀더 많은 질감과 점성의 음식이 평가에 사용된다. 영아는 젖병과 젖꼭지를 사용해 묽은 액체 바륨(thin liquid barium)을 삼키도록 해 검사한다. 흐르는 속도가 다른 다양한 젖꼭지와 젖병을 사용해 영아가 액체를 안전하게 먹을 수 있는지를 결정한다. 치료사는 영아가 안전하게 삼킬 수 있도록 검사 속도를 조절해줄 필요가 있고, 때때로 영아가 구강섭식을 안전하게 할 수 있도록 액체바륨의 점도를 높여 줄 필요가 있다. 구강기의 평가시에는 빨기-삼킴-호흡(suck-swallow-breath) 과정의 조직화, 영아가 수행할 수 있는 양, 젖꼭지에서 입술과 혀의 위치, 머리의 자세 등을 관찰한다. 영아의 초기삼킴이 일어나기 전에 후두개곡으로 바륨이 내려갈 수 있으나 이것은 정상 삼킴의 일부분으로 간주한다. 만약, 인두기에서 운동성이 느리거나, 감소되어 있다면 아동은 흡인(aspiration)의 위험이 있을 수도 있다. 영아는 흡인이 일어나는 동안 기침(coughing)과 같은 명백한 징후를 보이지 않을 수도 있다. 보통 흡인은 기관지 앞쪽에서 관찰된다. 영아가 적절한 자세를 취하고 있다면, 식도기를 평가할 수 있다. 하부식도괄약근을 지나는 모든 음식물을 위로 보내기 위한 강한 일차적 연동운동파동이 나타난다. 정상적인 2차 파동은 하부식도괄약근에서 찌꺼기를 제거하면서나타난다삼킴과는 독립적으로). 식도기는 6~10초 내에 끝나야 한다. 방사선과 의사는 운동장애, 폐쇄, 협착이나 기관식도누공을 기록해야 한다.

비디오투시삼킴검사와 상부위장관조영술

VSS와 상부위장관조영술의 결합은 같은 검사 과정에서 완성될 수 있다. 이것은 전체 연하과정에 대한 좀 더 광범위한 평가를 의료진에게 제공해줄 수 있다. 이 과정은 영아가 견딜 수 있는 안전한 구강섭식을 위해 적절한 속도를 가진 젖꼭지에 바륨으로 채워진 젖병을 사용하여 직립자세에서 시작한다. 적절한 속도는 임상평가에 의해 결정된다. 만약 치료사가 영아가 흡인이 되지 않거나 흡인없이 삼킬 수 없다는 것을 확인한다면, 영아를 똑바로 누인 자세에서 젖병과 젖꼭지를 먹여본다. 이 자세는 치료사와 방사선과 의사에게 중력의 영향이 없는 상태에서 식도기의 통합을 평가하거나 영아가 위식도역류병의 징후를 보이는지 아닌지를 확인할 수 있게 해준다. 만약, 영아가 평가에 필요한 전체양을 입으로 먹을 수 없다면 위식도역류병의 가능성을 보일 수 있는 하부위장관로를 평가하기 위해 적당량의 바륨을 위에 채우려는 목적으로 코위영양관(nasogastric tube)에 주사기를 사용하여 바륨을 넣을 수 있다. 조산아는 일반적으로 역류를 보인다. 치료사가 다음의 항목들을 고려하는 것은 중요하다.

1. 섭식하는 첫 5~10분간 보이는 역류가 의심되는 증상의 발생 횟수를 센다.
2. 역류가 상부식도괄약근의 높이까지 올라올 때, 영아가 기도를 보호할 수 있는지 아닌지를 관찰한다.
3. 역류의 결과로 행동에서 변화의 유/무가 있는지 기록한다.

방사선과 의사는 위, 날문판(pyloric valve), Treitz인대(Treitz ligament)를 지나가는 액체를 관찰할 것이다. 심박률, 호흡률, 산소포화도수준의 변화와 같은 생리학적 불안정은 역류와 관련되어 있다.

광섬유내시경검사

유연한 코인두 내시경(flexible nasopharyngoscopes)은 영아의 상부호흡소화로(upper aerodigestive tract)를 직접적으로 눈으로 볼 수 있도록 설계되었다. 광섬유내시경검사(fiberoptic endoscopic evaluation, FEES)는 영아들에게 삼킴을 평가하는 실질적인 방법이다. 보통 평가는 소아 이비인후과 의사, 언어병리학자나 신생아학자에 의해 시행된다. 영아는 대개 엄마나 치료사의 무릎에서 일반적인 섭식 자세를 취한채로 검사를 한다. 아이를 진정시키기 위해 고무젖꼭지를 아이가 빠는 동안에 내시경을 코를 통해 넣으면서 검사가 시작된다. 어떤 내과의사는 내시경의 불쾌함을 줄이기 위해 영아의 코점막에 국소마취를 할 수도 있다. 내시경이 제 위치에 놓이면 아래인두와 후두의 해부학적, 생리적 평가를 실시한다. 영아가 자신의 분비물을 조절하는 능력을 특별히 주의해서 살펴보아야 한다. 내시경에 공기(air puffs)를 전달하도록 통로를 설치하면 인두와 후두의 감각을 평가할 수 있다. 치료사는 염색을 한 모유나 분유를 적당한 젖꼭지가 있는 젖병에 담아 제공하여 이것들이 쉽게 보여질 수 있게 한다. FEES는 방사선에 전혀 노출되지 않기 때문에 치료사는 평가시간 동안 다양한 속도를 가진 젖꼭지와 다양한 삼킴자극의 평가가 가능하다. 삼킴 후 검사 결과에 대한 해석은 10장에서 설명한 것과 비슷하다.

좀 더 큰 아동들

좀 더 큰 아동들의 섭식장애의 평가와 치료는 가능한 한 좀 더 많은 배경정보를 가지고 이루어져야 한다. 사실, 분명하게 드러나는 근본적인 의학적 문제가 없는 정상발달을 보이는 큰 아동은 섭식에 영향을 미치는 다양한 의학적, 정신사회적 장애의 병력을 갖고 있을 수 있다(4장 참조). 섭식장애에 대한 대부분의 진단과 분류체계는 섭식장애를 단지 그 아동하고만 유일하게 관련되어 있는 것으로 규정짓는다. 아동이 존재하는 환경(정서적, 발달적, 사회적, 의학적, 영양학적)은 "규정되지 않은 채 남겨진 것을 제외하고 기껏 암시하거나, 만약 규정되어있다면 환경적 요소는 배타적 기준으로 제외시키는 경향이 있다." 아동의 섭식장애의 성공적인 진단과 치료는 부모의 기능, 부모-아동 관계, 다른 가족과의 관계, 가족 내, 외부의 다른 사회적 관계를 기록하는 것이 함께 이루어져야 한다. 따라서 아동의 섭식과제들을 설명하기 위한 전인적인 접근은 1장에 논의된 것처럼 많은 지식분야들의 조화를 필요로한다.

임상 섭식 평가

임상 섭식 평가는 섭식과정, 스스로 먹는 기술, 액체와 고형식과 관련된 아동의 구강능력, 보호자의 섭식기술에 대한 아동의 구강구조와 기능, 행동학적/감각적 반응들을 조사한다. 자세조절, 일반적 움직임 형태, 인지, 말과 언어, 감각계 발달에서 섭식의 영향에 대한 평가를 해야 한다. 이러한 정보들을 가지고 평가는 또한 기능을 향상시킬 수 있는 치료적 전략을 찾아야 한다. 치료적 중재의 대부분의 유형에서처럼, 평가는 치료 목적의 재평가와 수정에 도움을 주는 역동적인 과정이어야 한다. 본 단원의 정보는 아동의 광범위한 부분과 섭식과제의 평가와 치료에 대한 폭넓은 기본정보를 제공한다. 영아와 좀 더 큰 아동들에 대한 임상 섭식 평가에서 얻을 수 있는 결과는 ① 아동의 현재 섭식수준 결정, ② 아동이 향상 가능성을 보이는 요소확인, ③ 치료사와 가족의 목표를 기록한 치료계획의 실행, ④ 지속적인 섭식훈련을 위한 가정 프로그램의 개발을 포함한다.

섭식장애아동의 평가와 치료에는 반드시 아동과 가족을 포함시켜야 한다. 신체적 평가와 더불어 아동의 장애에 대한 문화적 측면과 부모의 이해정도와 같은 복합적 요인들에 대한 평

Box 11-1 가족들의 먹기에 대한 목표

- 안전하게 먹는 것
- 몸무게와 성장형태 유지
- 다양한 양과 종류의 음식과 액체에 대한 수용성 향상
- 자연스런 사회적인 상황에서 먹기
- 혼자서 먹기
- 튜브영양법의 감소 또는 제거
- 아동이 섭식하는 동안 가장 좋은 방법으로 돕기 위해 훈련받는 것

가가 이루어져야 한다. 평가에서 핵심요소는 가족의 목표에 대한 평가이다. 가족의 목표는 종종 평가와 치료를 인도할 수도 있다. 전형적인 가족의 목표는 Box 11-1에 요약되어 있다. 이러한 영역에서 아동의 기술에 대한 보호자의 지각과 이러한 기술에 대한 만족도 또한 평가되어야 한다. 섭식장애 아동의 부모는 아동의 수행과 관련된 불안감을 가지고 평가를 받으러 오거나, 소아 연하장애 전문가의 권고사항을 들으러 올 것이다.

이전에 논의되었던 것처럼, 임상섭식평가를 받는 아동은 잘 치료되었거나 여전히 존재하는 광범위한 의학적 장애를 갖고 있다. 섭식장애를 가진 아동들은 또한 확실한 의학적 진단 없이 정상발달을 하지만 평가에 의뢰될 수도 있다. 이런 아동들은 의학적, 정신사회적 과거력, 섭식과 관련된 가족력, 아동의 섭식의 어려움에 대한 평가에 대한 면밀한 검토가 필요하다.

평가에 대해 준비가 아직 안되었을 수 있는 아동으로는 섭식치료를 방해할 수 있는 중등도에서 중증도의 병을 가진 아동, 의식수준이나 각성수준이 감소된 아동, 화학요법 같은 치료를 받은 아동이 포함된다. 평가하는 치료사는 평가의 적합성에 대한 결정을 위해 의사의 처방이 있어야 한다.

평가를 위한 준비

섭식평가를 시작하기 전에, 아동의 개인력, 의학적 기록, 다른 참고할 정보에 대한 검토가 필요하다. 이것은 아동과의 만남을 준비하는데 도움이 될 만한 정보를 가족에게 제공하는데 도움을 줄 수 있다. 만남을 계획할 때 물을 수 있는 질문들을 Box 11-2에 요약해 놓았다.

종종 만남을 계획할 때 가족에게 요청할 수 있는 추가적인 정보들이 있다. 가족은 평가시에 아동에게 검사해보길 원하는 음식과 아동이 선호하는 음식들을 가져와야만 한다. 만약 아동이 모유나 분유를 먹는다면, 가족은 그것을 가져올 필요가 있다. 가족은 아동이 배고픈 상태에서 데려오는 것이 중요하다. 이것은 아동이 평가 전 최소 3~4시간 동안 아무것도 먹지 않아야한다는 것을 의미한다. 튜브영양을 하는 아동에게 부모는 의사의 허락하에 2~3시간동안 지속적인 튜브영양을 하지 않도록 한다. 블루스 주입을 하는 경우에는 아동과의 약속시간까지 블루스 주입을 하지 않는다. 또한, 가족에게 젖병, 젖꼭지, 컵과 같이 아동이 선호하는 도구들을 가져오도록 알려주어야 한다.

Box 11-2 보호자들에게 물어야 할 중요한 질문들

- 아동의 섭식욕구와 관련된 주된 걱정은 무엇인가?
- 아동은 특정한 의학적 진단명이 있는가?
  (과거의 모든 진단을 아는 것은 특정 진단이 아동의 섭식기술에 영향을 미칠 수 있기 때문에 중요하다.)
- 모유수유를 하는가?(아동이 5세 미만인 경우에)
- 아동이 액체나 특정 재질을 삼키는데 어려움이 있는가?
- 아동이 모든 영양분을 입으로 섭취하는가?
- 아동이 만성적인 호흡 문제들이 있는가?
- 아동이 어떤 음식에 알레르기 반응을 보이는가?
  어떤 약에 대한 알레르기 반응을 보이는가?
  (아동이 과거에 음식 알레르기를 보였다면 임상가는 부모가 부작용을 조절하는 방법을 알고 있는지 확인해야 한다. 만약 부모가 이런 점에 대한 지식이 없다면, 평가 시 어떤 새로운 음식도 제공되어서는 안된다.)
- 아동이 어떤 약들을 복용하고 있는가? 만약 복용하고 있다면 어떤 약들인가?

Practice Note 11-1

아이들과 함께하는 모든 임상의 섭식 평가들은 높은 민감도를 가지고 수행해야 한다. 영아의 부모들의 일차적인 역할은 아이를 먹이고 양육하는 것이다. 아이를 먹이는 것은 이 역할에서 종종 가장 큰 부분을 차지한다. 부모들은 잠재적인 합병증 없이 그들의 아이를 먹일 수 있는 순간을 희망한다. 신생아에게 먹이는 것은 부모의 가장 큰 꿈이며, 특히 어머니에게 그렇다. 쉽게 섭식시키는 것에 대한 그들의 바램은 짜증내거나 모유 혹은 분유를 충분히 섭취할 수 없을 때, 섭식동안 다른 의학적 문제를 가질 위험성이 많을 때 빠르게 변한다. 만약 아이가 섭식 평가에 실패할 경우, 소아 연하장애 전문가는 여러단계로 구성되어 있고 반드시 천천히 진행되는 치료 계획을 세워야 한다. 이런 접근에 대하여초기에 가족들이 실망할 수 있지만, 이러한 접근은 아기를 지금 당장 먹여야만 한다는 압박감을 완화시켜 줄 수 있다.부모들은 당연히 절망감을 느낄 수도 있다. 평가 후, 소아 연하장애 전문가는 부모에게 그들의 아이를 돕기 위해 즉각적으로 시행할 수 있는 무언가를 제공하는 것이 중요하다.

사례연구

사례연구(case history)는 표준화된 병력 작성지, 진료 기록부 및 가족들과의 면담을 통하여 얻을 수 있다. 완벽한 사례연구는 아동과 가족을 위한 평가 회기와 차후 치료 계획의 개발에 도움을 준다. 이것은 또한 연관된 서비스로의 추천 방향을 제공한다. 섭식 장애 아동의 평가를 완성하는데 유용한 적절한

Box 11-3 적절한 사례연구 정보

1 기침과 목메임, 흡인성 폐렴(aspiration pneumonia) 및 다른 음식 종류로의 전환이나 젖병에서 컵 혹은 도구들의 사용으로의 전환 등에 대한 가족들의 일차적인 걱정
2 즐거움, 영양, 안정성과 같은 섭식에 대한 가족 선호도
3 이전의 삼킴 연구 결과
4 아이의 출산 시 몸무게와 신장을 포함한 임신 기간
5 37주 이전에 태어나서 신생아중환자실에 입원했는지? 만약 그렇다면 얼마나 오래 받았는가? 신생아중환자실에서 퇴원하여 집에서 지낸지는 얼마나 오래 되었는가?
6 의학적 진단들과아동의 치료에 참여한 의사들의 유형에 대한 재검토
7 아이가 기관지경검사(bronchoscopy)와 같은 특별한 의학적 검사 수술을 받았는가?
8 호흡 합병증의 병력이 있는가? 그렇다면 어떤 종류인가?
9 위식도 역류(gastroesophageal reflux)에 대한 병력이 있는가? 만약 있다면 누구에 의해서 어떻게 관리되어지나?
10 부모는 진행 중인 섭식 문제가 있다고 여기거나 섭식의 어려움을 유발한 어떤 사건이 있었다고 믿고 있는가?
11 아이가 코인두 역류(nasopharyngeal reflux)가 있는가?
12 섭식 문제, 위식도 역류증, 음식 알레르기에 대한 가족력이 있는가?
13 아이가 전에 섭식 치료를 받은 적이 있는가? 만약 그렇다면 누구에게 얼마나 오랫동안 받았는가? 치료 목표는 무엇이었는가?
14 아이가 먹기 위해서 특별한 도구를 사용하고 있는가?
15 튜브 섭식의 경험이 있는가?
16 만약 아이가 현재 튜브 섭식을 하고 있다면 튜브의 종류, 분유 유형, 분유의 칼로리 농도, 섭식 스케줄과 속도, 아이의 내성에 대한 부모의 인식에 대하여 물어보라.
17 아이에게 과거에 모유수유를 했는가? 만약 그렇다면 모유수유가 성공적이었는지에 대한 부모의 인식은 어떠한가? 모유수유가 성공적이지 않았다면 엄마의 가슴 건강, 아이의 빨기 패턴, 엄마의 모유 공급량과 수유 스케쥴과 관련된 정보가 도움이 될 수 있다.
18 현재 모유수유 중이라면 모유수유 전문가가 관여하고 있는가?
19 현재 아이의 섭식 방법이 무엇인가? 이것은 음식 종류, 좋아하는 음식들, 아이의 식이에 포함된 음식의 수, 질감과 풍미 선호도, 허용 가능한 음식물 농도를 포함한다. 단백질, 과일, 채소, 전분과 같은 범주에 따라 어떤 음식을 먹었는지 물어보는 것도 도움이 된다. 2세 이상 10세 이하 어린이들은 범주에 따라 음식을 받아들이며, 감각 체계 발달과 영양학적 상태의 범위에 대한 추가적인 평가가 필요할 수 있다.
20 현재 아이의 섭식 스케줄은 어떤가? 이 스케줄 안에 젖병, 튜브 섭식, 작은 양의 식사, 한 입씩 먹는 것들도 모두 포함시킨다.
21 가족에게 아이를 먹이는 환경을 서술하도록 요청한다. 특히, 아이가 먹는 방, 좌석의 유형과 아이의 식사 시간동안 다른 어떤 일들이 일어나는지 물어본다.
22 누가 아이를 먹이는가? 그 외에 누가 있는가? 아이가 어떤 한 사람이 먹일 때 더 잘 먹는가?
23 아이가 먹기 위해 필요한 산만한 것들, 보상물들, 우연한 상황들이 있는가? 있다면, 어떤 것들인가?
24 특별히 아이나 가족에게 행동학적 문제나 스트레스 요인이 있는가?
25 섭식 환경과 관련되어 있을 수 있는 가족의 매일, 매주 스케줄은 무엇인가?

섭식의 어려움을 가져올 수 있는 감각에 기반을 둔 과제들을 평가하기 위한 감각 프로파일을 작성하도록 가족들에게 요청한다. 언어병리학자가 감각 프로파일을 채점하고 해석할 때에는 작업치료사의 자문 아래 이루어져야 한다.

감각 체계 기능장애는 구강 섭식 장애를 가진 아동들의 평가와 치료에 있어서 중요한 요소이다.

사례연구 정보는 Box 11-3에 요약되어 있다.

마지막으로 영양상의 문제들을 판별하는 것이 중요하다. 만약 아동의 병력이나 평가 결과가 다음과 같다면, 영양사 상담을 추천하여야 한다; ① 체중 증가 실패, ② 전체적인 혹은 많은 부분의 음식군을 제외하는 식이 제한, ③ 칼로리 양과 분유식의 변화에 대한 필요, 혹은 영양 보충의 필요, ④ 영양상 충분하지 못할 수 있는 가정에서 준비된 튜브 섭식 식이요법.

사례연구는 가족과 치료사와 함께 아동이 검사실에 있을 때 얻을 수 있다. 이상적으로 이런 환경은 부엌과 같은 식사-유형 환경이어야 한다. 검사실은 아이가 의학적인 검사 장소로써 인식하기 보다 "먹는 곳"이라고 인식할 수 있도록 정리되어야 한다. 만약 아이의 연령이 12개월 이상이라면 아이가 검사실 환경과 평가자와 친숙해질 수 있도록 평가가 놀이로 구성되어 있거나 발달상 적절한 활동들로 준비되어야 한다. 평가에 사용될 절차는 아동과(만약 적합하다면) 보호자와 함께 논의되어야 한다.

섭식 전 활동

섭식 전 활동(prefeeding activities)은 평가에 유용한 놀이활동을 포함한다. 이런 놀이 시간은 아이가 치료사에게 더욱 편하게 느끼도록 해 주기 때문에 중요하다. 또한 이 시간에 치료사는 아동의 언어, 근육 긴장도와 움직임 패턴, 다른 발달 양상을 관찰할 수 있다. 호흡 상태(호흡 유형, 호흡률, 도움의 필요) 또한 관찰할 수 있다. 만약 아동이 산소 공급을 받고 있다면 흐름 속도와 얼마나 자주 산소 공급을 받는지에 대하여 아는 것이 중요하다. 산소 사용의 빈도는 하루 종일, 수면 시에만, 혹은 큰 노력(섭식 같은)을 하고 있는 동안을 포함한다. 만약 아동이 기관절개술(tracheostomy)을 받았다면, 석션(suction)이 필요한지 확인해야 한다. 부모들은 종종 석션하는 것이 매우 익숙하여 석션의 빈도를 모르고 있을 수도 있다. 평가하는 동안 석션한 분비물이나 기관절개술 부위에 있는 분비물에 음식이나 액체의 잔여물이 섞여 있지 않는지 관찰하는 것이 중요하다.

좌석 선택도 이 시기에 결정되어야 한다. 적합한 좌석은 앉기 위한 아동의 노력을 최소화 해준다. 신경학적 장애를 가진 영아와 아동들은 도움 없이 그들의 머리를 곧게 유지하거나 쉽게 앉을 수 없을 것이다. 아동은 먹기보다는 자세 유지에 집중하면서 처음 앉은데 힘을 쓰게 된다. 다양한 좌석 선택은 Box 11-4에 요약되었다. 이런 제안과 더불어 머리, 몸통, 혹은 다리에 대한 추가적인 지지가 필요할 수 있다. 만약 추가적인 지지가 필요하다면, 물리치료사 혹은 작업치료사의 자문을 받

아야 한다. 만약 아이가 가능하다면, 치료사가 평가에 필요한 음식과 도구를 준비하는 것을 도울 수도 있다. 이것은 평가를 의학적 검사의 모습을 피하고, 아이를 위한 놀이 환경으로 둘 수 있다. 먹는 동안 저하된 감각 체계 통합을 보여주는 아이를 위해서 놀이 활동처럼 이런 환경구성을 만들어 주는 것이 아동이 검사를 받아들일 수 있는 첫 번째 단계이다. 섭식 전 활동들은 적합한 연령과 성장 단계에서 접근되어져야 할지라도 유아들, 학령전기 아동들 그리고 후기 아동들에게도 사용할 수 있다. 추천되는 섭식 전 놀이 재료들은 Box 11-5에 나열되어 있다. 치료사는 아이가 놀이가 그들에게만이 아닌 함께 행해지는 것이라는 인식을 할 수 있도록 이런 활동들에 똑같이 참여를 해야 한다. 평가 준비 시간은 또한 누가 먹여줄 것인지를 결정하는 기회를 준다. 부모가 아이를 먹여주는 것이 최적이다. 부모가 그들의 아이를 먹이는 방법을 관찰함으로써 많은 정보를 얻을 수 있다. 이 시간을 통해 좀 더 자연스러운 방법으로 향상된 섭식 전략을 부모에게 가르쳐줄 수 있다. 공식적인 검사처럼 보이기보다는, 치료사와 보호자 모두를 위한 배움의 기회가 되어야 한다.

Box 11-4 임상적인 섭식 평가를 위한 좌석 선택

영아용

- 탄력있는 좌석
- 영아용 카 시트
- 등받이가 뒤로 기울어지는 높은 의자
- 텀블 폼 좌석

유아용(좌석 종류는 아이의 발달 단계에 따라 결정)

- 등받이가 뒤로 기울어지는 높은 의자
- 꼿꼿이 앉을 수 있는 높은 의자
- 등받이가 뒤로 기울어지는 카 시트
- 어린이용 보조의자(booster seat)
- 텀블 폼 좌석

Box 11-5 놀이 활동 동안 사용될 수 있는 섭식 전 재료들

- 씹을 수 있는 튜브*
- 작은 마사지기
- 무향의 toothettes
- 젖은 칫솔로 칫솔질하기(허용 가능할 때)
- 따뜻하고 촉촉한 수건
- 음식 모양의 장난감 사용
- 카주와 같이 입을 이용하는 피리 종류나 다른 소리 나는 도구들
- 비누방울 및 탈지면 불기와 같은 구강놀이 장난감 및 게임들

* Speech Pathology Associates, LLC, South Portland, Maine.

안전에 대한 고려는 부모와 함께 논의되어야 하며 전체적인 섭식 평가동안 관찰되어야 한다. 안전한 삼킴을 위한 평가는 눈에 띄는 기침, 목맴, 구역질, 호흡 상태의 분명한 변화 같은 부분이 항상 기록되어야한다. 치료사는 지속적으로 아동의 알레르기 반응을 관찰해야 한다. 새로운 음식들은 신중하게 적용하여야 하는데 특별히 알레르기의 가능성을 가졌거나 알려진 음식 알레르기가 있는 아동에게는 더욱 그렇다. 아동은 중재에 대한 스트레스 단계와 인내력에 대하여 지속적으로 평가되어야 한다. 스트레스 반응에 대한 다양한 원인들이 존재할 수 있기 때문에 부모와 함께 협력하여 이런 문제들을 확인하는 것이 도움이 된다. 이런 영역에는 불안증과 같은 정신사회적 진단, 목매임의 병력과 같은 이전의 사건, 위식도역류의 오래된 병력 또는 감각계 기능이상 등과 연관되어 있을 수 있다. 석션 장비의 사용이 가능하도록 검사 전에 석션 장비가 필요한지 확인하는 것이 중요하다. 표준화된 일반적인 건강 주의사항이 필요하다. 어떤 환경에서는 환자의 의학적 진단에 따라 가운이나 다른 보호 장비가 필요할 수도 있다.

기술적 측면

아동이 부모나 치료사에 의하여 먹여지거나 자기 스스로 먹는 것과 상관없이 치료사는 운동 조절 패턴, 삼켜진 음식에 대한 감각 반응, 도구사용의 수용 정도, 섭식 과정의 한 부분에 대한 행동적 반응 등과 같은 동시 다발적으로 발생할 수 있는 다양한 요소들에 대한 관찰을 기록할 수 있도록 준비해야 한다. 치료사는 이런 부분들에 대한 각각의 정보를 조직화하고, 섭식 문제를 다루기 위해 필요한 치료 계획 유형을 결정하도록 이런 요소들에 대한 상호작용을 평가할 것이다. 섭식 기술, 연령별 대표적 식이 추천, 스스로 먹는 기술, 소운동과 대운동 기술, 호흡과 의사소통의 측면에서 각 연령의 전형적인 발달 단계에 대한 완전한 이해에 근거하여 이런 행동들의 "정상"에 대한 판단이 중요하다. 소아 연하장애 전문가는 이런 정보를 가지고 평가 시 이루어지는 관찰을 해석하고 아동의 연령보다는 전반적인 기능 수준에 맞춘 치료 계획을 세울 수 있다.

구강 구조와 기능의 검사

구강 구조와 운동 기능의 평가는 치료사에 의하여 완성된다. 아동은 종종 이를 침습적인 절차로 여긴다. 때때로 이런 정보의 한 부분은 평가의 놀이부분 혹은 섭식 과정 자체동안 이루어질 수도 있다. 각각의 구조와 연관된 움직임 형태는 움직임의 대칭성, 운동 형태의 부드러움, 리듬, 움직임 속도, 운동 범

위, 움직임의 힘에 대하여 검사되어야 한다. 덧붙여 치료사는 각각의 구조적 기능적 차이점과 이런 차이점의 기능적인 효과에 대한 측면을 평가하는데 신중해야한다. 아이들은 매우 기능적인 수행과 다른 점을 수용할 수 있는 강한 능력이 있을 수 있다. Box 11-6에 구강 구조와 기능 검사를 수행하기 위한 제안된 서식이 있다.

섭식 전, 중, 후에 관찰을 통해 다른 요소들에 대한 섭식의 영향을 평가하는 것이 중요하다. 연하장애에 대한 주관적인 평가는 이 시간동안 진행되어야 한다. 연하장애의 일반적인 징후에는 부족한 섭식 효율, 음식 거부, 잘 자라지 못하는 문제 등과 같은 일반적인 섭식 어려움을 포함된다. 특별한 징후로는 목매임, 기침, 음식 혹은 액체 거부, 구강 물질의 중요한 앞부분 손실, 구강 분비물의 조절능력 감소, 24시간 이내의 설명할 수 없는 온도 상승, 상부 호흡관의 빈번한 박테리아성 감염, 섭식동안 눈물 흘림, 호흡과 심장 형태의 변화, "젖은" 목소리 같은 목소리 질의 변화와 얼굴 색 변화를 포함한다. 연하장애의 가능성은 섭식 병력과 주의 깊은 관찰을 통하여 확인할 수 있다. 영아, 유아, 아동의 흡인은 외부적인 징후 없이 나타날 수도 있다. 만약 연하장애가 의심된다면, 소아 연하장애 전문가는 삼킴에 대한 추가적인 검사를 추천해야 한다. 가장 객관적인 삼킴 검사는 비디오 투시 삼킴 검사나 광섬유 내시경 삼킴 검사가 있다.

Box 11-6 아동의 구강 메커니즘 평가 수행에 대한 추천 구성방식

안면 구조의 관찰

- 안면 대칭(예: 편측안면소체증(hemifacial microsomia), 기운목(torticollis, 사경)의 후천적 영향)
- 연령에 적합한 머리 크기와 모양: 큰 머리증(macrocephaly, 대두증), 작은머리증(microcephaly, 소두증), 쏠린머리증(plagiocephaly, 사두증)이 있는지 관찰한다.
- 눈 주변의 이상
- 코의 이상
- 구강-안면 근육 긴장도의 관찰

턱(jaw), 아래턱뼈(mandible, 하악골), 볼 근육조직

구조

- 위치(돌출형, 작은턱증(micognathia, 소하악증), 중립위치, 편위성)

기능

- 섭식과 말하는 동안 턱 움직임의 안정성(왼쪽, 오른쪽으로의 편위성)
- 발성과 먹는 동안 볼 근육조직의 활성화(윤곽이 뚜렷함, 이완됨, 한 부분으로 묶여 움직임)
- 쉴 때 입의 자세(열려있거나 닫혀있음)
- 빨고 씹는 동안 근육의 움직임에 대하여 가늠된 힘
- 빨고 씹는 반복된 형태의 지구력

치아

- 각각의 치아의 오정렬이 깨물기에 영향을 미칠 수 있음
- 위에서 아래로의 오정렬이 깨물기와 씹기에 영향을 미칠 수 있음
- 침식된 에나멜, 충치, 부식, 씌운 치아를 포함한 질환

입술

구조

- 모양과 윤곽(정상, 뒷당겨진 윗입술, 활 모양의 윗입술, 꽉 찬 위, 아랫입술, 돌출된 아랫입술, 입술의 작은 기둥의 모양)
- 대칭(왼쪽, 오른쪽, 얼굴과의 비례, 위, 아랫입술의 관계)
- 구조적 통합(갈림증의 치료 흔적, 패임의 다른 타입, 입술의 외상)

기능(독립적이고 복합적인 움직임)

- 입술 주변(오므림, 돌출, 둥근 모양)
- 미소 짓는 것처럼 뒤로 당겨짐
- 함께 눌러 닫음을 유지

혀

구조

- 관절 굳음증(ankylosis)의 주름띠 검사
- 입 안에서의 대칭과 자세(혀가 구강 안의 하부 위치에서 이완된 상태로 있는가? (중심으로 집중되어) 송이지어 있는가? 뒤로 당겨져 있거나 왼쪽 혹은 오른쪽으로 치우쳐져 있는가? 혀가 아랫 입술 밖으로 나와있는가?)
- 작은혀증(microglossia, 소설증) 혹은 큰혀증(macroglossia, 대설증) 같은 구강과 관련된 크기
- 혀 끝의 정의: 뾰족하거나(정상), 둥글거나, 네모지어 있거나, 하트 모양임(모두 비정상)
- 근육의 부분수축(fasciculations)의 출현

섭식 과정의 관찰

액체

액체(liquids)를 이용한 평가는 아동의 연령과 기능적인 수준, 보호자의 요구에 따라 결정된다. 모유 수유나 젖병 수유를 하는 영아의 경우 치료사는 가슴이나 젖병의 젖꼭지로 향하고, 젖꼭지를 잘 물며, 우유를 빠는 능력 및 빨고-삼키고-숨쉬는 패턴의 연속에 대한 섭식의 초기 모습을 관찰한다. 컵으로 마시는 평가를 위해서는 컵 위에서 입술 모으기, 액체를 들이키는 능력, 컵의 전반적인 위치, 다양한 유형의 컵이 필요한지를 관찰한다. 또한 모든 아이들에게서 과도한 흘림 없이 입에 액체를 잘 물고 있는 능력, 삼킴 조절, 마시는 속도, 다양한 액체 유형의 수용(걸쭉함 포함), 액체의 점성 조절의 필요, 삼킴 활동을 하는 동안 자세 변화의 효과 등에 대하여 평가한다.

음식

음식을 이용한 평가 또한 아동의 연령과 기능 수준에 기초하여 이루어진다. 아동이 영아기 때 액체 섭식을 했을지라도, 고체를

Box 11-6 아동의 구강 메커니즘 평가 수행에 대한 추천 구성방식(계속)

기능
- 횡방향 혀 반사(액체와 고체의 조절에 필요)
- 왼쪽과 오른쪽으로의 완전한 운동(액체와 고체의 조절에 필요)
- 입술 주위 핥기
- 혀 끝 올리기
- 섭식 동안 패임과 고랑짐(식괴 형성과 조절, 추진에 필요)

입천장과 관련된 구조들

구조
- 입천장의 활(충분함, 높음, 가운데가 파임)
- 뚜렷한 인두-입인두(oropharyngeal, 구인두) 공간(충분함, 넓음)
- 치료된 틈새 혹은 입천장 보철물의 존재
- 목젖의 외형(전형적임, 짧음, 김, 두 갈래짐, 없음)
- 편도의 존재와 외형(호흡이나 삼킴 시 장애가 되는가?)

기능
- 발성동안 물렁 입천장과 목젖의 움직임(대칭됨, 제한됨, 나타나지 않음)

다루는 능력은 아동의 연령과 대 운동 발달 수준에 기초한다. 정상 발달하고 있는 아이는 약 6개월 즈음에 고체 음식들(영아 씨리얼과 1단계 영아음식)을 접하게 된다. 이 시기에 이런 음식을 접하는 것은 구강과 인두기 능력과 소화 체계의 성숙에 기초한 것이다. 앞서 언급한 것처럼 미숙함에 대한 교정은 언제 어떤 고체 음식들을 적용할지 선택할 때에도 적용한다.

영아를 위한 특별한 고려사항

영아의 평가는 영아가 모유 수유를 하는지 젖병 수유를 하는지 아니면 둘 다를 하는지에 대하여 확인해야 한다. 섭식 방법의 각 유형에 대한 관찰이 필요하지만, 보통 아이가 모유 수유만을 했다면 젖병 섭식을 평가하기 어렵다. 만약 아이가 모유 수유 동안 평가받게 된다면, 치료사는 모유 수유 전문가로써 훈련을 받는 것이 중요하다. 모유 수유와 관련된 문제들의 확인은 영아의 특별한 문제들과는 분리되어야 한다. 설소대 단축증(tongue tie)과 같은 사례처럼 많은 문제들이 서로 연관이 되었을 수도 있다.

영아의 섭식 어려움은 다른 의학적 문제의 신호가 될 수도 있다. 소아 연하장애 전문가는 분당 60회 이상이면 비정상으로 간주되는 아동의 전반적인 호흡률과 빨기-삼킴-호흡의 과정에 어려움을 보이는지를 알고 있어야 한다. 아이는 매 3회에서 5회 빤 뒤 숨쉴 수 있어야 한다. 영아는 안전한 빨기-삼킴-호흡 과정을 위해 먹여주는 사람의 도움이 필요할 수도 있다. 치료사는 섭식 과정과 연관하여 발생 가능한 호흡 혹은 심장 문제를 나타낼 수 있는 변화인 섭식 동안 아이의 색깔 변화를 검사한다. 섭식에 활발하게 저항하거나 울거나 섭식동안 혹인 섭식 직후 신경질적인 아이들은 위식도역류증검사를 받아야 한다. 고무젖꼭지를 사용하는 아이들은 비영양적 빨기를 하는 동안 힘과 지구력을 관찰하도록 한다. 효율적인 비영양적 빨기 형태를 보이는 아이들은 일반적으로 구강 운동의 어려움을 보이지 않는다.

유아를 위한 특별한 고려사항

고형식

유아, 학령전기, 초등학교 저학년 아동의 평가에서 고형식의 적용에 대한 일반적인 기준선이 있다. 아동이 음식의 재질을 견딜 수 있는지를 검사할 때에는 감각적 수용력과 음식을 안전하고 기능적으로 다룰 수 있는 능력적인 측면에서 검사하는 것이 중요하다. 또한 음식의 유형은 다음과 같은 사항을 평가한다.

- 제공 방법(숟가락의 유형, 영아 훈련용 포크)
- 다양한 맛과 온도에 대한 반응
- 기구 사용 시 입술의 닫힘
- 씹고 삼키는 동안 입술의 닫힘
- 씹기 패턴의 유형(mashing, munching, 대각선, 회전)
- 씹기 능력의 단계(음식이 적절히 씹어질 때까지 입안에 음식물을 유지하는 능력)
- 물고 씹는 힘
- 구강의 앞쪽 부분의 소실
- 혀 내밀기 패턴
- 음식 조절에 있어 혀의 옆쪽 움직임(형성된 고형식의 효율적인 관리에 대한 발달상 핵심 요소)
- 일반적인 입의 운동 범위
- 입안에 가득 무는 것의 효과
- 섭식 효율에 있어서 섭식 자세의 변화에 따른 효과

치료사는 또한 보호자가 음식을 주는 방법, 아동의 기량에 따라 그들의 섭식 패턴을 조절하는 능력, 아동의 섭식 능력에 대한 그들 자신의 행동적 반응을 관찰한다.

음식 종류

섭식 치료의 대부분의 목표는 성장을 도울 수 있는 적절한 영양을 공급하는 것이다. 음식의 선택과 그것을 제공하는 방법은 목표 안에서 이뤄져야 한다는 것을 명심해야 한다. 먹기 반응의 검사는 단백질, 탄수화물, 과일과 야채를 포함해야 한다. 음식 선택 또한 향, 색깔, 질감과 온도를 고려해서 이뤄져야 한다. 음식의 질감은 아동의 기계적 능력 범위 안에 있어야 한다. 가능하다면, 섭식 평가는 마른 녹을 수 있는 고형물, 퓌레, 기계적으로 부드럽게 만든 고형물, 딱딱하면서 씹을 수 있는 것, 여러 가지 질감이 섞인 음식으로 검사해야 한다.

초 · 중기의 어린시절 동안에는 가정환경이 음식 선호도, 섭취하는 음식의 유형, 먹는 스타일의 발달 및 놀이 선호도의 발달과 아이들의 체중발달 상태의 패턴에 대한 기초가 된다. 이런 환경들은 성장 장애 아동들과 비만아동들에게 영향을 준다. 섭식 평가와 차후 치료동안 부모를 위한 현실적인 설명에 건강한 음식에 대한 아이의 선호도 조성방법과 새로운 음식에 대한 수용을 향상시키는 방법을 포함해야 한다. 부모는 아동에게 강제적인 섭식 훈련을 포함한 강압적인 섭식 습관의 비용을 이해하고, 아이가 즐겁게 먹을 수 있는 대체 가능한 방법들을 알려주는 것이 필요하다. 이런 실천은 종종 아동의 적당한 영양 단계 달성을 돕기 위한 가족들의 필사적인 노력의 기능을 한다.

후기 아동을 위한 특별한 고려사항

후기 아동의 평가는 많은 요소들이 고려된다. 후기 아동은 심각한 음식 거부 병력을 가지고 정상 발달을 하는 아동으로 보여 질 수 있다. 후기 아동은 음식의 선호도나 음식조절에서 변화가 나타나는 뇌성마비 아동, 혹은 지속된 뇌 손상이 있는 전형적인 섭식 병력을 가진 아동일 수도 있다. 후기 아동은 또한 현재 음식 거부의 증상을 보여주는 고기능성 자폐 스펙트럼 장애를 가지고 있을 수도 있다. 특히 어떤 치료적 섭식 중재도 전혀 받지 않았지만 지속적으로 섭식 장애를 보여주고 있는 아동을 위하여 철저한 의학적 병력조사가 필요하다. 평가 절차는 어린 아동을 평가하는 방법과 유사하지만 아동으로부터 더 많은 정보를 얻을 수 있어 희망적이다. 가족들이 특정한 목표를 가지고 있더라도 후기 아동의 먹기에 대한 욕구를 결정하는 것이 중요하다. 만약 필요하다면 후기 아동은 아마도 활발한 참가자가 될 수 있기 때문에 후기 아동과 가족들이 심리학적 중재를 받는 것이 도움을 줄 수 있을 것이다. 섭식 문제들은 오래 지속되었을 것이고, 아동과 가족들에게 특정한 스트레스 요인으로 작용했을 가능성이 있다.

결과의 공유

임상 섭식 평가의 마지막 단계에서 소아 연하장애 전문가는 보호자와 함께 검사 결과를 논의하고, 가정 활동 프로그램, 추가적인 평가들, 치료의 필요와 치료 빈도에 관한 구체적인 권고사항을 만든다. 몇몇 사례에서 치료사는 의학적 확인이 필요한 아동의 섭식 장애에 대한 새로운 원인을 알아낼 수 있다. 가능하다면 언제나 인쇄된 정보(구체적인 조언들과 안내문)가 제공되어야 한다. 치료의 빈도와 종류는 섭식 장애의 원인(급성 혹은 만성), 빠른 변화 대 더 느린 변화를 만드는 아동의 능력, 섭식 장애의 범위와 중증도, 치료적 지지를 위한 보호자의 욕구, 그리고 치료적 접근에 영향을 줄 수 있는 근본적인 의학적 질환에 대한 반응과 치료에 따라 고려해야 한다.

Practice Note 11-2

소아 연하장애 전문가는 증후군의 특징이나 섭식 시 증후군의 영향을 기록하는 첫 번째 전문가다. 이것은 소아 연하장애 전문가가 가족들을 압도하지 않고 정보를 제공할 수 있는 또 다른 기회이다. 만약 치료사가 아동이 확인되지 않은 증후군의 특징을 보인다면 아동의 주치의와 이런 문제점을 의논하는 것이 꼭 필요하다. 도움이 되는 정보를 제공하는 것과 너무 많은 정보를 제공하는 것 사이에는 미세한 균형이 존재한다. 증후군의 이름을 알게된 부모는 일반적으로 더 많은 정보를 원한다. 그들은 집에 가서 이런 정보를 인터넷으로 찾아볼 수도 있다. 예를 들어, 치료사가 아동이 구개심장안면증후군(velocardiofacial syndrome; VCFS, 입천장심장얼굴증후군)의 특징을 가지고 있다고 말할 수도 있다. 인터넷 검색을 통하여 이 증후군의 정보를 쉽게 찾을 수 있다. 부모들은 이 증후군과 관련된 최소 168개의 다른 문제점을 발견한 연구가들을 알게 될 것이다. 정신분열증(schizophrenia), 심장 이상(cardiar anomalies), 학습 장애(learning disabilities), 입천장 갈림증(cleft palate, 구개열)과 같은 몇몇 문제들은 걱정스러울 수 있다. 오진은 가족들에게 불필요한 걱정을 가져다준다. 대부분의 경우 소아 연하장애 전문가는 확진을 위한 적절한 검사를 처방할 수 있고 검사 결과에 따라 아동의 치료방향을 조정할 수 있는 주치의와 발견한 증상들을 상의해야 한다.

CLINICAL CORNER 11-1

emily는 노력삼킴과 제한된 체중 증가를 가진 14개월된 여아로 먹는데 까다로운편이다. 그녀는 제한된 양의 퓨레와 부드러운 음식들을 좋아한다. 그녀는 정상 출산아며 정상 범위의 발달 단계 안에 있다. 그녀의 구강 구조와 기능 또한 정상 범위이다. 그녀의 엄마는 emily가 잠을 잘 이루지 못하며 코를 고는 소리를 들었다고 이야기하였다.

논리적 사고

1. 당신은 emily의 진찰과 임상적인 섭식 평가 동안 무엇을 관찰할 것인가?
2. 당신은 emily의 소아과 의사와 다른 어떤 평가에 대하여 의논할 것인가?
3. 다음 평가가 끝날 때까지 당신은 emily의 엄마에게 어떤 종류의 음식을 추천할 것인가?

CLINICAL CORNER 11-2

20개월의 한 유아는 매우 적은 양의 음식과 음료를 받아들인다. 그의 식습관(허용된 음식들)은 그가 단장 증후군(short-gut syndrome)이기 때문에 매우 한정적이다. 그는 위루관(gastrostomy tube)을 통하여 PediaSure (Abbott Nutrition, Columbus, Ohio)를 공급받고 있다. 그는 녹인 고체와 강한 맛이 나는 선별된 퓨레를 좋아한다. 그는 부드럽게 삶은 달걀, 인위적으로 만든 아기용 고기들, 감자칩을 포함한 기계적으로 만든 부드러운 고형물들을 소량씩 즐기기 시작했다.

논리적 사고

1. 임상 섭식 평가를 하는 동안 어떤 종류의 음식을 검사할 수 있는가?
2. 이런 음식들을 시도하는 이유는 무엇인가?
3. 이 아동에게서 볼 수 있는 먹기 기술(스스로 먹는 것을 포함하여)은 어떤 종류들인가?
4. 당신은 초기 가정 프로그램으로 무엇을 추천할 것인가? 왜 추천하는가?
5. 아동에게 적절한 치료 빈도는 어떻게 되는가?

CLINICAL CORNER 11-3

한 엄마가 잡을 수 있는 시피 컵(sippy cup)으로 그녀의 1살난 아이를 먹이려고 노력중이며 2단계 아기 음식들을 적용해왔다. 아이는 4온스를 먹는데 40분 이상 걸린다. 아이는 다양한 양의 음료를 먹지만 마시는 동안 피곤해 보인다. 엄마는 과일즙의 점도처럼 분유를 걸쭉하게 만들기 위하여 점도 증진제를 처방 받았지만 아직 이것을 시도할 수 없었다. 아이의 코위영양관 섭식은 구강 섭취에 근거한 양으로 3시간 마다 주입하였다. 이 아동에게는 하루에 분유 32온스를 먹이도록 추천하였다. 아이의 몸무게는 25파운드이다.

논리적 사고

1. 이 아동의 섭식을 평가하기 위해 어떤 좌석 체계를 사용하는 것이 최선일까?
2. 이 자세로부터 얻을 수 있는 이점은 무엇인가?
3. 평가동안 음식의 어떤 유형, 어떤 질감, 어떤 향이 시도되어야 할까? 왜 그런가?
4. 섭식을 위해 어떤 도구가 사용될 수 있는가? 삼키기 위해서는?
5. 섭식 상황을 완성하는데 필요한 다른 추가적인 평가가 있는가? 이런 평가들의 이점은 무엇인가?
6. 이 가족에게 어떤 종류의 부모 지원이 필요한가?

요점

1. 발달 전문가와 NICU팀은 5개의 중요한 하위 체계와 어떻게 그들이 영아의 섭식에 중요한 역할을 할 수 있을지를 이해하고 관찰하기 위해 함께 일한다.
2. 조산아의 섭식은 구강 섭식의 시작 혹은 중지의 적절한 시기와 관련한 결정을 하는 전체적인 팀에 의하여 평가된다.
3. 영아의 긴장도, 반사, 생리적 안정성, 그리고 상태에 대한 평가는 구강 섭식 전에 반드시 해야 한다. 영아의 발달에 대한 면밀한 관찰은 소아 연하장애 전문가에게 중요한 섭식 전 힌트를 준다.
4. 보통 임상적인 평가나 자료가 아동의 섭식 어려움을 완전하게 설명할 수 없을 때 도구를 사용한 영아의 평가가 팀 회의 후 일정을 잡게 된다. 만약 방사선과적 절차가 필요하다면 호흡 소화관 전체를 평가하는 것이 중요하다.
5. 아동의 섭식 장애에 대한 성공적인 진단과 치료를 위해서는 부모의 역할, 부모-아이 관계, 다른 가족과의 관계, 그리고 가정 안과 밖에서의 다른 사회적 관계를 고려해야 한다.
6. 아동의 섭식 장애 평가는 언어병리학자, 작업치료사 ,물리치료사, 치과의사, 위장병전문의, 호흡기 전문의, 외과의, 심리학자 및 사회복지사를 포함한 많은 이론들로부터 나온 정보의 조합을 포함할 수 있다.
7. 임상 섭식 평가의 결과는 아동이 안전하게 구강으로 영양을 섭취할 수 있는 능력, 부모가 그들의 자녀를 먹일 수 있는 능력과 아동 스스로 먹는 능력과 연관된다.
8. 임상 섭식 평가로부터 얻은 정보는 종종 다른 전문가들에게로의 의뢰를 필요로 한다. 소아 연하장애 전문가는 의학적이고 치료적인 소통으로 다른 소아 전문가에 대하여 알 필요가 있다. 이런 정보는 또한 아동의 주치의와 함께 의논하여야 한다.
9. 치료사들은 그들을 놀라게 할만한 기술을 가진 아동을 위한

CLINICAL CORNER 11-4

john은 일반적인 발달을 하고 있는 4세 소년이다. 그는 식욕 감소와 자기유도 구토증으로 인하여 섭식 평가를 받았다. john이 이런 증상을 보이는 것을 john의 부모는 의뢰 약 6개월 전에 알게 되었다. john은 체중이 상당히 줄었었다. 그는 위식도 역류증 진단을 받았다. 그는 이 증상 때문에 lansop razole(Prevacid)과 mdetoclo-pramide(Reglan)을 먹고 있다. 그는 불안증 병력을 가지고 있다. 평가를 시작할 때, 그는 명민하고 호기심 많은 아이였다. 그는 평가 초기에 소아 연하장애 전문가와 대화하는 것을 매우 꺼리는 듯 보였지만 함께 노는 것을 허용하면서 상호작용하기 시작했다. john은 보통의 의자에 독립적으로 앉을 수 있고 일반적인 식사 도구의 사용법을 알고 있었다. 그는 다양한 종류의 패스트 푸드와 즉석 식품에 노출되어 있었다. 그의 언어와 다른 발달상의 기술들은 정상 범위에 있었다. 집에서 그의 섭식 스케줄은 빈번한 간식과 함께 상황에 따라 매우 달라진다. 그의 부모는 그의 섭취량에 관하여 매우 걱정하고 있어 그가 원할때면 언제나 그에게 간식을 준다.

논리적 사고

1. 평가의 "먹기" 부분 시행 전에 어떤 접근이 이 아이에게 이로울 것인가?
2. 아이의 부모에게 어떤 종류의 추가적인 질문을 하는 것이 적합할 것인가? 아이에게는?
3. 당신은 어떻게 이 아동에게 음식 적용을 할 것인가?
4. 당신은 이 아동에게서 구강 운동 섭식 지연을 볼 수 있을 것인가? 왜 그런가 혹은 왜 그렇지 않은가?

준비가 되어 있어야 한다. 진단과 사례연구는 평가를 위한 준비 지침을 제공하지만, 아동의 먹는 것에 대한 동기는 우리가 기대하고 있는 능력을 능가할 수도 있다. 다시 말해 “안된다고 절대 말하지 말 것”.

참고문헌

1. Ross E, Browne J: Developmental progression of feeding skills: an approach to supporting feeding in preterm infants, *Semin Neonatol* 7:469, 2002.

2. Als H, Butler S, Kosta S et al: The assessment of preterm infants' behavior (APIB): furthering the understanding and measurement of neurodevelopmental competence in preterm and full term infants, *Mental Retard Devel Dis Res Rev* 11:94, 2005.

3. Shaker C: The early feeding skills assessment for preterm infants, *Neonatal Netw* 24:7, 2005.

4. Gorski PA, Davison MF, Brazelton TB: Stages of behavioral organization in the high risk neonate: theoretical and clinical considerations, *Semin Perinatol* 3:61, 1979.

5. Sheppard J: Assessment of oral motor behaviors in cerebral palsy, *Semin Speech Lang* 8:57, 1987.

6. Wolf L, Glass R: *Feeding and swallowing in infants and children: pathophysiology, diagnosis and treatment*, San Diego, 1995, Therapy Skill Builders.

7. Palmer M, Crawley K, Blanco L: Neonatal oral-motor assessment scale: a reliability study, *J Perinatol* 13:28, 1993.

8. Arvedson J: Oral-motor and feeding assessment. In Arvedson J, Brodsky L, editors: *Pediatric swallowing and feeding: assessment and management*, San Diego, 1993, Singular.

9. Shaker C, Woida A: An evidence-based approach to nipple feeding in a level III NICU: nurse autonomy, developmental care, and teamwork, *Neonatal Netw* 26:77, 2007.

10. Ross CS, Browne JV: *The baby regulated organization of systems and sucking.* Abstract presented at the Physical and Developmental Environment of the High-Risk Infant Conference, 2003, Clearwater Beach, FL.

11. Rommel N: Assessment for babies, infants, and children. In Cichero J, Murdoch B, editors: *Dysphagia, foundation, theory and practice*, Chichester, UK, 2006, John Wiley.

12. Leder SB, Karas DE: Fiberoptic endoscopic evaluation of swallowing in the pediatric population, *Laryngoscope* 110:1132, 2000.

13. Link DT, Willging J, Miller CK et al: Pediatric laryngopharyngeal sensory testing during flexible endoscopic evaluation of swallowing: feasible and correlative, *Ann Otol Rhinol Laryngol* 109:899, 2000.

14. Davies WH, Berlin KS, Sato AF et al: Reconceptualizing feeding disorders in interpersonal context: the case for a relational disorder, *J Fam Psychol* 3:400, 2006.

15. Garro A, Thurman SK, Kerwin ME et al: Parent and caregiver stress during pediatric hospitalization for chronic feeding problems, *J Pediatr Nurs* 20:268, 2005.

16. Martin C: The importance of a multifaceted approach in the assessment and treatment of childhood feeding disorders, *Clinical Case Studies* 7:79, 2008.

17. Williams S, Witherspoon K, Kavsak P et al: Pediatric feeding and swallowing problems: an interdisciplinary approach, *Can J Diet Pract Res* 67:185, 2006.

18. Manikam R, Perman JA: Pediatric feeding disorders, *J Clin Gastroenterol* 30:34, 2000.

19. Ayres AJ: *Sensory integration and the child*, Los Angeles, 2005, Western Psychological Services.

20. Morris SE, Klein MD: *Pre-feeding skills: a comprehensive resource for feeding development*, San Antonio, TX, 2000, Psychological Corporation.

21. Greer AJ, Gulotta CS, Masler EA et al: Caregiver stress and outcomes of children with pediatric feeding disorders treated in an intensive interdisciplinary program, *J Pediatr Psychol* 33:612, 2008.

22. Miller CK, Willging JP: Advances in the evaluation and management of pediatric dysphagia, *Curr Opin Otolaryngol Head Neck Surg* 11:442, 2003.

23. Schwarz SM, Corredor J, Fisher-Medina J et al: Diagnosis and treatment of feeding disorders in children with developmental disabilities, *Pediatrics* 108:671, 2001.

24. Dunn W: *The sensory profile*, San Antonio, TX, 1999, Pearson.

25. Kranowitz CS: *The out-of-sync child: recognizing and coping with sensory integration dysfunction*, New York, 2005, Perigree.

26. Klein MD, Delaney TA: *Feeding and nutrition for the child with special needs: handouts for parents*, San Antonio, TX, 1994, Therapy Skill Builders.

27. Bell HR, Alper BS: Assessment and intervention for dysphagia in infants and children: beyond the neonatal intensive care unit, *Semin Speech Lang* 28:213, 2007.

28. National Dysphagia Diet Task Force: *The national dysphagia diet: standardization for optimal care*, Chicago, 2002, American Dietetic Association.

29. Birch LL, Davidson KK: Family environmental factors influencing the developing behavioral controls of food intake and childhood overweight, *Pediatr Clin North Am* 48:893, 2001.

30. Tomlin P, Clarke M, Robinson G et al: Rehabilitation in severe head injury in children: outcome and provision of care, *Devel Med Child Neurol* 44:828, 2002.

PART IV

치료적 접근

Approaches to Treatment

12 치료시 고려사항 및 선택권과 결정

개요

목표

1 근거 중심의 치료 결정에 대한 개념을 소개한다.
2 치료 결정에 영향을 미치는 일반적인 요인에 대해 논의한다.
3 연하장애를 치료하는 세 가지 주요 방법과 관련된 사례를 살펴본다.
4 평가 결과가 치료 계획에 영향을 미치는 방식에 대해 논의한다.
5 연하장애 치료 방법을 선택하고, 시행하기 위한 의사결정 단계를 소개한다.

근거 중심 치료

연하장애 환자의 치료법을 선택할 때에는 관련 문헌 및 유사한 문제를 다뤄 본 임상가의 경험에 기초한 최적의 근거를 기반으로 삼아야 한다. 이러한 기반 하에 세워진 치료 계획을 근거 중심 치료(evidence-based practice, EBP)라고 한다. 임상가는 각 환자의 상태를 고려하여 다양한 근거들을 치료적 기반으로 삼을 수 있을 것이다. EBP는 임상적인 직관과 경험에만 의존하지 않고, 환자의 요구와 발표된 연구에 대한 정밀한 판단을 기초로 하기때문에 전통적으로 행해진 경험적 임상 관리와 차별된다. 모든 보건·의료 분야에서 임상가는 비용 대비 효율이 가장 높은 방법으로 임상의 문제를 해결하고, 환자에게 최상의 치료를 제공하기 위해 유용한 연구들을 근거로서 활용해야 한다. EBP가 환자의 치료 경과에 미치는 영향에 관한 연구들은 많이 있다. 예를 들어, 삼킴의 시작이 지연된 환자에게 온도-촉각 자극(tactile-thermal stimulation)이 유용하다는 근거의 연구들이 있기 때문에, 임상가는 연구와 유사한 환자 그룹에게 온도-촉각 자극을 시행할 수 있는 것이다. 하지만 또 다른 다양한 문헌적 근거들을 통해, 온도-촉각 자극이 효과적인 측면에서 효율성이 미비하다고 제시된 다양한 연구 결과들이 있으며, 임상가는 이러한 상황에서 치료를 주저하게 된다.

논리적 근거에 따라 치료적 접근을 변경하더라도, 그 전에 새로운 증거에 대한 효과(신뢰도)를 평가해야 한다. 유력한 실험적 근거가 있음에도 불구하고 일부 임상가는 자신의 경험과 직관을 단념하기가 쉽지 않다는 것을 알게 된다. 근거에만 전적으로 의존하면 치료의 가이드라인을 설정하기가 어려울 수도 있고, 경험에만 의존한다면 치료 방향이 환자의 기능적 증진과 무관하게 흘러갈 수도 있다. 실험 근거, 임상 경험, 환자의 요구가 교차되는 지점이 궁극적으로 최적의 치료 방법을 제시할 것이다. EBP 모델을 사용할 때, 임상가는 자신이 적용한 평가나 치료가 다양한 연구들에서 유사한 치료 효과를 보이는지를 확인할 의무가 있다.

숙달된 임상가는 EBP를 수행하는 것이 효과면에서도 효율적일 뿐만 아니라, 친숙하고 편안한 치료만을 과도하게 적용하는 위험성을 줄여준다는 것을 인식하고 있다. EBP를 숙지하지 않을 경우, 가장 효과적인 치료 전략이라고 제시된 방법을 사용하더라도 방법적인 면에서 부정확하게 적용하는 경우가

> **Practice Note 12-1**
>
> 1998년 네덜란드 신경학회(the Dutch Neurological Society)는 근거-기반 고찰(evidence-based review)을 바탕으로 신경인성 연하장애 치료의 지침서를 발간하였다. 다음은 이 지침서에 포함된 신경인성 연하장애 환자의 치료 과정의 일부이다.
>
> 1. 연하장애는 가장 유용한 선별검사인 '물 50ml 삼키기' 로 선별
> 2. 연하장애가 발견된다면, 비위영양관(nasogastric tube) 적용
> 3. 2주 후에도 연하장애가 지속되면, 경피위창냄관(percutaneous gastrostomy tube) 적용
> 4. 비디오투시검사(videofluoroscopy)에 대한 과학적인 근거 없음
> 5. 연하장애 치료에 대한 과학적인 증거 없음
>
> 이 지침서는 연하장애 환자의 관리를 위한 엄격한 규정을 제시하고 있으나, 현재의 지식에 비추어서는 과학적 요소들이 부족해 보이고, 근래의 임상적 접근과 상이한 부분이 많다. 하지만, 지침서가 개발되고 발표될 당시에는 본 내용이 환자의 가장 큰 관심사에 부합되는 것이었으며, 임상가들 대부분이 이 임상 치료 과정을 지지하였다.

있을 수 있다. 예를 들어 어떤 운동을 할 때 하루에 100회를 반복해야 최고의 결과를 성취할 수 있다는 실험 근거가 있는데도 불구하고, 그 운동을 하루에 10회 시행하도록 지시하는 상황이 발생하는 것이다.

근거에 대한 평가

임상적 평가(clinical evaluation) 및 도구적 검사(instrumental evaluation)를 시행한 후에 임상가는 환자의 상태에 맞는 치료 접근법을 추측할 수 있어야 한다(가설 세우기). 예를 들어 환자가 삼킴 과정 동안 기도를 보호하기 어렵다면 "삼킴 전략(swallowing maneuver) 훈련이 도움이 될까? 자세 수정이 효과적일까?" 와 같은 질문을 던진다. 더욱 세밀한 질문으로는 "자세 수정과 삼킴 전략을 같이 사용하는 것이 기도를 보호할 수 있을까, 아니면 한 가지 방법만 사용하는 것이 더 나을까?" 등의 질문을 예로 들 수 있다. 다른 적절한 질문으로는 "환자가 완벽하고 안전하게 삼키려면 이 치료를 얼마나 오래 받아야 할까?" 등이 있다.

질문에 대한 답은 개인의 경험("그 방법이 이전에 효과적이었으니까 이번에도 해봐야겠어"), 관련 교재(보통은 코스가 끝난 후 다시 들춰보지 않게 되는)나 지속적인 교육을 통한 전문가의 의견("그 전문가가 그렇게 말했으니까, 틀림없이 사실일 거야"), 상업 제품("당신에게 필요한 것은 바로 이것입니다"), 학술 논문(전문적인 논문 정독은 졸업한 지 오래될수록 감소한다는 연구결과가 있음)을 포함하여 다양한 자원에서 모색되어야 한다. 발행된 학술 논문을 제외한 모든 자원은 개개인의 역량에 따라, 달리 수집할 수 있는 정보에 해당한다. 정보는 근거와 구별되어야 하는데, 근거는 통제된 접근방법으로 임상적인 질문에 대한 답을 도출해 주기 때문이다.

임상가가 문제해결을 위해서 적용할 만한 근거를 고찰할 때, 다음 단계는 그 질문에 답을 줄 수 있는 주제어(key search terms)를 이용하여 관련있는 데이터베이스를 찾는 것이다. 연구초기에는 "자세", "삼킴", "결과", "치료"와 같은 용어들을 사용하기도 한다. 메드라인(MEDLINE), 펍메드(PubMed), 코크란 라이브러리(Cochrane Library)나 미국의사협회(American College of Physicians)와 같이 자료를 요약해 놓은 웹사이트를 통해 관련 있는 근거를 찾을 수도 있다. 검색창에 "근거 중심", "임상 실험"과 같은 단어를 입력하면 관련된 다른 데이터베이스를 찾을 수 있다. www.guideline.gov(National Guideline Clearinghouse)같은 정부 기반의 웹사이트는 근거 중심 연구를 시작할 때 유용하다. 만약 파킨슨병과 같은 특정질환을 연구한다면, 특정 단체의 공식적인 웹사이트를 살펴보는 것도 유용할 것이다.

근거를 찾은 후에 임상가는 근거의 신뢰도 및 근거를 적용하려는 자신의 환자와의 연관성, 치료에 적용하기 위한 명확성 등을 평가해야 한다. 근거의 효용성을 판단하는 것은 연구 디자인의 특성을 분석하는 동안 지속적으로 이루어진다. 어떤 웹사이트(예: 코크란 라이브러리)는 많은 진단과 치료의 질문에 대해 현존하는 증거에 대한 체계적인 고찰을 제공하기 위해 고안되었다. 이러한 체계적인 분석은 단일 주제에 대한 여러 연구의 강점을 수집하고 단계화할 수 있기 때문에, 광범위한 조사를 할 시간이 부족한 바쁜 임상가에게 매우 유용하다. 하지만 구인두 연하장애의 소수 하위 분야에서 모든 임상적인 질문이 체계적으로 고찰되기는 어렵다.

연구에 적용된 실험 설계가 근거의 신뢰할만한 수준을 결정하는 경우가 자주 있기 때문에, 연구 설계에 따른 결과의 근거 수준을 판별하는 것이 중요할 때가 많다. 표 12-1은 연구설계의 특성에 따라 근거의 수준을 등급화하는 분류시스템이다. 예를 들어, 가장 높은 수준의 근거(A등급 또는 1)는 무작위대조실험(randomized, controlled trials, RCTs) 연구설계이다. 낮은 수준(D등급 또는 5)은 환자의 사례 보고 연구에 해당한다. RCTs 디자인을 사용한 연구자는 그 질문에 답하기 위해서 보다 엄격한 기준을 적용한다. 일반적으로 이런 기준은 결과의 신뢰도에 대한 의심을 떨쳐낼 수 있도록 연구에서 편차를 소거하기 위한 것이다. 이러한 기준의 일부로는 무작위로 추출된 피험자 실험 집단의 선택과 대조 집단의 표본 크기를 크게 하고, 연구의 목적에 대해 알지 못하는 연구자들이 측정하며, 모든 피험자의 결과를 실험의 최종단계에서 계산하는 방법 등이 있다. B, C, D 등급에 있는 연구 실계가 이런 기준에

표 12-1

근거 수준을 등급화하기 위한 분류 시스템

근거등급	근거수준	근거유형
A	1a	RCT 연구를 대상으로 한 체계적 고찰
	1b	개별적인 RCT 연구
	1c	RCT 연구이나 타당도 부족
B	2a	코호트 연구를 대상으로 한 체계적 고찰
	2b	개별적인 코호트 연구
	2c	결과 도출을 위한 리서치
	3a	사례 연구를 대상으로한 체계적 고찰
	3b	개별적인 사례연구
C	4	사례집(낮은 수준의 사례 조절, 코호트 연구)
D	5	타당성을 인정받지 않은 전문가의 견해 또는 생리학이나 기본원칙에 기반을 둔 전문가의 견해

근거 수준의 등급. 가장 오른쪽 세로줄은 연구 디자인 명칭을 나타낸다. 연구 디자인에 따라, 강점 수준을 지정하였다(가운데 세로줄). 가장 강한 디자인은 1등급이고, 가장 약한 디자인은 5등급이다. 근거의 각 수준 내에서 2a에서 3b와 같이 등급화하였고, 2a등급에 해당하는 연구가 3b보다 강하다. 같은 디자인을 사용한 연구 사이의 세밀한 구별은 어려울 수 있기 때문에, A~D와 같은 보다 일반적인 분류 방법으로 연구를 등급화 하는 경우가 많다(가장 왼쪽 세로줄). SR, Systematic review. RCT, randomized controlled trial. Adapted from Oxford Centre for Evidence-Based Medicine, 2001.

부합할 수도 있지만 전부 그런 것은 아니다. 이들은 A등급의 연구에 비해 요구되는 기준이 적고, 그 근거가 약하다. 일반적으로 임상가는 D등급보다 A등급에 해당하는 연구를 더 확신한다. 그러므로 RCTs에서 도출된 결과를 활용하는 것이, 유사한 결과를 보이는 사례 중심 연구 설계보다 더욱 객관적 확신을 가지고 임상적으로 적용할 수 있는 정보가 될 것이다. 근거의 수준과 그 수준에 부합하는 특성에 대한 심도깊은 토론은 이 장의 범위를 벗어난다(보다 깊은 정보를 위해서는 참고 문헌의 The Handbook of Evidence-Based Practice in Communication Disorders 참조).

실험적 근거의 강점을 판단하는 데에는 다른 분석적인 방법이 별도로 필요할 수 있다. 예를 들어, 관련된 연구가 논의되고 있는 환자와 유사한 환자군을 대상으로 한 것인가?, 아니면 참고 표본(reference sample)과 비교하여 연령이나 성별 등의 특성이 같은가, 다른가? 연구에서 제시한 치료 프로토콜이 복제할 수 있을만큼 충분히 세밀하게 기술되었는가? 당신에게 치료를 복제하는데 필요한 기술이 있는가? 등의 질문을 요구한다. 또 다른 예를 들면, 만약 치료에 특정 도구를 사용하도록 기술되어 있는 경우 당신은 그 도구를 가지고 있으며 사용할 수 있도록 훈련되었는가? 등이 있다. 마지막으로 연구에 나타난 결과가 당신 및 당신의 환자가 바라는 것과 유사한가? 등이 있다. 훌륭한 연구 설계를 바탕으로 한 1등급의 연구라 해도 당신의 임상적인 질문에 적합하지 않을 수 있다. 1등급 연구라 해도 철저한 검토 후에 연구가 임상적인 의미를 갖는지 판단해야만 한다. 다시 말하면, 만약 "X" 테크닉이 급성기 뇌졸중 환자 집단에서 목뿔뼈를 2mm 올렸다는 연구 결과가 있다면, 이것이 임상적으로 의미가 있는 변화인지, 아니면 단지 통계적으로 유의미한 차이인지 검토할 필요가 있다는 뜻이다. 이 예시의 경우, 만약 연구에서 목뿔뼈를 2mm 올린 것이 기도 보호에서 실제로 변화를 일으키거나 음식물 섭취에서 향상을 보인다고 보고하지 않는 한, 누군가는 "X" 테크닉이 통계적 차이를 보임에도 불구하고, 그 결과를 무시하기로 결정할 수도 있다(임상적인 질문에 답하기 위한 관련 연구 설계에 대한 세부적인 논의는 14장에서 다룰 것이다).

치료시 일반적 고려 사항

연하장애의 모든 면에서 본질적으로 고려해야 하는 두 가지 고려사항은 기도 보호와 영양 및 수분공급이다. 임상가는 "환자에게 구강 섭취를 안전하게 회복 또는 증진시킬 수 있는가?" 라는 중요한 질문에 자주 직면하게 된다. 이 질문을 분석하는 것은 연하장애 치료에서 중대한 고려사항이다. 연하장애 환자의 주요 치료적 접근법은 안전함과 충분함이라는 단어로 대표될 수 있다. 안전함은 기도 보호와 관련하여 자주 표현된다. 대부분의 음식덩이나 액체에서 흡인을 보이는 환자들은, 그로 인해 발생하는 호흡기 감염 및 고형의 음식으로 인한 기도 폐쇄의 위험 등이 뒤따른다. 충분함은 영양과 수분 공급을 유지하기 위해(상황에 따라서는 증가시키기 위해) 구강으로 충분한 양의 음식물을 섭취할 수 있는가를 말한다. 구강섭취가 가능하나 적절하지 못한 양의 음식과 음료를 제공받는 환자라면 앞으로 건강상 문제가 발생할 위험이 있다. 비구강적인 방법으로 섭취를 하고 있는 환자라면, 치료는 잠재적으로 음식의 구강 섭취를 회복시키는 것에 초점을 맞추어야 한다. 만약 환자가 구강 식이만을 하고 있다면, 영양을 강화시키기 위해 양을 증가시키거나 삶의 질을 고려하여 사회적인 측면을 향상시키기 위해, 다양한 종류의 식이로 확장시키는 것을 치료의 목표로 삼을 수도 있다. 치료 계획을 세울 때, 환자의 현재상태를 명확하게 파악하고, 임상가와 환자 모두가 원하는 목표를 달성하기 위해, 이를 도울 수 있거나 방해하는 요인들을 선별해 내는 것이 중요하다.

어떤 치료를 선택할 때 고려해야 할 사항은, 선택한 치료가 소기의 목적에 부합하는가이다. 의학적으로 볼 때 치료의 목표는 질병을 고치는 것이다. 임상가는 어떻게 연하장애를 고칠 수 있는가? 연하장애를 고친다는 것은 환자를 비구강적인 섭취에서 구강 식이로 반드시 되돌려야 한다는 의미인가? 이

CLINICAL CASE EXAMPLE 12-1

심장 우회술(cardiac bypass surgery)후에 호흡 정지(respiratory arrest)가 발생한 69세 여성 환자이다. 관 제거(extubation) 후 회복의 단계에 있으며, 삼킴 검사를 처방받았다. 비디오투시검사 결과 모든 음식물 종류와 양에 기도 보호가 양호하였으며, 구강 단계의 지연이 관찰되었다. 부드럽게 으깬 음식 위주의 식이와 일반적인 음료를 권장하였고, 다음 날 작업치료사가 상태를 관찰하기로 하였다. 아침식사 동안 환자는 제공된 식사의 절반을 먹었고 피로감과 식욕 부진을 호소하였다. 의사는 환자의 영양과 수분 섭취를 파악하기 위해 3일 동안 칼로리를 계산하도록 지시하였다. 영양사는 환자에게 매일 2000칼로리가 필요하다고 계산하였다. 구강식이 둘째 날, 환자의 호흡 상태와 의식 상태에 변화가 발생하였다. 칼로리 계산 결과 매일 필요한 2000칼로리 중에 약 1100칼로리만 섭취하고 있었음이 밝혀졌다. 그 시점에서 치료팀은 환자가 구강으로 영양 섭취를 유지하기 어렵다고 판단하였고, 호흡과 의식 상태의 이차적인 변화는 영양과 수분 섭취의 부족으로 인한 것이라고 생각하였다. 환자가 자신의 신진대사에 필요한 칼로리를 충분히 섭취할 수 있는 시점에 도달할 때까지 비위영양관으로 영양 및 수분 공급을 유지하기로 하였다.

러한 결과가 항상 가능한 것은 아니므로 치료의 정의를 다시 생각해 볼 필요가 있다. 또한, 임상가는 연하장애와 관련된 동반 질환(colorability)의 방지를 목표로 삼을 수 있다. 잠재된 목표 중 한 가지는 폐렴의 재발을 감소시키거나 제거하는 것일 수 있다. 목표는 치료 계획의 방향을 확실하게 수립하는데 중요한 역할을 한다. 어떤 상황에서 임상가는 기능적인 악화를 제한하거나 회복을 촉진하는 것에 주안점을 둘 수도 있다. 이런 사안에서 임상가는 각 환자의 연하장애에 영향을 미치는 근원적인 상태에 대해서 명확하게 이해하고 있어야 한다. 당연히 임상가는 본인이 적용한 치료가 이차적인 합병증을 유발하기를 원하지 않으며, 실제로 폐렴이나 영양실조와 같은 합병증을 예방할 수 있기를 기대한다.

치료의 구체적인 목표를 넘어서, 임상가는 삼킴 결손의 본질과 환자에게 유용한 치료 선택권(주: 이 둘이 항상 같은 것은 아니다)에 대해 고려하여야 한다. Box 12-1은 연하장애와 관련되어 중요하게 다루어야 할 주제들에 대해 요약한 것이다. 임상가는 섭식과 삼킴 과정을 오가며 다양한 임상적 질문을 던지게 된다. 삼킴 기능에 악영향을 미치지는 않지만, 성공적인 섭식을 방해하는 신체적 요소나 인지적 요인이 있는가? 이 두 가지 요인이 모두 있는가?, 그렇다면 그것들이 어떠한 방법(긍정적 혹은 부정적)으로 작용하는가? 연하장애를 유발하는 특정 질병들의 경우 치료적 접근이 환자의 수의적 혹은 불수의적 기능에 관여하는가? 연하장애가 주로 구강, 구인두, 인두, 또는 식도 중 어느 부분에서 발생하는가?

임상가는 이런 단계뿐만 아니라, 해부학적인 한 부분에 의해 촉발된 연하장애가 다른 부분의 움직임에도 잠재적인 영향을 미칠 수 있는 상호 관계(2장 참조) 역시 고려해야만 한다. 또한 환자가 사용하는 보상적 활동을 통해 특정 연하장애 증상을 구분해낼 수도 있다. 예를 들어 삼킴을 시도하고 나서 음식물을 즉시 뱉어내는 환자나 헛기침을 많이 하고 음식물을 여러 번에 걸쳐 불완전하게 삼키는 패턴을 보이는 환자는 실제로 음식물에 의한 삼킴의 지장을 경험하고 있는 것이다. 치료사는 이러한 환자의 패턴이 손상된 생리 기전을 반영하는 것인지 아니면, 기도를 보호하기 위한 보상적 방법인지, 또는 다른 가능성이 있는지 명확히 구분할 필요가 있다. 어떤 경우에는 이러한 구별이 중요하지 않을 수도 있지만, 대부분의 경우 치료의 결과로 반영되는 다양한 요소들을 이해하기 위해 노력해야 한다.

Box 12-1 연하장애의 본질에 초점을 맞춘 치료 고려 사항

- 섭식이나 삼킴 결손(또는 둘 다)
- 자발적이거나 비자발적인 과정
- 손상의 단계
- 결손이나 보상 활동

주목할 만한 또 다른 사항으로는, 연하장애의 치료가 한 가지 요소에만 초점을 맞추는 경우가 드물다는 것이다. 연하장애는 근원적인 질병 또는 질환의 과정으로 인해 야기되는데, 이로 인해 연하장애 증상이 있는 환자는 의학적, 수술적, 행동적 영역을 포괄한 치료를 받는 경우가 많다. 연하장애 환자를 치료하는 임상가는 본인의 치료 전략 뿐만 아니라, 다른 치료적 전략을 사용하는 연하재활 팀의 다른 전문가의 치료적 접근에 대해서도 인식하고 있어야 한다. 그림 12-1은 이렇게 상호작용하는 치료의 범주를 제시하는 모형이다. 임상 상황에 따라 한 가지 범주가 주요하거나 단독적인 치료 접근법이 될 수도 있으며, 또 다른 상황에서는 두, 세 가지 범주의 조합이 가장 효과적인 치료를 구성하기 위한 방법일 수 있다.

환자 중심 치료

연하장애 환자의 경우 그 표현되는 증상이 다양하므로 환자의 상태에 따라 적절한 치료적 환경을 조성해 주어야만 한다. Box 12-2는 연하장애 선택권과 결정에 영향을 줄 수 있는 잠재적으로 환자와 관련된 고려사항 목록이다. 연하장애는 근원적인 질병 과정에 의해 발생한 것이기 때문에, 연하장애의 원인을 임상적으로 최대한 이해하고 있어야 한다. 원인이 되는 질병은 시간의 흐름에 따라 삼킴 기능에 변화를 가져올 수 있으므로, 임상가는 환자의 상태에 대한 이해와 다양한 치료 전

Practice Note 12-2

머리, 목, 몸통 윗부분에 심각한 화상을 입은 34세 환자이다. 손상 후에 전형적으로 수반되는 심한 통증 때문에 진정제를 투여받았고, 그로 인해 각성 상태를 유지하기 어려웠다. 일정 회복 후에, 담당 의사는 환자가 구강 식이를 시작할 수 있을만큼 회복되었다고 판단하였다. 임상적 평가 동안 환자는 5분간의 완전한 각성상태를 유지할 수 있었지만, 식사하는 동안 충분히 각성 상태를 유지할 수 있을지 의문이라고 작업치료사는 보고하였다. 또한 임상적 평가에서 환자가 음료를 마실 때 기침할 수 있지만, 삼킴 단계 동안 숨을 참아야 하는 성문위 삼킴 등을 적용한다면 기침하지 못한다는 것이 밝혀졌다. 성문위 삼킴은 시도할 때마다 집중해야 하기 때문에, 환자의 각성 수준이 이 보상 전략을 사용할 수 있을 지 확신할 수 없었다. 보고서를 읽은 후에 의사는 약물을 중단하기로 하였고 비위영양관을 유지하기로 하였다. 1주 후에 환자는 작업치료사에게 재검사를 받았다. 작업치료사는 환자의 각성 수준의 뚜렷한 변화로 구강 식이가 가능하고, 식사동안 필요한 보상 전략을 사용할 수 있을 것이라고 판단하였다. 이 사례는 약물 관리의 변화가 행동적 치료의 성공에 영향을 미치는 방식에 대해 잘 보여준다.

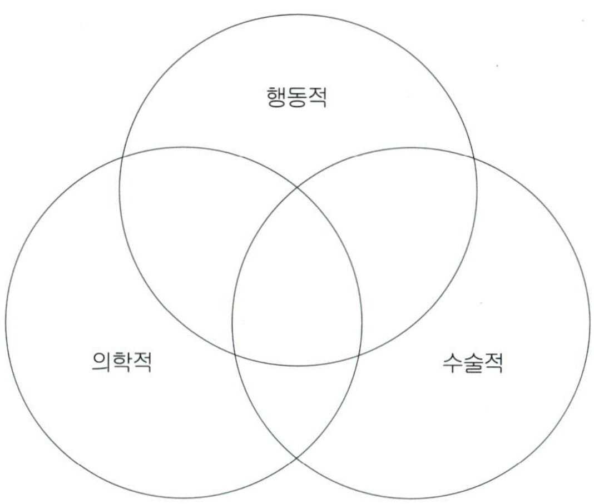

그림 12-1 연하장애에서 행동적, 의학적, 수술적 치료 선택권의 잠재적인 상호작용에 대한 모형

Box 12-2 환자의 특성에 초점을 맞춘 치료 고려 사항

- 원인(근본적인 원인/질병 또는 질환)
- 심각한 정도
- 섭식 능력
- 정신사회적 요인
- 예상되는 의학적 과정
- 보호자 요인

략을 바탕으로 한 임상적 접근이 필요하다.

연하장애의 심각 정도를 구체화하는 일은 생각하는 것보다 훨씬 복잡한 개념일 수 있다. 연하장애의 심각 정도는 어떻게 등급화 할 수 있을까? 어떤 임상가와 연구자는 도구적 검사에 기반을 둔 삼킴 생리 기전의 손상 정도를 사용하는 반면, 또 다른 임상가는 구강으로 섭취할 수 있는 음식과 음료의 양과 같은 기능적인 측정에 더 중점을 두기도 한다. 일부 임상가는 구강으로 음식을 전혀 섭취할 수 없는 환자라면, 삼킴의 생리 기전도 매우 좋지 않을 것이라고 판단한다. 유감스럽게도 이는 항상 통용되는 사실이 아니다. 환자의 상태는 시간에 따라 변화할 수 있으며, 비구강 섭취만을 하고 있는 환자도 실제로는 구강으로 어느 정도의 음식이나 음료를 섭취할 수 있는 경우도 있다. 연하장애의 심각도는 여러 요인이 관련되어있기 때문에 일원적인 개념으로 다룰 수 없다.

섭식 능력은 구강 섭취를 증진시키고자 하는 환자의 동기부여 요소로 작용할 수 있다. 이는 특정한 정신사회적 고려 사항과 직접적으로 상호작용한다. 예를 들어, "먹기 위해 살지, 살기 위해 먹지는 않아요"라고 말하는 환자나, 삼킬 수 없지만 미각을 위해 씹는 연습을 하고 있는 환자는 비구강적인 방법만 사용하거나 음식물이나 음료의 구강 섭취를 전혀 시도해보지 않은 환자에 비해 엄격한 치료에 더 잘 순응하는 편이다. 게다가 섭식 능력은 환자의 환경과 연관된 특정 음식의 제한 또는 음식 선택(예: 어떤 음식을 전혀 먹지 않는 환자 또는 항상 그 음식을 먹는 환자)에 대한 문화적 성향을 반영할 수 있다. 식사의 사회적인 측면은 환자의 현재 상황("저는 제 방에서 혼자 먹는 것을 시도하고 있어요")과 앞으로의 목표("저는 식당에서 먹고 싶어요")를 고려하여야 한다. 마지막으로, 구강 식이와 튜브영양 식이를 병행 하는 환자에게 섭식 능력은 식이 형태의 전환 시점을 결정하는 요소로 작용할 것이다. 이러한 요인은 치료적 접근시 기능적인 목표 성취와 관련하여 중요하다.

환자에게 예상되는 의학적 과정은 임상가가 반드시 이해해야 하는 필수 요소이다. 이는 치료 접근의 시점과 시행할 치료 유형을 결정하기 위한 고려 사항에 영향을 줄 수 있다. 어떤 임상 시나리오에서는 환자의 상태를 관찰하면서 기다리는 것이 더 나을 수도 있다(예: 안정성과 지구력이 확보될 때까지 기다림). 또 다른 상황에서는 적극적인 치료를 해야 할 경우도 있다. 임상가는 환자의 근본적인 상태(연하장애와 관련한)의 변화에 따라 치료 전략을 변화시켜야 한다는 것을 기억해야 한다.

보호자와 관련된 사항들 역시 환자에게 고려할 점의 연장선 상에 있으며, 특히 자조 활동(식사 포함)을 수행할 수 없는 환자(어떤 연령이라도)와 연관이 깊다. 보호자(간호사, 다른 자격증이 있는 보건 관련 종사자, 배우자, 다른 가족, 친구 누구라도)는 연하장애가 있는 환자의 수행에 직접적인 영향(긍정적 또는 부정적)을 미칠 수 있다. 적절한 식사 전략에 대한 지식과 경험이 없는 보호자는 의존적인 환자의 식사 수행 과

Practice Note 12-3

다발성 경화증(MS)의 합병증으로 의심되는 연하장애를 진단받고 외래 치료를 받는 37세 여성이다. 환자의 비디오투시검사 결과 기도로 적은 양의 침습(penetration)이 발생하였고, 묽은 액체에서는 기침을 세게 하였다. 작업치료사는 현재 식이를 지속하도록 하였으나, 흡인의 위험성을 주지시켰다. 이후 치료의 중점은 MS의 재발 가능성과, 이에 따른 삼킴의 영향이 될 것이다. MS의 어떤 유형은 악화와 완화를 반복하기 때문에, 만약 삼킴이 갑자기 나빠진다면 새로운 악화 시기에 진입한 신호일 수 있다는 것을 인식하고 있어야 한다. 그러나, 이러한 악화도 의학적 및 행동적 치료를 통해 증상을 개선시킬 수 있다. 논의되어야 할 또 다른 사항은 환자가 튜브영양을 원하는지, 원하게 된 배경이 무엇인지를 파악하는 것이다. 환자는 향후 삼킴과 관련한 부가적인 문제가 발생하기 쉽기 때문에, 악화된 시기의 의학적 관리 지침을 설정하기 위한 사전의료지침(advance directive)의 실행 여부에 대해 논의하여야 한다(사전의료지침의 개념은 15장 참조).

Practice Note 12-4

78세의 혼자 살고 있는 여성으로, 2차례의 뇌졸중으로 움직일 수 없었으며, 연하장애가 발생하였다. 입원기간 동안 갈아만든 음식을 안전하게 섭취할 수 있는 정도로 삼킴이 향상되었다. 그녀는 충분한 칼로리 보충을 위해 매일 6번씩 구강으로 보충제를 섭취하였다. 퇴원 후, 그녀의 이웃과 친구가 자발적으로 환자의 집에 방문하기로 하였다. 퇴원하기 전에 이웃은 영양사에게 환자의 식사 준비 방법에 대해 훈련받았다. 6개월 후, 이웃은 환자의 식사 준비가 부담되기 시작하였고, 환자의 친구는 보충제를 살 형편이 정말 안된다고 하였다. 하지만, 그녀는 친구가 요양시설에 들어가기를 원하지 않았다. 의사, 친구, 환자는 위창냄술을 통해 대부분의 칼로리를 섭취하기로 동의하였다. 특별한 준비가 필요하지 않으며, 환자가 특히 좋아하는 약간의 음식은 즐거움을 위해 구강으로 섭취하기로 하였다.

정을 더 복잡하게 만들 수 있다. 보호자는 환자에게 추천되는 자세, 식사 준비 방법과 비율, 다른 변수들에 대해 확실하게 이해할 필요가 있다.

환자의 거주 환경 또한 연하장애 치료의 본질에 영향을 미칠 수 있다(1장 참조). 강도 높은 치료 환경에서의 환자의 욕구와 외래 치료를 받는 환자의 욕구는 다를 수 있다. 게다가 환경의 변화에 따라 이용가능한 자원이 많이 달라진다. 학문적인 의학 센터에서 일하는 임상가는 지방의 장기 요양 기관에서 근무하는 임상가보다 유용한 자원을 더 많이 보유하고 있는 경우가 많다.

접근법 중심 치료법

치료적 기법(techniques)은 (의학적, 외과적 그리고 행동적인 것을 포함하여), 환자의 치료적 중재(intervention)를 계획함에 있어 구체적인 고려를 필요로 한다. 앞에서 언급한 바와 같이, 치료 방법의 선택은 시간에 따라 환자의 상태가 변하는 것과 발맞추어 변화되어야 한다. 이러한 관점에서 환자의 상태에 따라 어떻게 중재할 것인지(기법의 선택) 뿐만 아니라, 중재의 시기에 대한 결정이 바뀌게 된다. 일반적으로, 치료 전략은 환자와의 상호 작용 및 치료 목적 등을 고려하여 변경된다. 쇠약이 심각하거나 질환의 급성기에 있는 환자들의 일반적인 접근법은 예방적 접근이다. 이 접근법은 종종 환자에게 실질적인 활동을 요구하지 않는 수동적인 경향을 보일 수 있다. 구강 위생이나 수동적 움직임, 식이 변화 등이 수동적 개입으로 간주될 수 있다. 그에 반해, 능동적 개입(중재)은 삼킴 수행의 어떤 국면을 변화시키기 위해 환자에게 직접적인 기법(maneuvers)이나 보상 작용(compensations)을 요구하는 것이다. 능동적 개입과 수동적 개입처럼, 또 다른 이분법적 접근으로는 환자-중심 중재(patient-centered interventions)와 환경-중심 중재(environment-centered interventions)가 있을 수 있다. 환자-중심 중재는 능동적 혹은 수동적 개입일 수 있으며, 중요한 것은 모든 접근이 환자에게 초점이 맞추어진다는 것이다. 반면, 환경-중심 중재는 주로 수동적이지만, 초점이 환자의 변하는 상태에 발맞춘 환경의 조절에 맞추어진다. 연하장애 환자를 위한 식당이나 특별한 식사 시간은 환경 중심 중재의 예가 된다.

치료 방법의 선택

Box 12-3에는 구체적인 치료 기법을 선택하는데 있어 고려해야 할 사항의 목록이 제시되어 있다. 임상가는 어떠한 치료 선택이 현실적으로 가능한지를 고려해야 한다. 이러한 결정 과정에는 다음과 같은 것들이 고려되어야 한다. 구체적인 기법(specific technique)을 사용하기 위해서 요구되는 기구, 장비(technology/equipment)의 물리적인 존재(예: 근전도 검사 장비 및 바이오피드백 기기 등), 구체적인 기법을 행하는데 필요한 임상가의 지식과 기술(환자가 주의 혹은 지시 사항을 이해하는가? 환자는 그 기법을 수행할 수 있는가? 환자가 그 기법을 이겨낼 수 있는가? 기법을 제대로 실행하기 위해 환자에게 요구되는 사항은 무엇인가? 등).

임상가는 "이처럼 특별한 기법을 선택하는 이유?" 에 대해 스스로 질문한다. 고려하고 있는 치료법이 환자의 연하장애 증상과 어떤 관계가 있는가? 치료 방법이 임상적, 생물학적인 입장에서 봤을 때 가능한 것인가? 치료 방법을 독자적으로 실행할 것인가, 아니면 다른 기법들과 병행할 것인가? 구체적인 기법의 선택에 있어 이러한 사항들의 고려는 중요하다. 이러한 질문들에 대한 답변의 추구는 확실한 문헌 연구를 기초로 형성된다.

제안된 기법의 즉각적인 결과와 관련해 환자에게 예상되는

Box 12-3 구체적인 치료법의 선택에 있어 고려할 사항

부가치료법	→	무엇으로 할 것인가?
임상 지시	→	왜 선택되었나?
예상되는 위험과 이점	→	즉시 반영
기능적 결과	→	장기간의 예상
환자에게 선택 일임	→	동의 필요

Box 12-4 연하장애 치료를 위한 일반적인 의학적 선택

식이 변형
- 특별한 식사
- 영양과 수화(水和) 작용의 규제
- 영양 공급 통로(구강 대 비구강)의 상호 작용

약리학적 관리
- 항역류 약물치료
- 위장운동 촉진제
- 침(타액) 관리

위험과 이점을 고려해야 한다. 어떤 기법은 매우 효과적으로 보이지만 환자의 동반 질환을 복잡하게 할 수 있다. 예를 들어, 삼킴을 시도할 때 지속된 호흡 정지(apneic pause)를 강조하는 기법들은 심각한 호흡 장애를 갖고 있는 일부 환자에게 문제가 될 수 있다(8장 참조). 반복적인 삼킴 시도로 상당한 근력을 요구하는 기법은 근육이 약화된 환자나 근육이 소모되는 질환이 있는 환자에게 역효과를 가져다 줄 수 있다. 임상가는 위험 요소를 밝혀내는 것 외에, 어떤 제안된 기법으로부터 환자에게 나타날 수 있는 가능한 직접적인 이점도 규명해 내야 한다. 어떤 치료 기법들은 삼킴 결손을 완화하거나 극복하는 데 즉각적인 효과가 있는 것으로 밝혀졌다(예: 잔류물(residue)과 흡인(aspiration)을 유발하는 편측 인두 약화(hemipharyngeal weakness)에 대한 보상으로 머리 돌리기를 하는 것 등)(14장 참조). 임상가는 환자에게 나타날 수 있는 가능한 이점 외에 어떤 치료 방법으로 인해 야기될 수 있는 위험성을 항상 고려해야 한다.

기능적 결과(functional outcome)란 제안된 기법으로 인한 장기적인 유익을 말한다. 이것은 종종 치료의 목적과 관련해 고려된다. 삼킴의 즉각적인 변화를 가져다주는 기법은 장기적인 측면에서 긍정적인 영향을 주거나(혹은 그렇지 않을 수도), 일상적인 환경에 기능적이지 못할 수도 있다. 마찬가지로, 어떤 기법은 그것을 집중적으로 행했을 때, 즉각적인 영향을 주지는 못하지만 장기적인 면에서 기능상의 유익을 가져다 줄 수 있다. 그러므로 가능한 즉각적인 영향 외에 장기적인 측면에서의 기능적 결과를 고려하여 치료적 기법을 선택할 필요가 있다.

환자의 역량강화(empowerment)는 다양한 측면에서 해석될 수 있다. 이를 위한 한 가지 주요 초점은 환자를 치료 계획에 참여시키는 것이다. 환자를 치료에 참여시킴으로서 적용하려는 치료 계획에 대한 환자들의 이해와 참여 의지를 고취시킬 수 있다. 이러한 과정은 환자를 단순한 수혜자가 아니라 치료의 동반자로 여기는 것이다. 이러한 과정에 권한을 부여받은 환자는 치료 활동에 보다 수용적인 것으로 알려져 있으며, 이는 성공적인 결과의 가능성을 높여준다.

치료 접근에 대한 개요

임상가들은 연하장애의 중재를 위해 여러 가지의 선택 가능한 방법(의학적, 수술적, 행동적 치료법들)들이 있다는 사실을 알아야 한다. 이러한 지식은 다른 건강관리팀과의 긴밀한 대화를 통해 개별 환자를 위해 최선의 치료 방법을 선택할 수 있는 가능성을 높여준다. 본 단원에서는 연하장애를 위한 치료 방법으로 잘 알려진 의료적, 외과적 및 행동적 치료 방법에 대해 간단히 개관하고자 한다(13, 14장 참조).

의학적 접근

Box 12-4는 연하장애 중재를 위한 일반적인 의학적 선택(medical options)이 제시되어 있다. 본 주제에서의 의학적 선택은 식이 변화나 약물 관리를 포함한다. 식이 조절을 의학적인 치료 선택권에 포함시킨다는 것이 쉽게 납득되지 않을지도 모르지만, 임상의들은 문제가 되는 병이나 상태에 적응시키기 위해서 환자의 식이(구강 혹은 비구강적인 방법) 방법을 변경하는 것이 필요하다는 사실을 인식해야 한다. 이러한 경우의 예가 흔히 당뇨병이나 고혈압 환자에게서 나타나는데, 두 가지 모두 뇌졸중과 깊은 연관이 있다. 다른 예로는 특정 튜브영양법(tube feedings)을 견뎌내지 못하는 환자들 사이에서 발견되는데, 이는 설사나 변비를 유발할 수 있다. 또 한 가지 다른 예로는 연하장애로 인한(혹은 그와는 무관한) 건강상의 이유로 최소(혹은 최대)의 칼로리 섭취를 요구하는 환자에게서 나타난다. 비록 식이 변경이 연하장애와 미미하게 관련된다 할지라도, 식이의 특수한 변경이 요구된다는 사실은 연하장애 중재를 위한 계획과 상호 연관되어 있다.

연하장애에 대한 약물 관리는 삼킴 기능의 특정 부분에 대한 개선을 위해 약물치료(medications)를 사용하는 것을 말한다. 연하장애 개선을 목적으로 가장 일반적으로 사용하는 약

물치료에는 역류(reflux)를 막고, 위 운동을 개선시키며, 분비물(secretions)을 제거하는 등의 방법이 있다. 역류 증상을 막는 약물의 접근에는 단계가 있는데, 접근이 비교적 수월한 낮은 쪽의 단계로는 의사의 처방 없이 구입 가능한 제산제(antacid)가 있다. 다음 접근 단계의 약물로는 히스타민 - 수용체 길항제(histamine-receptor antagonists)가 있다. 이 약물을 복용하면 위산의 약 2/3를 제거할 수 있는 것으로 보고되고 있다. 가장 높은 접근의 단계는 프로톤-펌프 억제제(proton-pump inhibitor)이다. 이러한 약물의 접근은 거의 모든 위산을 제거하므로, 산억제를 위한 가장 강한 약리학적 접근법을 대표하는 것으로 보고된다(7장 참조). 적용되는 약물의 선택은 환자의 내성(부작용이 적은)과 필요한 증상 완화 수준에 의해 결정되는데, 각각의 약물 특성을 고려한 다양한 약물의 사용이 가능하다.

위장 운동을 개선시키는 데 활용할 수 있는 약물 치료법은 많지가 않다. 이른바 위장운동 촉진제는 식도의 운동성을 개선하고, 하부식도조임근의 압력을 증가시키며, 위 배출을 향상시키기 위한 목적으로 제공된다.

침 분비(salivary secretions) 역시 삼킴 기능에 있어 중요하다. 침은 삼킴 기전에 중요한 윤활액을 제공하며, 치아를 보호하고, 소화 기능을 돕는 중요한 화학 물질을 함유하고 있다. 일반적으로, 침은 2가지 성분으로 구분지어 생각할 수 있다. 그 중 하나는 혀 밑(sublingual)으로부터 나는 묽은 성분의 침이고, 다른 하나는 음식물을 씹거나 그 외의 구강 움직임 조절할 때 생성되는 보다 점도 높은 성분의 침이다. 전자의 혀 밑 침샘은 내부 점막(mucosa)으로 두껍게 덮여있다. 방사선 요법(6장 참조)과 같은 일부의 의학적인 치료법이나, 일부 약물 치료는 묽은 침의 양을 줄여 환자의 구강을 건조하게 하고, 입과 혀속에 있는 점액의 접착력을 강화시킬 수 있다. 상태의 원인에 따라, 특정한 약물 치료(점액용해제와 같은)를 통해 농도가 짙은 분비액을 약하게 하여, 환자에게 삼킴(필요할 경우 뱉어내게 하든지)을 용이하게 해줄 수 있다. 그 외에도, 묽은 분비물의 양을 증가시키는데 시도할 수 있는 몇 가지의 약물 치료가 있다. 또한 외부적 공급을 통해 구강에 윤활액을 제공할 수도 있다(이러한 윤활액은 별도의 처방을 요구하지 않는 경우가 많음). 의학적 처치를 통해 침의 흐름이 정상보다 증가되는 경우는 거의 없다. 간혹 관찰되는, 과다하게 침을 분비하는 환자를 면밀히 조사해 보면 구강이나 인두에 잔류해 있는 침으로 인해 삼키는 횟수가 평균보다 적어지는 경우가 있다.

외과적 접근

Box 12-5는 연하장애를 위한 일반적인 외과적 중재들을 요약하고 있다. 외과적인 중재는 3가지의 범주로 분류될 수 있는데, 첫째, 성문(glottal)의 움직임을 개선시키는 것과 둘째, 기도를 보호하기 위한 것, 마지막으로 인두-식도 분절(pharyngoesophageal segment, PES)의 입구를 증가시키기 위한 것이 그것이다.

성문 폐쇄 개선

성문 폐쇄 개선(improve glottal closure)에는 2가지의 기본적인 접근법이 주로 이용되고 있는데, 내전 갑상성형술(thyroplasty, 방패성형술)과 생체적합물질(biomaterials)의 주사법이다. 통상적인 경험에 의하면 흡인 환자들의 성문 폐쇄 개선은 직접적이고, 즉각적인 효과가 있는 반면, 그 밖의 환자들은 다른 치료법과 병행할지라도 이 기법의 효과가 매우 미미하다. 내전 갑상성형술은 환자가 진정제를 마시는 것이 요구되지만, 전체 마취는 필요로 하지 않는 외과적인 치료 방법이다. 이 시술은 갑상연골(thyroid cartilage, 방패연골) 위쪽의 목 아래 부분에 조그만 절개를 한다. 이때 성대 주름(vocal fold)의 바로 뒤쪽에 연골을 관통하는 작은 창을 낸다. 성대 주름을 중앙 쪽으로 이동시키고, 그것과 갑상연골 사이에 있는 성대 주름 뒤에서 의학적인 수준의 작은 성형이 이루어진다. 이 과정이 진행되는 동안 환자는 각성 상태로 있기 때문에, 성대 주름의 연골 상태를 모니터하는데 경비내시경검사법(transnasal endoscopy)이 사용되며, 집도의가 목소리(voice, 음성) 생산을 위한 성문의 기능을 평가하기 위해 발성을 요구할 수 있다. Kraus 등에 의한 갑상성형술 후 경과 보고에 의하면, 성대 주름 마비를 보였던 15명의 환자들 모두에서 갑상성형술 시행

Box 12-5 연하장애 치료를 위한 외과적 선택의 일반 사항

성문 봉합 개선
- 내전 갑상성형술
- 생체적합물질 주사

기도 보호
- 스텐트
- 후두기관 분리
- 후두절제술
- 기관절개관
- 영양튜브

인두-식도 분절 열림
- 확장술
- 근육절제술
- 보톨리늄 독소 주사

후 삼킴 기능에 개선이 이루어졌다고 하였다.

조직을 "확대하여" 성문 폐쇄을 개선하기 위한 시도로, 약화된 성대 주름에 생체적합물질(biomaterials)을 직접 주사할 수 있다. 역사적으로 보면, 성대 주름에는 테프론(Teflon)이 일반적인 물질로 주사되었다. 최근에는 테프론의 선호도가 떨어지고 자가 지방(환자의 복부에서 떼어내는)이나 콜라겐으로 대체되고 있다. 가장 일반적인 시술법으로는, 환자를 전신 마취 시킨 후 성대 주름에 관련 물질을 주사하는 것이다. 일반적으로, 성문 간격을 보다 줄이기 위해서는 생체적합물질의 주사가 사용되는 반면, 갑상성형술은 그것을 확대시키는 데 사용된다.

기도 보호

성문 폐쇄법이 삼킴 시 기도 보호를 목적으로 적용되지만, 어떤 의학적인 조건은 보다 적극적인 기도 보호를 요구할 수 있다. 이러한 외과적인 접근법들 중에는 위험이 사라질 때까지 일시적인 효과를 목적으로 적용되는 방법이 있는 반면, 보다 장기적인 목적으로 사용되는 시술법도 있다. 후두 스텐트(laryngeal stent)는 후두 안에서 물질이 기도에 들어가는 것을 방지하는 "마개" 역할을 한다. 성문의 폐쇄로 인해, 이러한 과정에는 기관절개술(tracheostomy)이 요구된다. 후두-기관 분리(laryngotracheal separation)는 외과적 과정의 하나로, 기관(trachea)은 후두 바로 밑에서 외과적으로 분리되고, 후두 아래쪽의 잔여 기관은 봉합·폐쇄 된다. 따라서 이 경우 후두는 제자리에 있지만 기도(airway)로부터는 분리된다. 2개의 스텐트 적용과 후두-기관 분리는, 지금까지 환자가 급성 흡인의 위험으로부터 회복될 때까지의 한시적인 외과적 치료 방법으로 묘사되어 왔다. 이 시술을 통해 근위축성측삭경화증(amyotrophic lateral sclerosis, ALS) 환자에 대한 일련의 치료에서 Mita는 흡인과 재입원율의 감소를 보고했다. 그러나 구강 섭취가 가능한 환자는 21%에 불과했다. Pletcher 등은 뇌줄기(brainstem) 뇌졸중 후 심각한 흡인을 위한 후두-기관 분리를 실시했다. 이후, 환자는 구강 섭취와 발성이 가능한 정도까지 회복되었다. 5년 간의 추적조사를 통해 환자는 안전한 식사와 정상적인 발성이 계속 가능하다는 것을 보고하였다. Zocratto 등은 후두-기관 분리를 받은 60명의 환자들에 대한 자료를 제시하였는데, 그들 가운데 12명에서 외과적 반전(surgical reversal)이 있었다. 흡인을 성공적으로 관리했음에도 불구하고, 집단 안에서 반전(reversal)이 없는 합병증(complication)의 비율은 43%였다. 집단 안에서 반전이 있는 합병증 비율은 58%였다. 저자들은 이 시술을 통한 흡인 감소의 효과는 긍정적이지만, 외과적 치료 후의 합병증 비율이 수용하기 어려울 만큼 높다는 결론을 내렸다. 전체 후두절제술이 연하장애와 흡인에 대한 영구적인 외과적 해결 가능책으로 제시되기도 하였다. 이는 극적인 접근 방법이긴 하지만, 특정 환자들은 후두가 없이도 전반적으로 보다 나은 기능을 하게 된다. 기도와 식도의 영구적인 분리는 개인으로 하여금 음식물과 액체를 안전하게 소화시키는 것을 가능케 하며, 후두절제술을 통해 목소리 회복을 용이하게 한다.

흡인으로부터 기도를 보호하기 위해 적용한 기관절개관이나 튜브영양의 사용에는 의문이 제기되기도 한다. 아직까지 이러한 방법들이 흡인의 가능성을 낮춘다는 확실한 이론적 근거가 부족하며, 일부 환자에게 있어 기관절개관이 삼킴 기능을 더욱 악화시키고, 기도의 저항력의 감소시킬 수 있다는 사실을 시사하고 있다(8장 참조). 튜브영양법(비위영양관이나 위창냄술)이 항상 흡인을 감소시키지 않으며, 흡인의 비율이나 심각성을 증가시킬 수 있는데, 주로 역류로 인한 경우가 많다. 그러므로 앞서 제시한 2가지의 외과적 선택 방법이 특정 환자들에게 있어서는 유익할 수 있지만, 그 밖의 환자들에 대한 적용에는 주의와 분명한 근거의 확보가 선행되어야 한다.

인두-식도 분절의 열림 개선

인두-식도 분절(pharyngoesophageal segment, PES)의 열림을 개선하는데 사용 가능한 외과적인 접근법에는 일반적으로 3가지가 있다: 스트레칭이나 절단 또는 마비가 그것인데, 스트레칭은 확장술(dilatation)을 통해 이루어진다. 확장은 한 가지 이상의 복합적인 기법에 의해 실현 가능하지만, 그것의 목적은 인두-식도 분절의 관내강(lumen)을 늘리는 것이다. 만약 인두-식도 분절의 열림이 흉터(scarring)에 의해 제한된다면, 확장술은 입구를 넓히기 위해 조직을 째는 방법으로 적용된다. 하지만 이에는 2가지 위험이 따르는데, 첫째, 절개가 식도를 초과할 수 있으며, 둘째, 효과가 종종 일시적이어서 반복적인 과정이 필요할 수 있다. 생리적 측면에서 비롯되는 인두-식도 분절의 한계는 확장술까지 영향을 미칠 수 있다. 확장술은 다른 치료에 비해 드물게 사용되지만, 인두-식도 분절의 생리적인 협착증(physiologic Stenosis)에는 매우 유익하다. 외과적 근육절제술(surgical myotomy)은 인두-식도 분절에 있는 윤상인두근(cricopharyngeal muscle, 반지인두근)의 근섬유를 분리시키는 시술법이다. 근육절제술은 성문 위 후두절제술(supraglottic laryngectomy)이나 전체후두적출술(total laryngectomy)과 같은 다른 수술 기법과 함께 사용될 수 있다. 특정 환자에게 적절하게 적용할 경우, 외과적 근육절제술은 연하장애 환자에게 상당한 효과를 가져다 줄 수 있다.

보툴리늄 독소(botulinum toxin, Botox)의 주사는 인두-식

도 분절을 이완시키는데 효과적인 치료법으로 적용되고 있다. 보툴리늄 독소는 탈신경 과정을 통해 효과가 나타내며, 그 안에서 운동 신경과 근육 사이의 화학적 의사소통이 단절된다. 그 결과 근육에 마비 현상을 나타낸다. 보툴리늄 독소의 주사는 특정 환자들에게 있어 인두-식도 분절의 열림과 삼킴 기능을 개선시키는데 효과가 있음이 밝혀졌다. 이러한 치료 방법을 적용할 환자를 선정하는 일반적인 원칙은 인두-식도 분절보다 삼킴 기전에 문제를 보이는 환자를 대상으로 적용되어야 한다는 것이다. 심각한 식도 역류 환자들에게는 이 기법의 사용이 금기가 될 수 있는데, 이는 인두-식도 분절을 마비시키면 역류가 더 심각해지고, 이는 발성을 위협하고 기도에 상부 식도 합병증(supraesophageal complication)을 야기할 수 있기 때문이다.

행동적 접근

연하장애의 치료적 접근에는 의학적이며, 외과적 접근보다 훨씬 더 많은 행동적 중재(behavioral interventions)가 활용된다. Box 12-6은 연하장애 중재에 사용되는 5가지 일반적인 행동적 중재를 요약하였다. 여기서 제시한 범주들은 모든 것을 망라한 것은 아니며(13, 14장 참조), 행동적 치료 접근법에 대해 개괄적으로 소개하고 있다.

식이 조절

식이 조절(food modifications)은 연하장애를 위한 치료에 있어 가장 널리 사용되는 행동적 중재에 해당한다. 삼킴 결손을 보완하거나 기능적인 개선을 위해 환자가 섭식하는 음식과 음료는 다양한 방법으로 수정이 가능하다. 음식덩이와 음료의 수정 방법에는 다음의 여러 사항들을 고려할 수 있다.

유동학(rheology). 음식과 음료의 유동학적 성질을 변화시키는 것은 가장 일반적인 식이 조절 방법이다. 액체류의 이동 속도를 줄이고, 음식덩이의 접착력을 약화시키기 위해서, 시판되는 점도증진제를 적용해 액체의 농도를 짙게 하거나, 넥타와 같은 점성 있는 영양캔 형태의 제품을 구매하여 적용하기도 한다. 이와 같은 유동학적 변화 식이의 적용은 환자에게 기도 흡인의 위험 없이(혹은 적게) 삼킬 수 있도록 하는 기회를 제공한다. 이러한 적용의 이점은 임상적 경험을 통해 지지되어 왔지만, 문제는 임상에서 환자에게 적용되는 음식의 점도와 비디오투시검사 등의 기구적 검사에서 적용되는 바륨 혼합 음식물과의 점도가 동일하지 않다는 점에서 논란의 여지가 많다. 비디오투시검사에 사용되는 물질에 대한 성공적인 삼킴이 곧, 환자의 실제 식탁에 올려지는 음식물과 유동학적으로 동일하지 않을 수가 있다는 것이다. 최근의 연구에 의하면, 환자는 점성 있는 액체의 섭취를 선호하지 않으며 경우에 따라 식이를 기피하는 상황에 놓여질 수 있으므로, 임상가는 이 같은 사항을 고려해 환자가 필요 영양의 균형을 맞출 수 있도록 세심한 접근을 할 필요가 있다.

고체의 음식물도 유동학적인 변화가 가능하다. 한 예로, 퓌레 음식을 들 수 있다. 경험이 풍부한 임상가들은 퓌레에 대한 개념이 매우 다양하다는 것을 알고 있다. 한 임상가는 "어떤 사람의 퓌레가 다른 사람에게는 수프와 같을 수 있다." 고 말했다. 그럼에도 불구하고, 임상가와 보호자 및 환자는 씹는 횟수를 줄이고, 특정한 음식이 갖고 있는 미립자적 특성을 감소시키며, 삼킴의 용이성을 높이기 위해 퓌레식을 선호한다. 이러한 범주에 속하는 식이 변형의 또 따른 예로는 부드럽게 변형시킨 식이이다. 이런 유형의 음식 역시 씹는 것(mastication, 저작)을 요구하지만, 삼킬 때 보다 느린 통과 시간을 확보하여 기도 보호를 도울 수 있다. 하지만 이런 음식은 때로 접착력이 강한 덩어리를 형성한다. 이를 조절하기 위해 "어느 정도나 부드러운가?" 하는 질문이 제기된다. 환자가 어느 정도의 식이 수준을 받아야 할 것인지에 대해 명확히 결정해주는 지침이 될 만한 근거 자료는 거의 없다. 따라서 임상가들은 이러한 결정을 하는데 있어 환자 개개인의 상태에 따른 객관적 접근이 필요하다.

부피(volume). 부피의 조절을 통한 식이 변형은 설명이 필요 없을 정도로 광범위하게 적용되고 있다. 환자들 중에는 구강에서 안전하게 음식물을 이동 및 변화시키고 극소량의 잔류물을 남기기 위해 보다 작은 음식덩이를 요구하는 경우가 있다. 또한 다양한 이유로, 보다 큰 음식덩이를 요구하는 환자도 있다(예시, 증가된 감각 입력을 목적으로). 일반적으로 성인이 한 번에 구강 안에 머금는 액체류의 평균 크기는 15~26mL이며, 남녀에 따라 차이가 있다. 음식덩이의 양은 삼킴의 생리를 바꿀 수 있는 한 가지 요소로 작용한다. 그러므로, 작은 음식덩이를 섭취하도록 하는 식이 지도는 평가나 치료에 있어 삼킴의 생리를 변화시킬 수 있다. 주요한 임상적 문제는 각 환자에게 적정한 음식덩이의 양은 개인의 기능 및 삼킴 관련 구조의 안정성에 따라 달라지므로, 긍정적인 효과를 위해서는 면밀한

Box 12-6 연하장애 환자를 위한 행동적 중재의 5가지 일반적 범주

- 식이 변형
- 식사 활동 수정
- 환자 수정
- 삼킴 수정
- 삼킴 기전의 변형

평가를 통한 개별화된 접근이 필수적이라는 것이다.

온도(temperature). 연하장애의 치료적 중재에 있어 음식물의 온도 조절은 흥미로운 고려점 중 하나이다. 차가운 음식은 음식덩이에 대한 인식을 향상시켜 구인두 삼킴 생리에 영향을 준다. 음식덩이가 얼마나 차가워야 하는지에 대해서는 명확한 근거가 없다. 음식물의 온도는 부피와도 상호 작용하는데, 뜨거운 음식이나 아주 차가운 음식은 전형적으로 보다 적은 양일 때 섭취가 더 용이하다. 뜨거운 음식과 차가운 음식 모두 식도 기능에 영향을 준다. 아주 뜨거운 음식이나 아주 차가운 음식을 섭취한 환자는 음식덩이가 식도를 통과할 때 불편함을 자각한다. 근긴장증(myotonia) 환자에게 있어, 차가운 음식의 적용은 순차적인 삼킴에 필요한 빠른 근육의 수축에 장애를 일으킬 수 있다. 광범위 식도연축(diffuse esophageal spasm, DES, 광범위식도경련수축)의 경우, 식도 내에 있는 뜨겁거나 차가운 음식에 의해 심한 통증이 야기될 수 있다. 이러한 환자들에게 뜨겁거나 차가운 음식물의 섭취는 금기이다. 음식덩이의 온도와 관련해서 서맥(bradycardia)을 야기시키는 삼킴 실신(syncope, vasovagal reflex, 혈관미주신경반사)에 대한 보고가 있다.

온도에 대한 또 다른 견해로는, 구강 식이가 가능하지만 비능률적인 섭식을 하는 환자에게 온도 조절이 유용하다는 것이다. 이러한 사람들은 따뜻한 음식을 먹을 때, 식사를 종료하기 전에 음식이 다 식어버리므로 불편감이나 좌절에 직면할 수 있다. 이러한 환자들을 위해서는 식사가 진행되는 동안 음식의 온도를 유지하기 위해 전자레인지나 오븐 혹은 열판 등의 도구를 적용해야 한다.

맛과 냄새(taste and smell). 맛과 냄새에 대한 감각은 전형적 삼킴 관련 평가에 포함되지 않는 경우가 많다. 그러나 맛과 냄새 역시 음식물의 원활한 섭취에 있어 필수적인 요소가 된다. 맛과 냄새는 상호 연관된 감각인데, 이는 네 가지 기본적인 맛에 대한 감각이 냄새에 의해 보완 관계를 이루어 음식을 먹는 동안 완전한 감각으로 제공되기 때문이다. 맛과 냄새의 변화는 식욕과 섭식에 대한 즐거움 및 삼킴 생리에 영향을 줄 수 있다. 나아가, 맛의 증대(전형적으로 향의 증가를 통해 나타나는)는 나이가 많은 노년층과 특정의 임상의 집단에서 구강 섭취에 긍정적인 영향을 주는 것으로 밝혀졌다. 이처럼 맛과 냄새의 변화를 통해 유발되는 긍정적인 측면은 음식물과 액체의 섭취에 개선을 가져와 건강 상태의 증진에 도움을 준다.

그림 12-2는 동일한 퓌레 음식물을 서로 다른 심미안적 관점에서 제시한 것이다. 접시에 놓여있는 음식을 보고 환자가 지각하는 시각적 정보는 맛이나 냄새만큼이나 식이에 중요한 역할을 한다. 어떤 퓌레 음식은 시각적으로 입맛을 돋우지 못하고, 역겹게 보이며, 식욕이나 먹고 싶은 욕구를 전혀 자극하지 못할 수 있다. 아직까지 치료적 접근에 있어서, 음식물에 대한 심미안적 요소는 고려되지 않고 있는 영역이지만, 환자의 원활한 섭식을 위해서는 반드시 고려되어야 할 부분이다.

식이 활동의 변형

개별적인 환자의 조건을 충족시키기 위해 섭식 활동 자체에 수정이 요구될 수 있다. 식이 활동 변형의 예에는 식사 적용 시간의 변경과 구인두 청결 및 탈수 예방 계획, 식이 도구의 적용 등이 포함된다. 특정 환자들에게는 식사 시간의 변경이 대단히 중요할 수 있는데, 파킨슨병과 같은 특정한 질병에 있어 약물의 최대 효과 주기를 위해 식사 시간의 적절한 선택은 매우 중요하다. 다른 예로는, 적은 양의 식사에 만족하고, 적당한 영양 공급의 유지를 위해 하루에 여러 차례 식사가 요구되는 환자가 해당된다. 마지막으로, 지구력이나 근력 등을 이유로 튜브영양법을 적용해야 하는 환자라도 어느 정도 안전한 구강 식이가 가능하다면, 일반적으로 권해지는 방법은 튜브영양법 이전에 환자가 인내할 수 있을 만큼은 구강으로 식사하도록 하여, 최대한 구강 식이 능력을 유지시키도록 하는 것이다(15장 참조).

다양한 상황에서 식사 시간의 조절 역시 얼마든지 가능할 수 있다. 예를 들어 보호 시설에 거주하는 환자들의 경우, 식사 중 주의산만을 최소화하기 위해 특별한 식사 조정을 요구할 수가 있다. 연하장애 환자를 위한 식사실(dysphagia dining rooms)을 별도로 마련하는 것도 환자에게 타인의 시선을 피할 수 있도록하고, 긍정적인 식사 경험을 할 수 있게 한다는 점에서 고려할만 한다. 병행 가능한 또 따른 식이 활동의 변형으로는, 영양 공급 비율의 조절과 음식덩이 형태의 대체, 잔류물을 최소화하기 위한 다양한 청결 전략과 기도 보호의 증진을 위한 특별 대체식들이 포함된다. 식사 도중 적용되는 이러한 전략은 주의 집중이 저하된 환자들에게 임상가과 간병인의 지속적인 환기를 통해 더욱 높은 성과를 거둘 수 있다. 특정 음식을 삼킬 때, 구인두 청결이 저하된 환자는 액체 삼킴과 병행하면 도움이 될 수 있다. 이는 먼저 삼킨 음식물이 인두부에 잔류될 것을 고려해, 액체를 뒤이어 마심으로써 잔여물을 씻어 내거나 청결하게 하려는 목적으로 적용된다. 또한 이 방법은 환자에게 구강건주증이 있을 경우, 입안의 음식덩이를 수화(水和)하는데 도움이 될 수 있다. 이를 적용하는 방법으로는 액체를 직접 삼키거나, 젖은 거즈를 빨아들이거나(sucking), 입안에 물을 뿌리거나 , 합성된 침(synthetic saliva)을 사용하는 방법들이 있다.

생리적 혹은 해부학적 한계가 있는 환자들에게는 영양공급

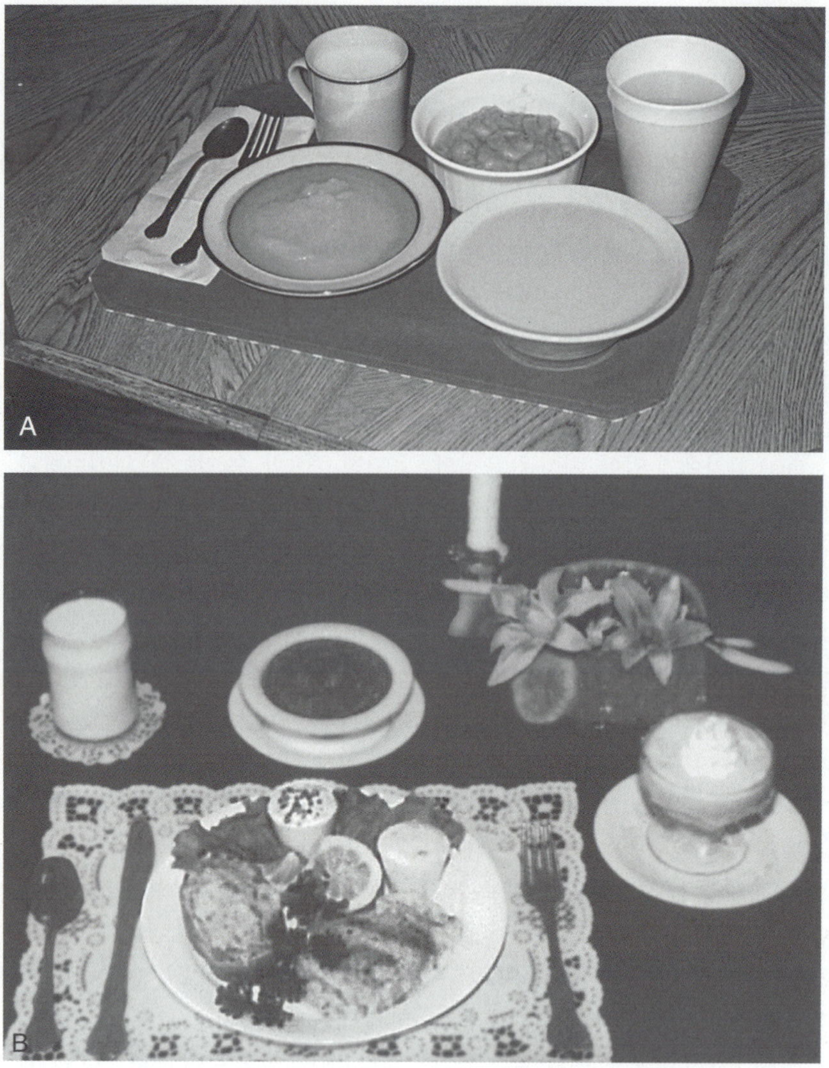

그림 12-2 A와 B는 심미적으로 다르게 표현된 퓌레 음식 사진이다.

보조 기구의 사용이 유익할 수 있다. 작업치료사(1장 참조)는 일상생활의 편의를 제공하는 기구를 고안하는데 있어 대단히 중요한 역할을 수행한다. 영양 공급을 외부에 의존하는 환자들을 위한 다양한 식이 보조 기구들의 사용이 환자의 독립성을 높이고 자가 섭식을 가능하게 하는데 도움을 줄 수 있다.

환자의 자가 조절

이 범주에서 활용되는 가장 일반적인 전략은 자세잡기 전략(positioning strategies)이다. 여기에는 머리 회전(head-turn)이나 턱-당기기 메뉴버(chin-tuck maneuvers), 전체적-자세잡기 전략(whole-positioning strategies)과 같은 머리 위치 전략(head-position strategies)들을 포함한다(13, 14장 참조). 본 단원에서는 전체적-자세잡기 전략에 대해 다루고자 한다.

특정 환자의 신체 자세(body position, 체위)를 바꾸는 것은 다른 연하장애 팀원, 특히, 물리치료사의 자문을 필요로 한다(1장 참조). 일반적으로, 환자에게는 신체적 기능을 극대화하고 삼킴의 향상을 구체화시킬 수 있는 자세가 적용되어야 한다. 이러한 사실을 고려한 일반적 자세 조정에는, 환자를 옆이나 뒤쪽으로 기울이거나, 옆으로 눕히거나(side-lying), 직립자세(upright posture, 똑바른 자세)를 유지시키는 것이 포함된다.

편측 인두의 약화를 보이는 환자는 건측을 아래로 기울여, 중력을 받아 음식덩이가 보다 강한 인두 쪽으로 삼켜지도록 도울 수 있다. 이러한 자세잡기 기법은 인두의 약한 쪽으로 머리 회전을 하는 것과 동시에 적용 가능하다. 이러한 접근 방법의 과장된 예시의 하나로 옆으로 눕는 자세를 들 수 있다. 이러한 기법은 환자의 강한 쪽 인두 근육의 기능을 극대화하는 동시에, 중력의 영향을 제거할 수 있으므로 음식덩이의 통과를 빠르게 하고자 하는 상황에서 사용될 수 있다.

환자로 하여금 뒤로 눕게 하는 것은 음식덩이의 구강 통과 시간을 줄이거나, 조롱박 오목(piriform sinus)에 잔류물이 남아 있는 환자들에게 유익할 수 있다. 이 기법을 적용하는데 있어 하나의 주의할 점은 환자의 기도 보호 기능이 완전해야 한다는 것이다.

척추를 곧게 하는 직립 자세는 구인두의 문제나 식도 질환이 있는 환자에게 중요하게 고려되어야 하는 자세이다. 식도 근위부에 남아 있는 잔류물은 음식을 먹는 도중이나 후에 하인두로 역류할 수 있다. 환자에게 똑바른 자세를 유지하게 하는 것은 후두 잔류물의 흡인을 막아, 후두를 보호할 수 있는 가능성을 더해준다. 심한 역류가 발생하는 환자의 경우, 식사 중과 후에 적용한 똑바른 자세는 환자가 위창냄술(gastrostomy tube)로부터 영양을 공급받는 것만큼이나 중요할 수 있다. 마지막으로, 침대의 머리맡을 높이는 것이 야간 역류의 예방에 도움이 된다는 것은 널리 알려진 사실이다.

삼킴 기전의 변형

삼킴 기전을 변화시키는 방법에는 생리적 또는 해부학적 결함을 보충하기 위해 운동 조절과 감각 자극, 인공 보조 장치 등의 적용이 포함된다. 운동 조절에는 전형적인 5가지 범주인 근력, 지구력, 협응력, 관절가동범위, 근긴장도의 조절이 포함된다. 기본적인 질병과 명백한 운동 기능 장애에 따라 다양한 기법이 적용될 수 있다. 근력을 개선시키기 위한 일반적인 접근방법으로는 외부적 저항의 적용이 있으며, 관절가동범위의 증가는 스트레칭의 적용이 주로 쓰인다. 입벌림 장애(trismus)가 있는 환자의 구강 열림을 증가시키기 위해 적용하는 스트레칭은 관절가동범위를 증가시키는 한 예가 된다. 협응력과 지구력의 증진에는 기능 장애의 구체적인 특징에 따라 다양한 기법이 사용될 수 있는데, 이에는 음식덩이의 유동학적 특징을 변형하는 것에서부터, 입 주위를 음식덩이로 자극하는 방법 등이 있을 수 있다.

감각 자극을 위한 활동에는 맛의 변화와 온도, 압력의 변형이 포함될 수 있다. 삼킴과 관련한 운동 능력의 개선을 위한 감각 접근 방법으로 전기 자극을 통한 치료법이 적용되고 있다(14장 참조). 마지막으로, 개선된 구강 위생은 감각 기능을 촉진시키고 감염의 위험성을 줄일 수 있다.

인공 보조 장치로는 연하장애팀의 일원으로 상악-안면 보철전문의(maxillofacial prosthodontist)의 도움을 받을 수 있다. 보철전문의는 연하장애 환자에서 나타날 수 있는 해부학적 결손을 막아주기 위해, 인공 구개나 밀폐 기구 등을 제작하여 적용한다.

삼킴 변형

삼킴 변형(swallow modifications)은 원칙적으로, 삼킴의 생리를 변화시키는 것에 초점을 맞춘다. 이를 위해서는 환자의 적극적인 참여와 집중적인 실천이 필요한데, 13, 14장에서 아동과 성인의 삼킴 생리학을 변화시키기 위한, 보다 일반적인 행동 기법에 대한 상세한 견해를 제공한다.

치료의 결정

중재 계획을 결정하는 데에는 다양한 치료적 접근법이 고려되어야 한다. 이 장은 연하장애 임상가에게 도움이 되는 임상적 결정의 단계에 대해 자세하게 설명한다. 세 가지 측면이 고려될 수 있는데, ① 치료 계획에 사용된 정보의 원천, ② 의미 있는 임상적 질문 형성, ③ 개별 치료계획 개발 등이 그것이다.

정보의 원천

그림 12-3은 치료 사안(treatment issues)에 초점을 둔 임상적 정보의 잠재적인 원천을 보여주는 순서도이다. 이 설명에서 치료 사안은 "독립성 사안"과 "안전성 사안"으로 나뉜다. 독립성 사안에는 감독, 보조, 순응이 포함된다. 감독은 음식 섭취를 모니터하고 보상을 사용하거나, 다른 이유 등으로 식사 시간 동안 직접적인 관찰이 필요한 경우를 말한다. 보조는 식사 동안 직접적인 신체적 보조의 적용을 가리킨다. 순응은 중재 계획에 환자가 얼마나 충실히 참여하는지를 나타낸다. 안전성 사안은 기도 보호와 영양, 수화(hydration)를 포함한다. 기도 보호는 과도한 잔여물이나, 그 밖의 다른 요인으로부터 흡인의 위험이나 명확한 흡인에 노출되는 것에 대한 관리를 말한다. 기도 보호에는 또한 단단한 음식으로부터 기도의 폐쇄가 발생하는 경우도 고려해야 한다. 영양과 수화는 충분한 칼로리와 유동 음식을 섭취하는 환자의 능력을 나타낸다. 독립성 사안과 안정성 사안은 상호작용한다. 예를 들어, 적절한 보조가 필요하지만, 현재 보조를 받지 않는 환자는 기도 보호가 감소되거나 불충분한 양의 음식이나 음료를 섭취하게 된다.

그림 12-3의 표는 독립성과 안정성 사안과 관련해 평가 정보의 원천을 추정하기 위한 시도를 보여준다. 독립성 사안은 신체적 평가와 식이 평가에 더 초점을 둔다. 독립성 사안에서 도구적 검사는 필요하지 않을 수 있다. 반대로 안전성 사안을 결정하기 위해서는 도구적 검사가 중요한데, 특히 기도 보호와 관련한 사안에서 필수적이다. 영양과 수화에 관련된 사안은 도구적 검사와 식이 평가의 결합을 통해 더 잘 파악할 수 있다.

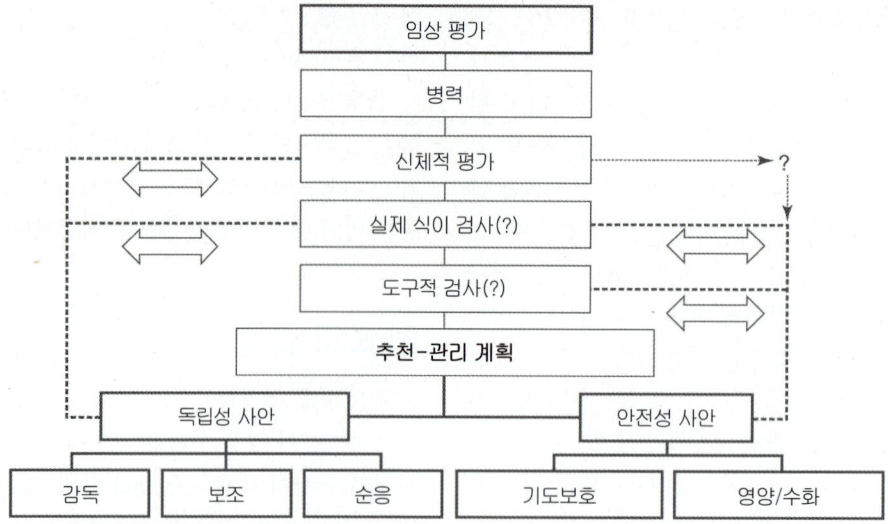

그림 12-3 연하장애 평가의 다양한 구성 요소에 기초한 치료 계획의 잠재적인 원천을 기술한 순서도

	환자 또는 문제	치료 기술	다른 선택	결과
질문의 초점	환자에게 다음과 같은 질문으로 시작한다: "나는 유사한 환자 그룹을 어떻게 기술하는가?"	질문하기: "내가 고려하고 있는 기술은 어떤 것인가?"	질문하기: "주요 대안이나 방법은 무엇인가?"	질문하기: "내가 얻고자 하는 것은 무엇인가?"
예	신경성 인두 연하장애 환자 잔여물과 흡인을 보이는 비진행 질환…	"sEMG 바이오피드백 사용"	"멘델슨 메뉴버와 비교하기"	"기능적 치료 결과 향상과 치료 세션의 횟수 줄이기"

그림 12-4 최선의 치료 방법과 관련한 의미 있는 임상적 질문을 제기하기 위한 틀. sEMG, 표면근전도 검사

Box 12-7 연하장애 환자의 치료 계획 개발을 위한 서식

목표

- 기대하는 기능적 결과 진술

목적

- 기능적 목표에 도달하기 위해 변화를 요구하는 삼킴 또는 환자의 표적 움직임

계획 세우기

- 환자와 임상가가 참여하는 활동; 특정치료에 사용된 절차와 향상 수준 관측 방법 제시

의미있는 질문 형성

관련된 임상 정보가 개념적 틀에 맞춰 모아지고 조직화되면(그림 12-3), 다음 단계는 "어떤 치료적 기술이 환자의 문제에 가장 적합한가?" 라는 질문을 하는 것이다. 이러한 과정이 연하장애 치료의 근거에 기반한 접근의 기초로 작용한다. 그림 12-4에서 서술된 틀은 치료방법과 관련된, 의미있는 임상적 질문을 공식화하기 위한 잠재적인 방법을 제공한다.

암상가는 환자 및 유발된 문제들에 초점을 두고 첫 단계 질문을 시작한다. 그림 12-4는 비진행성 질환으로 생긴 신경성 후두 삼킴 환자의 예이다. 환자는 검사에서 잔여물과 흡인을 보였다. 평가에 기초해 치료 방법이 검토되었고, 표면근전도 바이오피드백이 추천되었다. 또한 이후의 치료적 대안이 고려되어, 멘델슨 메뉴버(Mendelsohn maneuver)의 적용이 추가되었다. 마지막으로 이러한 치료적 접근이 기대하는 결과를 유발시키는지에 대한 질문을 던지게 된다. 임상적 메뉴버에 덧붙여 적용한 바이오피드백의 사용이 치료 횟수를 감소시키고(예: 치료의 효용성을 증가시킴), 기능적 결과(예: 더 잘 삼키

Practice Note 12-5

뇌줄기 뇌졸중을 겪은 환자는 발병 두 달 후 위절제술로 식사를 하였고, 연하장애 치료 대상인지를 결정하기 위해 평가 의뢰되었다. 작업치료사는 평가 결과 환자의 연하장애 치료가 의미있다고 생각하여, 치료를 통해 그가 성취하고 싶은 것은 무엇인지 묻고 의논했다. 작업치료사는 7점 척도의 functional oral intake scale(9장 참조)를 사용하였고, 환자가 합리적인 목표라고 믿는 척도의 숫자를 가리키도록 요구했다. 평가 당시 환자는 완전한 튜브식이를 하고 있었기 때문에 환자의 최근 수준은 1이었다. 즉시 그는 7을 가리켰다(제한이 없는 전반적인 구강 식이). 과거에 유사한 환자를 치료해 보았고 최근의 평가에 기초해 작업치료사는 제한이 없는 전반적인 구강 식이는 비합리적이라고 믿었다. 대신에 작업치료사는 초기 목표에서 4단계에 도달하면 만족할 것인지를 물었다(일관된 전반적 구강 식이). 목표에 도달하는 것은 튜브식이로부터 자유로워지는 것을 의미한다. 이 목표는 환자에게 커다란 안도와 삶의 질을 매우 향상시키는 목표로 받아들여졌다. functional oral intake scale의 사용은 치료사와 환자가 공통의 목표에 도달할 것인지를 판단하는데 가치가 있다.

기)를 향상시킬 수 있나? 이 질문을 한 후 임상가는 해답을 찾기 위해 다양한 근거들을 찾아볼 필요가 있다. 한 예로, 바이오피드백의 사용을 지지하는 근거로 바이오피드백을 사용하지 않는 치료보다 바이오피드백을 사용한 치료가 시간 투자 대비, 치료의 효용을 높일 수 있다고 제시한 근거 논문들을 찾아야 한다. 치료적 근거가 확인되면 임상가는 이 기술을 실제 환자에게 사용하는 것을 고려해야 한다.

개별 치료 계획

치료에 대한 질문이 공식화되고 치료방법이 체계적으로 고려되면(이용 가능한 근거에 기초해), 개별 치료 계획이 수립된다(Box 12-7). 치료적 목표는 임상적 평가 결과와 함께 환자의 치료전 기능 수준에 기초해 예상되는 결과를 진술한 것이다. 초기에 임상가는 환자의 상태가 변함에 따라 목표가 변할 수 있다는 것을 명심하도록 한다. 임상가는 다양한 치료적 목표를 수립할 수도 있고, 가장 중요한 하나의 목표로 치료적 계획을 세울 수도 있다. 치료적 목표는 환자와 보호자가 이해할 수 있는 문장으로 제시한다. 예를 들어, 구강으로 음식이나 액체를 섭취하지 못하는 환자를 위한 목표는 "구체적 종류의 음식과 구체적 양으로 안전하고 일관되게 구강으로 섭취하기"가 될 수 있다. 환자가 근본적으로 목표하는 기능 수준에 도달할 수 없다면, 음식물의 구강 섭취를 목표에서 제외할 수도 있다. 환자의 상태에 대한 고려 없이 지나치게 과도한 목표를 설정하는 것은, 환자의(임상가 또한) 동기와 치료 프로그램에 대한 순응도를 감소시킨다. 과도한 목표는 결코 도움이 되지 않는다.

치료의 목적은 기능적 목표에 도달하기 위해 변화시키고자 하는 환자의 능력과 관련된다. 증가된 설골-후두(hyolaryngeal) 거상과 같은 삼킴 생리의 측면에서 접근할 수도 있고, 구강 섭취의 비율과 같은 환자의 기능적 측면에서 접근할 수도 있다. 목적이 연속적으로 충족되었을 때, 결국 목표로 수렴되는 일관성 있는 계획이 중요하다.

계획 세우기(action plans)는 환자와 임상가의 참여 활동을 반영하는 절차에 대한 직접적인 진술이다. 계획 세우기는 환자에게 시행하는 기술의 지시 사항, 연습 횟수, 삼키는 양, 치료 프로그램의 다른 직접적인 외적 측면 등을 포함한다. 또한 계획 세우기는 즉각적인 치료 효과를 관찰하는 기술을 포함해야 한다. 관찰은 면밀히 검토하거나 진전을 평가하기 위해 반복된 도구적 검사를 필요로 하지 않는다. 예를 들어 각각의 삼킴 시도 후 가래를 뱉는 환자가 있다고 가정한다면, 삼킴에서 수행 능력 변화의 잠재적인 관찰은 삼킴 후 가래 뱉는 횟수가 감소하는데 초점이 맞춰질 것이다. 그러나 종종 도구적 검사를 이용해 삼킴 수행의 변화를 관찰할 필요가 있다.

CLINICAL CORNER 12-1

신입 임상가는 삼킴 지연을 보이는 환자에게 신 음식을 이용한 치료 중재가 유용하다는 것을 선임자에게 듣는다. 이 기법의 적용을 위해 치료실에는 레몬 얼음이 항상 냉장고 안에 비치되어 있었다. 신입 임상가는 암으로 인해 이차적으로 혀의 일부를 절제하여 삼킴 지연을 보이는 환자에게 레몬 얼음을 적용하였다. 치료를 시작한 지 6일 후까지 환자는 별 호전을 보이지 않아, 신입 임상가는 레몬 얼음으로 치료하는 것이 삼킴 지연의 향상과는 무관하다고 믿게 되었다.

논리적 사고

1. 본 사례에서 레몬 얼음이 환자의 빠른 삼킴을 촉진시키지 못한 잠재적인 이유는 무엇인가?
2. 신 음식과 삼킴 지연에 관한 문헌 검색을 하고 언제, 어떻게, 누구에게 이 기술을 사용할 수 있는지 판단해 보자.

CLINICAL CORNER 12-2

혀 기저부의 방사선 치료 후 환자는 후두 거상을 향상시키기 위해 단단한 삼킴(hard swallow) 기법을 사용하고 있다. 5mL와 10mL의 물을 사용한 삼킴 시도에서 환자는 상당한 삼킴 지연을 보였으며, 구강과 인두로부터 음식덩이의 잔류를 줄이기 위해 대부분의 음식물을 중복 삼키기를 하였다. 또한, 삼킴과 다음 삼킴 시도 사이 약 30초 정도 상당한 기침을 하고 나서야 편안해 했다.

논리적 사고

1. 환자가 삼킴 후 왜 기침을 하는지 생리적인 추측을 해보자.
2. 위의 사례에서 환자의 기능 향상을 측정할 수 있는 간단한 행동 측정에는 무엇이 있는가?

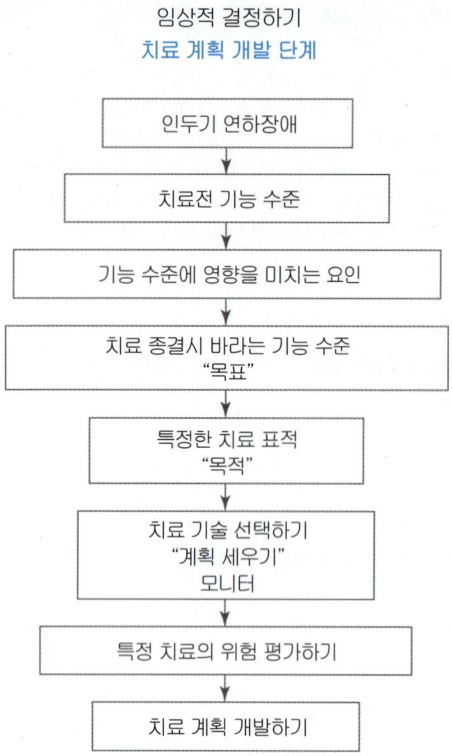

그림 12-5 연하장애 치료 계획을 위한 조직화된 틀

치료 계획의 틀

그림 12-5와 12-6은 연하장애 치료를 계획하기 위한 조직화된 틀을 제시하고 있다. 인두기 연하장애의 예를 이용한 순서도는 치료 계획을 세우기 위해 고려해야할 개념에 대한 일반적인 조직화 과정을 제시하고 있다. 제일 윗 단계에서(그림 12-5) 치료 전 기능 수준이 결정된다. 이전에 설명했듯이 연하장애의 심각성이나 기능적 수준을 판별하는 것은 복잡한 사안이다. 평가 시간에 환자가 구강으로 안전하게 섭취하는 음식과 액체의 양과 유형을 고려할 필요가 있다. 지나치게 단순할지라도 이러한 순서도에 의한 접근법은 환자에게 매우 큰 의미가 있다. 기능적 수준에서 더 나아가 감소된 기능에 영향을 미쳤다고 보이는 다양한 삼킴 요인들을 확인할 수 있게 한다. 그 다음 단계는 치료 목표를 수립하는 것이다. 이는 환자에게 기대되는 결과를 진술하는 것이고, 가능하다면 항상 환자와 보호자와 함께 수립되어야 한다. 환자가 기능적 목표에 도달하기 위한 다양한 목적과 특정 행동 변화들이 디딤돌로써 선택되어야 한다. 마지막으로 각각의 치료 기술에 대한 위험 및 기대되는 효과에 대한 사항들이 고려되어야 한다.

그림 12-6A는 인두기 연하장애의 예를 들어, 치료계획 과정 동안 수행되는 구체적인 결정 과정을 설명하고 있다. 치료 계

CLINICAL CASE EXAMPLE 12-2

78세 여성은 6개월 전 뇌졸중이 발병하였고, 아직 가족에게 알리지 않았다. 그녀는 지금 장기 요양 시설에 거주하고 있다. 뇌졸중을 일으킬만한 과거력이 있었지만, 이용가능한 자세한 정보는 없다. 환자는 워커를 이용하고 신체적 보조를 받아 보행한다; 그러나 대부분의 깨어있는 시간을 휠체어와 침대에서 보낸다. 최근에 퓌레와 끈적한 액체로 변형한 전체적인 구강 식이를 하고 있으며, 스스로 먹을 수 있었다. 하지만 계속해서 살이 빠지고 있으며, 식사 동안 기침이 유발되기 때문에 연하장애 평가와 치료에 의뢰되었다. 의료 기록의 검토를 통해 최근 반복된 요로 감염을 확인했다. 요로 감염으로 인한 경도의 손상된 정며,상태와 실어증이 의심되었다. 임상적 평가에서 그녀는, 명백한 피질연수(corticobulbar)의 결함은 없었으나, 오른팔과 다리는 마비되었고 다리는 팔보다 마비가 더 심했다. 삼킴에 대해 물어봤을 때 환자는 "괜찮다"라고 답했다. 거주하고 있는 시설의 음식에 대해 물어봤을 때 "좋다"라고 대답했다. 비디오투시검사를 통한 삼킴 평가는 저하된 구강 전달 속도, 감소된 목뿔-후두(hyolaryngeal) 거상, 감소된 인두 수축, 감소된 PES 열림을 포함해 약간의 생리적 편향을 나타냈다. 삼킴 후 잔여물은 주로 후두개곡(valleculae)과 조롱박 오목에서 두껍게 관찰되었다. 잔여물을 제거하기 위해 액체를 뒤이어 마시면, 삼킴 후 1분 정도 사레가 이어졌다. 환자는 흡인으로 의심되는 사례와 함께 일관된 기침 반응을 보였다. 고개 숙이기(chin tuck), 머리 돌리기(head turn)와 같은 방법은 이런 형태의 삼킴에는 효과가 없었다. 환자는 크래커를 씹을 수 있지만 응집력 있는 덩어리를 형성하기 어렵고, 구강 잔여물을 제거하기 어려워했다.

이 환자의 경우, 치료 계획의 첫 번째 고려 사항은 현재의 기능적인 섭식 수준이다. 환자는 현재, 구강으로 모든 음식과 음료를 스스로 먹고 있지만, 퓌레와 점도 있는 액체 형태의 제한된 식이를 한다. 크래커처럼 건조하고 입자가 있는 물질은 더 삼키기 어려워했다. 또한 흡인이 자주 발생하고 강한 기침 반응을 보였다. 환자의 주요한 문제는 계속해서 체중이 감소한다는 것이다. 또한 요로 감염이 반복 발생하는 문제도 있었다.

다음으로 고려해야 하는 사항은 현재의 기능 수준에 영향을 미치는 요인이다. 체중이 감소하고 요로 감염이 반복되는 것은, 불충분한 영양 섭취 및 수화(hydration)와 관련 있다. 이에 대한 관리는 현재 환자가 거주 중인 장기요양시설과의 의사소통을 통해 개선되어야 한다. 취약 요인이 항상 명확하고 명백한 것은 아니므로 다양한 요인들을 고려해야 한다. 이 경우 고려해야 하는 몇 가지 요인으로는, 삼킴 생리, 신체적 상태, 식욕, 환자의 환경 등이다. 임상가는 비디오투시검사를 통해 관찰된 삼킴 생리를 고려하여, 환자의 기능적 먹기 수준을 수립해야 한다. 환자는 구강 및 인두의 느린 통과 시간과 삼킴의 인두 기능에서 약간 저하된 상태를 나타냈다.

마지막 고려 사항은 식사동안 관찰되는 기침과 관련이 있다. 기능적 먹기 패턴의 생리적 편향은 이해하기 더 어렵다. 전반적인 느림은 연장된 식사 시간과 감소된 섭취량으로 이어진다. 치매의 초기 단계를 반영하는 약간의 인지적 변화를 보이고 있으므로, 이러한 인지 변화가 삼킴에 영향을 주는지 판단해야 한다(5장 참조). 이를 확인하기 위해서는 더 많은 임상적 평가가 필요할 수 있다.

환자의 신체적 상태가 음식과 액체의 섭취 감소와 관련될 수 있다는 점도 고려되어야 한다. 현재 이 환자는 스스로 식사를 하고 있지만, 오른쪽 상지가 약화되어 있고, 이전에도 뇌졸중의 병력이 있으므로 환자의 신체적 기능 수준이 자가 식이가 가능한 수준 아래에 있을 수도 있다. 이러한 신체적 제한을 관찰하기 위해 실제 식사 동안 음식과 액체의 섭취 형태를 면밀히 확인해야 한다. 환자는 음식을 "좋아한다"고 말했지만 식사에 대한 높은 동기가 보이지는 않았다. 이것은 인지 또는 환경적(사회적) 사안과 관련지을 수 있다. 우울 또한 고려되어야 한다. 최근 환자의 식이 상황은

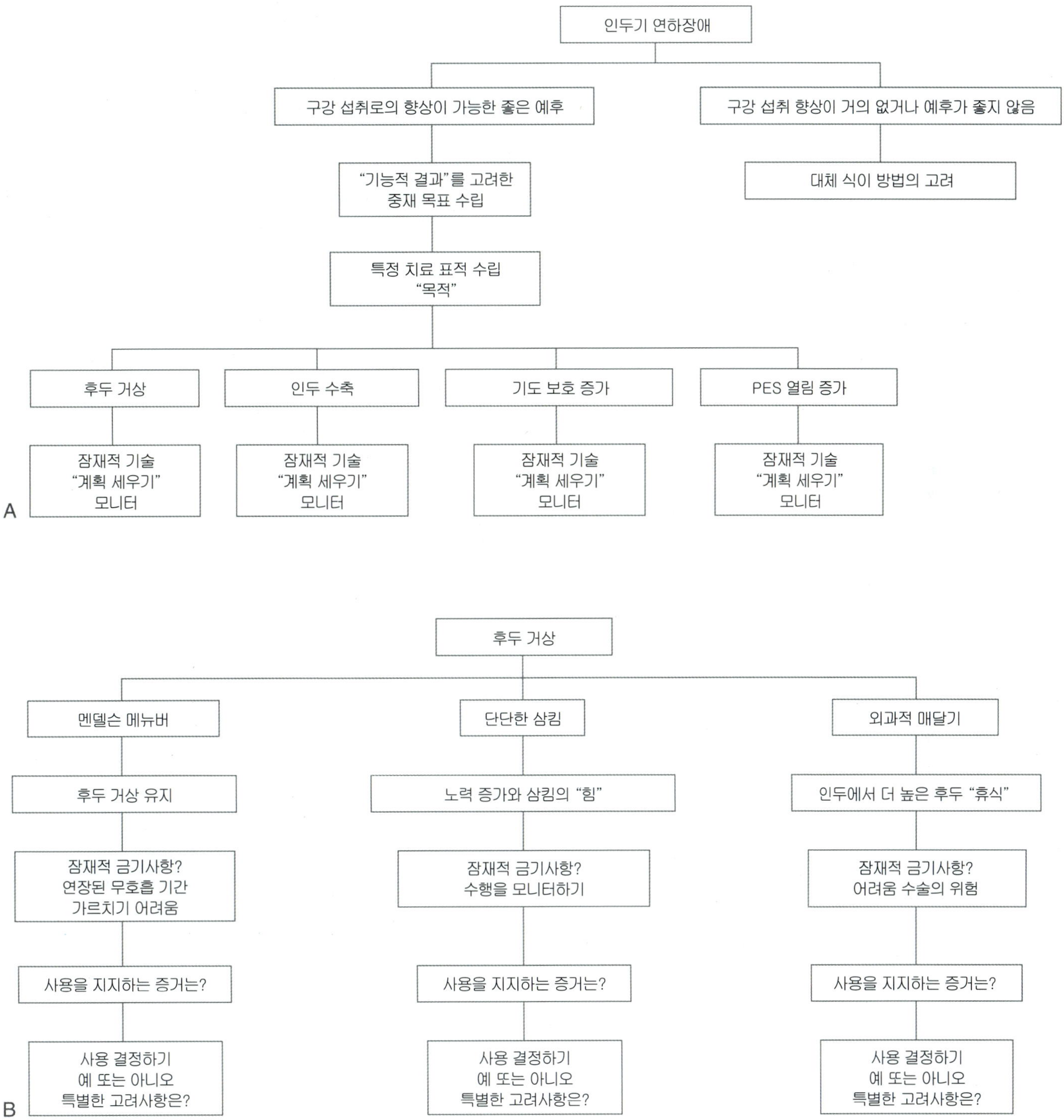

그림 12-6 A와 B는 가상의 인두기 연하장애의 예를 들어, 연하장애 치료 계획을 세우기 위한 조직화된 틀의 구체적인 예를 제시하고 있다.

CLINICAL CASE EXAMPLE 12-2 (계속)

산만하고, 시끄럽고, 즐겁지 않았을 확률이 높다. 이러한 상황에서 환자가 식사를 지속하기 위한 지시나 격려가 제공되지 않았을 수 있다. 결국 이런 환경적 조건이 이어지면, 이 또한 환자의 음식물 섭취를 감소시키는 요인이 된다. 이렇듯, 환자를 기능 개선을 위해서는 가능한 최선의 중재를 끄집어내기 위한 모든 요인들이 고려되어야 한다.

이 환자의 주된 목표는 체중 손실을 막고, 결과적으로 적당한 수준으로 체중을 증가시키는 것이다. 요로 감염의 감소가 관련된 목표로 수립될 수 있다(요로 감염이 탈수로부터 비롯되었다면). 목표의 달성을 위해서는 최근 기능적 수준에 영향을 미치는 요인에 초점을 두어야 하고, 기능적 상태를 향상시키기 위해 변경할 수 있는 요인을 치료 목적으로 선택해야 한다. 이 환자의 명백한 치료 목적은 구강으로 섭취하는 영양과 수화의 양을 증가시키는 것이다. 이러한 치료적 접근에는 환자의 인지 요인을 개선시켜, 구강 섭취량을 증가시키는 방법 등이 쓰일 수 있다.

구체적인 계획을 수립하기 위해서는 많은 관찰 기간을 필요로 한다. 예를 들어, 다양한 음식 종류가 섞여있는 식사를 관찰하거나, 다양한 양의 음식을 먹는 것을 관찰하거나, 맛의 특성 및 식사 시간에 제공되는 힌트, 식이 환경 변화 등이 환자에게 어떻게 작용하는지를 신중히 관찰해야 한다. 최선의 중재 접근은 위 전략들의 결합을 통해 이루어질 수 있을 것이다. 또한 환자의 기능 개선에 따른 매일 섭취하는 칼로리 양과 수화의 양을 모니터해야 한다. 이를 통한 기능적 결과로서, 적당한 수준으로 체중으로 복귀하고, 요로 감염을 감소시키게 된다.

획의 초기에 임상가는 환자가 치료가 필요한 대상인지를 결정해야 한다. 이 결정에는 예후를 포함한다. 치료 대상의 선별을 위한 몇 가지 고려 사항은 이 장의 초기에 논의되었다. 그러나 연하장애 환자의 치료 반응을 예측하는 것은 정밀과학의 영역이 아니다. 최선의 과정은 객관적 증거에 기초해야 가능한 예후에 최대한 근접할 수 있다는 것을 명확히 인식하는 것이다.

만약 환자가 치료 대상자로 간주되면 목표와 목적이 개발된다. 그림 12-6A는 인두기 연하장애에 고려되는 4가지 목적을 제시하고 있다: 후두 거상, 인두 수축, 기도 보호, PES 열림. 다음 단계는 각각의 목적을 위해 계획을 세우는 것이다. 그림 12-6B는 4가지 목적 중 하나를 선택하고(후두 평가) 세 가지 잠재적인 계획을 세우는 과정이다. 멘델슨 메뉴버는 지속적인 후두 거상을 촉진함으로 적절한 계획 세우기에 해당한다. 이 방법의 부정적인 측면은 삼킴 동안 무호흡 기간을 연장하기 때문에, 호흡 기능에 문제가 있는 환자에게는 금기해야 한다는 것이다. 또 한 가지 고려점은 일부 환자들은 이 방법의 숙지를 어려워한다는 것이다. 임상가는 심사숙고하여 특정 문제와 환자에게 가장 적합한 이용 가능한 근거를 지지하는 메뉴버 사용을 고려해야 한다(13장, 14장 참조). 마지막으로 다양한 부가적 접근의 사용 여부를 위한 결정이 고려되어야 한다. 부가적 접근의 한 예로는, 어려운 메뉴버를 가르치기 위해 바이오피드백을 사용하는 것을 들 수 있다. 마지막으로 임상가는 다음과 같은 질문 등을 고려해야 한다: 적용된 기술이 미치는 영향은 무엇인가? 잠재적 금기 사항 또는 위험이 있는가? 기술 사용을 지지하는 근거가 있는가?

요점

1. 근거 기반 접근은 발행된 연구, 임상 전문가의 경험, 환자의 기대 등을 반영한 가장 효과적인 치료 계획 수립과 관련있다.
2. 연하장애 치료를 위한 주된 고려 사항은 기도 보호와 영양, 수화(hydration)이다. 이를 위해, 환자와 관련된 다양한 요인, 잠재적 질환, 임상가와 건강 관리 환경 등의 다양한 고려가 필요하다.
3. 연하장애의 치료는 다학제간의 다면적인 접근을 필요로 한다. 임상가는 의료적, 외과적, 행동적 영역에 걸친 다양한 치료 방법들을 숙지해야 한다.
4. 특정 치료 기술의 선택은 환자의 건강 상태, 치료하는 임상가의 기술, 건강 관리 환경 및 그 밖의 여러 요인에 달려있다.
5. 임상가는 치료적 방법을 선택할 때, 건강에 영향을 주는 위험 요인과 잠재적인 장애물에 대한 평가도 반드시 포함시켜야 한다.
6. 포괄적 치료 계획은 기능적 목표의 진술, 목표를 충족시키기 위한 목적과 각각의 목적을 위해 수행하는 구체적인 행동 등을 포함한다.

참고문헌

1. Dollaghan CA: *The handbook of evidence-based practice in communication disorders*, Baltimore, 2007, Paul H Brookes.
2. Leonard RJ, Kendall KK, McKenzie S et al: Structural displacements in normal swallowing: a videofluoroscopic study, *Dysphagia* 15:146, 2000.
3. O'Neil KH, Purdy M, Ralk J et al: The Dysphagia Outcome and Severity Scale, *Dysphagia* 14:139, 1999.
4. Crary MA, Carnaby GC, Groher ME et al: Initial psychometric assessment of a functional oral intake scale for dysphagia in stroke patients, *Arch Phys Med Rehabil* 86:1516, 2005.
5. Storr M, Allescher HD: Esophageal pharmacology and treatment of primary motility disorders, *Dis Esophagus* 12:241, 1999.
6. Kraus PH, Orlikoff RF, Rizk SS et al: Arytenoid adduction as an adjunct to type I thyroplasy for unilateral vocal fold paralysis, *Head Neck* 21:52, 1999.

7. Grant JR, Hartemink DA, Patel N et al: Acute and subacute awake injection laryngoplasty for thoracic surgery patients, *J Voice* 22:245, 2008.

8. Isshiki N: Progress in laryngeal framework surgery, *Acta Otolaryngol* 120:120, 2000.

9. Mita S: Laryngotracheal separation and tracheoesophageal diversion for intractable aspiration in amyotrophic lateral sclerosis—usefulness and indications, *Brain Nerve* 59:1149, 2007.

10. Pletcher SD, Mandpe AH, Block MI et al: Reversal of laryngotracheal separation: a detailed case report with long-term follow-up, *Dysphagia* 20:19, 2005.

11. Zocratto OB, Savassi-Rocha PR, Paixao RM et al: Laryngotracheal separation surgery: outcome in 60 patients, *Otolaryngol Head Neck Surg* 135:571, 2006.

12. Scolapio JS, Gostout CJ, Schroder KW et al: Dysphagia without endoscopically evident disease: to dilate or not? *Am J Gastroenterol* 96:327, 2001.

13. Kelly JH: Management of upper esophageal sphincter disorders: indications and complications of myotomy, *Am J Med* 108(suppl):43S, 2000.

14. Crary MA, Glowasky AL: Using botulinum toxin A to improve speech and swallowing function following total laryngectomy, *Arch Otolaryngol Head Neck Surg* 122:760, 1996.

15. Murray T, Wasserman T, Carrau RL et al: Injection of botulinum toxin A for the treatment of dysfunction of the upper esophageal sphincter, *Am J Otolaryngol* 26:157, 2005.

16. Shaw GY, Searl JP: Botulinum toxin treatment for cricopharyngeal dysfunction, *Dysphagia* 16:161, 2001.

17. Cichero JA, Jackson O, Halley PJ et al: How thick is thick? Multicenter study of the rheological and material property characteristics of mealtime fluids and videofluoroscopy fluids, *Dysphagia* 15:188, 2000.

18. Groher ME, Crary MA, Carnaby Mann G et al: The impact of rheologically controlled materials on the identification of airway compromise on the clinical and videofluoroscopic swallowing examination, *Dysphagia* 211:218, 2006.

19. Low J, Wyles C, Wilkinson T et al: The effects of compliance on clinical outcomes for patients with dysphagia on videofluoroscopy, *Dysphagia* 16:123, 2001.

20. National Dysphagia Diet Task Force: *National dysphagia diet: standardization for optimal care*, Chicago, 2002, American Dietetic Association.

21. Adnerhill I, Ekberg O, Groher ME: Determining normal bolus size for thin liquids, *Dysphagia* 4:1, 1989.

22. Steele CM, Van Lieshout P: Influence of bolus consistency on lingual behaviors in sequential swallowing, *Dysphagia* 19:192, 2004.

23. Omi W, Murata Y, Yaegashi T et al: Swallow syncope, a case report and review of the literature, *Cardiology* 105:75, 2006.

24. Schiffman SS: Intensification of sensory properties of foods for the elderly, *J Nutr* 130(suppl):927S, 2000.

25. Shanley C, O'Loughlin G: Dysphagia among nursing home residents: an assessment and management protocol, *J Gerontol Nurs* 26:35, 2000.

26. Musson ND, Kincaid J, Ryan P et al: Nature, nurture, nutrition: interdisciplinary programs to address the prevention of malnutrition and dehydration, *Dysphagia* 5:96, 1990.

27. de Carle DJ: Gastro-oesophageal reflux disease, *Med J Aust* 169:549, 1998.

28. Crary MA: A direct intervention for chronic neurogenic dysphagia secondary to brainstem stroke, *Dysphagia* 10:6, 1995.

29. Huckabee ML, Cannito MP: Outcomes of swallowing rehabilitation in chronic brainstem dysphagia: a retrospective evaluation, *Dysphagia* 14:93, 2002.

30. Crary MA, Carnaby Mann GD, Groher ME: Functional benefits of dysphagia therapy using adjunctive sEMG biofeedback, *Dysphagia* 19:160, 2004.

13 영아와 아동을 위한 연하장애 재활치료

개요

목표

1. 조산아에게 자세가 중요한 이유를 이해하고 확인한다.
2. 캥거루 케어(skin-to-skin care)의 장점을 이해한다.
3. 영아가 먹을 준비가 되었음을 알리는 신호를 알 수 있다.
4. 조산아에게 노리개 젖꼭지 적용의 장점을 이해한다.
5. 섭식치료에서 구조화된 아동-가족 목료를 체계화하여 설명한다.
6. 구강운동장애를 가진 아동의 섭식전 치료 전략을 설명할 수 있다.
7. 감각의 문제로 인한 섭식 장애 아동의 섭식전 치료를 설명할 수 있다.
8. 섭식치료에서 사용하는 활동 순서를 알 수 있다.
9. 외래 환자의 섭식 치료에 관한 3가지 이론을 이해하고 토론할 수 있다.

영아의 연하장애 치료에 있어서 발달적 접근법의 핵심은 성숙한 빨기에서 성숙한 섭식으로 이끄는 신경발달의 기술을 조성하는 것이다. 대부분 미성숙하고 감각과 운동이 구조화되지 못하였으며 구조적으로 손상되고 의학적으로 허약한 영아에게 협응된 구강 섭식은 어려운 일이다. 영아의 연하장애 치료는 보통 개별화된 치료 계획과 접근법을 필요로 한다. 이 접근법은 영아의 생리적인 안정성, 기민성 수준, 신경의 조직화, 그리고 이용 가능한 에너지 수준에 따라 달리 적용한다(4장 참조). 즐겁고 성공적으로 아이가 먹기 위해서는 생리적, 운동적, 감각적, 상태적 안정성을 유지할 필요가 있다. 관리와 치료를 위한 소아 연하장애 전문가와 부모의 목표는 보통 정상발달 촉진, 인큐베이터 또는 아기 침대에서 적절한 자세잡기, 먹는 동안 적절한 자세잡기, 적절하게 젖을 무는 기술의 사용, 모유 수유 동안의 자세잡기, 그리고 적절한 젖병과 젖꼭지 사용 등의 통합을 통해 영아의 전체적인 안정성을 개선시키는 것을 포함한다. 전체적인 과정은 아이와 보호자가 최대한 스트레스를 적게 느끼고, 긍정적으로 과정을 받아들이며, 즐거움을 느낄 수 있어야 한다.

안정성과 조직화

영아의 생리적인 안정성과 신경발달 조직화를 위해 여러 가지 일반적인 기법이 사용된다. 이 모든 중재방법은 성공적인 섭식을 유도하는 역할로서 제공된다.

발달 지원 관리방법

영아 발달은 각각의 새로운 발달 수준에서 새로운 요구들과 정보들을 통합하고 안정성을 확보하는 개인의 능력을 획득하는 과정이다(표 4-2 참조). 신생아 중환자실에서 영아의 섭식 기술의 발달을 촉진시키기 위한 목표는 각각의 단계에서 영아가 안정성을 확보하는 것을 도와야 하며 구강 섭취와 같은 좀 더 복잡한 과정으로 나아가기 위한 중요한 단계로 받아들여야 한다. 발달지원 관리방법에는 부드러운 접촉, 집단 관리(1장 참조), 섭식을 하거나 하지 않는 동안에 적절한 자세잡기, 과도한 소음과 조명 같은 환경 자극을 조절하는 것 등이 포함된다. 발달지원 관리방법은 또한 하루 종일 영아가 안전하고 긍정적인 섭식에 참여하는 것을 도울 수 있도록 조직화를 유지하는 것을 돕는다. 성공적인 섭식을 위해서는 섭식과 관련된 부정적인 경험을 최소화하고, 아이의 안정성을 방해할 수 있는 아이의 신호를 인식하는 것이 필요하다.

자세잡기

인큐베이터 또는 아기 침대에 있는 영아에게 적절한 자세를 취해주는 것은 생리적인 안정성과 신경발달 성숙 및 조직화에 중요하다. 조산아는 일찍 자궁 밖으로 나왔기 때문에, 인큐베이터 또는 아기 침대에서 아기포대기에 단단히 싸여져 있어야 한다. 영아의 자세를 잡아주기 위한 여러 방법들이 있다. "Bendy Bumpers"(Philips Children's Medical Ventures, Philips Health-care, Andover, Mass.)와 같은 제품은 영아 자세를 굴곡 상태로 잘 잡아주어 안정성을 제공한다. 또한 이것은 영아에게 팔과 다리를 "느끼고" 인식하게 해준다. "bumpers"는 움직임을 위한 총 공간을 줄여 주고 아기포대기로 감싸 놓았을 때에는 영아가 굴곡 자세를 유지할 수 있도록 해 준다. 영아에게 짱구베개를 사용하거나 둥근 베개를 사용하는 것은 머리가 균일하고 둥근 형태로 발달하도록 하기 위해 중요하다. 적절한 자세(똑바로 누운 자세, 엎드린 자세, 옆으로 누운 자세)로 3시간 동안 포대기에 단단히 싸여져 아이가 자는 것은 생리적, 운동적, 상태적 안정성을 촉진한다. 영아가 폐쇄된 환경에서 충분한 수면 주기를 이루기 위해서는 소음과 수면을 방해하는 것을 최소화해야 한다.

캥거루 케어

캥거루 케어(skin-to-skin care)는 보통 엎드린 자세에서 아이와 부모의 가슴과 가슴이 맞닿아 접촉하는 것을 말한다. 영아의 팔과 다리는 몸 가까이로 구부리고 손은 입 가까이로 모은다. 보통 부모와 영아를 한꺼번에 담요로 감싼다(그림 13-1). 캥거루 케어는 60~90분 정도 지속하거나, 영아가 안정을 유지할 만큼 길게 하는 것이 이상적이다. 캥거루 케어는 일반적으로 유동식 인공영양을 하는 동안이나 식사 후 시작한다. 이 과정 동안 주변 환경은 조용하고 빛은 어두워야 한다. 캥거루 케어는 주로 의학적으로 취약한 영아나 산소 호흡기를 착용한 아이에게도 적용할 수 있다. 캥거루 케어는 아이와 부모 모두에게 매우 유익한 발달적 중재이다. 캥거루 케어는 영아들의 심박동수, 호흡률, 산소 포화량, 산소 소비량과 같은 생리적 상태를 안정화시켜 준다. 영아는 숙면을 취할 수 있고, 체중이 증가하며, 성공적인 모유수유를 가능하게 하여 영아의 신경행동 발달을 촉진한다. 캥거루 케어는 영아와 보호자가 유대감을 형성하게 함으로써 결과적으로 보호자에게 입원과 관련된 스트레스를 덜어주어 편안함을 느끼게 해준다. 캥거루 케어는 부모와 아이가 서로의 냄새, 향기, 목소리를 알게 해준다. 일부 산모의 경우에는 이를 통해 모유량이 증가하고, 모유수유 기간도 연장될 수 있다.

함께 누워있는 것(co-bedding)

연구에 따르면 다생아들을 함께 눕혀 놓는 것이 유대감을 형성하고, 아이들의 자기 조절능력, 체온 및 호흡 조절을 격려하고 성장을 개선시킨다고 한다. 한명 이상의 아이들을 함께 단단히 쌀 수 있을 만큼 충분한 크기의 담요, 아기용 침대, 온도 조절이 가능한 인큐베이터가 있어서 이러한 환경을 만드는 것이 가능하다면 아이들에게 도움을 줄 것이다(그림 13-2). 이러한 활동을 적용할 때에는 이중 관찰 시스템, 지원팀의 규모, 담요와 인큐베이터의 크기, 영아의 영양과 호흡 등을 유지할 수 있는 생명 유지선과 같은 물리적 환경을 고려해야 한다. 만약 쌍둥이를 함께 눕히도록 하기 위해서는 각각의 아이들의 발달 변화를 지속적으로 추적하여야만 한다.

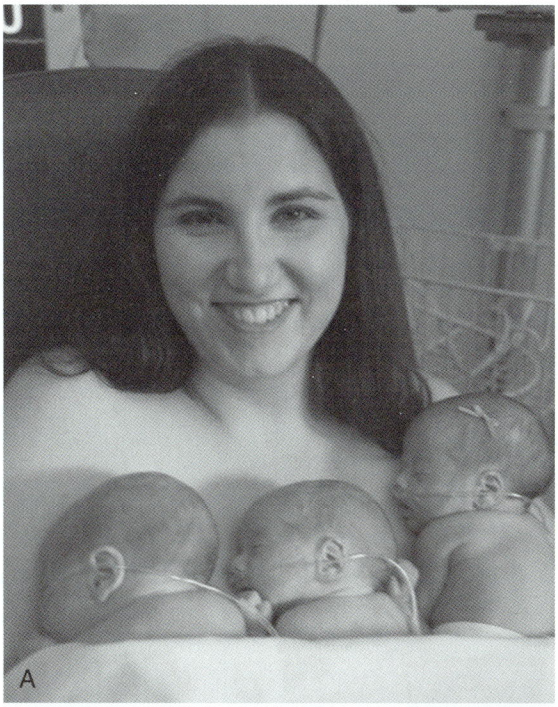

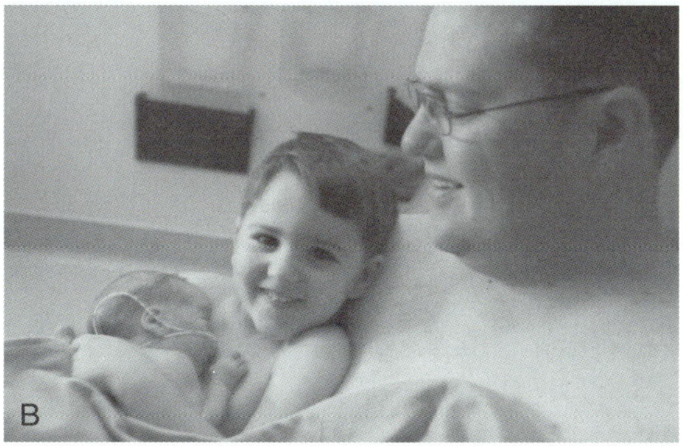

그림 13-1 캥거루 케어는 한 부모 또는 가족구성원 한명을 추가하여 적용할 수 있다.

섭식을 위한 준비사항

영아의 섭식에 대한 준비 정도는 신경발달단계 변화와 관련지을 수 있기 때문에 소아 연하장애 전문가는 이러한 변화에 주의를 기울이는 것이 중요하다. 영아들이 그들의 환경에 적응해 갈수록 삼킴 중재의 진행속도나 강도는 변화한다. 소아 연하장애 전문가는 영아의 생리적 상태를 방해하거나 아이가 잘 받아들일 수 있는 자극에 대한 아이의 반응에 특히 관심을 기울여야만 한다. 영아에게 과도한 자극을 제공하는 것은 생리적 불안정과 섭식에 있어서 잠재적인 어려움의 원인이 될 수 있다. 따라서 의학적으로 취약한 영아들은 그들의 능력에 따라 진행 속도를 맞추어 주는 것이 필요하다. 이러한 아이들은 섭식과정을 방해할 수 있는 바람직하지 않은 상호작용에 너무 과도하게 노출될 수 있다. 영아에게 움직임 통합 기술을 유지

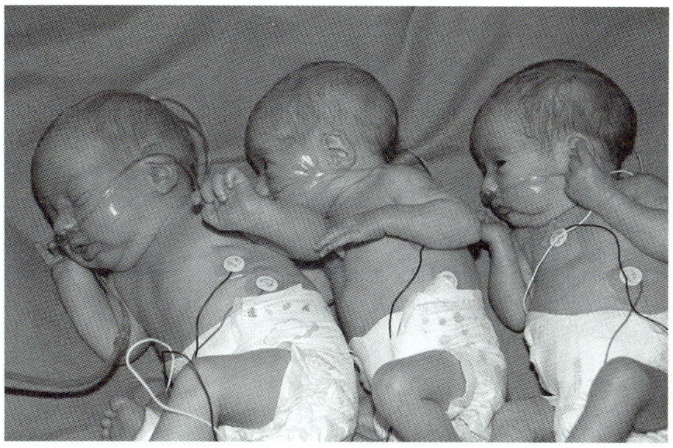

그림 13-2 호흡심전도 모니터와 산소호흡기를 착용하고 함께 누워있는 세쌍둥이

하기 위해 충분한 도움이 필요하지만, 자기 조절능력 발달을 방해할 정도로 너무 많아서는 안 된다. 소아 연하장애 전문가는 영아가 음식물 섭취를 구강으로 유지할 수 있는지를 결정할 때에는 섭식 수행 형태에 주의를 기울여야만 한다. 예를 들면, 영아는 일반적으로 많이 흘리면서 먹지 않지만, 어떤 아이가 많이 흘리면서 먹는다면 유두에서 젖이 너무 빠르게 나오거나 전달하는 속도가 너무 빠르다는 등의 어떤 이유가 있을 것이다.

아이가 먹는 동안 얼굴색이나 호흡 형태 등 생리적 상태를 관찰하는 것은 매우 중요하다. 섭식 시도 전에 소아 연하장애 전문가는 아이의 생리적 안정성, 환경에 대한 운동 반응, 자기 조절 능력 등을 민감하게 관찰해야 한다. 섭식 동안 먹는 것을 방해할 수 있는 생리적 변화나 외부적인 자극으로부터 아이가 집중할 수 있는지를 파악하는 것은 중요한다. 이러한 과정에서 나타나는 긍정적인 반응들은 아이가 음식물을 입으로 섭취할 준비가 되었다는 것을 알 수 있지만, 부정적인 반응들이 나타나면 섭식을 중단하라는 것을 의미한다. 성공적인 섭식이란 아이가 먹은 양이 아니라 긍정적인 섭식에 대한 경험과 생리적 상태를 안정하게 유지하는 능력으로 판단해야 한다는 것을 기억하는 것이 중요하다.

노리개 젖꼭지, 젖병, 젖꼭지

노리개 젖꼭지는 비영양적 빨기 과정에 도움을 주기 위해 조산아들에게 흔히 쓰인다. 노리개 젖꼭지는 빨기를 강화시키고 좀 더 리듬감 있는 빨기 패턴을 제공하는데 도움이 될 수도 있다. 노리개 젖꼭지는 모양, 길이, 크기가 다양하다. 노리개 젖꼭지의 크기는 영아의 구강 크기, 민감도, 구토반응 그리고 빨기 위한 욕구와 맞아야 한다(그림 13-3). 노리개 젖꼭지는 스트레스가 많은 상황에서 영아를 진정시키는데 도움을 줄 수 있으며 위관영양을 하는 동안에 긍정적인 구강 자극을 제공할

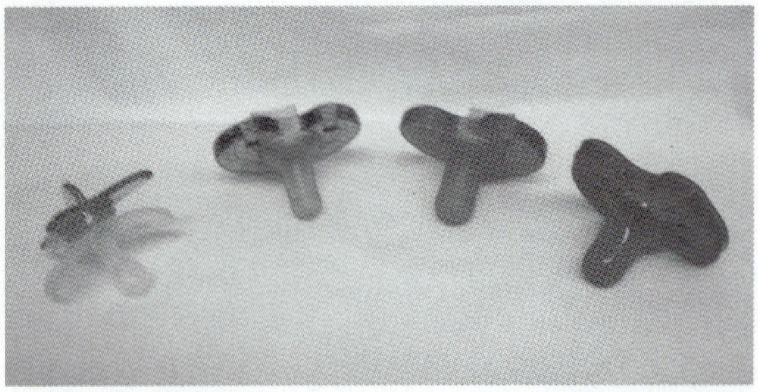

그림 13-3 **노리개젖꼭지의 예.** 왼쪽에서 오른쪽 순서로: 극소 저체중 미숙아, 32주 미만의 저체중 미숙아용 젖꼭지(재태기간 32주 미만의 아기), 32주 이상의 저제충 미숙아용 젖꼭지(구강이 견뎌낼 수 있다면 재태기간 32주 이상의 아기), 만삭아용 젖꼭지

수도 있다.

젖병은 단단하거나 부드러운 플라스틱으로 만들어진다. 부드러운 플라스틱으로 만들어진 젖병은 잘 구부러지며, 젖병을 짜서 우유의 양을 조절할 수 있다(그림 13-4). 부드러운 젖병은 입천장갈림증(cleft palate)이 있는 아이들에게 흔히 사용되며(4장 참조), 젖병 속은 우유가 보일 정도로 투명해야 한다.

젖꼭지는 젖꼭지의 모양, 크기 그리고 유량에 따라 그 특성이 다르다. 만삭아와 조산아를 위한 젖꼭지는 매우 다양하다(그림 13-5). 실리콘 재질의 젖꼭지는 투명하고 단단하며 잘 접히지 않는다. 플라스틱 재질의 젖꼭지는 황갈색으로 압력에 따라 잘 접힌다. 젖꼭지의 모양에는 일자형(straight nipple)이거나 누크형(orthodontic nipple)이 있다. 일자형 젖꼭지는 영아의 혀가 젖꼭지를 좀 더 감싸주어야 하고 더 많은 압력을 필요로 한다. 또한 일자형 젖꼭지는 영아가 혀가 뒤로 움직여 인두로 보내는 것을 더 어렵게 만들 수 있지만 일관된 유량을 제공한다. 누크형 젖꼭지는 영아의 혀가 더 평평하거나 클 때 유용하며, 일자형 보다 낮은 압력을 필요로 하며, 유량을 예측하기가 좀 더 어려우나 영아의 혀가 뒤로 움직여 인두 쪽으로 움직이게 할 수 있다. 노리개 젖꼭지와 마찬가지로 젖꼭지의 크기는 영아의 구강의 크기와 맞아야 한다. 조산아에게는 표준규격과 그것보다 작은 크기의 젖꼭지를 적용한다. 젖꼭지를 선택하는 일반적인 방식은 영아가 치료사의 손가락을 빨 수 있다면 보통의 표준규격의 젖꼭지를 적용할 수 있다. 젖꼭지에 따라 유량은 매우 다양하게 변화하며, 아이가 발달함에 따라 유량을 조절하여야 한다. 보통 유량은 영아의 빠는 힘과 액체의 점성에 좌우 된다. 예를 들면 모유는 유아용 유동식에 비해 유량이 더 크다. 일반적으로 조산아들을 위한 젖꼭지는 더 빨리 액체가 흐르는 경향이 있다. 다양한 유량을 가진 젖꼭지는 주의하여 사용되어야 한다. 이러한 젖꼭지 중 가장 느린 유량을 가진 젖꼭지가 가장 빠른 유량을 가진 일자형 젖꼭지보다 일반적으로 더 빠르기 때문이다. 조산아들을 위한 적합한

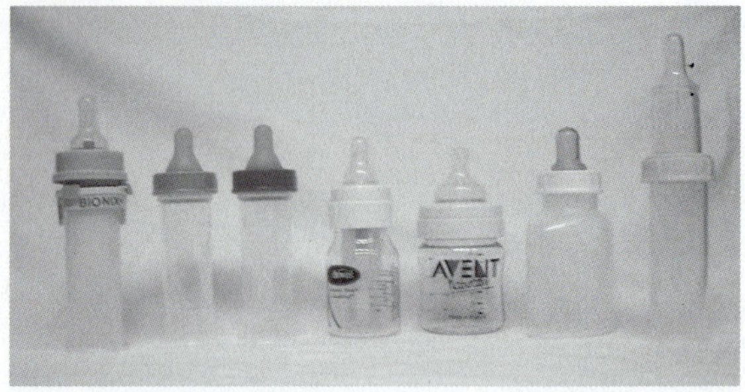

그림 13-4 다양한 종류의 젖병을 사용할 수 있다. 왼쪽에서 오른쪽 순서로: Bionix(아주 느린 유량에서 정상 유량까지; Bionix Controlled Flow Baby Feeder, Bionix Medical Technologies, Toledo, Ohio); 느린 유량의 젖꼭지에 단단한 플라스틱 재질인 신생아 중환자실 젖병(Enfamil, Mead Johnson Nutrition; Glenview, Ill.); 단단한 플라스틱 재질의 빠른 유량의 젖꼭지(Enfamil); Dr.Brown's(공기구멍이 있는 젖병; Handi-craft Co.,St. Louis,Mo.); 다양한 유량의 젖꼭지(AVENT; Philips AVENT, Suffolk, UK); 입천장 갈림증 아이들을 위한 피존 젖꼭지가 달린 짜는 젖병(Mead Johnson); Haberman 입천장 갈림증 젖병(Medela, McHenry, Ill.)

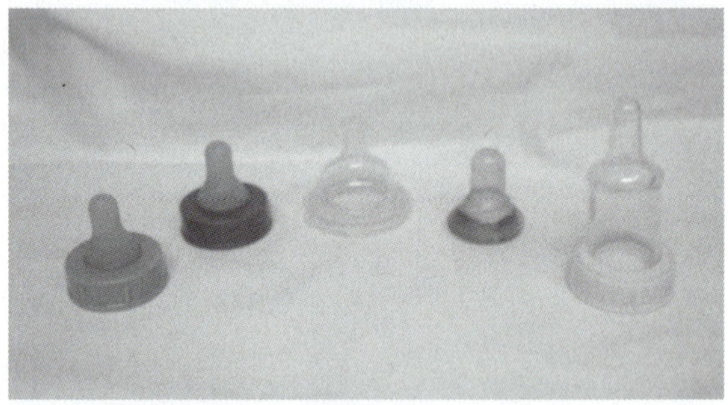

그림 13-5 **다양한 종류의 젖꼭지.** 왼쪽에서 오른쪽 순서로: 녹색의 느린 유량(Enfamil); 파란색의 빠른 유량(Enfamil); 투명의 다양한 유량(Avent); 어두운 노란색의 입천장갈림증용 피존형 젖꼭지; Haberman 다양한 유량의 입천장 갈림증용 젖꼭지

젖꼭지를 선택하는 과정은 만삭아에서의 과정과 비슷하다. 유량 조절은 빨기의 성숙정도와 삼킴과 호흡의 협응, 섭식 동안 전반적인 호흡 상태를 평가하여 결정한다.

바람직한 자세잡기

성공적인 모유 수유를 위해서는 아이의 머리와 몸을 지지해서 자세를 잡아주는 것이 필요하다. 영아는 모유 수유나 젖병 수유를 위해서 다양한 자세를 취할 수 있다. 안정성을 유지하기 위한 자세로는 역-요람식 자세(cross-cradle hold), 요람식 자세(cradle hold), 럭비공 잡는 자세(football hold)가 있다. 성공적인 모유수유를 위해서는 입술을 유두 주위에 단단히 밀착하는 것(latching)이 필요하다. "latching on" 은 아이가 젖을 입에 무는 방법을 말하며, 올바른 자세는 엄마의 젖꼭지와 유방 주변 조직이 아이 입 뒤쪽에 있을 때 성공적인 자세이다. 또한

젖병수유 시에 아이를 안정시키기 위한 다양한 자세들이 있다. 요람식 자세(cradle hold), 마주보는 자세, 오른쪽 혹은 왼쪽으로 누운 자세, 보호자를 등진 자세로 먹일 수 있다. 옆으로 누운 자세는 먹는 동안 아이가 먹여주는 사람을 쳐다보는데 제한이 생기기 때문에 먹는 동안 산만해지는 것을 감소시키며, 전반적인 신경발달 구조화를 유지할 수 있게 한다.

구강감각과 얼굴자극

신경근 장애나 구강 과민(oral aversions)을 가지고 있거나, 기관 내 삽관을 오랫동안 했거나 머리와 목에 관을 삽입했거나, 위식도 역류를 가진 영아에게는 구강과 얼굴에 감각자극을 제공하는 것이 필요하다. 영아가 입안에서 유두 또는 젖병의 젖꼭지를 물고 있기 위해서는 소아 연하장애 전문가는 구강에 감각자극을 제공해야 한다. 이러한 자극은 영아가 혀를 내밀고 아래쪽으로 혀를 움직여 유두를 물고 있기에 충분할 만큼 아래 입을 넓게 벌리는데 익숙해질 수 있도록 해주고 유방 또는 젖병으로부터 우유를 짜기 위해 빠는 압력이 발달하는 것을 도와준다. 입 주변을 가볍게 톡톡 쳐 주고, 구강 안쪽으로는 자극 제공 시간과 압력을 다양하게 하여 감각자극을 제공하는 것은 아이가 유두를 받아들이는 것을 도와준다.

신호 기반의 섭식 프로그램

구강 섭식에 대한 준비가 되어 있는지를 결정하기 위해서는 개별적 접근이 필요하다. 만약 아이가 재태 기간이 34주 이상이라면 소아 연하장애 전문가는 아이가 보내는 신호를 기반으로 한 섭식 프로그램을 시작할 수 있다(섭식을 위한 준비사항 부분 참조). 만약 아이가 신호를 주고, 먹을 준비가 되어 있고, 생리적인 안정 상태를 유지할 수 있다면 34주 이전이라도 먹을 수 있다. 일반적으로 아이는 12시간에 한 번씩 섭식을 하는 것으로 시작할 수 있으며, 영아의 프로그램 적응정도에 따라 진행한다. 젖병 수유와 모유 수유를 위한 신호 기반의 섭식 프로그램을 사용한 두 종류의 근거 중심 접근법이 그림 13-6과 그림 13-7에 있다.

섭식 치료 이론

섭식 치료는 작업치료사, 발달전문가, 언어 병리학자(Speech-language pathologists, SLPs)의 전문분야가 되어 가고 있다. 섭식 치료 접근법은 행동치료, 감각통합치료 그리고 구강운동치료 중심으로 발달하였다.

순차적인 구강 감각자극 접근법

섭식에 있어서 순차적인 구강 감각자극 접근법(sequential oral sensory approach, SOS)은 섭식과 몸무게, 성장의 문제가 있는 아이들을 평가하고 치료하기 위한 초학문적 치료 프로그램(transdisciplinary therapy program)이다. 이 접근법은 연하장애로 인해 성장 부진을 보이는 영아와 어린 아이들을 위한 초학문적 중재 프로그램의 연구에서 시작되었다. SOS 접근법은 심리학자 Kay Toomey가 언어 병리학자, 작업치료사, 영양사, 그리고 의사와 연계한 15년 간의 임상 연구를 통해 개발되었다. 이 프로그램은 섭식, 감각통합, 운동, 구강운동, 행동/학습, 의학, 영양적인 요소에 대한 "전인적인 아동(whole child)" 접근법을 강조한다. 이 접근법은 정상발달 과정에서 나타나는 발달 기술과 연관된 섭식 수행능력을 획득하는데 기반을 두고 있다. 이 프로그램은 먹는 능력이 생리적 욕구를 기반으로 한 본능적인 것이라는 가정보다는 과거 경험을 기반으로 하여 특정 수준의 먹기와 음식 수용성을 갖는다는 것을 전제로 한다. SOS 접근법은 아이가 새로운 기술을 만드는데 도움을 주기 위해 체계적인 탈감각을 사용한다. 이는 음식의 존재를 견디고, 음식과 상호작용하며, 음식의 냄새를 맡고, 만지고, 음미하고 , 마지막으로 먹게 되는 이런 하위 과정을 포함하는 "단계적인 식사" 를 실행하는 것을 의미한다. 이런 접근법은 개별적으로 이루어지거나 그룹치료로 이루어진다. 그룹 치료에 대한 연구에서는 키와 몸무게의 성장과 41%에서 음식의 다양성이 증가하는 것을 보여줬다.

구조화된 행동 섭식 접근법

아이는 의학적인 합병증과 연관된 음식과 섭식을 둘러싼 부정적인 경험의 결과로 인해 많은 섭식행동이 발달한다. 그러나 일단 의학적인 문제가 조절되거나 해결되면 정상적인 섭식을 방해할 수 있는 보호 반응으로써 아이의 학습된 경험과 행동만이 남는다. 아이는 음식이 제공될 때마다 보호자와 아이 사이에서 지속되는 강한 회피적 반응을 보인다. 치료는 긍정적인 행동에 보상을 주고, 부정적인 행동은 감소시키는 행동적 원리를 포함하고 있다.

행동 섭식 프로그램은 몇몇 센터와 특정 의사들에 의해 발전되었다. 행동 섭식 프로그램은 여러 가지 원인으로 인한 연하장애가 있는 아이의 67%에서 성공적 결과를 만들어냈다. 구조화된 행동 섭식 프로그램의 목표는 행동 강화 전략을 통해 구강섭취의 수용을 증가하기 시키는 것이다. 회피 행동으로는 음식을 입 안에 가득 채우고 가만히 있는 것, 음식을 뱉는 것, 음식을 편식하거나 거부하는 것, 짜증을 내거나 울거나, 높은 의자를 거부하고, 입을 열지 않는 것, 얼굴을 찡그리고, 의도적

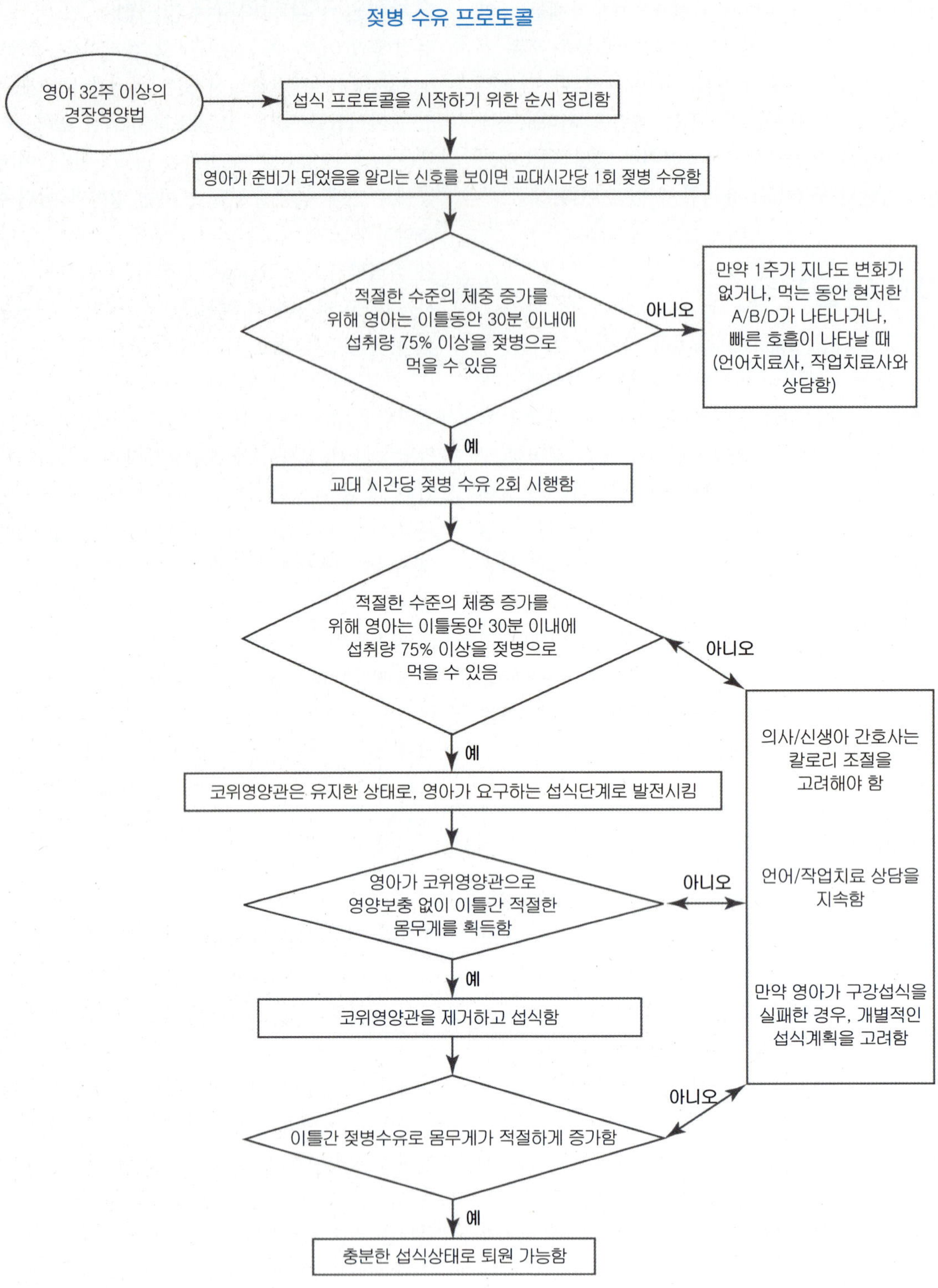

그림 13-6 젖병 수유 프로토콜(Kirk A, Adler SC, King JD; Cue based oral feeding clinical pathway results in earlier attainment of full oral feeding in premature infants, *J Perinatol* 27:572,2007)

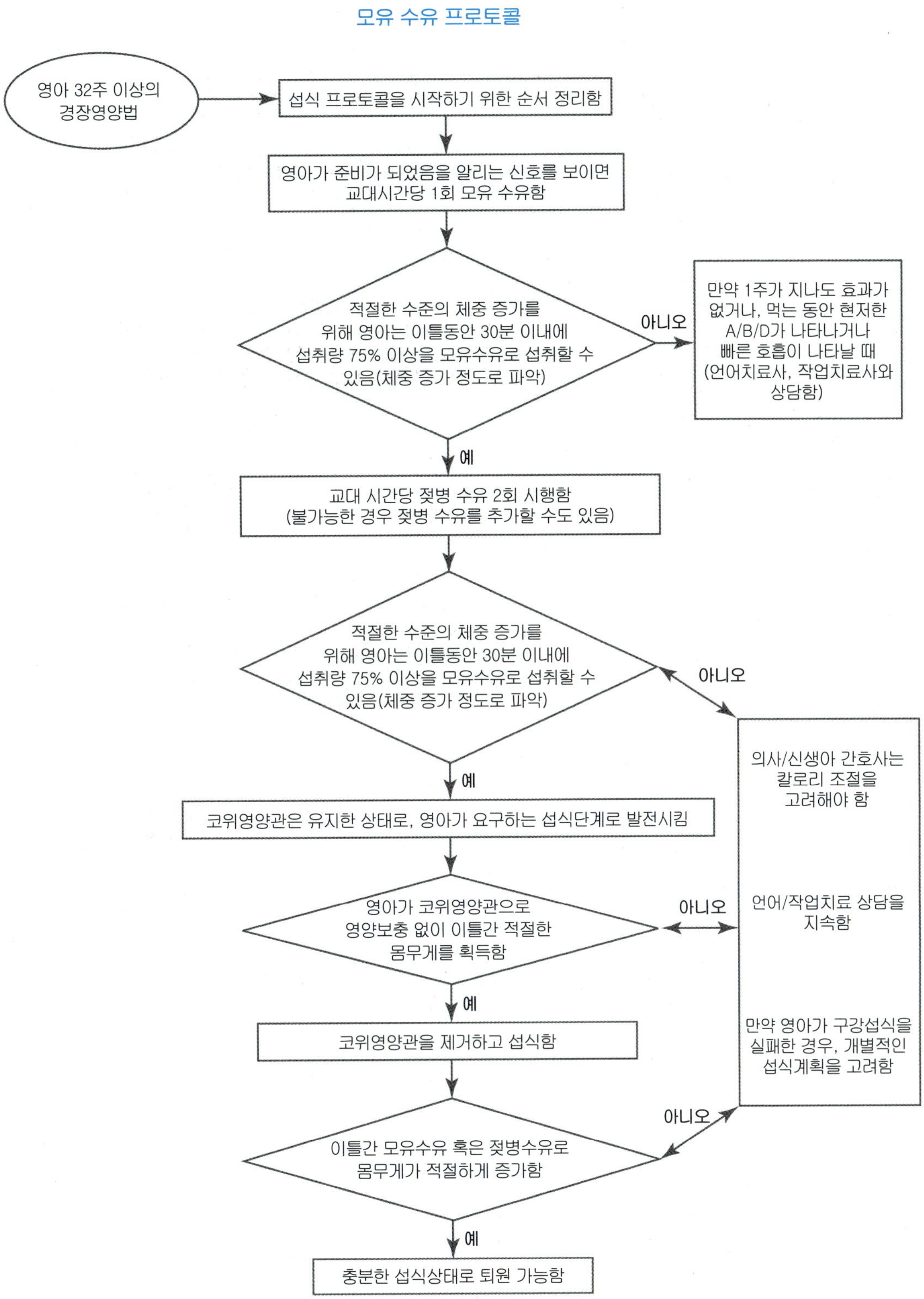

그림 13-7 모유 수유 프로토콜(Kirk A, Adler SC, King JD: Cue based oral feeding clinical pathway results in earlier attainment of full oral feeding in premature infants, *J Perinatol* 27:572, 2007)

인 구토나 구역질과 같은 행동이 포함된다. Krisi Brackett에 의해 만들어진 구조화된 행동 섭식 프로그램은 이런 영역들을 다루기 위해 개발되었다. 프로그램은 아이의 모든 의학적, 치료적 배경을 통합하고 행동적인 중재 계획을 필요로 한다. 이 프로그램은 적절하게 지지된 자세와 함께 시작한다. 숟가락의 위치를 점진적으로 적용하는 것은 숟가락 위에 무엇을 놓고(거의 아무것도 없는 숟가락을 사용한다), 몇 번이나 시도를 할지에 대한 처방적인 접근으로 사용된다. 프로그램을 진행하는 동안 보상을 지속적으로 사용한다. 보상은 장난감 가지고 놀기, 칭찬하기, 몇 초간 음악 감상하기, 좋아하는 책의 일부분을 읽기로 짧은 시간동안 바꿔가며 제공한다. 처음에 보상은 아이가 숟가락을 수용했을 때마다 주지만 점차적으로 수용 횟수가 늘어나면, 보상은 점차적으로 줄인다. 숟가락을 수용하는 것과 장난감을 가지고 노는 것을 함께 짝지어서 할 수 있다. 장난감을 치우고 아이에게 다시 숟가락을 제공한다. 이런 과정을 아이가 숟가락을 10번 수용할 때까지 반복한다. 구조화된 행동 섭식 프로그램은 하루에 2~4회까지 구조화된 단계를 연습하면서 점진적으로 이루어진다. 아이가 향상을 보이면, 소아 연하장애 전문가들은 음식의 다양성과 양을 증진시켜야 한다.

Beckman 구강 운동 접근법

손상된 구강 운동 기술을 가진 많은 아이들은 구강 움직임을 위한 지시를 따라할 수가 없다. 이런 아이들을 효율적으로 다루기 위해서 Debra Beckman은 활동하는 근육의 수축을 위해 움직임에 보조를 제공하거나 근력을 형성하기 위한 저항에 대항한 움직임을 제공하는 중재법을 발전시켰다. 이 중재법의 초점은 입술, 뺨, 턱, 혀에 대한 압력, 움직임, 범위, 힘, 움직임의 다양성과 조절과 같은 기능적인 반응을 증가시키는 것이다. 중재가 필요한지는 Beckman 구강 운동 접근법을 사용해 결정한다. 이 접근법은 입술, 뺨, 턱, 혀, 연구개에 대한 압력, 움직임, 범위, 힘, 움직임의 다양성과 조절을 위한 반응을 수량화 하기 위해 움직임에 도움을 제공하거나 신장 반사를 이용한다. 평가는 최소한의 능력과 인지 능력이 필요하지 않은 임상적으로 정의된 기능적 변수를 기본으로 한다. 움직임의 이런 요소들은 기능적이지만 특정 나이에 국한되지 않기 때문에 이 프로토콜은 다양한 연령대(신생아에서 노인까지)의 아이들과 다양한 진단을 가진 아이들에게 유용하다. 구강 운동 기술은 영아에게서 빨기와 삼킴과 같은 기본적인 생존 능력에 영향을 미친다. 이런 기술은 임신 3개월부터 시작된다. 이런 기술은 모유에서 분유로 이어서 퓨레 형태의 음식으로 그리고 일반적인 음식으로 진행하는 과정뿐만 아니라 젖을 빠는 것에서부터 빨대, 컵, 숟가락, 포크와 같은 다양한 도구들을 사용하는 과정에서 필요한 기술들을 강화해 준다. 이런 수행 영역은 운동 수행의 각 영역에서 세 번의 시도를 한 후에 점수를 매긴다. 비록 수행 수준에 대한 표준적인 기준은 없지만 이 검사는 구강 운동 기능의 향상을 포함한 특정 영역에서 개인적인 향상을 문서화할 수 있다. Beckman은 구강 운동 기술을 평가하고, 필요한 구강운동의 중재 계획을 세우고 다른 팀 구성원들과 함께 일하기에 적합하도록 주 치료사(일반적으로 언어병리학자 면허증을 소지한 사람)가 필요하다고 하였다.

치료 모델

섭식 치료의 모델을 선택할 때는 아이와 가족의 요구를 고려하여야 한다. 이상적인 임상적 추천 사항들은 가족들이 스스로의 치료 기술에 있어서 항상성을 성취하는 것을 돕고 추천한 치료 전략을 사용할 수 있도록 해주어 가족이 치료 시간에 참여할 수 있게 수정할 필요가 있다.

개별 치료

개별 섭식 치료는 치료 중에서 전통적인 방식이다. 섭식 치료 시간은 대개 1시간 정도이며 보호자 교육을 같이 한다. 치료는 3~4개월처럼 정해진 시간 안에서 가족과 아이를 위한 구조화된 치료 계획을 가지고 진행되는데 치료 계획은 아이의 기술이 발달함에 따라 수정한다. 치료 빈도는 아이와 가족의 요구에 따라 개별적으로 결정된다(예: 매주, 격주, 매달). 치료의 순응도를 높이기 위해 가족이 치료 계획의 중심이 되는 것이 매우 중요하다.

그룹 치료

그룹 치료는 일반적으로 비슷한 나이와 요구를 가진 아이 4~6명으로 구성된 그룹을 사용하였다. 대부분의 그룹 치료프로그램은 10~12주 동안 매주 치료를 한다. 그룹치료는 한명 이상의 소아 연하장애 전문가(보통 작업치료사와 언어병리학자)로 구성되며 심리학자가 자주 포함된다. 대부분의 경우에, 그룹 치료는 가족지지, 또래 관계 형성, 섭식과 관련된 다양한 영역 교육을 제공하기 위한 추가적인 프로그램이다.

낮 병원 치료

집중 낮 치료(intensive day treatment)와 집중 내원환자 프로그램은 의학적, 치료적 모니터링이 많이 필요한 아이를 위해 고안되었다. 이런 프로그램은 병원 환경에서 시행한다. 일반적으로 이런 프로그램들은 몇 주의 과정동안 튜브영양법에서 구강식이법으로 빠르게 전환하도록 고안된 프로그램이다. 이 프로그램에 참여하는 아이는 이미 평가를 받았으며, 전문적인 팀에서 평가를 수행하고 치료 계획에 동의한 후에 집중 치료 프로그램에 의뢰된다.

가족 친화적 목표

가족들은 음식, 먹는 것, 가족들의 압력에 있어서 문화적, 교육적, 개인적 경험에서 나오는 많은 다른 경험들과 가족들이 이미 아동에게 가졌었던 경험과 기대를 가지고 섭식 치료에 오게 된다. 섭식 장애를 가진 아이의 가족들은 매일 정서, 심리적인 스트레스를 경험한다. 부모는 아이가 잘 먹지 못하는 것이 자신들이 조절할 수 없는 신체적 문제때문이라는 것을 알고 있음에도 불구하고 자신들의 탓이라고 생각한다. 부모에게 있어서 "성공"의 느낌을 갖게 하는 것은 아이의 섭식 기술과 체중을 증가시키는 것과 직접적으로 연결된다. 모든 연령의 아이들의 부모는 아이가 식사를 잘 못하는 것에 대해 스스로를 책망한다. 이런 "실패"의 결과는 우울, 불안, 화, 좌절을 포함한다. 소아 연하장애 전문가는 이런 문제를 관찰하거나 들었을 때 심리학자에게 의뢰를 하는 것이 중요하다. 가족들이 임상적인 섭식 평가와 연속되는 치료에 올 때 이런 스트레스를 받는 경우가 드물지 않다. 평가와 치료의 중요한 한 부분은 아이와 가족이 진전을 보이는 부분을 확인하고 가족에게 적절한 수준의 정보를 제공함으로써 스트레스를 함께 관리하는 것이다. 높은 스트레스는 특히 섭식 환경에서의 가족과 아이의 상호작용에 부정적으로 작용한다. 건강관리 전문가는 부모들의 특정 스트레스 요인을 확인하고 가능한 효율적으로 스트레스를 다루기 위한 대처 전략을 발전시키는 것을 돕는다. 가족이 그들의 목표가 일치되고, 정확하게 아이의 먹기 문제를 지각하고, 특정 섭식 문제와 의학적인 문제가 해결되었을 때 가족의 스트레스는 감소한다. 섭식 장애의 효과적인 관리는 보호자와 여러 분야의 섭식 팀 사이에 파트너쉽이 있을 때 나타난다. 부가적인 이득으로는 특별한 욕구를 가진 아동을 먹이기 위해 적절한 훈련을 받은 보호자의 수행 능력이 증가되는 것이다. 적절한 섭식 훈련, 현실적인 목표의 설정, 가정 훈련을 위한 주기적인 교육, 주기적인 퇴보에 대한 예측을 보호자에게 제공하는 것은 섭식 치료에서 아동과 보호자가 최대의 성과를 성취하도록 돕는다. 가족들이 음식 일기를 사용해서 섭식 활동을 객관적인 문서로 만드는 것을 돕는 것은 소아 연하장애 전문가와 가족 간에 치료 진행에 대한 의사소통을 촉진시킨다(부록 13-A). 음식 일기를 작성하는 것은 아이가 소비한 음식의 종류와 양, 튜브영양과 구강 섭식의 시간, 수분의 적절도에 대한 정보를 제공한다. 소아 연하장애 전문가는 가족들이 3일 동안 연속적으로 자세히 기록하도록 교육해야 한다. 이런 정보는 소아 연하장애 전문가가 식이상담이 필요한지를 결정할 수 있게 해준다.

치료 목표는 가족의 요구와 아이와 가족을 위한 타당한 성취에 초점을 맞추어서 세워야 한다. 섭식을 위한 현실적인 목표를 정하기 위한 중요한 문제들로는 ① 가족이 현실적으로 섭식치료에 소비할 수 있는 시간의 양(매일, 매주에 기초), ② 가족의 관심이 필요한 형제, 자매의 수, ③ 아이가 집에서 받게 되는 추가적인 치료, ④ 치료 센터와의 거리(예: 90분 떨어진 곳에 사는 가족이 일주일에 1회 치료받기를 원할지라도, 한 달에 2회만 참여할 수 있음), ⑤ 보호자의 인지 수준, ⑥ 아이의 연하장애의 정도와 복합성, ⑦ 알레르기와 같이 관련된 의학적인 질환 등이 포함된다.

설정한 목표의 기간을 정하는 것은 도움이 된다. 정해진 기간(최종 기한)을 받은 가족은 최대한의 강도로 목표에 가까워지는 것에 초점을 둔다. 가족에게 1개월, 3개월 또는 6개월의 기간에 맞는 타당한 목표가 무엇인지 물어보는 것도 도움이 된다. 목표는 기능적이고 부모와 치료사에 의해 측정 가능하여야 한다. 다양한 시간의 프레임 안에서 일반적인 기본적 목표에는 ① 튜브 영양을 25%까지 감소시키기, ② 튜브 영양 제거하기, ③ 구강 음식의 다양성이 증가하여 20종류의 음식을 받아들이기, ④ 아이의 몸무게와 성장 증가시키기, ⑤ 기침, 숨막힘, 구토의 증상 없이 안전하고 편안하게 먹기 등이 있다.

단기목표

단기치료목표는 미리 설립된 장기 치료 목표에 기반을 둔다. 이러한 목표들은 가족들과 상의 하에 소아 연하장애 전문가에 의해서 세워진다. 단기목표는 3개월 내에 성취할 수 있어야만 하며 가정에서의 프로그램에 대한 가족의 노력과 성공을 지지하기 위해 가족과 함께 정기적으로 검토되어야만 한다. 또한 소아 연하장애 전문가는 섭식 과정과 관련될 수 있는 체간과 자세 안정성 유지와 같은 의료진에 의해 만들어진 다른 목표들을 추적 관찰해야 한다. 대부분의 단기목표들은 4개로 제한되어져있고 아이가 특정 기한 안에 이러한 목표들을 성취할 것이라는 가정 하에 세워진다. 섭식 치료의 목표는 주로 다음과 같은 영역이 포함된다: ① 구강운동, ② 음식에 대한 감각수용, ③ 어린이용 높은 의자에 앉아서 음식을 수용하는 능력 ④ 어린이용 높은 의자에 지정된 시간동안 앉아 있을 수 있는 아이의 능력, ⑤ 스스로 먹는 섭식 기술, ⑥ 컵으로 마시는 기술, ⑦ 새로운 음식을 맛보는 것, ⑧ 매 식사마다 받아 먹는 횟

수, ⑨ 정해진 음식범주 안에서의 음식의 개수를 늘리는 것, ⑩ 끼니사이에 먹는 음식의 양을 늘리는 것

문화적인 고려 사항들

평가나 섭식 치료 과정동안 문화적 측면도 고려하여야 한다. 각양각색의 문화가 미국에 공존하고 있으며 각 문화는 그들만의 독특한 생활방식과 관습을 가지고 있다. 각각의 문화는 특정 음식의 적정성, 기념행사에 있어서 음식의 역할, 특정 순서로 내어지는 음식, 좀 더 연령이 있는 아이들이나 어른들에게만 주어지는 음식이나 다른 음식과 함께 내어지지 않는 음식, 접시 위에서의 음식의 위치, 특정 음식이 내어지는 시각, 한 주의 특정한 날에 전형적으로 내어지는(혹은 내어지지 않는) 음식, 그리고 양념을 해야 하는 혹은 하지 않는 음식 등에 대한 그들 자신만의 신념과 전통을 가지고 있다. 예를 들어, 전형적으로 미국에서는 영아의 음식에 양념을 하지 않는다. 하지만, 많은 다른 문화에서는 충분히 양념되어 걸쭉하게 만든 형태의 "성인 음식"을 영아에게 제공한다. 문화에 한정된 음식 또한 평가하여야 한다. 소아 연하장애 전문가는 평가와 치료 시간에 가능하다면 언제든지 집에서 음식을 가지고 오도록 가족에게 요청해야 한다.

또한 치료적 섭식에 있어서 문화적인 고려는 주보호자의 역할을 포함한다. 많은 수의 민족 집단에서 어머니가 주로 아이들을 담당하지만 아버지가 대부분의 가족결정을 담당한다. 또한 이러한 고려는 아이가 어디에 앉아서 먹어야 하고, 식사를 할 때 어른들과 겸상을 할지 아닐지에 대해서 영향을 준다. 이러한 각각의 차이들은 치료에 있어서 다루어야 할 필요가 있다. 만약 소아 연하장애 전문가가 특정 문화에 대해서 경험이 없다면 음식의 선택과 섭식과정의 미묘한 차이에 있어서 가족의 협조를 얻어야 한다. 영어를 사용하지 않는 가족을 위한 통역사는 정보를 전달하는데 중요하다.

치료 계획 설정

치료적 섭식 계획의 개발은 섭식평가의 세부적인 사항들을 검토함으로서 시작된다. 만약 목표가 그때 설정된다면, 필요할 경우 검토되거나 수정되어야 한다. 섭식 관리 계획을 개발할 때에는 다음과 같은 영역을 다루어야 한다. ① 초기평가와 과거에 치료 시 시도했었던 것을 기반으로 한 치료사와 가족들의 목표, ② 음식에 대한 민감성과 자세를 잡아주기 위한 지침, 추천 식이요법, 그리고 음식이나 음료에 대한 제한을 포함시키기 위한 모든 의학적 예방책과 추천사항의 검토와 논의, ③ 식이과정에서 쓰일 수 있는 식기류와 같은 특수 도구들의 시

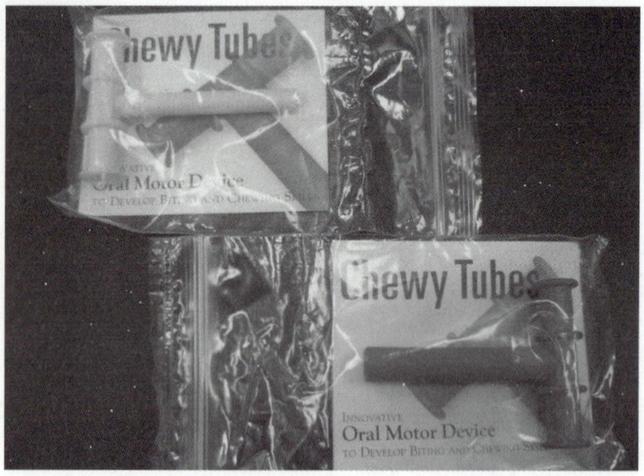

그림 13-8 아기가 튜브를 독립적으로 다룰 수 있다면 chewy tube는 섭식 준비 동안 사용할 수 있는 최소한의 침습적이고 생산적인 도구이다. 튜브는 2가지의 크기와 밀도로 이용가능하다.

범 설명이나 검토, ④ 기능적인 것을 기반으로 하여 측정할 수 있고 가족의 역량 내에 있는 식이 목표, ⑤ 치료적 활동들에 대한 상세한 검토와 이론적 해석

식사를 위한 아동의 준비

섭식중재는 항상 초기 평가 추천사항과 현재의 관찰을 기반으로 하여 발달적으로 적절한 활동을 목표로 한다. 예를 들면, 대근육 놀이 혹은 참여하기를 꺼려하는 아이들을 위한 음식 없이 하는 상호작용 놀이, 혹은 장난감 음식을 사용한 "식이 흉내 내기" 활동을 시행할 수 있다. 전반적인 감각체계 활동은 치료 시간을 위해 아이를 준비시키는데 유용하며 때때로 작업치료사와 함께 제공한다. 가능하다면, 감각 식이 활동에 음식을 포함시켜야만 하지만 그것이 먹는 활동일 필요는 없다. 향이 나는 점토판과 푸딩으로 그림그리기 같은 비경구적 고유수용감각과 촉각 활동이 포함될 수 있다. 음식 준비 활동은 치료의 이러한 측면에 도움을 줄 수도 있다. 치료가 시작되기 전에 누가 아이를 먹일 것인지 결정하는 것이 중요한데 이것은 부모, 치료사, 아이 혹은 모두에 의해 결정될 수 있다. 가능할 때마다, 보호자와 아이는 가능한 한 빨리 치료 과정에 포함되어져야만 한다. 만약 필요하다면, 치료사는 구강 운동 혹은 구강 감각 준비 활동들을 위한 계획을 세워야만 한다. 이러한 종류의 치료에는 Chewy tubes(Speech Pathology Associate, LLC, South Portland, Me.)(그림 13-8), 누크 마사지 칫솔(Super Duper Publications, Greenville, SC)(그림 13-9), 작은 마사지 기계, 그리고 구강에 안전한 튜브와 같은 물품들의 사용을 포함시킬 수 있다. 아이가 이러한 도구들을 수용할 수 있는지에 대한 세심한 평가는 긍정적인 치료적 경험을 만들어내는데 필요하다.

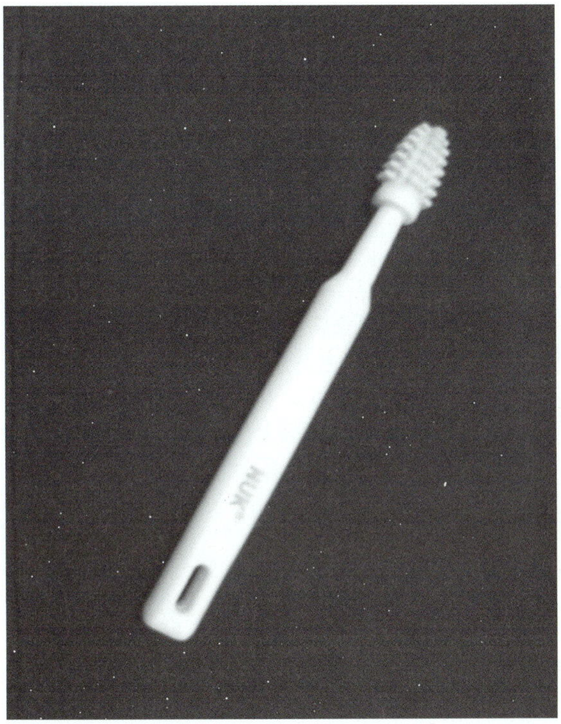

그림 13-9 누크 칫솔은 섭식 전이나 도중에 감각과 움직임을 자극하기 위해 사용된다.

Practice Note 13-1

새로운 음식으로 바꾸기

새로운 음식으로 바꾸는 것은 몇몇의 부모들에게 간단할 수 있으나 다른 이들에게는 복잡할 수 있다. 핵심은 "최소한으로 눈에 띄지 않는 차이"를 제공하는 것이다. 아이에게 익힌 당근을 먹게 하는 목표를 향한 아주 작은 단계의 예는 다음과 같다. 영아는 하루 또는 한주의 몇일 동안 각 단계에 있을 수 있으며 각 단계는 재촉되지 않아야 한다는 것에 주목하는 것이 중요하다. 다음과 같은 예에서 아이는 병에 든 유아용 2단계 당근을 받아들인 상태이다. 다음 단계는 아래의 순서와 같다.

1. 당근을 으깨어 물을 조금만 넣고 걸쭉하게 만든 병에 든/시중에 판매하는 유아용 음식
2. 믹서로 만든 양념을 하지 않은 걸쭉하게 된 찐(부드러운) 당근. 외관과 질감은 가공처리된 2단계 음식과 동일해야 함
3. 믹서로 만든 양념을 하지 않은 걸쭉하게 된 익힌 신선한 당근(약간의 질감이 있도록 갈은 것).이 단계가 성취되어졌다면 부모가 당근을 통채로 꺼내서 퓨레로 만드는 것을 관찰하는 것이 아이에게 도움이 될 수 있다.
4. 포크로 으깬 형태의 익힌 당근
5. 나이에 적합하게 한입 크기로 베어 물 수 있도록 잘게 썬 당근
6. 아이가 손이나 가능하다면 포크로 집을 수 있는 익혀서 식힌 크기가 작은 당근
7. 버터, 흑설탕, 시나몬, 혹은 가족들이 선호하는 양념의 도입. 양념이 사용되어 졌다면 음식 질감에 있어서 다음 단계로의 진행은 새로운 맛의 순응이 있을 때까지 지연되어야만 한다.

새로운 음식의 소개

대부분의 음식에서 아이의 선호도는 반복된 경험에 의해 형성된다. 음식 수용 양상을 형성하는 성향은 낯선 것에 대한 공포증("새로운" 음식의 회피나 거절)과 반복해서 제공할 때 새로운 음식을 선호하거나 받아들이는 것을 배울 수 있는 능력을 포함할 수 있다. 보통은 부정적인 사회적, 환경적인 맥락에서 주어진 음식보다 긍정적인 사회적, 환경적인 맥락에서 주어진 음식을 더 잘 받아들인다.

아이를 먹이는 사람은 이전에 받아들여진 음식에 대해서 그것의 맛, 질감, 양에 대한 지속적인 수정을 할 때에 항상 한 번에 한가지씩의 변화를 주면서 시작하는 것이 중요하다. 변화는 작아야만 하며 이전 음식과 관련되어야만 한다. 같은 음식을 걸쭉하게 만든 음식에서 포크로 으깬 형태로, 잘게 다진 형태로, 그리고 작은 조각으로 변화를 주는 것만큼 변화는 간단할 수 있다. 한 가지 유형의 음식에서 다음 음식의 유형으로 변화를 줄 때 음식의 속성에 대한 관계가 제시되어야만 한다. 음식의 색깔, 맛, 온도, 질감, 형태, 크기, 모양 등이 이러한 관련성에 포함될 수 있다. 다음 단계로 넘어갈 때에는 아이의 나이 보다는 발달적 순서에 따라서 결정해야 할 것이다.

새로운 음식이 순조롭게 받아들여지면 그 음식이 식사시간에 추가될 수 있으며 섭식치료 동안에도 제공할 수 있다. 예를 들면, 만약 아이가 병에 든 퓨레 이상의 단계로 나아갈 수 없다면 일관성 있게 변화에 대해서 적응하기 시작하도록 가정에서 준비한 퓨레가 다음 단계가 될 수 있다. 일단 받아들여졌다면 퓨레의 질감이 증가 될 수 있으며 포크로 으깬 음식 또한 시작될 수 있다.

입에 음식이 있는 것을 견디지 못하는 아이들을 위해서 섭식을 위한 치료는 감각 저항력과 수용을 발달시키는 것이 필요하다. 이러한 음식 경험은 유아용 의자에 앉는 것, 식기구를 수용하는 것, 그리고 다양한 음식의 냄새를 수용하는 것을 포함시킬 수 있다. 섭식 기술 습득 기간 동안 과제의 복잡성과 환경적 압박감은 최소화되어야만 한다. 아이에게 새로운 기술을 가르치기 위한 과정들에는 모방, 손을 잡아서 도움주기, 음식과 음식 상호작용에 대한 반응 형성하기, 피드백이 포함된다. 어린 아이들은 시각과 촉각을 통하여 가장 잘 배울 수 있다. 그렇기 때문에 그들에게 음식을 어떻게 선택하는지와 같은 적절한 행동들을 보여주는 것(모방)이 유용할 수 있다. 손을 잡아서 도움주기는 치료사의 손을 아이의 손위에 얹어서 아이가 식기구를 사용하여 하고자 했던 운동양상을 치료사가 이끌어 내주면서 제공되어 진다. 이러한 과제 동안 추가적인 연습과 강화를 제공하는 것은 속도와 정확성을 증가시킨다. 섭식 치료 프로그램을 진전시키기 전에 일관된 기준 행동을

개발하는 것이 중요하다. 목표로 삼은 기술에 있어서 소아 연하장애 전문가들은 한 번에 오직 한 가지 양상만 변화를 주어야만 한다. 예를 들면, 치료실에서 집으로 변화를 줄 때에 부모는 집에서 섭식 기술을 시도하기 전에 치료적 환경에서 아이를 먹이는 기회를 치료사의 관찰 하에 가져야만 한다. 치료실에서와 마찬가지로 가족들은 새로운 음식을 아이에게 소개할 때 천천히 시도하도록 교육받아야만 한다.

질감과 맛의 조화를 이루는 기술

아이들을 위한 음식을 소개할 때에는 아이들의 생물학적인 나이보다는 발달수준에 맞추어야 한다. 안전하게 섭취할 수 있는 음식에 대한 4장과 11장에서 논한 정보와 함께 음식 도입은 조직화되어야만 한다. 그래야만 음식들은 가장 효율적이며 즐길 수 있는 방법으로 이용될 수 있다. 예를 들면, 아직 완전하게 머리를 조절 하는 것을 습득하지 못한 아이들은 유아용 음식 1단계와 2단계 같은 부드러운 퓨레를 제공하는 것이 가장 효율적이며 안전할 것이다. 다음 발달 단계로의 이동은 일반적으로 이전 단계에서의 능숙함을 필요로 한다. 전환기에는 새로운 음식을 도입할 때 이전에 먹던 어떤 음식을 지속적으로 제공할 수 있다. 씹기 단단한 음식들(Box 13-3)과 같은 음식들은 구강탐색의 향상과 혀의 가쪽 움직임, 혀를 동그랗게 모으고 홈 모양으로 만들기, 혀끝 올리기와 같은 특정 구강운동 기술을 향상시키는데 사용되어질 수 있다. 씹기 단단한 음식들의 선택은 영양상의 목적뿐만 아니라 아이의 맛 선호도에 의해 좌우된다.

앞에서 언급하였듯이, 아이의 과거력을 조사하는 것이 필요하고 이는 음식선택에 있어서 도움을 준다. 소아 연하장애 전문가는 이러한 영역에 중요한 안내를 제공할 수 있다. 가족들은 종종 아이가 다음 단계의 음식에 대한 준비가 되기 전부터 다음 단계의 음식을 선택하여 진행하는데 압박감을 느낀다. Box 13-1에는 아이의 발달단계를 기초로 한 음식에 대한 준비의 순서를 보여주는 일반적인 지침이 제시되어 있다. 몇몇의 아이들은 다른 아이들에 비해 더 빠르게 혹은 더 늦게 다음 단계로 나아갈 수 있다는 점을 인지하는 것이 중요하다.

맛과 질감의 변화

사람은 음식을 다루는 과정과 관련이 될 수 있는 8가지의 감각을 가지고 있다. 섭식경험에 있어서 촉각, 미각, 후각 그리고 시각은 쉽게 이해가 된다. 또한 청각, 고유수용감각, 전정감각, 운동감각은 음식수용과 관리에 있어서 강한 입력을 제공한다. 아이들은 발달상의 나이와 상관없이 이러한 모든 감각들의 사용과 통합을 통하여 섭식기술을 발달시킨다. 음식의 "아자작"

Box 13-1 아이의 발달단계에 따른 음식의 준비성에 대한 추천되는 지침

음식 유형	준비가 된 나이의 정도
모유/젖병	출생 시
묽은 유아용 시리얼/수프정도의 농도로 유아용 유동식이나 모유를 섞은 유아용 시리얼	5~6개월
약간 더 걸쭉한 유아용 시리얼과 제일 묽은 아기용 퓨레/1단계 음식	6개월
더 걸쭉한 유아용 시리얼과 좀 더 걸쭉한 아기용 퓨레/2단계 음식	7~8개월
부드럽고, 으깨진 일반 음식과 부드러운 퓨레	8~9개월
씹기 단단한 음식들 (정상 발달을 하는 아동들을 위한)	9~10개월(Box 13-3 참조)
녹을 수 있는 고형식	9~10개월(Box 13-3 참조)
아주 부드러운 단일 질감의 고형식/입에서 잘 으깨지는 촉촉한 고형식	(10개월)
기계적으로 다진 단일 질감의 부드러운 고형식	(11개월)
여러 질감의 음식	(12개월)
부드러운 일반 음식	(12~14개월)
높은 단계의 기계적으로 다진 부드러운 고형식	(16~18개월)

소리를 듣고 음식이 무른지 쫄깃쫄깃한지 말할 수 있으며 젤라틴 같은 음식의 움직임을 보는 것에 다양한 반응들을 보일 수 있다. 아이들은 음식을 준비하고 차리는 것에 참여하기를 원한다. 10개월 이상 된 아이들은 맛과 질감에 있어서 선호도가 발달하기 시작한다. 낮은 근 긴장도를 가진 아이들과 같이 특정한 진단을 받은 아이들은 대부분 순한 맛을 지닌 음식보다 보다 강한 맛(보통 자극적이거나 짠 음식)을 선호한다. 전통적인 섭식 시 고려해야할 사항들과는 반대로 위장장애의 과거력을 가진 많은 아이들 또한 더 자극적인 음식을 선호하는 경향이 있다. 소아 연하장애 전문가는 바로 이러한 점에 대한 지침을 제공할 준비가 되어야만 한다. 예를 들면, 맛이 부드러운 퓨레에 맛을 첨가하기 위하여 양념이 추가될 수 있다. 누크 칫솔(그림 13-9)은 더 높은 수준의 질감이 있는 음식을 독립적으로 다룰 수 있는 구강 운동 기술이 발달될 때까지 질감에 대한 안전한 도입을 제공하기 위하여 사용할 수 있다. 음식과 아이의 감각적인 요구를 맞추는 것은 음식 유형을 정확하게 결정하는 것만큼 중요하다. 유아들을 위한 음식 선정을 위한 제안이 Box 13-2에 제시되어 있다.

녹을 수 있는 고형식

연하장애와 전반적인 섭식 안전과 관련된 치료적인 목적에서

Box 13-2 유아를 위한 음식 제안*

단백질

- 닭고기
- 칠면조고기
- 통조림 고기;
  gerber meat sticks
  spam
  deviled 햄 또는 닭고기
  참치
  통조림닭
- 치즈(가루 혹은 아메리칸)
- 요구르트(커스타드, 휘핑)
- 삶아서 튀긴 콩
- 으깬 렌즈콩(lentils)
- hummus(병아리콩 으깬 것과 오일)
- ricotta cheese(이탈리아 치즈)
- cottage cheese(연질치즈)
- 크림 치즈
- 부드러운 스크램블 에그
- 졸인 흰살 생선(흘림도다리, 가자미, 오렌지라피)
- 부드러운 땅콩버터
- 두부
- 야채 핫도그

탄수화물

- 건조 과일
- 바나나 머핀, 블루베리 머핀
- 바나나 빵
- 도너츠
- 팬케이크(버터와 시럽이 첨가된 부드러운 것)
- 통밀크래커
- 수제크래커
- puffy cheetos
- 밀 토스트 스트립
- 와플
- 프랜치 토스트(버터나 시럽이 첨가된 부드러운 것)
- 파스타(리가토니, 카바텔리, 지티, 나선형, 라비올리, 또뗄리니)
- 감자조각
- 건조 시리얼
- 폴렌타(옥수수가루 죽)
- 나비스코사 치즈 닙스(일반적 치즈보다 더 부드러움)
- 호박빵

과일

- 키위조각
- 귤
- 수박조각

Box 13-2 유아를 위한 음식 제안 (계속)

- 발라먹는 과일(병에든것)
- gerber graduate fruits
- 복숭아 통조림
- 배 통조림
- 바나나 자른것
- 과일스무디
- 멜론 자른것
- 자른 포도
- 망고 자른것
- 사과소스

야채

- 아보카도 조각
- 많이 익힌 당근
- 껍질 콩 통조림
- gerber graduate veggies
- 야채스프
- 비트
- 과일조각스쿼시
- 브로콜리
- 완두콩요리
- 토마토(요리, 캔)
- 고구마
- 호박요리
- 꽃양배추, 브로코플라워 요리

* 위의 유아용 음식목록은 13개월 이상된 유아를 위한 것들이다. 아동은 각각의 음식군에서 아동의 연령과 같은 숫자만큼의 큰술로 잰 음식을 필요로 한다. 예를 들어, 3세 아동의 경우 매 식사시간과 간식시간에 4~6온스의 전유와 함께 단백질 3큰술, 탄수화물 3큰술, 과일이나 야채 3큰술을 필요로 한다. 이 음식목록은 Kay Foomey 박사가 만든 것과 2004년에 Prat 등이 개정한 것에서 얻어진 정보들을 정리한 것이다.

녹을 수 있는 고형식(meltable solids)은 실제적인 씹기보다는 오직 최소한의 으깨는 패턴이 필요하고 입속에 넣었을 때 (충분한 침이 있다면) 녹게 되는 건조한 형태를 지닌 음식으로 정의할 수 있다. 이러한 종류의 음식들은 고형식에 의한 목걸림의 위험을 감소시키지만 아이에게 퓨레와 액체를 넘어서는 단계로 저작 움직임을 사용하는 기회를 제공한다. 고형식의 목록은 Box 13-3에 제시되어 있다.

씹기 단단한 음식들

씹기 단단한 음식들(hard munchables)은 오직 구강탐색만을 위한 음식으로서 정의되며 씹기 전 단계 기술과 혀의 가쪽 움직임을 발달시키고 구역반응의 민감성을 입의 뒤쪽으로 이동시키는 것을 보조하기 위해서 고안된 것이다. 이러한 음식들

Box 13-3 녹을 수 있는 고형식의 예

- 수제 또는 Ritz 크래커(짜거나 club 크래커가 아님)
- puffy cheetos 또는 부풀린 치즈(크런치 종류 아님)
- lorna doone 과자(shortbread)
- 분해할 수 있는 차 바퀴나 별 모양의 gerber graduates
- 부드러운 머핀 조각(땅콩, 씨앗, 과일, 껍질 안됨)
- trix 시리얼(건조)
- kix 시리얼(건조)
- Cotton 사탕

다음의 제품은 "건강 식품" 코너에서 찾을 수 있다.

- pirate's Booty
- veggie Booty
- veggie Stix

Box 13-4 씹기 단단한 음식의 예

- slim jim
- 소고기 육포
- 칠면조 육포
- 쇠고기 구이 막대
- 샐러리 막대
- 생 당근 막대(baby 당근 아님)
- 말린 파파야 줄기
- 얼린 베이글 스트립, 두껍게 자른것
- 막대 스트립으로 자른 히카마(감자)
- licorice and red vines
(감초로 만든 단단한 젤리/몇일 지나면 더 단단해 짐)
- 브로콜리 줄기(꽃부분 아님)
- 얼린 메론 스트립

은 아이가 음식을 베어물 수 없도록 충분히 두툼해야만 한다. 씹기 단단한 음식들의 목록은 Box 13-4에 제시되어 있다.

치료적 안내

치료사는 다음의 질문들을 통하여 치료 과정에 대해 도움을 받을 수 있다.

1. 이용 가능한 치료적 접근의 가장 최선의 조화는 무엇인가(연령과 섭식 장애의 원인과 관련하여)?
2. 기능적으로 좀 더 향상될 수 있으며, 아동의 수준에 맞는 영양상태에 도달하기 위하여 필요한 것은 무엇인가? 먹이는 사람, 아이, 음식의 자세, 음식의 종류, 음식의 농도, 식사 스케줄, 음식의 맛, 튜브영양 스케줄을 변화시킬 수 있다.
3. 영양과 식사에 영향을 주기위해 가장 먼저 변화해야 할 것은 무엇인가? 적용될 변화는 아이에게 받아들이기 쉬워야 하며, 보호자가 시도하기 쉬워야 한다. 대부분의 아이들은 이미 발달된 먹기 패턴에 매우 익숙하다. 숟가락의 변화는 아이에게 매우 중요한 변화가 될 수 있다. 먹는 자세의 변화는 보호자에게 어려움을 가져올 수 있다. 각 변화는 최대한의 잠재성과 필요성을 가지기 위해 향상과 순서에 초점을 맞추어 만들어져야 한다.
4. 어떻게 가족과의 식사에 참여하기 위해 일상으로 만들어 줄 것인가? 가족이 식사하기 전에 어떤 준비를 하는지 등의 일상 스케쥴에 아동을 참여시키는 것은 중요하다. 일상적 식사는 아동의 식사 기술 발달에 매우 중요한 요소이다. 아이는 식사 준비에 참여함으로써 긍정적인 감각 경험과 기대 행동들을 배울 수 있다. 2~3시간의 간격을 두고 규칙적인 식사와 간식 시간을 갖는 것은 적절한 영향 섭취를 위한 배고픔과 포만감에 대해 배울 수 있다. 소아 연하장애 전문가는 가족 안에서의 유익한 상호작용을 이끌기 위하여 가족들의 스케쥴을 고려하여 도움을 주는 것이 필요하다.
5. 가족 안에서의 분명한 효과를 가지기 위한 적절한 식사 모델은 어떻게 할 것인가? 목표는 아이가 가족과 함께 먹도록 하는 것이다. 식사는 사회적 상호작용의 시간이며, 적절한 식사 모델은 아이에게 식사에 대한 긍정적인 측면을 제공한다. 아이는 다른 가족 구성원들과 함께 하는 식사시간에 참여함으로써 적절한 사회적인 신호와 구체적인 식사 패턴을 배울 수 있다.
6. 식사 전·후 혹은 식사 중에 보호자와의 상호작용은 어떻게 수정할 수 있을까? 식사 중에 치료사와 보호자가 아이에게 하는 상호작용의 방식은 적절한 섭식 기술의 발달에 매우 중요하다. 위협하지 않고 가르쳐주는 단어나 행동들은 아이가 적절한 섭식 행동들을 배우는데 도움이 된다. 보호자와 치료사는 "넌 할 수 있어," "우리는 ...을 먹을 것이야." 그리고 "우리는 할 수 있어(행동을 묘사함으로써 완성된다)" 등과 같은 긍정적인 문장을 사용해야 한다. "크래커나 프레첼(매듭·막대 모양의 짭짤한 비스킷) 중에 무엇이 좋니?"와 같이 아이에게 분명하게 그리고 적절하게 선택할 수 있는 선택형 질문을 해야 한다. 주의를 주는 것도 또한 "예" 혹은 "아니오"로 대답할 수 있도록 물어보는 것이 필요하다. 하지만 기대하는 다른 반응과 다른 "아니오"라는 대답이 나올 질문은 하지 않는 것이 중요하다. "하다" 라는 표현은 기대하는 것이 무엇인지 알게 하므로 사용해도 된다. 예를 들면, 아이에게 "바닥에 음식을 던지면 안 된다" 라고 말하는 것은 아이가 음식을 바닥에 던질 수 있음을 배울 수 있다. 아이는

보호자나 치료사로부터 그들이 원하는 행동을 "하다" 라는 표현으로 바꾸어 얘기를 들을 수 있다. 예를 들면 "음식은 식탁에서만 먹여야 한다" 혹은 (지적하면서) "그곳에 놓아도 된다" 와 같이 말한다. 중립적인 혹은 긍정적인 언어는 아이에게 음식의 감각적인 요소(냄새, 색, 모양, 크기, 재질, 온도, 맛, 외형)에 대해 가르치는데 중요하며, 음식이 어떻게 움직이는지 혹은 부수어지는지 등에 대한 원리를 통하여 음식과 좀 더 친숙해 진다. 만약 아이가 음식에 대해 말을 하거나 상호작용하지 않는다면 치료사 혹은 부모는 다음과 같이 해야 한다. 예를 들어 만약 아이가 음식에 몸부림치고 있다면(감각 혹은 구강 운동 기술과 연관하여), 보호자나 혹은 치료사는 아이에게 아주 전문적이고 구체적으로 음식을 어떻게 다루어야 하는지 보여주거나 말해줄 수 있다.

7. 아이가 먹는 "일" 에 집중 할 수 있는 가장 최선의 자세와 안정성을 줄 수 있는 자세는 무엇인가? 완전히 똑바로 앉아 먹는 아이는 먹는데 에너지를 집중시킬 수가 없다. 작은 타월 혹은 담요를 말은 것과 같은 단순한 자세 보조 도구를 높은 의자에 놓거나 혹은 약간 기울어진 높은 의자에 앉히는 것은 발달하는 아이에게 있어서 먹는 것에 대한 효율성을 증가 시킨다.
8. 아이가 견딜 수 있는 자극은 무엇인가? 아이의 견딜 수 있는 감각의 정도와 환경적인 필요 자극에 대해 다루어야 한다. 식사 환경은 너무 많은 소음(TV, 라디오, 다른 사람들, 애완동물), 너무 많은 빛 혹은 아이가 음식을 먹는 동안 부모가 요리를 하는 것과 같은 너무 많은 활동이 될 수 있다. 이러한 감각적 방해 요소를 가장 최소화하는 것이 아이의 조직화 기술과 먹는 것에 집중하는 것을 도울 수 있다.

식사 도구의 선택

식사와 음료를 위한 식기류의 선택은 아이의 나이와 기능적인 요구, 구강 구조와 스스로 식사하기 기술에 따라 결정된다. 보호자는 유아 아동 전문 매장에 있는 너무 많은 종류의 식기류에 짓눌린다. 각 회사들은 생산품의 우월성을 주장한다. 비록 젖병, 젖꼭지, 컵, 숟가락 등의 선택에 있어서 명확한 기준이 있는 것은 아니지만 약간의 가이드라인이 존재한다. 가장 적합한 식기류는 아이의 기술과 요구 그리고 식기류의 장점 사이에서 결정된다. 가이드라인에 따르면 아래와 같은 점들을 고려하여야 한다.

입 벌리기(사이즈와 범위)

입이 매우 작거나 입 벌리기에 제한이 있는 아이에게는 젖꼭지의 아랫부분이 넓은 것이 항상 잘 맞는 것은 아니다. 숟가락

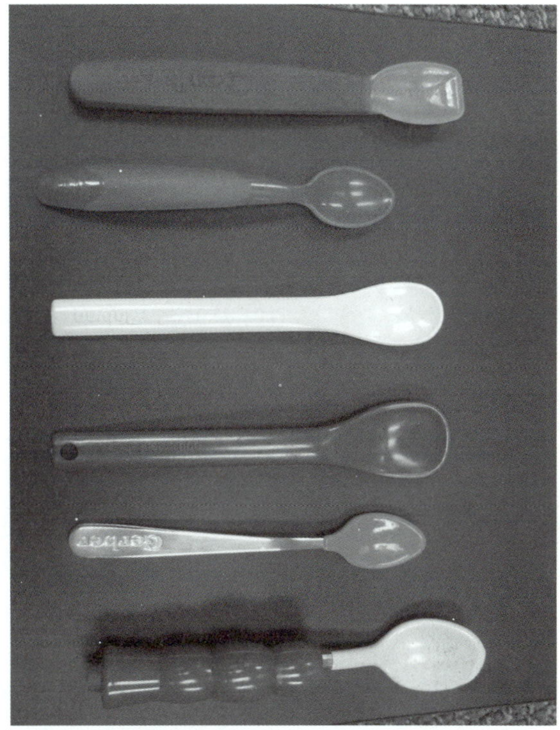

그림 13-10 아동의 연령과 필요에 맞춘 다양한 모양과 크기의 숟가락

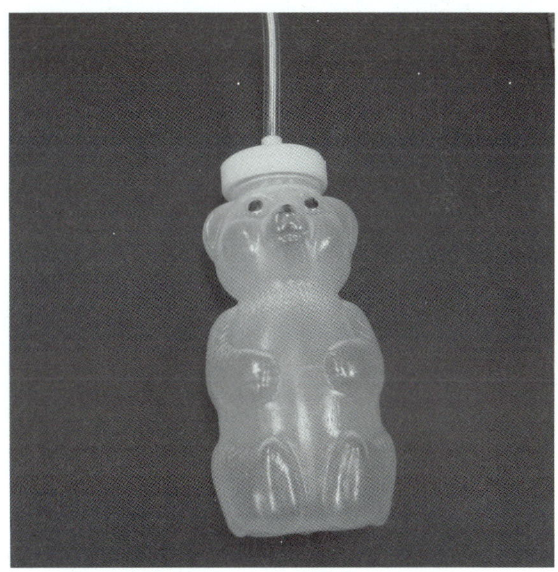

그림 13-11 honey bear feeder는 쉽게 조립되고 교체된다. 보호자 또는 아이는 곰을 눌러서 음료나 다른 종류의 음식이 빨대를 통해 밖으로 나오게 할 수 있다.

의 볼은 아랫입술 길이의 1/3~2/3 정도여야 하며 입의 양끝이 닿아서는 안 된다. 컵의 지름은 음료를 마시기 위해 조절하는 입술의 움직임에 맞추어 비슷하게 정해져야 한다. 숟가락 크기에 따른 다양한 상품들이 그림 13-10에 나와 있다.

빨기 힘

젖꼭지는 다양한 유입 속도를 가진다. 일부의 엎질러지지 않는 컵은 다른 것들보다 좀 더 강한 빨기가 요구된다. 입천장갈림증과 입천장인두장애를 가진 아이들은 특별히 고안된 젖꼭지인 pigeon nipple(childrens' s medical ventures, monroe ville, Pa.) 또는 haberman bottle system(medela, baar, switzerland)이 필요하다. 빨대 훈련의 시기에는 "honey bear"가 깨끗해졌는지 볼 수 있는 안이 보이는 투명 빨대가 있는 honey bear feeder(그림 13-11)나 짜는 것이 가능한 머스타드나 케첩 병을 사용 할 수 있다.

삼키기 기술

다양한 속도 조절이 가능한 젖꼭지와 특별한 컵은 일반적으로 여러 가지 상표가 있다. 삼킴 조절에 어려움이 있는 아이들은 느린 속도가 필요하다. 농도가 진한 음료를 마실 때는 빠른 속도를 필요로 한다. flexi-cut cup(AliMed, Dedham, Mass.)과 같이 특별한 모양의 컵들은 컵을 마실 때 고개가 뒤로 젖혀지지 않고 고개를 제자리에 유지하도록 해준다(그림13-12).

나이

대부분의 가족에서 12개월은 통상적으로 젖병에서 컵으로 바꾸는 나이이다. 먹기에 어려움이 있는 많은 아이들은 구강 섭취 기술과 영양을 유지하기 위해 젖병에서 컵으로의 전환을 주의 깊게 고려해야한다. 일부 아이들은 뚜껑이 있는 쏟아 지지 않는 컵이나 열려진 컵으로 바꾸지 못할 수도 있다. 이러한 아이들은 청소년기와 그 이후까지 젖병을 계속 사용하기 보다는 대안적인 마시기 방법을 사용해야 한다. 이러한 대체물들로는 입술이 있는 컵, 스포츠 물병, honey bear feeder 등이 있다. 섭식 장애를 가진 유아들을 위한 음식 선택을 위한 방법을 Box 13-2에 제시하였다.

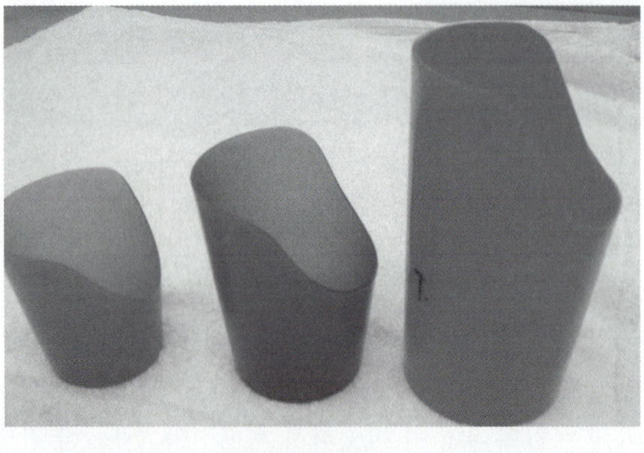

그림 13-12 flexi-cut 컵(AliMed)은 때로 "nosey" 또는 "cutout" 이라고 부른다. 이는 마시는 기술을 교정 혹은 증진시키기 위해 크기와 플라스틱 강도가 다른 세가지 종류가 이용가능하다.

보상

이상적인 섭식 치료는 아이가 성공적으로 과제를 완수 했을 때 긍정적인 분위기로 끝마쳐야 한다. 섭식 치료에 있어서 긍정적인 반응은 가끔 확인하기 어렵지만, 어떠한 긍정적 반응도 강화되어야 한다. 긍정적 반응으로는 유아용 높은 의자에서 짧은 시간만 앉기, 한 가지 맛의 음식만 삼키기, 혹은 아이가 음식 만지기 등이 포함된다. 음식과 직접적 상호 작용을 하는데 걸리는 시간의 양을 미리 정하는 것이 중요하다. 만약 음식을 가지고 입안에서 혹은 입 밖에서 소모하는 시간의 양이 미리 조정되었다면, 식사 동안 시도할 때 보호자와 치료사에게 생기는 스트레스의 수준이 제한될 수 있다.

튜브영양법

모든 가족의 목표는 아이가 입으로 먹는 능력의 향상과 유지를 돕는 것이다. 튜브영양법(tube feeding)을 위한 논의는 부모님이 아이에게 입으로 먹였던 시도가 실패한 것으로 보일 수 있다. 튜브영양법을 위한 평가에 대한 논의는 예민하게 그리고 객관적인 정보를 유념하여 만들어져야 한다. 튜브영양법을 권장 받는 아이는 구강을 통해 성장에 필요한 영양섭취를 적절히 하지 못하는 경우이다. 튜브영양법을 사용하는 것은 아이가 계속 먹지 못할 것을 의미하는 것은 아니다. 안전하게 삼킬 수 있는 능력을 보여주기만 한다면 많은 아이들이 입을 통해 약간의 영양섭취가 가능하다. 튜브영양법의 대상이 되는 아이들은 효율적인 먹기에 어려움을 주는 해부학적인 기형이 있을 수 있는 조산아들, 호흡성 흡입(pulmonary aspiration)의 가능성이 있는 신경학적 장애가 있는 아이들 혹은 의학적인 합병증으로 성장하는데 실패하는 아이들이 포함된다. 튜브영양법의 고려 시점에 대한 평가는 여러 의료 전문가에 의해 이루어진다. 예를 들면 영양사는 아이의 성장을 바탕으로 튜브영양법에 필요한 영양적 요구를 결정한다. 또한 영양사는 튜브영양법으로 사용될 음식의 종류를 결정한다. 음식의 종류에는 모유, 이유식, 혹은 아이의 현재 의학적 상태, 나이, 영양적 요구 등을 기초로 한 특별한 유아용 유동식 등이 있다. 튜브영양법은 펌프 혹은 주사기에 의해 제공될 수 있다. 튜브영양법의 속도는 아동의 나이, 유동식의 특정 양을 견딜 수 있는 위의 능력, 위가 비어 있는 정도에 따라 결정된다. 가족들은 튜브를 관리하는 법, 음식을 어떻게 주어야 하는지, 튜브에 내성이 있는 아이를 어떻게 도와주어야 하는지에 대해 교육받아야 한다.

코위영양관(nasogastric, NG tube)은 코와 인두, 하위 식도

CLINICAL CORNER 13-1

한 유아와 부모/보호자는 섭식 평가를 위해 왔다. 아이는 비록 젖은 혹은 딱딱한 음식에 불안감을 나타냈으나 보여준 음식에 약간의 관심이 있어 보였다. 아이는 또래의 아이들이 좋아하는 것 보다 좀 더 강한 맛의 음식을 좋아했다. 이러한 선호는 짠 음식에서 좀 더 심하게 나타났다. 이 아이는 녹을 수 있는 부드러운 고형식과 기계적으로 다진 질감이 있는 부드러운 고형식을 깨물고 씹을 수 있었다. 자주 입안에 음식을 너무 많이 넣어 구강 내 인식이 감소되어 있었다. 아이는 계속적으로 씹고, 음식덩이를 조금씩 삼키고, 입안의 음식을 모두 먹는 것을 조절할 수 있었다. 병의 음료를 마실 수 있으며 컵으로 마시는 것에 관심도가 높았다. 그는 독립적으로 앉고 도와주면 서는 것이 가능하며 양손을 사용하여 장난감을 가지고 논다. 아이는 어떤 말도 하지 않는다. 가족의 목표는 아이가 다양하고 많은 음식을 먹어서 경관영양을 줄이는 것이다.

논리적 사고

1. 액상식과 고형식 섭취를 위한 초기 치료 목표를 무엇으로 할 것인가?
2. 먹는 시간 동안 어떤 착석 방법을 사용할 것인가?
3. 치료로 제공될 음식의 순서는 무엇인가?
4. 위장 기능에 무리 없이 고형식과 액상식의 양을 어떻게 늘려갈 것인가?
5. 적절한 보상 전략은 무엇인가?
6. 치료 종결 기준은 무엇으로 할 것인가?

CLINICAL CORNER 13-2

몸통 조절이 전혀 안되고 고개 조절에 어려움을 보인 한 살 아동은 모든 자세를 유지하는데 최대의 도움을 필요로 한다. 아이는 시각적으로 상호작용하며 명확하게 목소리를 낼 수 있다. 스스로 빠는 움직임은 젖병이나 빨아먹는 컵 모두에서 관찰되지 않았다. 아이의 엄마는 아이의 입으로 액체를 짜 넣어야 한다. 턱 움직임 평가는 너무 적은 범위에서 너무 큰 범위까지 입을 벌리는 것으로 다양했다. 숟가락으로 먹기에서는 "뚝뚝 끊어지는" 움직임을 보였다. 이 아이는 또한 제한된 뺨 근육의 활동을 보였다. 혀의 모양은 "단단해져"(혀의 중심선을 따라 근육이 수축됨)있고, 음식덩이를 만들거나 조절하는데 제한을 줄 수 있게 좁게 생겼다. 아이의 혀의 윗부분에 숟가락을 이용해 중간 정도의 압력을 가하면 혀가 더 평평해지고 납작해지면서 분명하게 반응하였다. 모든 구강 반응의 시작은 매우 느렸지만 촉각과 압력 자극을 주면 증가하였다. 그는 유아 이유식, 퓨레, 요구르트 같은 음식을 좋아했다.

논리적 사고

1. 액상식과 고형식의 섭취를 위한 초기 치료 목표를 무엇으로 할 것인가?
2. 처음과 그 다음 치료 시간에 제공할 음식의 순서는 무엇인가?
3. 구강 기능 음식조절을 증가시키기 위해 어떤 홈프로그램 전략을 교육할 것인가?
4. 어떤 종류의 가족 식사 전략이 도움이 될 것인가?
5. 액상식과 고형식, 일반적 영양의 종류와 양을 증가시키기 위해 이 가족에게 어떻게 안내 할 것인지 결정할 것인가?
6. 치료 종결 기준은 무엇으로 할 것인가?

괄약근을 지나 위로 들어간다. NG 튜브는 대부분 보충적인 음식이 필요할 때 일시적으로 적용되거나 혹은 장기적으로 필요

CLINICAL CORNER 13-3

로버트는 정상 발달을 하는 4살 아이이다. 그는 식욕 감소와 스스로 유발하는 구토로 인해 임상 섭식 평가에 의뢰되었다. 그의 부모님은 이러한 증상이 평가 6개월 전부터라고 보고했다. 그는 현저하게 체중이 줄었고 위식도 역류 진단을 받았다. 그는 이 질환의 치료를 위해 lansoprazole (Prevacid)와 metoclopramide(Reglan)을 처방받았다. 과거력상 불안이 있었으며 편식하여 먹기를 좋아했다. 그는 2개의 작은 옥수수 핫도그(친숙한 음식), 2개의 치킨 너겟(친숙한 음식), 과일 주스(새로운 음식), 큰 반항을 했던 피자 롤(새로운 음식), 마카로니와 치즈 1/3 컵(새로운 음식)을 먹었다. 그는 처음에 마카로니와 치즈에 매우 불안하게 반응하였으나 준비하는 것을 도와달라고 요청했을 때에는 준비한 양을 모두 먹었다. 그는 또한 오렌지 주스 1개를 다 마셨다. 그는 촉촉하거나 달라붙는 음식을 먹어보려 하지 않았다. 그는 평가하는 동안 한번 구역질 했지만 구토를 하지는 않았다. 치료 초기 추천사항으로는 매주마다 오직 한개의 새로운 음식에 도전하기, 식사시간과 간식시간 정하기(조금씩 자주 먹는 것은 아님), 목표부분에 대한 가족의 인식 증가시키기, "먹고 싶니?"와 같은 예/아니오 질문 피하기 등이 포함된다. 부모의 목표는 그가 구토하지 않고 먹는 것이며 먹는 환경에 대해 불안감을 줄이는 것이다.

논리적 사고

1. 음식의 양과 다양성 측면에서 아이를 위한 합리적인 치료목표가 무엇인가?
2. 처음과 그 다음 치료시간에 제공할 음식의 순서는 무엇인가?
3. 구강 기능 음식조절을 증가시키기 위해 어떤 홈프로그램 전략을 교육할 것인가?
4. 어떤 종류의 가족 식사 전략이 도움이 될 것인가?
5. 매주의 치료 전략에 대해 아이에게 어떻게 설명할 것인가?
6. 적절한 보상 전략은 무엇인가?
7. 치료 종결 기준은 무엇으로 할 것인가?

하지만 위창냄 튜브(gasptrostomy tube, GT)를 하지 못할 때 적용한다. NG 튜브를 한 아이들은 급성기의 섭식 장애가 있는 경우이다. NG 튜브로 먹을 때는 일반적으로 짧은 시간 동안 중력에 의해 내려 보내거나 혹은 좀 더 시간을 두고 단계적으로 음식을 펌프해 넣는다. 위에서 유동식의 양을 견디기 힘들어하는 일부 아이들의 경우에는 영양 펌프를 이용해 지속적으로 유동식을 넣을 수 있다. NG 튜브를 한 많은 아이들이 일시적으로 삼킴에 불편함을 나타내며 코 안에 튜브가 위치함으로 인해 호흡의 문제를 가진다. 아이들은 또한 튜브를 보호하기 위하여 얼굴에 붙인 테이프 때문에 얼굴-촉각 예민함을 보일 수 있다. 일부 아이들은 튜브를 제거하려 해서 부모나 전문가는 튜브의 교체를 요구하게 된다. 잦은 튜브 교체는 코와 인두에 불편함을 증가시킬 수 있다.

비공장 튜브(nasojejunal tube, NJ tube)는 코, 인두, 하부식도 괄약근, 위를 지나 공장으로 들어간다. NJ 튜브를 통해 식사 공급을 하는 것은 심한 역류, 심장 질환, 위장 장애 등의 증상을 보이는 아이들에게 보충적 식사가 필요할 경우에 사용된

다. NJ 튜브를 통한 식사는 항상 영양 펌프에 의해서 지속적으로 공급되어야 한다. GT를 통한 식사는 직접적으로 위에 공급된다. GT 삽입과 섭식을 선택하는 합리적인 이유는 NG 튜브 합병증을 피하고자하는 경우이지만, 좀 더 많은 경우는 구강 식사 기능을 완벽하게 성취하는데 오랜 기간이 요구되는 아이들에게 사용된다.

요점

1. 구강 식사가 영아에게 어렵기 때문에, 식사 과정의 질적인 측면은 양적인 측면보다 훨씬 더 중요하다. 영아로부터의 스트레스 신호가 보인다면 비록 식사를 끝마치는 데까지 적은 양만 남았다 하더라도 식사를 중단해야 한다.
2. 영아가 섭식을 하는 모든 과정 동안에 포괄적이고 발달상 지지를 주는 도움을 제공하는 것은 성공적인 먹기를 위해서 가장 중요한 부분이다.
3. 캥거루 케어는 조산아를 조절하기 위한 치료에서 중요한 부분이다. 이는 부모와 영아에게 있어서 매우 중요한 역할을 한다.
4. 신호 기반 섭식(cue-based feeding)의 임상적 절차는 영아가 가장 효율적인 결과를 얻을 수 있는 섭식 스케줄을 따르도록 하기 위한 근거 중심 접근법을 치료 팀에게 제공한다.
5. 대부분의 가족은 아이가 성공적으로 먹을 수 있을 것이라는 높은 가능성을 두고 투자한다. 안전한 구강 섭식을 위한 긍정적인 향상을 만드는 목표와 작은 단계로 구성된 전략으로 접근한다.
6. 가족은 치료의 모든 측면에 참여되어야 하며 이는 아이의 향상에 있어서 가장 중요한 점이다. 각 치료 시간은 소아 연하장애 전문가가 치료 전략을 먼저 보여주고 이어서 치료사는 보호자가 이 단계를 직접 하는 것을 봐주어야 한다. 이 접근은 보호자에게 매우 중요한 자신감을 제공하며 좀 더 효과가 이어질 수 있다.
7. 섭식 치료는 "모든 경우에 맞는" 전략을 만들어 놓고 사용할 수 없다. 다각적인 접근과 프로그램이 이용 가능하여야 하고 아이의 필요에 따라서 적용되어야 한다. 전략은 혼자 혹은 다른 것들과 함께 적용 할 수 있다.
8. 작업 치료사와 언어 치료사 간의 치료 서비스의 통합은 감각, 운동, 인지, 구강 구조 및 삼킴과 관련된 다른 발달적 측면을 고루 다루는 가장 교화적으로 균형잡힌 중재 전략을 제공할 수 있다.
9. 튜브영양법의 적용은 가족에게 안전한 방법 혹은 실패감을 느끼게 할 수 있다. 치료사는 아동의 영양상태가 향상된다는 긍정적인 전망을 가지고 튜브영양법에 대해 매우 조심스럽게 의논하여야 한다.

참고문헌

1. Ross E, Browne J: Developmental progression of feeding skills: an approach to supporting feeding in preterm infants, *Semin Neonatol* 7:469, 2002.

2. Als H, Lawhon G, Duffy FH et al: Individualized developmental care for the very low birth weight preterm infant: medical and neuro-functional effects, *JAMA* 272:853, 1994.

3. Ludington-Hoe SM, Anderson GC, Swinth JY: Randomized controlled trial of kangaroo care: cardio-respiratory and thermal effects on healthy preterm infants, *Neonatal Netw* 23:39, 2004.

4. Ludington-Hoe SM, Swinth JY: Developmental aspects of kangaroo care, *J Obstet Gynecol Neonatal Nurs* 25:691,1996.

5. Eichel P: Kangaroo care: expanding our practice to critically ill neonates, *Newborn Infant Nurs Rev* 1:224, 2001.

6. DiMenna L: Considerations for implementation of a neonatal kangaroo care protocol, *Neonatal Netw* 25:405, 2006.

7. Byers JF, Yovaish W, Lowman LB et al: Co-bedding versus single-bedding premature multiple-gestation infants in incubators, *J Obstet Gynecol Neonatal Nurs* 32:340, 2003.

8. Polizzi J, Byers JF, Kiehl E: Co-bedding versus traditional bedding of multiple gestation infants in the NICU, *J Healthc Qual* 25:5, 2003.

9. Touch SM, Epstein ML, Pohl CA et al: The impacts of cobedding on sleep patterns in preterm twins, *Clin Pediatr* 41:425, 2002.

10. Hill A: The effects of nonnutritive sucking and oral support on the feeding efficiency of preterm infants, *Newborn Infant Nurs Rev* 5:133, 2005.

11. Boyd K: The effectiveness of the sequential oral sensory approach group feeding program. In Toomey K, editor: *When children won't eat: advanced topics in the use of the SOS approach to feeding*, Denver, 2007, Toomey and Associates.

12. Toomey K: *When children won't eat: advanced topics in the use of the SOS approach to feeding*, Denver, 2006, Toomey and Associates.

13. Clawson B, Purcell D: The role of psychology on a pediatric feeding team. In Brackett K, editor: *Pediatric feeding and swallowing disorders: a medical, motor, and behavioral approach*, Fort Mill, SC, 2004, Motivations.

14. Shadler G, Suss-Burghart H, Toschke AM et al: Feeding disorders in ex-prematures: causes-response to therapy-long term outcomes, *Eur J Pediatr* 166:803, 2007.

15. Beckman D: Oral motor assessment and intervention. Available at www.beckmanoralmotor.com. Accessed February 9, 2009.

16. Toomey K: *When children won't eat: the SOS approach to feeding*. Presented at symposium at Primary Children's Medical Center, Salt Lake City, UT, 2002.

17. Garo A, Thurman SK, Kerwin ME et al: Parent and caregiver stress during pediatric hospitalization for chronic feeding problems, *J Pediatr Nurs* 20:268, 2005.

18. Ayoob KT, Barresi I: Feeding disorders in children: taking an interdisciplinary approach, *Pediatr Ann* 36:478, 2007.

19. Davis-McFarland E: Family and cultural issues in a school swallowing and feeding program, *Lang Speech Hear Serv Sch* 39:119, 2008.

20. Birch LL: Psychological influences on the childhood diet, *J Nutr* 128:407S, 1998.

21. Murray N, Pratt C, McDonald K: *General guidelines for normal feeding development: birth to two years of age*, unpublished document, Salt Lake City, UT, 2004, Primary Children's Medical Center.

22. Pressman H, Berkowitz M: Treating children with feeding disorders, *ASHA Leader* 8:10, 2003.

23. Wolf LS, Glass RP: *Feeding and swallowing disorders in infancy*, Tucson, AZ, 1992, Therapy Skill Builders.

24. American Dietetic Association: *The National Dysphagia Diet: standardization for optimal care*, Chicago, 2002, American Dietetic Association.

25. Girolami PA, Boscoe JH, Roscoe N: Decreasing expulsions by a child with a feeding disorder: using a brush to present and re-present food, *J Appl Behav Anal* 40:749, 2007.

부록 13-A

__________________의 식사 일기

식사	시간	제공된 음식	먹은 양
		방법: __________________	구강:
			관급:

식사	시간	제공된 음식	먹은 양
		방법: __________________	구강:
			관급:

식사	시간	제공된 음식	먹은 양
		방법: __________________	구강:
			관급:

식사	시간	제공된 음식	먹은 양
		방법: __________________	구강:
			관급:

식사	시간	제공된 음식	먹은 양
		방법: __________________	구강:
			관급:

부록 13-B

섭식 장애를 가진 아이들의 치료를 위한 유용한 자료의 출처와 사용한 정보

The Reflux Book
Beth Pulsifer-Anderson
Intensive Care Parenting, LLC
5257 Buckeystown Pike #308
Frederic, MD 21704
www.refluxbook

The Pediatric Feeding and Dysphagia Newsletter
Krisi Brackett, MS, CCC-SLP
Hiro Publishing
3106 S. Lincoln Street
Salt Lake City, UT 84106
feedingnews@earthlink.net

The Food Allergy & Anaphylaxis Network
11781 Lee Jackson Hwy, Suite 160
FairFax, VA 22033-3309
www.foodallergy.org

Dr. Kay Toomey and Toomey & Associates, Inc.
1780 S. Bellaire Street, Suite 515
Denver, CO 80222
(303) 344-1460

Cleft Palate Foundation
1504 East Franklin Street, Suite 102
Chapel Hill, NC 27514
http://www.cleftline.org

The Sensory Processing Disorder Network
(Formerly The Kid Foundation)
5655 S. Yosemite Street, Suite 305.
Greenwood Village, CO 80111
www.SPDNetwork.org
Sensory Integration International-The Ayres Clinic
200 Second Avenue South, Suite 447
St. Petersbug, FL 33701-4313
1-888271-2-SII
www.sensoryint.com

A Parent's Guide to Understanding Sensory Integration (1991)
Published by Sensory Integration International, Inc. (see contact information above)

Chewy Tubes
Speech Pathology Associates, LLC
P.O. Box 2289
South Portland, ME 04116
www.chewytubes.com

14 성인 치료

개요

목표

1 보상기법과 재활기법 사이의 기본적인 차이에 대해 설명한다. 이 차이점이 특정 치료 기법에 어떻게 적용되는지 숙지한다.

2 삼킴 기전에서 있어서 다양한 치료 기법들의 효과에 대해 설명한다.

3 다양한 행동 치료 전략들에서 기대할 수 있는 기능적인 효과들을 확인한다.

4 환자에게 문제를 일으킬 수 있는 특정 치료 기법들의 위험성에 대해 설명한다.

5 특정 환자에게 적용하는 새로운 치료 또는 기존의 치료들의 적절성을 평가하는데 도움이 되는 방법들을 설명한다.

기법의 선택과 고려점

12장에서 언급했듯이 임상가는 어떤 치료 기법을 적용할 때, 근거를 지지하거나 논박할 수 있어야 한다. 그러나 임상가는 항상 근거들을 염두에 두는 것은 아니고, 어떤 임상적인 기법을 고려할 때 자신만의 개념적 틀을 통해 도움을 받게 되는 경우가 많다. 이러한 추론 과정을 따르기 위해서는 다음과 같은 일반적인 질문을 생각해볼 수 있다. ①"이 기법의 목적은 무엇인가?", ②"이 기법의 세부적 방법은 무엇인가?", ③"삼킴 기전에 어떤 효과를 미치는가?"

임상가들은 각각의 목적에 따라 다양한 치료 기법들을 적용할 것이다. 예를 들어, 관리(management)라는 용어는 현재 상태를 유지하고 연하장애 환자의 사망률을 감소시키기 위한 기법에 적절한 설명어이다. 관리를 위한 기법에서 임상가는 적극적으로 삼킴 기전을 변화시키려고 시도하지 않는 대신, 연하장애와 관련된 합병증의 발생을 예방하면서 적절한 영양 상태와 수분공급을 유지한다. 이 관리 방법에 사용되는 기법은 보상기법이다. 보상기법은 삼킴 기능의 향상을 촉진시키기 위한 단기간의 조절을 의미할 뿐, 삼킴의 생리에서 지속적인 효과를 주지는 않는다. 만약 보상기법을 사용하지 않는다면 환자는 성공적인 삼킴 수행을 못할 수도 있다. 반대로, 치료(treatment)라는 용어는 삼킴 기전의 향상이 치료 기간을 지나서도 지속되는 기법에 적절한 설명어이다. 재활(rehabilitation)이라는 용어는 삼킴 평가에서 확인된 특정 손상들에 초점을 맞춘 기법들의 체계적인 적용을 통해, 손상된 삼킴 기전을 향상시키기 위한 치료적 목적을 가지고 있을 때에 적용할 수 있는 설명어이다. 재활기법은 기법의 적용이 끝난 후에도 삼킴을 수행하는데 있어서 나타난 변화들이 지속된다. 이러한 구분을 통해 임상가는 적용하는 기법이 환자에게 또는 삼킴 기전에 있어서 단기간 또는 장기간의 효과를 발휘하는지, 음식덩이의 특징을 다양하게 하는지, 삼킴의 생리를 변화시키는지, 혹은 다른 영향을 미치는지 등을 고려해야한다. 임상가는 임상적 중재의 목적에 따라(관리 대 치료) 다른 기법을 사용하게 될 것이다.

적절한 임상적 적용을 위해서는 기법의 세부적인 방법들에 대해 아는 것이 중요하다. 아무리 간단한 기법이라도 임상가 또는 환자에 따라 혼동을 유발할 수 있다. 예를 들어 최근 연구에 의하면 턱 내리기 자세(chin-down posture)의 세부적인 방법에 있어서 임상가들 사이의 일치율이 매우 낮았다. 이 밖의 다른 치료적 자세들도 삼킴 기전에 있어서 다른 생리학적, 기능적 영향을 미치기 때문에 환자에 따른 변형은 임상적으로 중요하다. 따라서 기존에 발표된 논문, 설명 또는 다른 정보의 근원들이 어떤 기법을 수행하거나 설명하는데 있어서 주의 깊게 명확한 설명을 제공하는지에 대한 기본적인 의문을 가져야 한다. 이러한 정보는 어떤 기법에 대해 명확한 서술과, 임상적으로 그 기법을 어떻게 적용하는지에 대한 특별한 설명을 포함할 것이다. 그리고 얼마나 자주 그리고 어떤 상황에서 그 기법을 적용해야 하는지에 대한 내용을 포함해야 한다. 또한 근거로 사용하고자 하는 자료에서 치료 기법을 적용한 환자군이 그 기법을 적용하기 위한 자신의 환자군과 비슷한지를 확인하는 것도 중요하다. 예를 들어 뇌졸중 환자군에게 적용되어서 치료 효과를 보였던 기법을 머리/목 암 환자군에게 적용할 수는 없다.

치료 기법을 적용하기 위해서 고려해야할 또 다른 사항으로는 삼킴 기전에 어떠한 효과를 주려고 했는지 이해하는 것이다. 특정 기법의 결과는 그 기법을 적용한 치료의 결과와 연관이 있다. 결국, 환자에게 치료를 적용할 때 환자의 기능적 변화는 투입한 치료적 중재와 깊은 연관을 맺어야 하는 것이다. 임상가들은 환자의 증상에 맞는 행동 계획(action plan)을 세우고, 이를 통한 치료적 기법들은 치료의 목표(objectives)와 관련 있는 삼킴 기전에 생리적인 효과를 보이도록 기대되어진다. 만약 성공적으로 기법이 적용된다면 치료의 목표(goal) 또는 기능적 결과가 실현될 것이다. 따라서 임상가는 특정 기법이 삼킴 기전에서 어떠한 생리적 효과가 있는지와, 그 효과가 치료에 의해서 얻어지는 기능적 효과와 얼마나 연관되어 있는지를 이해하는 것이 중요하다.

Box 14-1은 삼킴 치료 문헌들에 설명되어 있는 일반적인 삼킴 치료 기법들에 대한 목록이다. 각각의 기법들은 연하장애가 있는 환자들에게서 어느 정도의 치료 효과에 대한 근거를 가지고 있다. 각각의 기법에 대해 다음의 정보들이 알려져 있다; ① 기법의 목표, ② 기법의 세부사항들, ③ 삼킴 기전에의 효과.

Box 14-1 치료 기법 목록

- 자세 조절(postural adjustments)
  - 신체 자세(body posture)
  - 머리 자세(head posture)
- 액체와 고체 점도 조절(modifying liquids and solids)
- 구강 운동(oral motor exercises)
- 성문위 삼킴(supraglottic swallow)
- 최대 성문위 삼킴(super-supraglottic swallow)
- 멘델슨 메뉴버(Mendelsohn maneuver)
- 노력 삼킴법(effortful swallow)
- 중복 삼킴(multiple swallows)
- 혀-유지 메뉴버(tongue-hold maneuver)
- 고개 올림 운동(head-lift exercise)
- 온도-촉각 자극(thermal-tactile application)
- 운동 원리의 적용(applying exercise principles)
- 부가적인 치료법(adjunctive modalities)

연하장애 증상의 관리: 조절, 보상, 수정

일반적인 자세 조절

자세 조절은 몸 전체를 또는 머리만을 조절하는 것을 의미한다. 일반적으로 머리 또는 몸의 자세를 변화시키는 것은 다양한 환자군에서 흡인(aspiration)을 감소시키는데 효과적이라고 알려져 있다. 자세를 변화시키는 것은 음식덩이의 방향과 속도를 변경시켜, 환자가 삼킴을 조절하는데 좀 더 많은 시간을 제공할 가능성이 있다는 연구 결과들이 보고되었다. 일반적으로 몸의 자세를 변화시키는 것은 보상적인 방법으로 여겨지고 있으며 연하장애 관리의 범주에 속한다. 몇몇 임상적인 환경에서 신체적 이유로 인해 비정상적인 자세를 가진 환자들에게 신체 자세를 조절하는 방법은, 안전한 삼킴을 촉진시키기 위해 장기간의 치료 목표로 적용될 수 있다. 그러나 이러한 상황에서라도 신체 자세의 조절은 비정상적인 삼킴의 역학을 변화시키기 보다는 보상적인 목적으로 적용된다. 게다가 Logemann은 단 하나의 자세가 모든 환자에서 삼킴 기능을 향상시키는 것은 아니라고 하였다. 따라서 개개인의 환자에게서 나타나는 특별한 연하장애에 따라, 치료사는 더 안전한 삼킴 기능을 촉진하기 위해 하나 또는 그 이상의 보상적인 자세들을 이용해야 한다. 자세 변화에 더해, 어떤 환자들의 경우에는 안전한 삼킴 기능을 촉진하기 위해 부가적인 보상방법이 필요할 것이다.

일반적으로 신체 자세를 변화시키는 것에는 똑바로 눕거나 옆으로 눕는 방법도 포함된다. 두 자세 모두 삼키거나 삼킴 후 남아 있는 잔류물에 대한 중력의 영향을 감소시키는 효과가 있는 것으로 알려져 있다. 옆으로 눕는 기법은 인두의 기능이 오른쪽과 왼쪽에서 차이를 보일 때 적용한다. 이러한 경우에 통념상 강한 쪽이 아래쪽으로 향하도록 눕는다. 이러한 자세는 중력을 이용해 음식덩이(또는 잔류물)가 더 강한 인두 쪽으로 향하도록 한다. 신체 자세의 변화가 삼킴에 미치는 직접적인 영향, 특히 기도 보호에 미치는 직접적인 영향은 도구적 삼킴

> **Practice Note 14-1**
>
> 삼킴에 있어서 신체 자세 변화의 영향은 도구적 삼킴 검사 동안에 평가할 수 있다. 일반적으로 이러한 보상방법은 흡인을 감소시키거나 없애기 위해 사용하기 때문에, 자세 조절의 영향을 평가하는 데에 비디오투시검사가 적합하다. 옆으로 눕는 자세나 똑바로 눕는 자세의 적용을 고려할 때, 환자는 먼저 투시검사대에 적절하게 위치해야 한다. 투시검사대는 가장 큰 효과를 나타내는 자세를 알아볼 수 있도록 다양한 각도로 기울여지는 것이 유용하다. 한 가지 문제는 검사상에서 기울이는 자세가 적절한 자세로 나올 경우 환자의 일상적인 환경에서 어떻게 같은 자세를 만들어 줄 것인가 하는 것이다. 이 부분이 임상적 창의력이 가장 많이 필요한 부분이다.
>
> 투시검사가 불가능할 경우에 임상가는 내시경 검사(endoscopy)나 흡인이 발생하는 임상적 징후들에 변화를 주면서 신체 자세 변화의 영향을 평가할 수 있다. 내시경 검사는 삼킴 전과 후의 기도를 관찰할 수 있기 때문에 임상적인 징후의 관찰보다 장점이 많다. 만약 임상적 징후만을 이용해야 할 경우에는 삼킴 전과 후에 기도의 소리를 모니터하기 위해 경부 청진(cervical auscultation)을 추천한다. 이러한 임상적 접근들은 몇 가지 한계를 가지고 있지만, 몇몇 상황에서는 안전한 삼킴을 위한 자세 변화의 영향을 알아보는 유일한 방안이 될 수도 있다.

검사 동안에 평가해볼 수 있다. 삼키는 동안에 똑바로 누워 있는 자세는 생리학적으로 음식덩이에 대한 하인두 압력(hypopharyngeal pressure)을 증가시켜, 인두-식도조임근(pharyngoesophageal sphincter, PES)이 최대로 열리게 하고, 삼키는 동안에 조임근의 열림 시간을 감소시킨다. 이러한 생리적 변화는 환자들의 삼킴 능력을 강화시키는데 도움을 준다.

자세 조절은 신체적 또는 인지적 기능 제한으로 인해 삼킴의 위험성이 있는 환자들에게는 이상적인 중재 방법이 아니다. 또한 신체 자세를 변화하는데 있어서 똑바로 눕는 자세는 식도의 운동 기능에 영향을 줄 수 있다. 기능적으로 고려해야 할 또 다른 점으로는 똑바로 눕는 자세가 역류에 미치는 영향이다. 심한 역류 증상이 있는 환자들(튜브를 통해 식사를 함에도 불구하고)은 식사를 하는 동안과 식사 후에 똑바로 앉아 있는 자세를 유지하는 것이 좋다. 똑바로 앉는 자세는 흡인을 일으킬 수 있는 역류를 감소시키거나 예방하는데 도움을 줄 수 있다. 이러한 간단한 자세 조절은 식도에서 올라온 산성 성분을 제거하는데 매우 효과적이다. 따라서 임상가는 도구적 삼킴 검사 동안에 신체 자세 변화들이 식도의 기능에 미치는 영향에 대해서도 평가를 해야만 한다. 특히 이 점은 식도 장애의 증상이나 징후가 있는 환자들에게 적용된다.

머리 자세 조절

머리 자세를 변화시키는 것에는 젖히기(extension, 신전), 굽히기(flexion, 굴곡), 회전(rotation) 등이 있다. 각각의 자세 조절 방법은 보상적으로 일정 시간만 적용하도록 권고된다. 각각의 조절 방법들은 모두 같은 중재 방법의 범주에 속하지만 삼킴 기전에 미치는 영향은 각기 다르므로 특별한 임상적 적응증의 범위 안에서 각각의 방법들을 적용해야 한다.

머리 신전

머리 신전(head extension) 자세는 턱을 들어 올려서 만들 수 있다. 이 자세는 입인두(oropharynx, 구인두)(그림 14-1)를 넓혀주는 효과가 있고, 입이나 입술에 장애가 있을 때 음식덩이를 입에서 인두로 옮기는데 도움을 줄 수 있다. 따라서 혀절제술(glossectomy)을 받았거나 또 다른 구강 절제술(oral resection)이나 재건술(reconstruction) 또는 심각한 입술 마비가 있는 환자들의 경우에는 머리 신전 기법(head extension technique)을 적용해서 도움을 받을 수 있다. 기본 개념은 턱을 들어 올려서 입 안의 음식덩이가 인두쪽으로 이동하는데 중력의 도움을 받는 것이다. 환자는 적절한 인두의 기능이 있어야 하고 기도 보호를 하기에 적절한 후두 폐쇄 능력이 있어야 한다. 머리 신전 자세의 임상적 효과(흡인 감소)는 소수의 구강암 환자들을 치료할 때 적용되며, 비디오투시검사(fluoroscopic swallow examination)를 통하여 입증되었다. 하지만, 머리가 중립 자세에 있을 때에는 삼키는 동안 정상적인 후두 폐쇄를 보이던 환자들의 약 1/3에서 머리를 신전하고 삼킬 때에는 불완전한 인두 폐쇄가 관찰되 기도하였다.

머리 신전은 또한 인두-식도 분절(PES)과 인두와 PES의 협응에 영향을 준다. 특히 머리를 신전하는 자세는 압력 측정기로 측정하였을 때 관내압력(intraluminal pressure)을 증가시키고 PES의 이완 시간을 감소시키며 인두와 PES 삼킴 압력 사이의 시간적 협응에 변화를 준다. 이러한 변화들은 기존의 삼킴 문제들을 복잡하게 만들 수 있다. 따라서 머리 신전 자세는 음식덩이를 입에서 인두로 이동시키는데 어려움을 갖는 환자들에게 적합하지만, 기도 보호나 PES 장애가 있는 환자들에게는 삼킴 문제를 유발할 수 있다. 다른 대부분의 보상적인 메뉴버들과 마찬가지로 삼킴 기능에 있어서 머리 신전의 영향은 도구적 삼킴 검사를 통해 평가해야만 한다.

머리 굴곡-턱 당기기(head flexion-chin turk)

머리 굴곡 자세는 삼키는 동안 기도 보호에 장애가 있는 환자들에게서 기도 보호를 촉진하기 위한 기법으로 이용되어 왔다. 머리를 굽히는 자세(턱 당기기)는 후두안뜰 폐쇄(laryngeal vestibule closure, 후두전정 폐쇄)를 증가시키고, 입인두를 좁혀주며(그림14-2), 목뿔뼈(hyoid bone, 설골)와 후두와의 거리를 줄여주는 해부학적인 효과가 있다.

연하장애가 있는 환자들에게 있어서 머리 굴곡(턱 당기기)

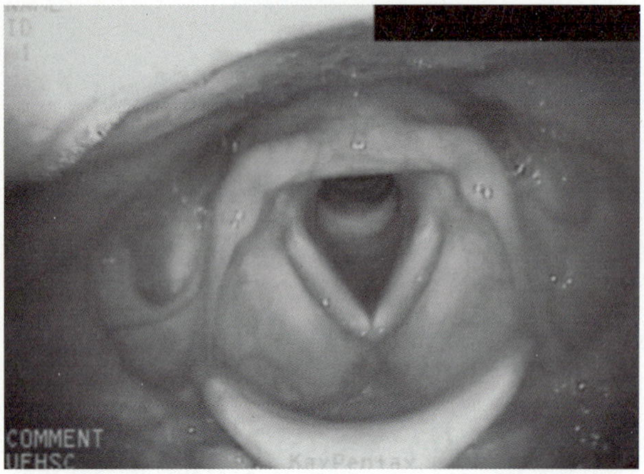

그림 14-1 머리 젖힘(턱을 올림)의 결과로 구인두가 넓어짐

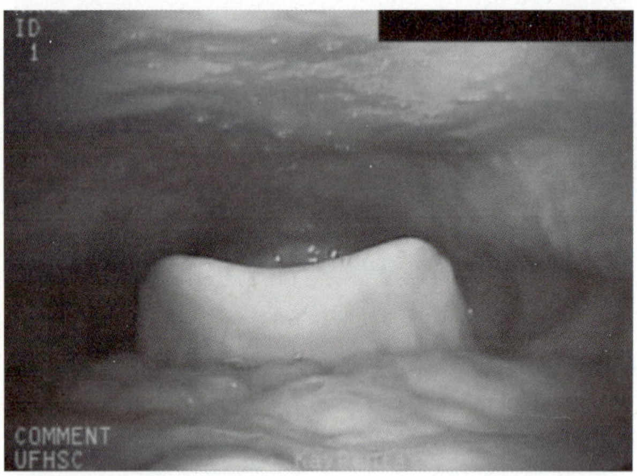

그림 14-2 머리 굽힘(턱 당기기) 결과의 구인두가 좁아짐

의 생리적 효과에 대한 연구는 미미한 편이다. 인두기 연하장애가 있는 환자들은 조절 삼킴(control swallow)과 턱 당기기 메뉴버(chin-tuck maneuver)를 적용한 삼킴 사이에서 압력상의 차이는 없었다. 게다가 소수의 건강한 지원자들을 대상으로 한 연구에서는 턱 당기기 자세를 이용하여 삼켰을 경우에 인두의 수축이 더 약해지는 것이 관찰되었다. 또한 몸을 기울이고(60°) 턱을 당기는(60°) 자세를 함께 하게 되면 삼킴 무호흡(swallowing apnea)의 시간이 상당히 증가한다. 호흡 형태의 이러한 변화는 몇몇 환자에서는 호흡계의 스트레스를 증가시킬 것이다. 적어도 임상가는 턱 당기기 또는 다른 삼킴 메뉴버로 인한 인두의 잔류물이나 호흡계의 변화를 잘 모니터해야 한다.

턱 당기기 메뉴버의 임상적 효과는 기도 보호의 증가와 관련하여 주로 설명되어 왔다. Shanaha 등은 신경학적 손상으로 인해 연하장애가 발생한 15명의 환자들에서 턱 당기기를 하였을 때에 흡인이 발생하지 않았다고 보고하였다. 또한 이러한 자세 조절 메뉴버는 삼킴의 시작이 지연되어 있고, 삼키고 난 후에 조롱박 오목(piriform recess)에 잔류물이 남는 환자들에게는 효과가 없는 것으로 나타났다. 이질적인 다수의 환자들을 대상으로 한 Rasley 등의 연구에 의하면 턱 당기기 자세를 했을 때 84명 중 21명의 환자가 흡인을 보이지 않았다고 한다. Legemann, Rademaker와 Pauloski는 머리/목 암으로 인해 연하장애가 있는 6명의 환자 중 5명이 비디오투시검사에서 액체 바륨을 삼켰을 때 흡인이 나타나지 않았다고 하였다. Lewin 등은 21명의 식도절제술(esopgagectomy) 환자 중 17명이 비디오투시검사 동안에 턱 당기기 자세를 취하여 액체를 삼킬 때 흡인이 발생하지 않았다고 하였다. 마지막으로 Logemann 등은 파킨슨병(Parkinson' s disease)으로 인해 연하장애가 발생한 환자들에게서 흡인의 감소를 알아보기 위해 턱 내리기/턱 당기기(chin-down/chin-tuck) 자세와 점도를 높인 액체(thickened liquids)를 비교하는 다수를 대상으로 한 임의선택 연구를 시행하였다. 연구 결과에 의하면 턱 내리기 자세가 점도를 높인 액체보다 비디오투시검사 동안에 흡인을 감소시키는데 덜 효과적이었다고 한다.

위의 연구들은 모두 비디오투시검사를 통해 턱 당기기의 영향을 평가하였다. 따라서 각각의 연구들은 단기간의 보상으로써의 턱 당기기 자세의 효과를 기술하고 있다. Zuydam 등은 보상적 메뉴버들(턱당기기, 성문위 삼킴)이 흡인 증상이 있는 환자들의 50%에게서 효과적인 치료 기법이라고 보고하였다. 턱 당기기와 점도를 높인 액체의 효과를 연구한 논문에서 Robbibs 등은 초기 평가 후에 3개월간 환자들을 모니터하였다. 환자들은 3개의 하위 그룹(묽은 액체, 넥타 점도의 액체, 꿀 점도의 액체에서 턱 당기기)으로 무작위로 나누어졌으며 연구의 주요 결과는 새로운 폐렴의 발생률로 평가하였다.

턱 당기기 자세는 연하장애가 있는 몇몇의 환자들에게서 흡인을 줄이거나 없애는데 도움을 준다. 그러나 모든 환자들에게서 효과를 나타내지는 않으며, 어떤 환자군에서는 점도를 높인 액체보다 효과가 적은 것으로 나타났다. 이 자세를 취하였을 때 해부학적인 조절이 나타났지만 생리적 변화는 최소인 것으로 보고되었다. 게다가 몸을 기울이는 자세와 턱 당기기 자세를 함께 할 경우에는 삼킴과 호흡의 협응 반응의 변화 가능성을 높일 수 있다는 연구 결과도 있었다. 따라서 이 기법은 최대의 효과를 내기 위해 다른 자세나 음식덩이의 변화와 같은 다른 기법들과 혼합하여 적용할 수 있다. 이 기법은 수행하기가 비교적 간단하기 때문에 도구적 삼킴 검사를 하는 동안에 환자에게 기법의 영향을 확인해봐야만 한다.

이 장에서 우리는 턱 당기기를 특정한 보상적인 자세를 의미하는 용어로 사용하였다. 우리는 또한 기존에 발표되었던 머리 굽힘(head flexion)과 턱 내리기(chin-down) 용어도 사용하였다. 이러한 용어의 다양성은 다른 자세를 적용하게 되면 다른 생리적 또는 기능적 결과를 가져올 수 있다는 것을 상기할 때 명확한 적용의 필요성을 강조한다. 임상가들은 어떤 기법에 대한 연구를 평가할 때에는 용어를 자세히 알아야 하고, 기법의 적용에 대해 정확히 알아야 한다. 또한 어떤 기법의 효과를 평가하고 환자에게 교육할 때에는 명확성과 항상성이 매우 중요하다.

머리 회전-머리 돌리기

머리 회전-머리 돌리기(head rotation-head turn) 메뉴버는 삼킴 기능을 향상시키기 위한 효과적인 단기간의 보상 방법으로써 사용되는 또 다른 자세 조절 방법이다. 머리 돌리기 방법은 주로 한쪽의 인두 장애가 있는 경우에 적용되어 왔다. 편측 장애가 있을 경우에 환자들은 약한 쪽으로 머리를 돌리게 된다. 이러한 자세 변화 메뉴버는 해부학적으로 머리가 돌아간 쪽의 삼킴 통로를 좁히거나 닫아 주는 결과를 가져온다. 머리를 각 방향으로 돌렸을 때 그 방향에 대응해서 나타나는 입인두 모양의 변화를 나타낸 그림 14-3을 통해 그 효과를 알아볼 수 있다. 그러나 이러한 폐쇄 효과는 하인두(hypopharynx) 전체로 영향을 미치지는 못하며 몇몇 환자들에서는 인두의 아래쪽을 열려진 채로, 상부 하인두(superior hypopharynx)의 목뿔뼈 근처까지만 그 영향을 미친다.

머리 회전의 생리적 효과로는 인두-식도 분절(PES) 압력의 감소와 그로인한 PES 열림의 증가이다. 또 다른 생리적 효과로는 머리를 돌린 방향의 인두쪽 압력의 증가와 반대쪽 PES 휴식기 압력의 감소와 PES 폐쇄의 지연(예: PES의 이완 시간 증가)이다. 이러한 생리학적 효과들을 보았을 때 머리 회전 기법은 PES 열림이 감소되어 있는 환자들에게 적용을 고려해보아야 한다. 머리를 회전하면서 나타나게 되는 해부학적, 생리학적 변화들은 잔류물의 양을 줄여 더 많은 양을 삼키도록 하고 기도 손상의 위험을 감소시키기를 기대한다.

머리 회전 자세의 이상적 효과는 다양한 환자군에서 연구되어 왔다. Logemann 등은 가쪽 숨뇌 뇌졸중(lateral medullary stroke) 후에 연하장애가 발생한 5명(100%)의 환자에서 삼킴 기능이 향상된다(더 많은 양을 삼킴/더 적은 잔류물)고 보고하였다. Rasley 등은 다양한 원인으로 연하장애가 발생한 77명의 환자군에서 20명(26%)이 검사한 모든 부피의 액체를 삼켰을 때 흡인이 사라졌다고 보고하였다. Logemann, Rademaker와 Pauloski는 머리/목 암으로 수술을 한 환자군에서, 적어도 한 종류의 부피의 액체를 삼켰을 때 75%(9/12)가 흡인이 줄어드는 효과를 보였다고 하였다.

다른 많은 자세 메뉴버들과 마찬가지로 머리 회전은 보상적인 기법으로써 삼킴을 위한 장기간의 조절 방법으로 적용되어서는 안 된다. 또한 이 범주에 속하는 다른 기법들 같이 효율성은 순응도(compliance), 인지적 요소, 신체적 요소, 다양

Practice Note 14-2

비디오투시검사나 내시경 삼킴 검사를 하는 동안에 머리 회전(또는 다른 머리 자세)의 효과를 평가하기 위해서는, 자세의 잠재적인 효과를 확인하는 것뿐만 아니라 회전(또는 굽힘)의 정도를 확인하는 것도 도움이 된다. 내시경 삼킴 검사는 보상 자세의 잠재적 효과를 제한하거나 부정적인 영향을 주는 요소를 임상가가 확인할 수 있도록 해주기 때문에 비디오투시검사보다 약간의 장점을 가진다. 예를 들어, 수년전에 우리는 목정맥구멍 종양(jugular foramen tumor, 경정맥공 종양)으로 인해 절제술을 받아서 왼쪽 편측 인두와 후두에 심한 마비가 있었던 환자를 평가하였는데, 이 환자는 연구개(velum)에서 후두까지 향하는 10번 뇌신경 장애와 12번 뇌신경 마비로 인해 혀의 왼쪽 부분에 움직임 손상과 위축이 있었다. 내시경으로 관찰을 하면서 왼쪽으로 머리를 돌리는 자세를 시도하였는데, 뒤쪽 구강의 왼쪽에 음식물이 쌓이내시경후두덮개(epiglottis, 후두개)로 넘치고 기도로 들어가는 것이 관찰되어서 이 기법의 적용은 실패하였다. 추가적인 검사에서 왼쪽 혀의 위축이 해부학적인 장애를 만들며, 모든 종류의 액체를 왼쪽으로 흘러들어가도록 하였다. 결국 삼킴을 시도하였을 때, 이 액체들은 이미 삼킴 기전의 왼쪽에 있었으며 약한 왼쪽의 인두로 인해 후두덮개를 지나 기도로 들어가 버렸다. 다행히도 다른 보상 방법들은 이 환자에게 효과가 있었다.

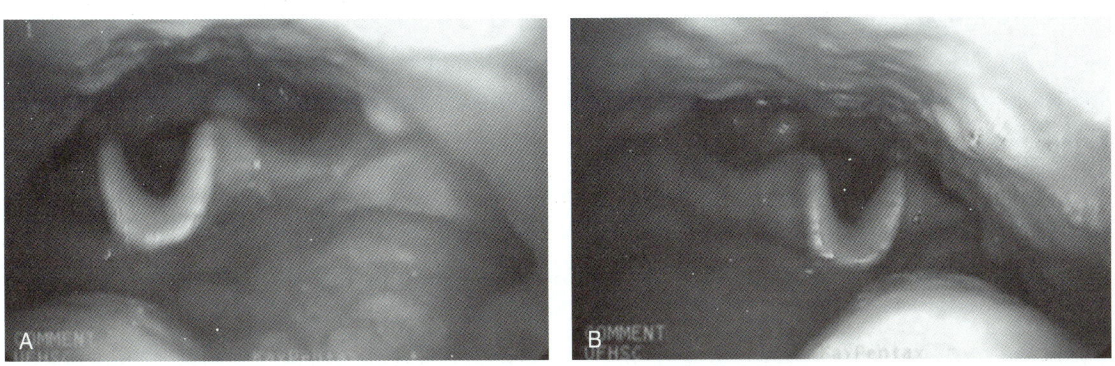

그림 14-3 머리 돌리기에 따른 구인두 모양이 변화. A: 오른쪽, B: 왼쪽

한 삼킴 장애의 유무에 따라 감소될 수 있다. 더욱이 이러한 자세 조절은 삼킴 기능을 향상시키기 위해 다른 보상 방법이나 메뉴버들과 혼합하여 사용될 수 있다. 결국 머리 회전 메뉴버의 기능적 효과는 투시 삼킴 검사나 내시경 삼킴 검사를 하는 동안 쉽게 확인할 수 있다.

액체의 점성 높이기와 식사 변형

액체의 점성 높이기: 장점과 단점

액체의 점성을 변화(점성의 강도, thickness)시키는 것은 연하장애가 있는 환자를 평가하고 치료할 때 모두 적용할 수 있다. 점성을 높인 액체를 사용하는 것의 두 가지 주된 초점은 ① 점성이 높은 액체를 삼킬 때 흡인이 줄어든다는 점과, ② 삼킴 기전에서 생리적 효과를 가지고 있다는 점이다. 연하장애 환자를 치료한 경험이 있는 임상가들을 대상으로 한 2005년의 설문연구에서, 치료사들은 점성을 높인 액체를 치료에 사용하는 가장 흔한 이유로 삼킴의 시작이 지연되고 묽은 액체에서 구강 조절에 어려움을 보이기 때문으로 답하였다. 액체의 점성을 높여서 사용하는 가장 흔한 이유들 중에서 흡인의 감소만이 특별한 이유로 보고되지는 않았다. 하지만 흡인에 초점을 덜 맞춘 이번 연구의 결과는, 연하장애가 있는 성인 환자에서 점성을 높인 액체의 사용 근거로써 흡인 감소와 직접적으로 관련된 질문을 포함하지 않은 설문지 때문인 것으로 생각된다. 이 연구에서 점성을 높인 액체를 환자가 받아들이는 정도는 점성의 강도(thickness)에 영향을 받는 것으로 나왔다. 꿀 정도 점성의 액체(honey thick liquids)와 스푼으로 떠먹을 수 있는 점성의 액체(spoon-thick liquids)를 넥타 정도의 점성의 액체(nectar-thick liquids)보다 받아들이기 더 어려워하였다(강하게 싫어함). 더욱이 처음에 이렇게 부정적인 인식이 생기게 되면, 반복해서 지속적으로 사용하더라도 같은 느낌이 남아있거나 부정적인 인식이 더 심해지는 것으로 나타났다. 환자가 받아들이는 이러한 형태는 숙련된 요양 시설(skilled nursing facilities)에서 환자들에게 점성을 높인 액체를 사용하는 형태를 반영하는 것이다. 숙련된 요양 시설에서 점성을 높인 액체를 적용하는 것에 관한 국가적 연구 결과에 의하면, 전체 환자들(25,470명)의 약 8%가 점성을 높인 액체를 사용한 식이를 제공받았다(60%는 넥타 정도의 점성, 33%는 꿀 정도의 점성, 6%는 푸딩 또는 spoon-thick liquids). 따라서 점성을 높인 액체는 성인의 연하장애를 관리하는데 있어서 빈번하게 사용되고 있으며 넥타 또는 시럽 정도의 점성을 가장 많이 적용하고 있었다.

점성을 높인 액체를 임상에서 자주 사용하고는 있지만 성인 연하장애 환자에게 있어서 의미있는 효과를 제공하는가에 관한 강력한 증거는 아직까지 많지 않다. 2005년의 설문연구에 의하면 관련 임상가의 약 85%는 점성을 높인 액체가 효과적인 관리법 이라고 믿고 있는 것으로 나타났다. 이러한 의견은 임상가들의 긍정적인 인식을 반영하지만, 최근까지 임상가들의 치료를 위한 실증적인 증거는 거의 없었다. Kuhlemeier, Palmer, Rosenberg는 190명의 연하장애 환자들을 대상으로 흡인률에 영향을 주는 음식덩이의 요인에 대해 연구를 하였고, 비디오투시검사를 통해 액체의 점성(thin, thick, ultra-thick)과 액체를 제공하는 방법(숟가락 대 컵)이 흡인률에 직접적인 영향을 준다고 보고하였다. 투시검사를 통해 ultra-thick liquids를 숟가락으로 제공하였을 때 가장 적은 흡인률을 보였고, 그 뒤를 이어 thick liquids를 숟가락으로 제공할 때 흡인률이 적었으며, 컵으로 묽은 액체를 제공하였을 때 가장 높은 흡인률을 보였다. 비디오투시검사를 하는 동안 흡인에 액체의 점성이 영향을 준다는 지금까지의 가장 강력한 증거로는 치매나 파킨슨병을 앓는 환자들에게서 액체(thin liquids)의 흡인을 감소시키기 위한 다수의 무작위 연구(large randomization trial)가 있다. 이 연구의 결과들은 앞서 나왔던 Kuhlemeier, Palmer, Rosenberg의 연구 결과를 뒷받침 한다. 흡인률은 꿀 정도 점성의 액체(가장 점도가 높은 액체)에서 가장 낮았고, 묽은 액체(턱 당기기 자세를 하고 수행함)에서 가장 높았다. 넥타 정도의 점성을 가진 액체의 흡인률은 다른 두 종류의 점성들과 흡인률에서 유의미한 차이를 보였다. 흥미롭게도 꿀 정도의 점성의 액체에서 보였던 효과들은 검사용 액체들 중에서 이 점성의 액체를 가장 늦게 제공하였을 때에는 유지되지 않았다. 이러한 결과는 아마도 환자들의 피로(fatigue)가 원인일 것이라고 연구자들은 추측하였다. 연구자들은 삼킴 검사의 결과를 해석하고 어떤 검사를 바탕으로 임상적인 추천을 할 때에는 환자들의 지구력(피로의 반대)을 꼭 고려해야 한다고 제시하였다.

Kuhlemeier, Palmer, Rosenberg의 연구에 의하면 음식덩이를 제공하는 방법이 음식의 점성과 더불어 흡인의 발생에 영향을 줄 수 있다고 제시하였다. 다른 음식덩이의 특징 또한 흡인률에 영향을 줄 수 있다. 예를 들어 급성기 치료 환경에서 성인 환자를 대상으로 흡인률과 잔류물의 양을 알아본 출판되지 않은 연구에서 우리는 음식덩이의 점성과 양이 상호작용할 수 있다는 것을 알 수 있다. 표 14-1은 20명의 환자에게 비디오투시검사를 하는 동안에 5, 10mL의 묽은 점성, 넥타 정도의 점성, 푸딩 점성의 바륨 용액을 마셨을 때 나타나는 흡인률과 잔류물의 정도를 정리하였다. 삼킨 용액의 점성과 양에 따라 다른 임상적 결과를 보이는 것으로 나타났는데, 예를 들어 묽은 점성의 용액을 삼킬 때에는 양에 따른 흡인률과 잔류물의 정

표 14-1
비율*에 있어서 점성과 양 사이의 잠재적 상호작용

	흡인		
양	묽은 액체	넥타 점성	푸딩
5mL	20%	5%	5%
10mL	20%	15%	20%
	잔류물		
양	묽은 액체	넥타 점성	푸딩
5mL	65%	70%	80%
10mL	65%	80%	90%

* 비디오투시검사 동안에 흡인률과 잔류물의 정도

도에 차이가 없었다. 그러나 5mL의 점성을 높인 용액을 삼켰을 때에는 흡인률이 감소하였으나(20-5-5%) 10mL를 삼켰을 때에는 그 효과가 같지 않았다(20-15-20%). 10mL의 푸딩 점성의 용액을 삼켰을 때의 흡인률은 5/10mL의 묽은 액체를 삼켰을 때만큼 높았다. 게다가 용액의 점성이 높고, 많은 양을 삼킬 때 후두개곡(valleculae)에 남는 잔류물의 정도는 증가하였다. 이런 형태는 삼킬 때 단지 점성만이 아닌 다른 측면도 평가해야 한다는 것을 의미한다. 치료와 식이의 추천은 개개인의 환자들의 형태에 따라 달라야 한다. 비록 이러한 연구들이 액체의 점성을 높이는 것이 환자들에게서 흡인률을 낮출 수 있다고 하지만 임상가는 이것들이 치료 연구가 아니라는 것을 기억해야만 한다. 이러한 연구들은 비디오투시검사를 하는 동안에 액체의 점성을 높이는 것의 즉각적인 효과를 평가할 뿐이지, 치료 또는 장기적인 관리 전략으로써 액체의 점성을 높이는 것의 효과를 의미하는 것은 아니다. 사실 단일 실험 연구에 의하면 흡인을 감소시키기 위해 액체의 점성을 높이는 것과 턱 당기기 자세를 3개월 간 적용하였을 때 환자들 간에 폐렴 발생률에서 유의미한 차이를 보이지 않았다. 따라서 점성을 높인 액체를 지속적으로 사용하는 것에 대한 임상적인 효과, 특히 장기간의 효과는 아직 불분명하다. 더욱이 점성을 높인 액체를 계속 적용하는 것은 성인 연하장애 환자에게 또 다른 건강 문제를 야기할 수 있다. 가장 큰 위험은 액체 섭취 감소로 인한 탈수현상이다. 연하장애가 있는 노인 환자들은 액체 섭취 감소로 인해 탈수현상의 위험이 증가하는 것으로 여겨진다. 성인 연하장애 환자들의 높은 비율이 점성을 높인 액체를 싫어한다는 이번 연구의 결과는, 점도를 높인 액체 섭취의 기피가 탈수 현상의 위험을 더 높일 수 있다는 것을 보여준다. 적은 수를 대상으로 한 무작위 실험에서 연하장애가 있는 뇌졸중 환자들을 점성이 높은 액체를 마시거나 물과 함께 점성이 높은 액체를 삼키는 그룹으로 나누었다. 물과 점성이 높은 액체를 마시는 그룹에 속한 환자들은 점성이 높은 액체를 덜 섭취하였고, 점성이 높은 액체만을 마시는 그룹보다 하루에 더 많은 액체 섭취를 보였다. 두 그룹 모두 심각한 호흡기계 합병증을 보이지는 않았다.

이러한 임상 연구의 예들은 삼키는 물질의 점성을 높이는 것이 흡인률을 감소시킨다는 점에서는 일관된 결과를 보인다. 중요한 점은 이러한 연구들의 대부분이 치료적 연구가 아니라는 점이다. 대부분은 비디오투시검사 동안에 흡인율의 감소를 보여주는 즉각적인 효과를 나타낸다. 따라서 임상가는 환자에게 치료적 중재로써 점성을 높인 액체를 적용할 때에는 환자의 순응도, 잠재적인 효과와 합병증 등을 지속적으로 관찰해야만 한다.

삼킴 기전에서 점성을 높인 액체의 부가적인 영향. 액체의 점성을 높이는 것은 또한 삼킴 생리에 영향을 준다. 예를 들어, 액체의 점성을 높이는 것은 건강한 사람이 삼키는 동안 혀와 입천장의 접촉 압력(lingual-palatal contact pressure)을 높이는 것으로 나타났다. 게다가 액체의 점성을 높이면 음식덩이의 이동을 천천히 일어나게 하고, 인두의 압력과 상부식도조임근의 이완을 증가시키는 것으로 나타났다. 이러한 연구들은 건강한 삼킴 기전이 다른 음식덩이의 특징(특히, 액체의 점성)에 순응하는 경향이 있다는 것을 보여준다. 그러나 시간 변화를 제외하고 성인 연하장애 환자에게 액체의 점성을 다양하게 변화시킨 음식덩이의 조절을 평가한 다른 몇몇 연구들에서, 적어도 하나의 연구는 액체의 점성을 높이는 것이 신경계 연하장애가 있는 성인 환자의 삼킴 유도 시 시간이나 음식덩이의 추진력에 영향을 주지 않는다고 하였다. 건강한 성인과 연하장애가 있는 성인 사이에서는 음식덩이의 조절에 있어서 차이가 존재하므로, 임상적인 관리에서 액체의 점성에 변화를 줄 때에 성인 환자에서 삼킴 생리에 미치는 영향을 연구하는 것이 중요할 것이다.

액체의 또 다른 변형

지금까지는 비디오투시검사 동안에 액체의 흡인과 관련된 환자의 수행에 영향을 줄 수 있는 변수들인 음식덩이의 양, 점성, 제공 방법 등에 대해 소개하였다. Bülow 등은 액체와 관련된 또 다른 변수를 평가하였는데, 침습/흡인율, 삼킴의 속도(인두기 이동 시간), 삼킴 후 잔류물 등에 있어서 탄산이 든 액체의 잠재적인 효과에 대해 평가하였다. 탄산이 든 묽은 액체는 탄산이 들어 있지 않은 액체보다 기도로 덜 침습되었으며, 점성이 있는 액체보다 인두기 이동 시간이 빨랐고, 잔류물이 덜 남았다. 이러한 결과는 매우 흥미롭지만 임상가들은 앞서 말했듯이 이번 연구도 비디오투시검사 동안에 탄산이 든 액체의 즉각적인 효과를 평가한 연구일 뿐이므로, 치료 접근법으로써 탄산이 든 액체를 사용하는 것의 효과가 직접적으로 증명된 것으로 해석해서는 안 된다.

삼킴을 수행하는데 영향을 줄 수 있는 음식덩이의 또 다른 특징으로 맛도 포함될 수 있다. Logemann 등은 성인 연하장애 환자의 삼킴 수행에 있어서 맛의 영향을 첫 번째로 평가하였다. 신 음식덩이(50% 레몬 주스와 50% 바륨 용액)와 일반적인 바륨 용액을 비교하였는데, 신경학적인 연하장애가 있는 환자들에서 구강에서 삼킴의 시작이 빨라졌으며(모든 환자) 인두기 지연이 감소(뇌졸중 환자)하였고, 흡인의 빈도가 감소(다른 신경학적 질환)하였다고 보고하였다. 그 후에 Pelletier와 Lawless는 요양시설에 있는 연하장애 환자들을 대상으로 구연산(citric acid, 신 음식덩이)과 구연산+자당(sucrose)이 삼킴을 수행하는데 미치는 영향을 평가하였다. 그들은 구연산 용액(2.7%)이 물과 비교하였을 때 흡인과 침습을 감소시켰으며, 두 가지 미각 자극이 처음 음식덩이를 삼킨 후 자동적으로 나오는 마른 침 삼키기를 증가시켰다고 하였다. 삼킴에 있어서 미각 자극의 영향을 연구한 또 다른 연구들은 건강한 사람을 대상으로 하고 있다. Chee 등은 포도당액(glucose, 단맛), 구연산액(신맛), 식염수(saline, 짠맛) 등이 건강한 지원자에게서 삼킴 속도를 감소시켰다고 하였다. Palmaer 등은 건강한 사람이 물과 신맛의 액체를 삼키는 것을 비교하였는데, 신 액체를 삼킬 때 근육 수축(근전도 활동이 증가)이 증가하였지만 삼킴의 속도 측면에서는 맛에 따른 변화가 없었다고 하였다. 마지막으로 Pelletier와 Dhanaraj는 중간 정도의 단맛과 매우 신맛과 짠 맛의 농도를 물과 비교하였을 때, 혀의 삼킴 압력에 대한 상당히 유의할만한 차이를 보인다고 보고하였다. Miyaoka 등은 이와는 다른 연구 결과를 보고하였는데, 건강한 사람들이 맛이 다른(단맛, 짠맛, 신맛, 쓴맛, 감칠맛) 종류의 액체를 삼켰을 때 삼킴의 어떤 변화도 보이지 않았다고 하였다.

액체의 점성을 높이면 액체의 맛이 변화할 것이다. Matta 등은 전분을 기본으로 점도증진제를 일반적인 액체(커피, 우유, 사과주스, 오렌지주스)에 섞으면 뻑뻑함, 오돌토돌함, 미끄러운 맛 또는 다른 질감이 더해져서 음료의 원래 맛을 숨긴다고 하였다. 이런 영향은 꿀 정도의 점성과 같이 액체의 점성이 높아지면 높아질수록 심해진다. 이러한 현상은 성인 연하장애 환자에게 액체의 점성을 높이면, 그 음식을 싫어하게 되는 원인의 하나로 설명할 수 있을 것이다. 적어도 이런 관찰을 통해 임상가는 연하장애 환자에게 액체의 점성을 높이는 것을 추천할 때 맛과 다른 감각 속성들을 고려해야 한다는 점을 시사한다.

성인 연하장애 환자를 관리하는데 있어서 액체의 점성을 높이는 것은 일반적인 방법이다. 점도증진제를 사용한 액체를 추천하는 가장 일반적인 이유는, 묽은 액체를 환자가 구강에서 조절하기 힘들어하기 때문이며, 또한 점도가 높아진 액체의 느린 이동을 통해 흡인으로부터 기도 보호를 준비할 시간을 확보해 줄 수 있기 때문으로 보인다. 불행하게도 이러한 방법을 지지하기 위한 연구적 근거는 거의 없는 실정이다. 비디오투시검사를 했을 때 묽은 액체를 넥타나 꿀 정도로 점성을 높이면 흡인율의 감소를 보인다는 몇몇 근거들이 있다. 그러나 액체의 점성을 높이는 관리 방법이 폐렴률을 꼭 낮추는 것은 아니라는 근거도 있다. 노인 연하장애 환자에게 있어서 비디오투시검사 동안에 묽은 액체가 흡인이 된다고 꼭 폐렴이 발생하는 것은 아니라는 연구도 있다. 이러한 임상적 및 연구적 관찰들은 연하장애의 관리 방법으로 액체의 점성을 높이도록 추천 받은 환자들에게 있어서 주의 깊은 평가와 지속적인 관찰의 필요성을 강조한다. 임상가들은 또한 연하장애 관리의 한 요소로써 액체의 변형을 생각할 때 탄산 액체나 맛의 다양성과 같은 또 다른 액체의 변화 방법들도 고려해야만 한다.

질감 변화 식이

액체와 비슷하게 고형식도 삼킴 기능에 제한이 있는 연하장애 환자에게 변화를 주어서 제공할 수 있다. 고형식은 다양한 방법으로 변화를 줄 수 있다. Logemann은 환자의 식이 선택에 관한 연구를 진행하였는데, 구강암으로 치료를 받은 환자들을 6개월간 관찰하였다. 그들은 먹기 위해 너무 많은 시간을 필요로 하거나, 고형식의 밀도를 낮춰 흡인의 위험에 노출되는 경향을 보였다. 이러한 임상 관찰은 환자들이 스스로 음식의 성상을 변화시킨다는 것을 보여준다. Curran과 Groher는 연하장애가 있는 환자의 흡인을 감소시키기 위해 병원의 일반식을 변화시키는 방법을 소개하였다. O' Gara와 Pardoe도 비슷하게 안전한 삼킴을 촉진(흡인의 최소화)하고 적절한 영양을 공급하기 위한 식이 조절을 제시하였다. 그러나 이러한 초기의 임상적 설명들이 식이 조절의 장점을 설명함에도 불구하고, 좀 더 최근의 임상 연구들은 식이 조절이 영양학적으로 적절한지에 대한 의문을 제기하였다. Wright 등은 질감을 변화시킨 식사를 하는 노인 입원 환자들이 정상 식이를 하는 환자들보다 적은 영양 섭취(에너지와 단백질)를 한다고 보고하였다. 연구자들은 질감 변화 식이로 인해 다른 영양분들도 부족하게 됐을 것이라고 추측하였다. 반대로 Germain 등은 보호시설에 있는 노인 환자들에서 전통적인 식이보다 질감 변화 식이가 영양학적으로 효과가 있다고 보고하였다. 비록 이 두 연구가 다른 환자군을 대상으로 하고 있고, 다른 기간 동안 영양 섭취를 평가하였지만 두 연구 결과가 보여주는 확연한 차이는 영양학적인 상담 없이는 흡인 감소를 위한 식이 조절을 해서는 안 된다는 것을 보여준다.

연하장애를 치료하는 임상가들이 질감 변화 식이를 추천하거나 가장 적절한 식이 변화 단계를 결정하는데 도움을 줄 수 있는 안내지침은 거의 없다. Groher와 McKaig는 숙련된 요양시설에 있는 212명을 대상으로 삼킴 능력과 질감 변화 식이의 형태를 평가하였는데, 31%는 기계적으로 변화를 준 식이를 하고 있었다. 삼킴 기능 평가를 통해 연구자들은 구강 식이에 변화를 주도록 하였고, 새로운 식이 단계에 대한 반응을 평가하기 위해 30일 후에 재검사 하였다. 검사를 한 환자의 91%는 너무 제한적인 식이를 하고 있는 것으로 보고되었다. 특히, 이 환자들은 평소에 식사를 하던 것보다 더 높은 단계(덜 변화를 준)의 식이를 안전하게 섭취할 수 있는 것으로 나왔고, 4%는 안전하게 견딜 수 있는 것보다 높은 단계의 식이를 하고 있었으며, 오직 5% 만이 적절한 식이 단계를 하고 있는 것으로 나왔다. 이러한 결과는 중요한 두 가지 프로그램 관리 사항을 말해준다. ① 자격을 인정받은 연하장애 임상가가 구강 식이 변형을 결정하는데 직접적으로 참여해야만 한다. ② 환자를 세심하게 관찰해야 하며, 그들에게 식이 변화가 필요한지 또는 이전에 처방받은 식이 변화 단계가 여전히 환자의 삼킴 능력에 적절한지를 확인하기 위해 주기적으로 재평가해야만 한다.

성인 연하장애 환자를 위한 식이 변화의 적용에서 의사결정 과정과 표준화된 절차를 만들고자하는 목적에서 National Dysphagia Diet가 2002년에 발표되었다. 이것을 개발한 위원회는 음식의 질감 평가를 바탕으로 식이 변경의 단계를 4단계로 표준화하였다. 이 4단계는 Box 14-2에 열거되어 있다. 위원회는 표준화된 식이 변화 전략을 추천하기 위하여 이러한 권고사항을 만들었다. 그들의 보고서에 따르면 표준화된 평가도구의 사용을 지시하였고, 각 단계의 식이 단계에서 특별한 음식들을 추천하였으며, 각 단계에서 피해야 할 음식과 음식 준비 과정을 설명하였고, 변화시킨 식이를 환자가 잘 받아들이게 하는 방법들도 제안하였다. 위원회는 또한 묽은 액체, 넥타 정도의 액체, 스푼으로 떠먹는 점도의 액체를 포함한 점성을 높인 액체를 표준화하기 위한 설명도 하였다. 그러나 이 위원회는 점성을 높인 액체를 사용하기 위한 특별한 임상 전략을 제시하지는 않았다.

점성을 높인 액체를 적용하는 것과 비슷하게 National Dysphagia Diet는 고형식에서도 중요한 임상적인 문제에 접근하는 표준화된 방법을 제공하였지만, 이 또한 임상적인 연구 타당도가 부족하다. 지금까지는 다른 식이 변화 방법들과 이 표준화된 방법의 효과를 비교한 의미 있는 연구가 없다. 그러나 이 표준화된 식이를 적용하는데 있어서 중요한 질문을 제기한 한 연구가 있다. Strowd 등은 National Dysphagia Diet가 추천한 연하장애 식이와 연하장애 환자를 평가하는데 사용하는 바륨을 이용한 검사식 간의 낮은 연관성을 보고하였다. 특히, 바륨을 이용한 검사식의 점성은 National Dysphagia Diet에서 추천한 음식보다 훨씬 더 높았다. 그러나 이 관찰을 통한 질문은 National Dysphagia Diet 추천에 의한 관행적으로 인정되는 가치를 무효화하지는 않았다. 식이 추천을 위해 사용되는 검사식과, 이 추천에 포함된 음식들 사이에서 상당한 일치가 이루어질 때까지 임상가들은 Groher와 McKaig의 충고를 따르는 것이 좋을 것이다. 이 충고는 변경된 식이를 제공받는 환자들의 수용도를 주의 깊게 관찰해야만 하고, 식이의 안정성(즉, 기도 보호)과 영양학적인 적절성을 정기적으로 재평가해야만 한다는 것이다. 연하장애가 있는 성인을 위한 식이 변경은 단순한 조절이 아니라는 것이 중요하다. 식이 변경 안에 내재하는 의사결정과 과정들은 자격을 인정받은 전문가로 구성된 팀으로부터의 정보, 협력, 지속적인 의사소통을 요구한다.

점성을 높인 액체와 마찬가지로 질감을 변화시킨 식이는 연하장애가 있는 성인 환자들이 쉽게 받아들이거나 즐겁게 받아들이기 어렵다. National Dysphagia Diet 위원회는 이러한 문제들을 알고 있었고 수용도를 높이기 위해 몇 가지 제안을 하였다. 만약 음식의 미관이 좋고 좋은 향을 풍기며, 적절한 온도일 때 제공된다면, 환자들이 그것을 먹는 것을 좀 더 쉽게 받아들일 수 있을 것이다. 연하장애가 있는 성인을 위한 "음식 변화(altered foods)"의 디자인은 임상 과학과 실제에서 점점 더 중요한 측면이 되고 있는 것 같다. 입자 크기와 같은 음식의 특성과 특정한 음식 내용물과 관련된 물질적인 특성들과 음식의 질에 영향을 줄 수 있는 다른 요인들을 평가하는 연구들은 연하장애가 있는 성인이 안전하고 영양이 풍부하고 즐겁게 식사를 할 수 있는 방법을 개발하는데 도움을 줄 것이다.

Box 14-2 National Dysphagia Diet의 4단계

- **1단계: DYSPHAGIA PUREED**
  동질의(homogeneous), 매우 응집력 있는(very cohesive), 푸딩 같은(pudding-like); 음식덩이 조절이 필요함(requires bolus control), 씹기 능력은 필요하지 않음(no chewing required)
- **2단계: DYSPHAGIA MECHANICALLY ALTERED**
  응집력 있는(cohesive), 촉촉한(moist), 반고형식의 음식들(semi-solid foods); 씹기 능력이 필요함(requires chewing ability)
- **3단계: DYSPHAGIA ADVANCED**
  씹기 능력이 좀 더 필요한 부드러운 고형식 음식들(soft-solid foods that require more chewing ability)
- **4단계: REGULAR**
  모든 종류의 음식(all foods allowed)

삼킴 방법의 변화: 능동적인 치료 기법들

삼킴 기전의 향상: 구강 운동

스트레칭, 근력 강화, 또는 다른 방법으로 발성/삼킴 기전에서 근육의 기본 운동 특성을 향상시키는 것은 새로운 개념은 아니다. Logemann은 만약 환자가 심하게 흡인이 발생한다면, 구강 운동이 직접적으로 삼킴 기능에 적용하는 치료 방법들보다 좀 더 나은 치료접근이라고 하였다. 이러한 방법은 비교적 논리적인데, 만약 환자가 지속적으로 흡인이 된다면 삼킴 시도 자체가 시행될 수 없다(또한 환자는 이 시도에 지속적으로 실패를 경험한다). Logemann은 이러한 접근방법을 삼킴 재활의 간접적 치료(swallow rehabilitation indirect therapy)라는 용어를 붙였으며 다음과 같은 3가지 중심내용을 언급하였다. ① 구강 운동 조절을 향상시키기 위한 운동들, ② 삼킴 반사(swallow reflex)의 자극, ③ 기도(기도 폐쇄)의 윗부분에 있는 구조물들의 모음(adduction, 내전)을 향상시키기 위한 운동들이 그것이다. 구강 운동으로는 혀의 관절가동범위 운동, 혀 저항 운동, 음식덩이 조절 운동 등이 있다. 삼킴 반사 자극은 차가운 온도-촉각 자극(thermal-tactile stimulation)을 구개 기둥(faucial pillars)에 적용하여 유발한다. 기도 폐쇄 활동은 다양한 발성(phonation)과 "밀어내기" 활동들을 포함한다.

삼킴 반응을 유발하기 위한 온도-촉각 자극은 일반적으로 관심 밖으로 밀려나 있다(이 장의 뒤에서 설명함). 그러나 구강 운동들은 연하장애를 치료하는 임상가들이 치료접근법으로써 빈번히 적용하고 있다. 2007년에 연구되었지만 아직 출판되지 않은 설문조사에서, Crarydhk Carnaby-Mann은 뇌졸중 후 연하장애가 발생한 성인 환자들을 위한 치료 전략을 설명하기 위한 사례별 문제 해결 시나리오를 사용하였다. 60명의 임상가를 설문조사하였는데, 모든 사례에서 구강 운동이 추천되었으며 비록 각각의 사례가 다른 삼킴 문제를 보이고 있었지만, 각각의 사례에서 가장 빈번하게 추천된 기법이었다. 이 설문 연구의 결과는 연하장애를 치료하는 임상가들이 다른 환자에게 치료 전략을 적용할 때 선택지가 그리 많지 않다는 것을 보여주고 있으며, 구강 운동이 흡인의 위험이 적기 때문에 빈번하게 사용되고 있다는 것을 보여준다.

몇몇 이용할 수 있는 증거들이 구강 운동의 가치를 지지하고 있다. Lazarus 등은 Iowa Oral Performance Instrument (IOPI)나 설압자(tongue blade) 등을 이용해 혀 밀기(저항) 운동(tongue-pushing exercises)을 하였을 때 건강한 젊은 사람들에서 혀의 근력이 증가하였다고 하였다. Robbins 등은 10명의 건강한 노인을 대상으로 체계적인 혀 저항 운동을 적용하였을 때 혀의 등척성 힘과 삼킴 압력(예: 근력)이 향상되었다고 하였다. 결과적으로 위의 연구자들은 체계적인 혀 운동 프로그램이 뇌졸중 후 연하장애가 발생한 10명의 환자들에게서도 혀의 근력과 삼킴 근력을 향상시켰다고 하였다. Hagg와 Anniko는 입술 저항 훈련 프로그램이 뇌졸중 후 연하장애가 발생한 환자에서 입술의 근력과 삼킴 능력을 향상시켰다고 하였다. 이러한 연구들은 구강 운동, 특히 혀와 입술의 저항 운동들이, 약화된 삼킴 근육들의 근력을 증가시킬 가능성이 있으며 삼킴 기능을 향상시킨다는 것을 보여준다. 지금까지는 구강 운동의 다른 측면을 지지하기 위한 연구가 거의 없는 실정이다. 그러나 이 장의 뒤에서 언급하겠지만 운동 원리는 접근방법의 다양화면에서 연하장애 치료에 점점 더 많이 적용되어지고 있다.

기도 보호: 숨 참기와 성문 위 · 최대 성문 위 삼킴법

수의적인 숨 참기, 성문 위, 최대 성문 위 삼킴법은 삼킴 전에 기도를 닫음으로써 음식이나 액체의 흡인으로부터 기도를 보호하기 위한 기법들이다. 두 종류의 성문 위 삼킴 기법들은 수의적으로 기침을 해서 삼킴 후에 성대에 남아있을 수 있는 잔류물을 빼낸다. 이 두 가지 메뉴버의 차이는 삼키기 전에 숨을 참는 노력의 정도이다. 이름에서 알 수 있듯이 최대 성문 위 삼킴법은 노력하여 숨을 참아야 하지만, 성문 위 삼킴법은 숨을 참을 때 추가적인 노력을 필요로 하지 않는다. 최대 성문 위 삼킴법에서 추가적인 노력은 성문 폐쇄(glottal closure)를 촉진하기 위해 필요하다. 성문 폐쇄는 삼킴의 가장 초기 단계의 하나이며, 환자들에게 있어서 성문 폐쇄를 촉진하기 위한 기법들은 흡인의 감소에 기여한다.

내시경을 이용해 관찰해보면 건강한 성인들도 수의적인 숨 참기를 하는 동안 완벽하게 성문을 닫지는 못한다. 수의적인 숨 참기 동안에 완벽하게 성문을 닫는 사람은 57~82% 정도이다. 수의적인 숨 참기를 하는 동안 노력을 더 하고(또는) 발성을 하면 성문 폐쇄를 좀 더 증가시킬 수 있다. 그림 14-4에서 단순한 숨 참기 메뉴버와 힘을 주거나 노력을 좀 더 가한 숨 참기 메뉴버 사이에서 나타나는 성문 폐쇄의 다른 형태를 보여준다. 그림 14-4A는 단순한 숨 참기 메뉴버를 하였을 때의 성문 폐쇄의 형태를 보여주고 있다(예: 수의적 숨 참기 또는 성문 위 삼킴). 가장 눈에 띄는 특징은 모뿔연골(arytenoid cartilage, 피열연골)의 수평(오른쪽 또는 왼쪽) 움직임과 성대가 기도를 닫는 것이다. 완벽하게 수행한다면 이 형태는 삼킴을 하는 동안 기도를 보호하는데 효과적일 것이다. 숨 참기 메뉴버를 할 때 좀 더 노력을 기울이는 것은 완벽한 성문 폐쇄의 가능성을 높여준다. 그림 14-4B는 강력한 숨 참기 메뉴버(예: 최대 성문 위 삼키기)를 하였을 때의 성문 폐쇄 형태를 보여주고 있다. 성문 위 삼킴에서 관찰되었던 모뿔연골의 수평적 움직임에 더해, 모뿔연골은 앞으로 움직여서 후두덮개 끝(petiole of epiglottis) 가까이 이동하였다. 이러한 움직임은 성대 높이에서만의 폐쇄보다 더 완벽하게 전체 성문 위(supraglottis)의 폐쇄를 만들어 낸다. 흥미로운 점은 이러한 두 종류의 성문 폐쇄 형태(수평적, 앞쪽으로의)가 정상 삼킴 과정에서 성문 폐쇄의 단계를 의미한다는 것이다. 정상 삼킴 과정을 천천히 동작 분석해보면 성문은 처음에는 성대의 수평적(안쪽) 움직임에 의해서 닫힌다. 그 후에 후두의 상승이 일어나면서 모뿔연골은 후두덮개 끝과 가까워지도록 앞으로 이동한다. 자기공명영상(magnetic resonance imaging)을 통해서 정상 삼킴 과정에서는 최대의 후두 상승이 일어난 지점에서 후두의 완벽한 폐쇄가 일어난다는 것을 확인하였다. 이러한 폐쇄 형태는 각각의 수의적인 숨 참기, 성문 위 삼킴, 최대 성문 위 삼킴 메뉴버에 따라 반영된다.

성문 위 삼킴 메뉴버의 생리적 효과는 정상 성인과 연하장애가 있는 성인 모두에서 평가되었다. 다양한 연구들에서는 성문 위 삼킴과 정상적인 삼킴에서 유의미한 차이가 없거나, 기도 폐쇄를 연장시키고, 후두의 앞쪽 움직임, 혀 기저부의 움직임, PES 열림의 증가를 일으킨다는 등의 다양한 결과들을 보고하였다. Bülow 등은 8명의 건강한 지원자를 대상으로 한 연구에서 성문 위 삼킴과 정상적인 삼킴 사이에서 움직임이나 압력의 차이가 없었다고 보고하였다. 이 연구의 연구자들은 건강한 지원자들에서도 성문 위 삼킴을 수행하는 능력에 차이를 보이고, 환자들이 이 메뉴버를 올바르게 수행하기 위해서는 상당한 훈련이 필요할 것이라고 하였다. 위의 연구자들은 또한 성문 위 삼킴을 한 8명의 환자들에서 음식덩이 내의 압력의 강도나 시간 또는 음식덩이가 잘못된 방향으로 흘러가는 것의 횟수에 차이가 없었다고 하였다. 게다가 그들은 8명 중 3명의 환자들은 이 기법을 수행할 수 없었다고 하였다. Bodén, Hallgren과 Hedström은 건강한 지원자가 성문 위 삼킴을 하였을 때 상부식도조임근의 최고 수축력이 약해졌다고 하였다. 그들은 연하장애가 있는 환자들에게 있어서 감소된 최고 압력이 삼킴의 효율성을 높이거나 흡인을 감소시키지 않을 것이라고 하였다. 좀 더 긍정적인 측면에서 보자면, Ohmae 등은 건강한 지원자를 대상으로 성문 위 삼킴과 최대 성문 위 삼킴 메뉴버를 시행해 보았을 때, 후두 폐쇄가 빨리 길게 일어나며, PES의 열림이 연장되고, 목뿔뼈와 후두의 움직임 시간이 길어진다고 하였다. 이러한 결과들은 최대 성문 위 삼킴에서 좀 더 잘 관찰되었다. 성문 위 삼킴보다 최대 성문 위 삼킴 메뉴버의 생리적 효과가 더 크다는 것을 지지해주는 다른 연구들도 있다. 예를 들어, Millse와 Watkin은 건강한 지원자들이 최대 성문 위 삼킴 기법으로 삼켰을 때 인두벽의 움직임 시간이 증가하였다고 하였다. 이러한 결과는 이 기법을 적용하면 삼킴 시간이 늘어난다는 것을 의미한다. 이러한 결과는 건강한 지원자들이 최대 성문 위 삼킴 기법을 하였을 때 정상적인 삼킴 또는 성문 위 삼킴을 하였을 때보다 음식덩이의 이동 시간이 길어졌다는 Bodén 등의 연구 결과로부터도 지지를 얻는다. 이러한 결과는 성문 위 삼킴이 삼킴 시간과 PES의 이완이 불충분한 환자들에게는 삼킴 후 잔류물을 증가시켜서 아마도 해로울 수 있다는 것을 보여준다. 그러나 최대 성문 위 삼킴은 어떤 환자군에서는 긍정적인 변화를 일으킨다고 한다. Lazarus 등은 머리/목 암으로 인해 연하장애가 발생한 3명의 환자에서 혀의 기저부와 뒤쪽 인두벽의 접촉시간이 증가하였고, 접촉 시 압력이 증가하였다고 하였다. Logemann 등은 머리/목 암으로 방사선치료를 받은 5명의 환자들이 최대 성문 위 삼킴을 하였을 때 혀 기저부의 움직임이 빨라졌으며, 삼킴의 시작 시

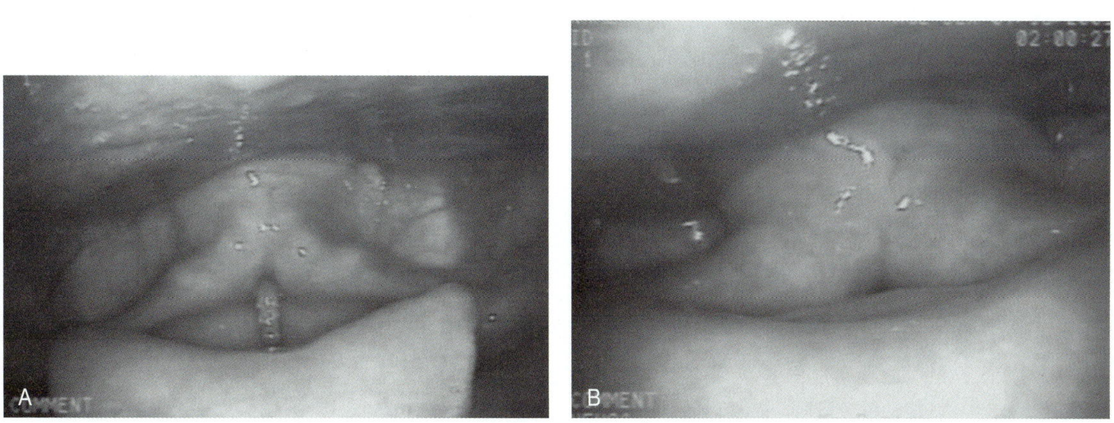

그림 14-4 A: 정상적인 숨 참기(normal breath hold)와 B: 노력하여 숨 참기(effortful breath hold)를 하였을 때의 후두 모양

에 목뿔뼈의 위치가 높아졌고 삼킴을 하는 동안에 전반적으로 목뿔뼈의 움직임이 증가하였다고 하였다. 또한 이 환자들은 PES의 최대 열림이 감소하였지만 인두벽 움직임의 변화는 거의 없었다고 하였다.

삼킴에 있어서 이러한 기도 보호 메뉴버들의 생리적 효과를 평가한 많은 연구들이 있음에도 불구하고 임상적 효과를 기술한 연구는 많지 않다. Hamlet 등은 성문 위 후두절제술(supraglottic laryngectomy)을 받은 환자에게 이 기법을 적용하였을 때 흡인이 감소하였다고 하였다. 그러나 이 기법을 적용하였을 때 환자는, 식사시간이 매우 길어졌으며 식사 시간을 줄이기 위해 기법을 수정하였다고 하였다. Lazarus 등은 머리/목 암으로 외과적 치료를 받은 환자에서 성문 위 삼킴과 최대 성문 위 삼킴 메뉴버가 기도 폐쇄 시간을 증가시키지만 흡인을 줄이지는 않는다고 하였다. 그러나 멘델슨 메뉴버(Mendelsohn maneuver)를 이 환자에게 적용하였을 때에는 성공적이었다고 하였다. 이 사례 연구는 치료적 기법을 사용하기 전에 메뉴버의 임상적 영향을 확인하는 것의 중요함을 보여준다. Lazarus는 머리/목 암으로 방사선치료를 받은 지 6개월이 넘지 않은 4명의 환자에게 비디오투시검사를 하는 동안에 최대 성문 위 삼킴을 하였을 때 흡인이 100% 감소하였다고 하였다. 그러나 4명 중 3명의 환자에게 이 삼킴 메뉴버를 적용했음에도 불구하고 한 번의 액체를 삼키기 위해 여러 번의 삼킴이 필요했다고 하였다.

한 연구에서는 이러한 기도 보호 메뉴버들이 뇌졸중 환자에게는 환자의 안전적인 측면에서 부정적인 결과는 보였다. Chaudhuri 등은 뇌졸중 후 연하장애가 있는 환자들을 대상으로 성문 위 삼킴과 최대 성문 위 삼킴 메뉴버가 심혈관에 미치는 영향을 평가하였다. 뇌졸중 후 재활병동에 입원해 있는 환자들을 대상으로 3개의 그룹을 평가하였다. 첫 번째 그룹은 관상동맥질환(coronary artery disease)의 경험이 있는 연하장애 환자들로 구성되었으며, 두 번째 그룹은 연하장애가 있지만 관상동맥질환은 없는 환자들로 구성되었다. 세 번째 그룹은 대조군으로 연하장애나 관상동맥질환이 없는 정형외과 환자들로 구성되었다. 모든 환자들은 뇌졸중 발병 후 일주일 이상 지난 환자들이었다. 모든 환자들은 성문 위 삼킴과 최대 성문 위 삼킴 메뉴버를 연습하였고 연하장애 치료 회기 동안에 이 메뉴버를 사용하였다. 심장 상태는 홀터 모니터(Holter monitor)를 이용해 치료 회기 동안과 일상적인 활동들을 하는 동안에 관찰하였다. 이러한 기도 보호 메뉴버를 사용한 훈련/치료 회기 동안에 첫 번째 그룹에서는 82%(9/11), 두 번째 그룹에서는 100%(4/4)의 환자들이 심혈관의 이상을 보였다. 두 메뉴버 사이에서 심장 기능 차이가 분명하게 보이지는 않았다. 연구자들은 이러한 심혈관의 변화를 육체적 노력이 필요한 발살바 메뉴버(Valsalva maneuver) 변형의 결과인 것으로 보았다. 그들은 연하장애가 있는 뇌졸중 환자들이 관상동맥질환이나 부정맥(cardiac arrhythmia)이 있는 경우에는 이러한 메뉴버들을 적용해서는 안 된다고 하였다. 이러한 결과는 어떤 메뉴버는 삼킴을 넘어 신체 기능에 영향을 줄 수 있으므로 메뉴버의 적용에 있어서 주의를 기울여야 함을 의미한다. 모든 연구에서와 마찬가지로 이번 연구에 대해서도 의문을 제기할 수 있지만, Chaudhuri 등의 연구 결과를 논박하거나 입증하는 추가적인 연구들이 나오기 전까지 임상가들은 급성기 뇌졸중 환자에게 이러한 메뉴버를 적용할 때에 주의를 기울여야 한다.

성문 위 삼킴 메뉴버는 기도 폐쇄를 연장시키고 삼킴 수행에 있어서 다른 생리적 효과를 가지고 있는 것 같다. 하지만 임상적 효과에 대한 이용 가능한 자료는 작은 그룹의 환자들에게로 제한되어 있고 대부분은 머리/목 암 치료 후에 연하장애가 발생한 환자들이다. 뇌졸중 환자들에서 임상적 영향에 대한 중요한 연구는 이러한 메뉴버를 급성기 뇌졸중 재활을 하는 환자들에게 적용할 경우에는 심혈관 문제를 야기할 위험이 있다고 한다. 앞서 나온 연구 결과들은 이러한 기법들의 잠재적 위험성을 들어, 임상적 효과에 초점을 맞출 수 있는 상당한 임상적 훈련이 필요하다는 것을 시사한다. 이러한 메뉴버들은 올바르게 적용되었을 때에는 삼킴 기능의 향상이 기여한다는 점에서 보상적인 방법으로 여겨지고 있다. 비록 이러한 메뉴버들을 사용하였을 때의 단기간의 생리적 변화만 설명되었지만 이 메뉴버들을 더 이상 적용하지 않더라도(재활 기능) 삼킴에 지속적으로 긍정적인 영향을 미치는지에 대한 근거는 제한적이다.

삼킴 유지하기: 멘델슨 메뉴버

멘델슨 메뉴버는 삼키는 과정 중에서 삼킴 후 이완되기 이전 인두 수축과 목뿔뼈 움직임이 최고 정점을 이룰 때 수 초 동안 유지시키는 것이다. 이 메뉴버는 목뿔뼈가 지속적으로 상승하는 움직임에 의의를 둔다. 그림 14-5는 휴식 시의 자세와 멘델슨 메뉴버 수행 시 수축되고 상승된 자세를 투시장비를 통해 측면에서 보여주고 있다. 연구자들은 목뿔뼈의 지속적인 움직임뿐만 아니라 인두-식도 분절의 지속적인 개방에 도움을 준다고 제안한다. 그러나 이것은 정상 삼킴 과정에 있어 일관성 있는 조사결과는 아니다. 정상 삼킴에 있어 이 메뉴버를 사용하면 다른 생리학적 변화가 촉진되는데 ① 측면 인두 벽 움직임을 오래 지속시키며, ② 인두의 최고 수축과 동시에 지속되는 시간을 증가시키며, 음식덩이 통과 시간이 증가하고, ③ 표면근전도(sEMG) 상 주로 턱밑 근육 부위에서 진폭과 지속시간이 증가한다. 머리/목 암 환자 그룹(N=3)에서도 혀 기저면과 뒤인두벽의 접촉에 지속되는 시간 증가와 압력을 증가시키는 생리학적 변화를 가져왔다.

이 메뉴버는 치료적 기법으로써 보상 및 재활 기법으로 널리 사용되고 있다. 보상적인 효과로는 삼킴 후 잔류물과 흡인 감소의 효과가 있는 것으로 보고되었다. 치료적인 효과로는 이 기법을 사용하였을 때 향상된 삼킴 기능에 관한 연구를 통해 제시된다. Lazarus 등은 단일 환자를 대상으로 이 기법을 적용했을 때, 삼킴의 협응력 향상을 보였다고 하였다. Neumann 등은 신경학적 손상으로 연하장애를 겪고 있는 튜브 섭식 환자 58명 중 2/3이 이 기법의 적용 결과 성공적으로 전체 구강식이로 전환할 수 있었다고 보고하였다. Cary는 멘델슨 메뉴버와 유사한 지속적인 인두 수축 프로그램을 적용하여 뇌줄기 뇌졸중 환자 6명(6명 중 5명은 만성 환자)을 3주간 매일 집중적으로 치료한 결과, 심각했던 연하장애는 아무런 합병증 없이 6명 전체가 구강 식이로 변화되었다고 하였다. Crary 등은 10번의 치료 세션을 적용한 환자들의 추적 연구를 통해, 만성 연하장애 환자 45명 중 평균 87%에서 안전한 구강 식이로 전환하였다고 하였다. Huckabee와 Cannito 역시 환자들을 대상으로 한 주에 10회의 치료 적용 후 주목할 만한 향상을 보였다고 보고하였다. 이러한 연구들은 모두 멘델슨 메뉴버의 적용 효과를 제시하고 있다.

앞서 제시한 연구의 결과에서 보듯이, 일반적으로 연하장애의 치료로 멘델슨 메뉴버를 사용했을 때 긍정적인 효과를 낸다고 보고하고 있다. 반면에, 이 기법이 환자에게 확실히 가르치기 어렵다는 임상적 견해도 있다. 예를 들어 Ding 등의 연구에서 건강한 성인을 대상으로 멘델슨 메뉴버를 이해시키는데 1회에서 9회 정도의 시도가 필요하다고 하였다. 몇몇 임상가들은 이해력이 저하된 대상자들에게는 바이오피드백이나 표면근전도를 사용하는 것이 더 낫다고 제안한다. 이러한 부가적인 방식은 메뉴버를 시행하는 동안 환자에게 즉각적으로 신체적인 정보를 제공한다. 그림 14-6에서 표면근전도를 통해 정상 삼킴(왼쪽 첫 반응)과 멘델슨 메뉴버(오른쪽 두 번째 반응)의 활성도를 비교하고 있다. 그래프는 뚜렷한 차이를 보이고 있으며, 멘델슨 메뉴버를 쉽게 숙달시키기 위해 표면근전도나 바이오피드백을 사용할 수 있다. 다른 연구들에 의하면, 멘델슨 메뉴버의 적용이 삼킴 무호흡 시간을 증가시킬 수 있

CLINICAL CORNER 14-1

임상가가 치료적으로 접근할 때 신체적, 기능적 변화에 대해 이해하고 접근해야 한다. 또한 연하장애 치료를 시행하면서 나타나는 부작용도 이해하고 있어야 한다. 몇 년 전, 나는 연하장애를 지닌 머리/목 암 환자를 방사선 치료 후에 평가 한 적이 있다. 첫 번째 비디오투시검사가 진행되는 동안, 환자에게 안전한 구강 기법을 적용하기 위해 멘델슨 메뉴버를 가르치기로 결심했다. 이 기법을 보다 효과적으로 가르치기 위해 부가적인 표면근전도 바이오피드백을 활용하였다. 환자는 며칠간 지시대로 잘 수행하였지만, 첫 번째(5세션) 주 마지막 치료 때 고열과 가슴 통증을 호소하였다. 의사는 폐렴으로 진단하고 치료를 위해 입원시켰다. 10일 입원 후, 환자는 회복되었고 다시 치료의뢰 되었다.

논리적 사고

1. 환자에게 폐렴이 발병한 원인은 무엇인가?
2. 치료를 다시 시작할 때 고려해야할 요인은 무엇인가?

그리고 지금... 남겨진 이야기

환자에 대한 의사와의 논의 후, 치료는 다시 시작되었다. 폐렴 전과 동일한 멘델슨 메뉴버가 적용되었으며, 이 기법은 치료의 한 부분으로 여겨졌다. 치료 후기에 환자는 변형된 삼킴 전략을 매우 잘 수행하게 되었다. 환자는 다시 구강 식이를 시작하게 되었으며, 암이 다시 발병하여 사망하기 이전까지 연하장애 증상 없이 완전 구강 식이를 지속할 수 있었다.

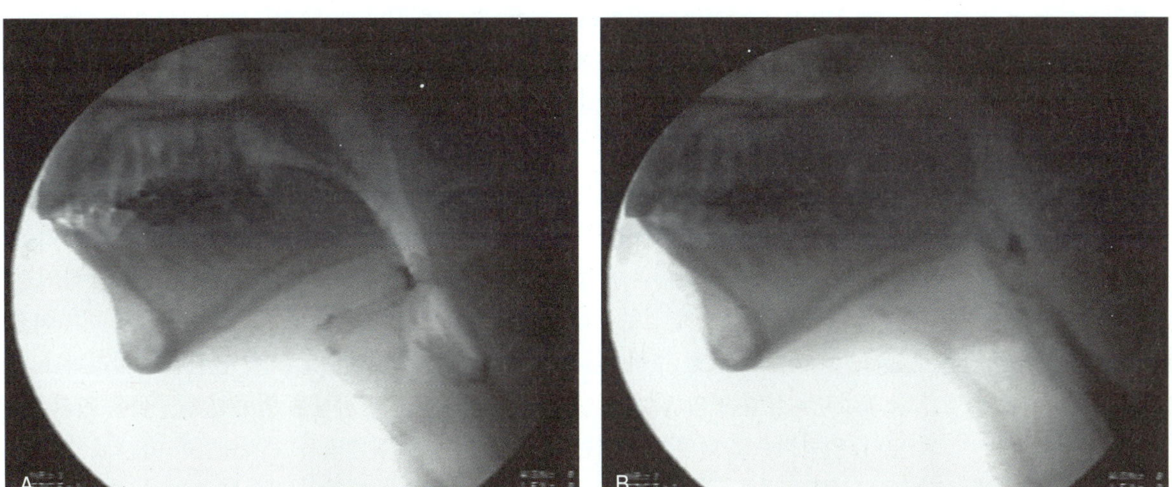

그림 14-5 A: 휴지기의 인두-후두 배열 B: 멘델슨 메뉴버 적용에 따른 인두-후두 배열

다고 하였다. 호흡의 휴지기를 증가시키는 것은 호흡질환이나 삼킴과 호흡 패턴이 불안정한 환자에게는 금기이므로 주의해 사용한다.

삼킴의 근력 증가: 노력 삼킴법

노력 삼킴법은 때때로 강한 삼킴, 힘껏 삼킴이라고 언급되며, 환자가 음식덩어리를 삼킬 때 수의적으로 강하게 삼킴 시도하는 것을 말한다. Pouderoux와 Kahrilas는 정상인을 대상으로 노력 삼킴법을 적용할 때 혀의 추진력이 4배 정도 증가한다고 하였다. Büllow 등은 정상인을 대상으로 강한 삼킴(혀가 뒤쪽으로의 움직임이 일어날 때 연구개를 강하게 짜줌)을 유도할 경우, 목뿔뼈(hyoid, 설골)와 후두아래턱뼈(laryngeal mandibular, 후두하악)의 거리가 감소한다고 보고하였다. 그러나 건강한 성인을 대상으로 압력계를 이용해 노력 삼킴법을 유도한 연구에서는, 노력 삼킴을 하는 동안 인두의 압력에는 변화가 없다고 보고된 연구도 있다. 반대로, Hind 등은 건강한 성인을 대상으로 노력 삼킴을 시행하였을 때 목뿔뼈가 상승하였다고 보고하였다. 이들은 노력 삼킴법의 적용을 통해 혀의 압력(삼키는 동안 혀가 경구개에 가해지는 힘) 증가와 삼킴 지속 시간, 목뿔뼈의 움직임, 후두 폐쇄 시간과 인두-식도 분절의 개방 시간 등이 증가한다고 보고하였다.

인두의 압력 증가와 지속적인 기도 폐쇄는 삼킴 기전에 있어 입안의 음식덩이가 넘어갈 때, 기도를 통해 흡인이나 침습을 유발하는 위험성을 줄일 수 있다. Huckabee 등은 여러 연구들의 초기 결과와 마찬가지로, 노력 삼킴법과 관련한 흥미있는 논문들을 발표하였다. 연구들의 결과는 건강한 성인을 대상으로 노력 삼킴을 유발시켰을 때, 인두의 압력이 보다 증가하고 인두-식도 분절의 압력은 더 감소(더 이완)한다는 것이다. 또한, 인두부의 표면근전도 진폭이 더 커지며, 이는 여러 번 삼킴을 시도하는 동안에도 전반적으로 유지된다고 하였다. Hiss와 Huckabee는 인두와 인두-식도 분절의 압력을 일반적 삼키기와 노력 삼킴법의 비교를 통해 연구하였다. 연구 결과, 삼킴의 전반적인 기능 증가와 함께 노력 삼킴법에서 인두-식도 분절 이완 지연이 함께 나타났다. 이 결과는 노력 삼킴법의 적용이 인두-식도 분절 이완의 지연이 발생하는 환자에게는 금기해야 한다는 것을 말해준다. 하지만 노력 삼킴법은 인두의 압력 증진과 인두-식도 분절의 이완을 증가시켜 인두부의 청결을 돕는다는 연구결과가 있다. Witte 등에 의한 추적 연구를 보면, 연구자들은 타액과 물 10mL를 삼킬 때의 일반적 삼키기와 노력 삼킴법을 비교하였다. 일반적으로 타액 삼키기는 두 가지 삼킴법 모두에서 더 높은 상부 인두 압력을 나타냈으며, 하부의 인도-식도 분절 이완은 물에 비해 타액의 노력 삼킴

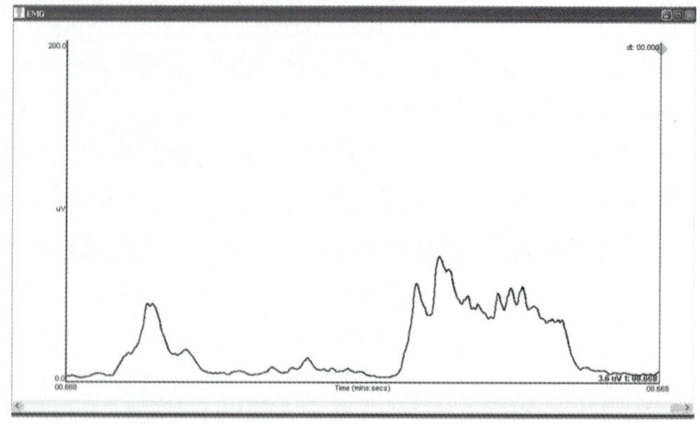

그림 14-6 일반적인 삼킴(왼쪽)과 멘델슨 메뉴버(오른쪽)를 적용한 표면근전도 그래프

에서 활성화되는 것으로 나타났다. 이 두 논문은 노력 삼킴법이 타액을 삼키는 동안 인두-식도 분절의 이완이 증가하는 효과에 대해 긍정적으로 바라보고 있다.

Huckabee와 Steele의 논문에서는 건강한 성인을 대상으로 일반적인 삼킴과 노력 삼킴 동안에 인두의 압력과 구순(orolingual)의 압력 정도에 따른 힘의 크기를 측정하였다. 연구자들은 노력 삼킴 동안에 혀-구개에 가하는 압력을 의도적으로 증가시키는 것을 피하기 위해 "강하게 삼키려고 혀의 앞쪽에 힘을 주지 말라"고 지시하였다. 연구 결과, 표면근전도상에서 근수축력의 증가, 혀-구개 압력 증가, 인두 압력 증가가 관찰되었다. 또 다른 연구는 이전 연구의 결과와 해석을 통해 구인두 환자에게 노력 삼킴법의 적용이 인두의 음식 잔여물을 최소화하는 효과가 있다고 하였다.

건강한 성인을 대상으로 노력 삼킴법의 생리학적 효과에 대해 언급한 논문도 있다. Lever 등은 노력 삼킴 동안에 식도 말단부의 연동폭의 증가(근위부는 해당 없음)에 대해 보고하였다. 또한 노력 삼킴 동안 하부식도조임근의 잔여 압력은 남자에 비해 여자에서 낮게 나타난다고 하였다. 보다 세밀한 연구들이 진행되어야 하겠지만, 이 연구는 식도 말단부의 운동성 감소를 보이는 환자에게 노력 삼킴법이 잠재적인 행동적 치료 전략이 될 수 있음을 암시 한다.

여러 연구들을 종합해 볼 때, 노력 삼킴법은 삼키는 동안 인두의 압력과 움직임을 증가시켜, 기도 보호 기전을 돕고 인두 내 잔류물을 최소화 한다는 장점이 있다. 하지만 이러한 연구 결과는 주로 건강한 성인들을 대상으로 이루어졌으며, 연하장애 환자군을 대상으로 노력 삼킴법의 생리적 효과와 치료적 적용 전후 변화의 양상을 검증한 연구들은 거의 없다. 이는 임상가들이 노력 삼킴법을 주치료법이 아닌 보조적 접근의 한 방법으로 사용하기 때문인 것으로 보인다. Cary는 포괄적인 연하장애 재활치료의 보조 방법으로서, 치료 기간 동안 "더 강하고 길

게" 삼키는 것을 표면근전도를 사용한 바이오피드백을 통해 가르쳤다. 그 결과, 6명 중 5명이 치료 후 인상적으로 기능 향상(튜브 식이 제거)을 보인 것으로 나타났다. 삼킴에 있어 생리학적 변화는 음식덩이를 삼킬 때, 표면근전도에서 근 수축의 진폭과 지속시간의 향상을 보여주었다. Carnaby-Mann과 Crary는 음식덩어리를 강하고 빠르게 삼키는 방법을 치료적 적용하여, 3주 동안 5명의 환자에게 시행한 결과 유의한 임상적 기능 증가와 인두 상승을 보고하였다. 이러한 변화는 건강한 성인을 대상으로한 연구들과 유사한 결과를 나타낸다.

노력 삼킴법은 멘델슨 메뉴버와 마찬가지로 표면근전도를 활용한 바이오피드백을 활용하면 환자의 강하게 삼키는 정도를 시각적으로 관찰할 수 있다. 바이오피드백은 환자의 노력에 대한 즉각적인 정보를 제시해주며, 이는 환자와 임상가 모두에게 유용하다. 그림 14-7은 일반적 삼킴(그래프의 오른쪽)과 노력 삼킴(그래프의 왼쪽)의 표면근전도 신호를 비교한 것이다. 이처럼 시각적으로 표시되는 표면근전도 바이오피드백은 임상적 기술의 적용 효과를 검증하는데 유용하다.

연하장애의 재활을 위해 전통적으로 사용되어온 다양한 치료적 중재들이 있다. 이에는 음식물의 성상 및 식이법 조절, 자세 변경과 다양한 삼킴 관련 메뉴버들이 있다. 표 14-2는 이러한 중재 방법 중, 주로 적용되는 자세 조절과 메뉴버들의 수행법, 각각의 효과와 생리학적 변화, 각 기법에 따른 예기된 결과에 대해 설명하고 있다. 각각의 자세 조절과 삼킴 메뉴버들은 비정상적인 삼킴의 일시적 개선을 위해 사용되는 것임을 유의해야한다. 극도의 상황을 배제하고, 오랜 기간 동안 이 중재 기법을 환자에게 적용하는 것은 배제하여야 한다. 임상가들은 이러한 기법들을 삼킴 기전 손상에 대한 단기간의 보상 방법으로 접근하고, 근본적인 치료 전략을 별도로 수립하여 환자의 장기적 기능 향상이 가능한 방법들을 끊임없이 모색해야 한다.

삼킴을 변화시키는 추가적 기법들

치료 기법으로서의 중복 삼킴

음식덩이를 깨끗하게 삼키기 위해, 다수의 임상가들은 환자에게 여러 번 삼키도록 요구한다. 이는 임상가 뿐만 아니라 환자 스스로도 목 안에 잔여물이 남아있다는 느낌이 들 때 중복하여 삼킴을 시도한다. 이를 중복 삼킴 혹은 여러 번 삼키기(multiple swallowing)라고 부르는데, 이에 관한 기능적 연구나 이론적 근거는 거의 없는 편이다. 하지만 중복 삼킴은 성인 연하장애 환자에게 빈번히 사용되는 치료적 기법이며, 정상 노인들의 안전한 삼킴을 위해서도 추천되는 방법이다.

중복 삼킴의 이론적인 근거는 비디오투시 영상 등을 통해 음식덩이를 삼킨 후 후두개곡이나 조롱박 오목에 남아있는 잔류물들이 추가적인 삼킴을 통해 보다 깨끗한 구조물로 확인된다는데 있다. 그러나 과도하게 여러 번 삼킴을 유도할 경우, 삼킴 관련 근육의 피로도가 증가할 수 있고, 결과적으로 환자의 기능적 삼킴 능력을 비효율적으로 만들 수 있다. 논리적으로 음식덩이마다 중복 삼킴을 시도하면 전체 식사시간이 늘어나며, 환자의 피로도 증가로 인해 결과적으로 환자가 섭취하는 음식물의 양을 줄어들게 할 수 있다. 게다가 기능적인 식사 도중 유발되는 과도한 중복 삼킴은 구강 섭취나 기도 보호에 있어 부정적인 결과를 이끌 수 있다. 중복 삼킴의 적용은 아직까지 연하장애의 치료에 있어 장점과 단점에 대한 객관적 자료가 부족하므로, 임상가들은 개개인의 환자 특성에 맞춘 개별적 접근과 그에 따른 면밀한 효과의 평가가 요구된다.

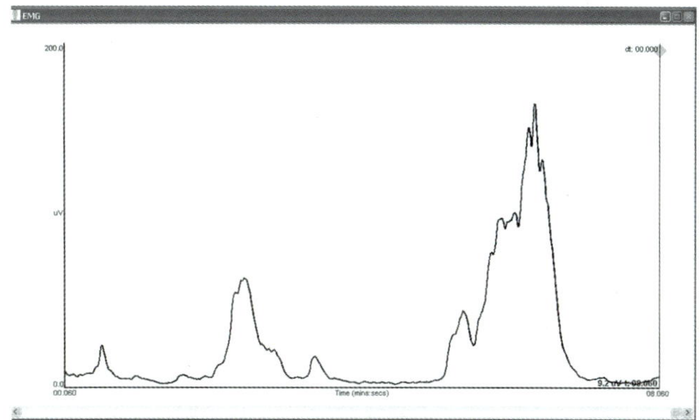

그림 14-7 일반적인 삼킴(왼쪽)과 노력 삼킴법(오른쪽)을 적용한 표면근전도 그래프

혀-유지 메뉴버

후인두벽(posterior pharyngeal wall)은 삼키는 동안 "볼록한 부분"이 전방으로 움직여 혀 기저부와 접촉하고 음식덩이가 인두를 지나가도록 하는 압력을 생산하도록 돕는다. 인두 벽이 생리적인 기능을 갖추고 있다면, 혀 기저부가 인두벽의 뒤쪽으로 움직일 수 없을 때, 이를 보상하기 위해 인두벽이 보다 더 전방으로 움직여야 할 것으로 가정할 수 있다.

혀-유지 메뉴버(tongue-hold maneuver)에 대한 첫 번째 임상 관찰은 혀 앞부분에 외과적 고정을 한 암환자를 대상으로 조사되었는데, 환자는 암종으로 인해 혀의 움직임에 제한이 있었다. 환자는 삼킬 때 혀의 고정을 보상하기 위해서 인두벽이 보다 앞으로 움직이는 형태로 기능적 삼킴을 유지하였다. 또한 건강한 성인들을 혀의 앞부분을 고정 한 상태(대상자들은 삼키는 동안 치아 사이에 혀 앞부분을 위치시켜 고정)로 삼킴을 유발시킨 결과, 비디오투시 영상을 통해 후인두벽의 앞쪽 부분이 평상시의 삼킴보다 볼록하게 두드러지는 특징이

CLINICAL CORNER 14-2

Lazarus 등은 외과적/의학적 치료를 실시한 머리/목 암 환자 3명을 대상으로 4가지 삼킴 메뉴버(노력 삼킴, 최개 성문위 삼킴, 멘델슨 메뉴버, 혀-유지 메뉴버)의 효과에 관해 연구하였다. 그 결과, 혀의 기저부와 후인두벽의 접촉하는 시간과 압력이 증가하였다. 또한 상부 인두에 남는 잔여물이 감소하였다. 결과에는 통계학적 분석을 통한 비교는 기술되지 않았다.

논리적 사고

1. 이러한 연구들에서 임상 표본이 적은 이유는 무엇인가?
2. 논문에서 사용한 임상적 기법을 자신의 환자에게 적용하고자 할 때, 발생할 수 있는 제한점은 무엇인가?
3. 임상가들은 위의 정보를 어떻게 해석하고 사용해야 하는가?

관찰되었다.

혀-유지 메뉴버는 삼키는 동안에 후인두벽의 전방 움직임을 증가시키는 방법으로, 인두의 강화를 목적으로 치료적 기법으로 사용되고 있다. 하지만, 삼키는 동안에 적용되는 이 방법은 다음의 3가지 부정적인 결과를 낳는다. ① 기도 폐쇄 시간을 단축시키며, ② 삼킴 후 음식 잔류물을 많이 남기고, ③ 인두 삼킴을 지연시킨다. 또한 몇몇 환자들에서는 침습 및 흡인의 가능성이 증가하였다. 혀-유지 메뉴버가 Masako 메뉴버라는 말로 불리고도 있지만, 이후에 나온 Masako의 연구에 의하면 실제 음식덩이를 삼킬 때 이 기법을 사용하는 것은 환자에게 위험을 불러올 수 있다고 보고하였다. 또한 아직까지 혀-유지 메뉴버에 관한 임상적 효과를 뒷받침할만한 근거들은 없다.

혀-유지 메뉴버의 적용에 관한 생리학적 기능 변화에 관한 논문 역시 아직까지 발표된 것이 거의 없다. 머리/목 암으로 연하장애를 겪는 환자 3명에 대한 연구가 진행된 바 있는데, Lazarus 등은 혀 - 유지 메뉴버를 적용했을 때와 이 기법을 사용하지 않았을 때 혀 기저부 - 인두벽 접촉에 가해지는 압력과 지속 시간을 비교하였다. 이 연구에서 동일 환자에게 혀-유지 메뉴버가 삼킴 후 음식 잔여물을 감소시킨다고 보고 하였는데, 이는 Fujiu-Kurachi의 연구에서 혀-유지 메뉴버가 삼킴 후 잔여물을 증가시킨다고 발표한 결과와 상반된다. 비록 연하장애 환자를 대상으로 혀-유지 메뉴버의 효과를 검증한 논문들은 적지만, 최근 이 기법과 관련된 압력의 변화를 평가하는 건강한 성인을 대상으로 한 연구들이 진행되고 있다. Doeltgen 등은 40명의 젊은 성인을 대상으로 혀-유지 메뉴버를 적용하고 삼킴을 수행시킨 결과, 인두 수축 압력은 더 낮아지고, 압력의 지속기간은 줄었지만 대조군에 비해 상부식도조임근의 이완은 더 증가한다고 하였다. 이 결과는 혀-유지 메뉴버가 인두 압력을 감소시키고 삼킴 후 잔여물을 증가시킨다는 Fujiu-Kurachi의 임상적 결과를 지지한다.

혀-유지 메뉴버는 혀 기저부에 대한 후인두벽의 전방 움직임 증가를 필요로 할 때, 임상적으로 적용하기에 적당한 기법이다. 그러나 기대 효과의 충족을 위해서는 환자의 유형과 특이성을 고려한, 구체적 결과 예측을 보여주는 문헌들이 보다 뒷받침 되어야 할 것이다. 다양한 이론적 근거를 통한 명확한 효과나 기능적 이득의 검증 없이는, 어떤 치료 기법도 연하장애의 완화를 위한 확실한 기능적 이득을 가져온다고 확신하기 어렵다.

두부 - 거상 운동

두부 - 거상 운동(shaker technique)은 인두 - 식도조임근(pharynoesophageal sphincter, PES) 개방에 관여하는 근육군의 힘을 증가시켜서 인두-식도 분절의 개방을 향상키는 방법이다. 삼키는 동안에 목뿔위근육군(suprahyoid muscle)은 목뿔뼈의 전상방 움직임을 돕고, 인두-식도조임근을 같은 방향으로 끌어당긴다. 약해진 목뿔위근육군의 강화는 인두-식도조임근 개방에 긍정적인 효과를 기대하게 한다. 두부-거상 운동은 바닥에 바로 누운 채로 고개를 들어올려(어깨를 들지 않음) 발끝을 보게 하여 목뿔위근육군을 강화시킨다. 두부-거상 자세는 처방된 스케줄(prescribed schedule)에 따라 계획적인 반복을 필요로 한다. 간단히 말하면, 환자는 바로 누운 자세에서 1분간 머리를 들어 유지하고 1분간 휴식하는 과정을 3차례 반복한다. 다음 과정으로 연속적으로 30회 머리 들기(유지는 없음)를 시행한다. 이 과정을 6주 동안 매일 3차례 시행한다. 경추 손상, 목 움직임의 장애(머리/목 암 환자), 인지 저하 혹은 다른 위험 요소를 동반한 경우 이 운동을 금한다. 두부-거상 운동의 생리학적 근거와 임상 효과에 관한 다양한 논문들이 있다. Shaker 등은 건강한 노인을 대상으로 이 운동을 완벽히 수행하였을 때, 삼키는 동안에 후두의 전방 움직임이 증가하고 상부식도조임근의 개방이 증가한다고 하였다. 건강한 성인을 대상으로 위상운동(sham exercise)실시하였을 때에는 생리학적 변화가 관찰되지 않았다. 비정상적인 상부식도조임근의 개방으로 인해 튜브 식이를 하는 성인 환자 그룹을 대상으로 추적 연구한 결과, 두부-거상 운동을 적용하였을 때 생리학적, 임상적 변화를 보인 것으로 나타났다. 두부-거상 운동 프로그램 이후, 후두의 전방 움직임이 향상되고, 삼킴 후 흡인 없이 상부식도조임근의 개방이 증가한 것이다.

두부-거상 운동의 임상적 효과에 관한 주된 전제는, 이 운동 프로그램이 목뿔위근육군을 강화한다는데 있다. 이 기법 적용의 단점을 제시한 연구들도 있는데, 두부-거상 운동이 목뿔위근육군과 목뿔아래근육군의 피로를 가져온다는 것이다. 또 다른 연구로는 두부 - 거상 운동의 적용 후 방패 - 목뿔 단축(thy-

표 14-2
연하장애 재활에 사용되는 삼킴 기법들

기법명	수행 방법	목적	생리변화	결과
옆으로 눕기	건측을 아래로 눕기	음식덩이 움직임을 천천히 함 적절한 시간과 기도 보호	인두 수축 강화	흡인 감소
턱 올리기	턱 올리기	음식덩이를 입 뒤로 보내기	구인두 확장 후 식도 조임근 압력 증가	구강 내 운반 촉진
턱 내리기	고개 내리기	기도 보호 증가	구인두 수축	흡인 감소
고개 돌리기	고개를 오른쪽/왼쪽으로 돌리기	삼킴 후 잔류물과 흡인 감소	음식덩이를 강한 인두로 보냄 하부식도조임근 압력	삼킴 양 증가 흡인 감소와 잔류물 감소
성문위 삼킴	호흡참기... 삼키기... 기침...	성문 폐쇄 증가로 흡인 감소	수평적 성문 폐쇄 삼킴에 관한 구조물 움직임 증가	흡인 감소 후두 움직임 증가
최대 성문위 삼킴	호흡참기... 유지하기... 삼키기... 기침...	성문 폐쇄 증가로 흡인 감소	수평적, 앞 뒤 성문 폐쇄 삼킴에 관한 구조물 움직임 증가	흡인 감소 후두 움직임 증가
멘델슨 메뉴버	최고점에서 쥐어짜듯 삼키기	삼킴의 협응 증가	목뿔-후두 움직임 증가와 유지	삼킴의 협응 증가 삼킴 후 잔류물 감소 흡인 감소
노력 삼킴법	강하게 삼키기	음식덩이에 작용하는 혀 힘 증가	혀 천장 압력 증가 삼킴의 지속 시간 증가 혀 기저부 움직임 증가	잔류물 감소

rohyoid shortening, 목뿔뼈와 방패 연골 사이의 거리 단축)이 유발된다고 보고하였다. 하지만 근피로의 증가는 명확하게 목적한 근육들의 움직임이 발생했다는 의미이며, 이러한 결과들은 두부-거상 운동이 목뿔위근육근을 강화하고, 목뿔뼈의 전상방 움직임을 강화해 상부식도조임근의 개방을 보다 원활히 시킬 수 있다는 충분한 근거로서 해석될 수 있다.

주지한 바와 같이, 두부-거상 운동의 주요 목표는 목뿔위근육군의 근력 증진이다. 이를 측정할 객관적인 방법으로는 비디오투시검사나 표면근전도를 통한 생리적 검사들이 있다. Yoshida 등은 목뿔위근육의 활성을 비교하기 위하여 두부-거상 운동과 혀 누르기(혀를 경구개로 강하게 누르기)를 비교하였다. 53명의 젊은 성인을 대상으로 표면근전도 신호를 비교한 결과, 연구자들은 두 기법의 적용에서 표면근전도상의 진폭 변화에 특별한 차이가 없다고 보고하였다. 일부 연구 참여자에서는 표면근전도상 혀 누르기에서 목뿔위근육의 활성도가 더 높게 나타났다. 혀 누르기 운동이 두부-거상 운동과 비슷한 수준의 생리학적 변화를 나타냈지만, 환자들은 두부-거상 운동을 더 선호하는 경향을 보였다.

두부-거상 운동의 효과는 연하장애 환자들 뿐 아니라 일반 노인들에게도 동일하게 나타나지만 적용상의 주의점이 따른다. 연하장애가 없는 26명의 노인들을 대상으로 두부-거상 운동을 적용한 연구에서, 참여 노인들의 50%만이 등속성 운동

CLINICAL CORNER 14-3

중복 삼킴

전반적인 활용되는 임상 기법 중 하나로 환자에게 여러 번 삼키기를 요구한다. 때로 이 방법은 "노력 삼킴법"과 함께 사용되기도 한다. 비디오투시검사나 내시경 검사가 진행될 때 삼킴 후 잔여물이 관찰할 때 사용한다. 중복 삼킴(multiple swallowing)을 적용할 때 삼킴 후 목소리 변화, 쉰 목소리, 기침 같은 임상적 징후(signs)가 유발되는 경우가 있다. 임상에서 일반적으로 사용되는 이런 방법들이, 기능적인 면에서는 "비효율(inefficiency)"을 유발하기도 하는 것이다. 이번 장에서 보면 중복 삼킴을 치료적 기법으로써 사용하는데 따른 근거가 되는 연구들이 거의 없다. 이런 점은 임상가가 어떤 치료적 기법을 적용하려고할 때 의문점이 되기도 한다.

논리적 사고

1. 중복 삼킴을 연하장애 치료에 적용할 때 어떤 이익이 있는가?
2. 기능적인 식사를 하는 동안에 중복 삼킴을 적용하면 어떤 점이 어렵거나 "비효율"적인가?
3. 평가 혹은 치료 동안에 중복 삼킴이 환자에게 도움을 주는지 아닌지를 결정하기 위해 임상가는 무슨 전략을 사용해야하는가?

(isokinetic exercise, 반복하여 30회 들기)을 완벽히 실행하였고, 등척성 운동(isometric exercise, 머리 1분간 유지하기)은 70%만이 완벽히 수행하였다. 또한 대부분의 연구 참여자들은 이 운동프로그램을 2주안에 포기했다. 이러한 결과는 연하장애의 치료 기법으로 두부-거상 운동을 적용할 경우 모니터링(monitoring)의 중요성을 시사한다.

Practice Note 14-3

혀-유지 메뉴버

혀-유지 메뉴버의 적용에 대한 잠재적인 이점과 위험 요소에 관해 논의하다보면, 임상가들은 이 메뉴버를 음식덩이 없이 삼키는 운동으로 사용한다고 종종 말한다. 이러한 관점에서 볼 때 혀-유지 메뉴버의 운동과 관련한 잠재적 이점에 관한 자료가 없다. 임상가들은 환자가 혀-유지 메뉴버를 이용해 삼킬 때 근육이 더 강하게 움직이는 것을 느꼈다고 한다. Doeltgen 등은 혀-유지 메뉴버 결과 인두 운동 수행의 감소를 나타낸다고 하였다. 게다가 혀-유지 메뉴버는 임상적으로 도움을 주는 기법으로 여겨지고 있지만, 현재 임상적 혹은 신체역학적 이점에 관한 체계적인 자료는 없다.

온도-촉각 자극

이 기법은 연하장애 치료 기법의 하나로 "할아버지" 격에 해당한다. 수많은 삼킴 연구를 통해 다루어졌으며, 치료와 관련하여 수년 전부터 다시 논의되고, 계속하여 수정된 방법으로 적용되고 있다. 1983년 Logemann에 의해 제시된 이 기법은 삼킴 반사를 유발하는 자극 제공의 한 방법으로 소개되었다. 이 기법은 뇌졸중 환자에게 앞쪽 구개활(anterior faucial arch, anterior faucial pillar, 전구협궁)에 차가운 자극(#00 혹은 #0 후두거울 이용)을 주면, 삼킴 반사의 시작을 활성화하는 더 많은 자극으로 작용한다는 이론을 기반으로 한다. 이 기법의 주된 목적은 인두기에서 일어나는 삼킴 시작의 지연을 보상하는데 있다. 이런 논리적 추론을 통해, 이 기법은 삼킬 때 인두기의 지연된 시작(delayed initiation)을 보이는 환자들에게 적합한 기법으로 유추할 수 있다. Lazzara 등은 신경학적 손상을 받아 연하장애를 겪는 환자들에게 온도-촉각 자극의 제공 이후에 인두기의 시작과 전체 통과 시간(total transit time)이 빨라졌다고 보고하였다. 이러한 삼킴 반응의 변화는 비디오투시검사를 통해 확인할 수 있는데, 영상을 통해서도 앞쪽 구개활에 온도자극을 제공하면 삼킴 반응이 유발된다는 것을 알 수 있었다.

Rosenbek 등은 2번 이상 뇌졸중을 앓은 병력이 있는 연하장애 환자 7명에게 온도-촉각 자극을 적용하였다. 총 2주 동안 각각의 대상자들은 온도-촉각 자극 치료를 1주일 동안 받고, 1주일은 치료를 받지 않았다. 연구 결과, 비디오투시검사를 통해 온도-촉각 자극의 즉각적인 효과를 확인하였지만, 온도-촉각 자극이 장기적인 기능적 변화를 가져오는 치료적 기법인지에는 의문의 여지가 있다고 보고하였다. 온도-촉각 자극이 삼킴 반응을 유발하긴 하였지만 흡인이나 침습을 완화하는 효과를 보이지 않았으며, 치료 효과가 1개월 이상 지속되지도 않았다. Rosenbek 등은 또 다른 추적 연구를 통해, 온도-촉각 자극이 연하장애를 겪는 뇌졸중 환자들의 음식물 통과 시간을 감소시킨다고 보고하였다. 주로 인두 통과 시간(PTT)에 대해 언급하였는데, 인두 통과 시간이란 음식덩이가 아래턱뼈 가지의 뒷부분에 도달하고 목뿔뼈의 상승이 시작되는 사이의 시간을 말한다. 또한 Lazzara 등과 Rosenbek 등의 초기 연구에 의하면, 앞쪽 구개활에 적용한 차가운 자극의 즉각적인 효과는, 삼킴 동안에 인두부에서 발생하는 지연된 시간을 감소시킨다고 앞선 연구의 결과를 지지하였다.

이후 Rosenbek과 많은 연구자들은 다양한 방법으로 온도-촉각 자극의 치료적 효과를 검증하였다. 한 연구에서 환자들은 2주 동안 무작위로 선정되어 1주마다 150, 300, 450, 600회 온도-촉각 자극을 적용 받았다. 1번 시도할 때마다 앞쪽 구개활의 양쪽을 3회 혹은 그 이상 아이스 스틱으로 자극하였는데, 이 연구팀은 600회 보다 더 많은 빈도로 자극을 할 수 없었으며, 400회와 600회의 시도조차 환자에게 완전히 수행할 수 없다고 하였다.

건강한 성인을 대상으로 온도-촉각 자극을 시행한 연구들에서는 연하장애 환자들을 대상으로 한 경우보다 더 다양한 결론을 나타낸다. Kaatzke-McDonald 등은 건강한 성인 여성을 대상으로 차가운 자극에 더하여 달고 짠 맛(설탕 대 소금)에 대한 삼킴 시간에 미치는 영향에 관해 연구하였다. 연구 결과, 삼킴 시간에 영향을 미치는 것은 맛이 아니라 오직 차가운 자극 뿐이었다. 반대로, Sciortino 등은 차갑고 신맛이 함께 조화를 이룰 때가 아무런 자극이 없을 때보다 삼키는 시간을 줄일 수 있다고 보고하였다. 끝으로 Knaer 등과 Ali 등은 건강한 성인을 대상으로 차가운 자극을 적용하였을 때, 결과적으로는 삼킴의 유의한 변화를 검증할 수 없다고 보고하였다.

앞쪽 구개활에 적용하는 온도-촉각 자극이 삼킴 반응을 유발하고 인두기 지연을 감소시킨다는 연구 결과는 있지만, 흡인이나 침습을 감소시키는 기능적 이득에 대한 연구들의 긍정적인 결론은 아직까지 나오지 않았다. 그러므로 이 기법의 적용은 삼킬 때 지연을 보이는 환자에게는 적합하지만 기도 보호 기전이 위협받는 환자에게 실시해서는 안 될 것이다.

새로운 기법들: 운동 원리와 기법

이번 장에서는 삼킴과 관련된 근육을 촉진시키는 다양한 기법에 관해 소개한다. 사실, 다양한 운동 방법들이 발성과 삼킴 기능의 향상을 위해 오래전부터 적용되어 왔다. 최근에는 이런 기존의 운동법들과 더불어, 체계적인 운동 원칙을 토대로 운동생리학자나 전문가들이 새롭게 도입한 이론들을 활용한 치료적 기법들도 임상 현장에서 사용되고 있다. 물론 이러한 기법들이 완전히 새롭거나 기존에 없던 개념으로부터 출발한 것은 아니다. 장비와 기구의 최신화에 따른 기존 치료적 기법들을 객관화하려는 노력에서 찾아진 방법들이 많은데, 이러한 부가적 기법에는 표면근전도 바이오피드백과 신경근 전기자극(neuromuscular electrical stimulation)이 대표적이다. 여기서 부가적이라는 용어는 주된 치료 효과를 뒷받침하기 위한 보조적 방법이라는 의미를 지닌다. 이러한 부가적 방법은 주된 치료 프로그램을 제공받은 환자들의 치료 효과를 강화하고, 치료의 참여 동기를 높이는데 유용하다.

운동 원리와 연하장애 재활

연하장애 재활의 운동 측면에서의 주요 원리는 삼킴과 관련한 근력의 증진이다. 비록 이번 장에서 체계적으로 운동 원리에 관한 모든 측면을 다루지는 못하지만, 기본적인 두 가지 요소인 강도(intensity)와 특이성(specificity)에 관한 운동 원칙에 대해 논의하고자 한다. 강도는 많은 방법으로 증가시킬 수 있다. 목표 움직임에 저항을 증가시키는 것은 강도를 증가시키는 일반적인 방법이다. 이에는 목표 움직임에 무거운 무게를 더해 저항을 증가시키는 방법이 많이 쓰인다. 또한 강도의 증진을 위해 운동의 횟수를 증가시키는 방법도 있다. 일정 기간 동안 많은 반복을 하면 더 높은 강도의 운동이 된다. 강도를 높이면 근력에 더 많은 증진을 가져온다. 반대로, 운동의 강도를 감소시키면, 가역(reversibility) 혹은 디트레이닝(detraining) 효과가 나타난다. 간단한 용어로 가역은 운동이 줄거나 유지되지 않았을 때 근력이 감소하는 것을 뜻한다.

특이성의 개념은 특정한 과제를 통해 목표하는 특화된 이익을 얻는 운동 유형을 뜻한다. 예를 들어, 장거리 육상 선수에게 극도의 근력 훈련(weight lifting)은 유익한 운동이라 할 수 없다. 장거리 달리기 선수의 경우, 신경근 체계에서 목표가 되는 활동은 근력의 증가가 아니라 지구력의 증가이다. 이 때 지구력을 목표로 한 특화된 훈련이 특이성의 개념을 설명할 수 있다. 연하장애에 종사하는 임상가들의 목표를 한마디로 하면, "환자에게 삼키게 하는 것"이 될 수 있다. 이 구절은 특이성의 원칙을 나타내는데, 환자를 삼킬 수 있도록 하는 특화된 프로그램이 필요하다는 의미이다. 그러나, 여기서 고려해볼 것이 교차-시스템(cross-system) 효과나 전이(transference) 효과와 관련된 개념이다. 교차-시스템 효과는 하나의 기능을 위해 운동을 할 때, 다른 기능의 효과도 함께 증진시킬 수 있음을 의미한다. 삼킴 기전의 향상을 목표로 삼킴을 담당하는 근육들을 운동시킬 경우, 발성과 발음의 기능에도 직접적인 향상이 있을 수 있다는 것이 교차-시스템 효과이다. 이러한 연구 결과들이 드물긴 하지만, 삼킴 기전을 촉진하기 위한 운동들이 잠재적으로 상부 소화관(upper aerodigestive tract)의 기능에도 효과를 미친다는 몇몇 논문이 발표되었다.

연하장애의 재활에 있어 운동의 효과에 대한 많은 긍정적 연구들이 보고되었다. Robbins 등은 연하장애 재활프로그램의 적용에 체계적인 운동 프로그램의 기준을 확립해 사용하였다. 이 프로그램의 하나를 예로 들면, 혀-밀기(tongue-press)를 통해 혀의 근력을 강화시키는 것인데, 혀를 경구개 쪽으로 강하게 미는 방법이다. Robbins와 동료들은 혀를 강하게 밀게하기 위한 피드백을 주기위해 iowa oral perfoemance instrument(IOPI)를 사용하여, 점차적으로 혀-밀기 활동의 강도를 증가시켰다. 그녀는 1-RM(환자가 최대의 힘으로 수행할 수 있는 1회 반복 횟수)의 개념을 확립하였으며, 운동수행 시 체계적으로(1-RM의 60%, 70%, 80%) 강도를 증가키는 방법을 고안했다. 그녀는 또한 근력의 장기적 향상을 위해 일정 기간(8주) 운동을 유지할 것을 제안했다. 연구의 결과를 보면, 자발적인 혀-밀기 운동을 통해 삼킴 동안에 혀 근력은 상승하였고, 삼킴 동안에 기도 보호의 증가와 혀 근육의 크기가 증가 하였다고 보고하였다. 삼킴과 관련한 간단한 운동은 환자에게 삼킴과 관련된 기능적인 효과를 증가시키며, 주요 근육의 근력을 증가시킬 수 있기 때문에 임상 현장에서 유용하게 쓰일 수 있다.

McNeill Dysphagia Therapy Program(MDTP)은 삼킴 과정 중의 협응(coordination)을 강화시키기 위해, 특이성과 강도를 고려한 상세한 운동 원칙을 확립하였다. 환자들은 집단으로 매일 치료를 받게 되는데, 이때 삼킴의 협응, 속도, 강도 등에 대해 순차적으로 저항을 가한다. 환자의 수행을 기초로 임상가들은 정해진 지침을 따라 환자들을 기능을 증진시킨다. MDTP 치료 프로그램의 초기 결과는 다른 치료의 실패를 경험한 만성 연하장애 환자에게 효과적일 뿐만 아니라, 부가적인 바이오피드백을 통한 전통적인 치료(예: 멘델슨 메뉴버)보다도 우수한 결과를 보인다고 제시한다. 더 많은 임상적 연구가 필요하지만, MDTP 접근은 초기 결과를 통해 이 프로그램이 근력만을 단련하는 프로그램보다 포괄적 운동 중심의 치료가 더 나은 결과를 보인다는 것을 말해준다.

또한, 포괄적 운동 중심 치료는 삼킴의 문제를 야기하는 의학적 치료를 받은 환자들의 연하장애 발생을 예방하기 위한 기법으로도 적용되고 있다. Carroll 등은 방사선화학요법(chemoradiotherapy)을 받기 전에 포괄적 삼킴 운동 프로그램을 실시한 머리/목 암 환자들이, 수술 후 삼킴 기전의 향상을 보였다고 보고하였다. Carnaby-Mann 등은 머리/목 암 환자가 방사선화학요법을 받는 동안 포괄적 삼킴 운동 프로그램을 병행했을 때, 삼킴 기능 유지, 체중 유지, 근육의 크기 유지와 구강건조증의 감소를 보였다고 하였다. 이러한 보고들은 삼킴 치료를 기반으로 한 운동의 긍정적인 효과 뿐 아니라, 기존 치료의 방향을 변화시키고 있다. 이런 운동을 기반으로 하는 삼킴 치료는 연하장애 환자들에게 장애의 예방뿐 아니라, 연하장애를 최소화 할 수 있다는 잠정적인 결론을 제시한다.

부가적 기법의 유용성

표면근전도와 바이오피드백

이 장에서는 운동 학습을 필요로 하는 환자에게 적용할 수 있는 삼킴 관련 메뉴버의 다양성에 대해 논의해 보았다. 또한 이런 운동 양상의 조절이 학습하기 어렵다는 것을 기술하였다. 부가적인 기법으로써 바이오피드백의 적용은 운동 학습의 효율을 강화시키며, 치료 시간을 단축시킬 수 있다는 점에서 유용하다. 바이오피드백은 새로운 움직임, 친숙하지 않은 움직임, 그 밖의 관찰하기 어려운 움직임들을 가르치기 용이하게 해준다. 다양한 삼킴 치료 기법들 중 많은 수가 바이오피드백의 적용을 통해 보다 높은 효과를 도출해 낼 수 있다. 또한 바이오피드백은 환자가 직접 모니터하게 하여 삼킴 수행의 동기를 높일 수 있다. 노력 삼킴을 예로 들면 임상가가 "더 강하게 삼키세요"라는 지시를 했을 때, 환자가 얼마나 강하게 삼켰는지 객관적으로 확인할 수 있는 방법이 없었다. 그러나, 표면근전도 바이오피드백을 통해 삼킴 근육의 진폭을 모니터하면, 환자가 강하게 수축시킨 근육의 힘을 그래프를 통해 확인할 수 있다(그림 14-7). 모니터에 보여지는 그래프를 통해 환자의 피드백을 돕고, 임상가는 즉각적으로 환자의 반응을 살피며 재교육할 수 있다. Craryd와 Groher의 연구를 통해 삼킴 재활에 표면근전도 바이오피드백을 보다 체계적으로 적용할 수 있는 근거를 찾을 수 있다. 연하재활에 있어서 표면근전도 바이오피드백의 부가적 사용에 대한 긍정적 효과를 지지하는 논문들이 많이 있다. 바이오피드백 기능은 삼킴 관련 근육의 이완, 강화, 협응된 움직임을 가르치는데 사용된다. 연하장애 재활에서 바이오피드백의 이런 장점들은 치료 시간을 줄이고, 만성 연하장애 환자들의 치료 효과를 끌어올리는데 일조한다.

바이오피드백의 적용에 대한 다른 접근들도 있다. 메뉴버를 가르치는 방법으로 비디오투시검사 도중에 모니터를 보면서 삼킴을 시도시키는 것이 그 중 하나이다. 이는 비디오투시 시간을 증가시킨다는 단점이 있지만, 잠재적으로 가치가 있는 방법으로 여겨진다. 비슷한 방식으로 내시경(endoscopic) 바이오피드백을 통해 성문위(supraglottic)와 최대 성문위(super-supraglottic) 같은 숨 참기 메뉴버(breath-hold maneuver)를 가르치기에 적절하다. 메뉴버를 확실히 가르치기 위해 내시경 바이오피드백을 통해 직접 성문의 형태를 보여주는 것은 환자의 치료적 동기를 유발하는데 충분한 가치가 있다. 바이오피드백 접근의 또 다른 방법으로써 경부 청진(cervical ausculta-tion)의 사용은 환자의 흡인이나 침습을 관리하는데 도움을 준다(9장 참조). 아직까지 이런 접근법들이 체계화되어 있지는 않지만 환자의 삼킴에 관한 미세한 변화를 관찰하기에 용이한 정보를 제공한다.

신경근 전기 자극

신경근 전기 자극(neuromuscular electrical stimulation, NMES)은 연하장애 재활에 있어 새로운 부가적인 치료법이다. 신경근 전기 자극에 대하여 많은 임상가들이 그 효과에 의문을 제기하고 있지만, 이 장에서는 이에 대한 논란보다 신경근 전기 자극의 기본적인 원칙과 관련 연구 결과를 제시하고자 한다. 신경근 전기 자극은 말초신경과 연결된 근육에 손상이 없을 때 수축력이 약한 근육의 근력을 향상 시키는 방법으로 적용된다. 신경근 전기 자극기를 통해 근육의 자극에는 두 가지 방법이 있는데, 피부 표면을 통한 자극(transcutaneous)과 삽입 장치(implanted devices)를 통한 근육 내부(percuta-neous)의 자극이 그것이다. 신경근 전기 자극은 기능적 전기 자극(functional electrical stimulation)의 일종으로, 전기 자극은 기능적인 움직임이나 과제를 수행하는 동안에 적용한다. 신체적 재활의 다양한 분야에 쓰이고 있는 기능적 전기 자극은 신경학적 변화와 운동 재학습의 효과 없이 기능적 변화를 뒷받침하는 근육들의 강화를 목표로 한다. 연하장애 재활에서 신경근 전기 자극은 삼킴 근육군의 기능 향상과 신체적 효과에 대해 주된 연구가 이어지고 있다.

몇몇 연구에서 신경근 전기 자극을 포함한 연하장애 치료 후, 기능적 향상에 대해 보고했다. 또한, 이러한 연구 결과를 통대로 연하재활 분야에서 신경근 전기 자극의 효과에 대한 광범위한 설문 연구가 진행되었는데, 이 설문에 응답한 임상가의 80%가 자신의 환자 중 절반 이상이 신경근 전기 자극의 효과를 보았다고 응답하였다. 또한 이 연구에서 신경근 전기 자극의 효과로 구강 식이로의 복귀, 흡인 감소, 튜브 식이의 의존 감소를 보였다고 하였다. 이와는 반대로 다른 연구들에서는 전통적 연하장애 치료와 신경근 전기 자극을 병행한 집단과 전통적 연하장애 치료를 받은 집단 사이에서 유의미한 차이를 발견할 수 없었다고 하였다.

한 연구는 연하장애 성인과 건강한 성인에게 신경근 전기 자극 치료를 제공한 결과 별다른 효과를 보이지 않았다고 발표했다. Suiter, Leder와 Ruark은 운동 없이 2주간 매일 신경근 전기 자극 받은 10명의 건강한 성인을 대상으로 연구한 결과, 2주간 신경근 전기 자극을 받은 대상자들의 표면근전도를 통한 턱밑근 활성이 실험 전후 차이를 보이지 않았다고 하였다. Humbert 등은 건강한 성인을 대상으로 목 전방에 전기 자극을 적용하였을 때, 삼키는 동안 후두와 목뿔뼈의 상승이 감소

Practice Note 14-4

나는 예전에 뇌줄기(brainstem, 뇌간) 종양을 잃은 4세 소년의 치료를 요청 받은 적이 있었다. 많은 성인 뇌줄기 손상 환자와 같이 그는 연하장애를 동반하였다. 나는 성인 뇌줄기 뇌졸중 환자들처럼 좋은 결과를 예상하며, 표면근전도 바이오피드백을 소년에게도 유사하게 적용했다. 우리는 시각적 피드백을 끌어내기 위해 휴대용 컴퓨터를 사용했다. 프로그램은 그래프 대신 언덕에 자동차가 올라가도록 하였고, 언덕 위에는 유명한 패스트푸드점을 상징하는 노란색 "M" 자가 있었다. 아이가 더 강하게 삼키면 자동차는 "M" 에 가까워졌다. 아이가 오랜 시간 삼킴을 유지하면, 자동차는 레스토랑에 오랫동안 유지할 수 있었다.

치료는 효과적으로 시작되었다. 소년은 우리가 기대했던 것 보다 더 잘 수행했다. 그의 목표에 거의 도달했을 무렵, 내 치료에 실수가 있다는 것을 알았다. 표면근전도 바이오피드백으로 움직임을 나타냈을 때 삼키는 것에 대해서는 확인하지 못했던 것이다. 결국 소년은 단순히 그의 혀를 입천장에 대해 밀기만 하여 자동차가 가는 것에 대해서만 집중한 것이다. 나는 소년의 삼킴을 보완할 다른 바이오피드백 신호를 찾아냈다. 청진기(stethoscope) 머리를 장난감 의료용구와 고무 튜브를 사용하여 작은 마이크로폰에 연결했다. 그리고 휴대용 배터리 스피커에 마이크를 꽂았다. 나는 청진기 머리를 목에 대고 강하게 삼켰다. 소리는 스피커로부터 분명하게 들렸고, 나는 소년에게 똑같이 시도하라고 하였으며, 삼킴의 시도를 확인한 후에 표면근전도를 다시 가르쳤다. 소년은 이전만큼 드라마틱하게 바이오피드백을 조절하지는 못했지만, 결국 바이오피드백을 활용하여 기능적 삼킴 능력을 어느 정도 획득할 수 있었다.

되며, 휴식 시 후두와 목뿔뼈가 하강한다고 보고하였다. 이와 유사하게, 만성 연하장애 환자들에게 목 앞쪽에 전기 자극을 적용하면 휴식 시 목뿔뼈의 하강이 관찰된다고 보고한 연구들이 많이 있다. 흥미롭게도 휴식 시에 목뿔뼈의 하강은 비디오투시검사에서 보여주는 삼킴 기능 점수와는 역관계에 있었다. 추적 연구에 의하면 목 앞쪽에 경피 전기 자극을 주었을 때 성대의 모음(내전) 효과는 없는 것으로 보고되었다.

예를 들어 각각의 논문들은 신경근 전기 자극의 전극 위치를 앞쪽 목 부위에 다양하게 제공하였다. 이와는 전혀 다른 유형으로 전극의 위치를 변형한 연구들도 있는데, Park 등은 비디오투시검사 동안에 전극을 입천장에 삽입하여 자극을 주었다. 방사선 치료 동안 신경근 전기 자극을 시행한 뇌졸중 환자 4명 중 2명의 기능이 향상되었다는 보고도 있다. Power 등은 비디오투시검사 동안에 핑거팁 전극(fingertip electrode)으로 앞쪽 구개활에 자극을 주었으나, 별다른 차이가 없다고 보고했다.

최근 신경근 전기 자극에 대한 다양한 연구들이 이어지고 있지만, 연하장애 재활에서 신경근 전기 자극에 관한 장기적인 효과나 위험성에 관하여 활용할만한 자료는 없다. 많은 연구들에서 신경근 전기 자극의 긍정적인 효과에 대해 보고하고 있지만, 몇몇 논문에서는 전통적인 치료 방식과 비교하여 신경근 전기 자극만의 효과는 검증할 수 없다고 발표된 연구들도 있다. 이 밖에 신경근 전기 자극을 적용하는 동안 삼킴 구조물들이 움직인다고 보고한 연구들도 있고, 또 이를 반박하여 별 효과가 없었다고 제시한 연구들도 있다. 하지만 지금까지의 연구들은 몇 개의 논문을 제외하면, 실험 샘플의 수가 적고, 과학적인 설계(scientific design)가 미흡하다. 또한 신경근 전기 자극의 효과만을 정확히 평가할 도구가 없다는 것도 사실이다. 부작용 없는 긍정적인 임상 결과가 많아지면 연하장애 재활에 있어서 신경근 전기 자극은 장래성이 밝을 수 있지만 아직까지는 그 효과가 불분명하다. 또한 우리의 잠재적인 지식으로는 다양한 메뉴버들을 통합한 전통적인 접근 방식의 효과를 더 우선해야할 수많은 연구 결과들이 존재한다.

잠재적인 미래의 방향성

연하재활의 치료적 기법에 대한 많은 정보가 이번 장에 소개되어 있다. 불행히도 이러한 많은 정보들에도 불구하고, 연하장애의 다양한 치료 기법에 대한 체계적이고 과학적인 연구들의 필요성은 여전히 크게 대두되고 있다. 임상가들은 끊임없이 전통적인 치료 기법과 연구들을 배경으로 연하장애의 치료에 관한 새로운 아이디어를 내고 있다. 향후 연하장애 치료에 관한 연구 배경은 3가지에 초점이 맞춰질 것으로 보인다. 첫째, 연구자와 임상가는 전통적인 치료 기법의 효과와 위험 요소에 관해 계속적으로 연구해야 할 것이다. 턱당기기, 멘델슨 메뉴버, 노력 삼킴법처럼 다양한 연하재활 기법들은 이러한 연구들을 바탕으로 그 효과를 명확히 하고, 임상가들은 최고의 효과가 검증된 기법들을 기초로 하여 임상의 치료에 적용하게 될 것이다. 둘째, 연하장애 재활에 있어 운동을 기반으로 하는 치료적 연구가 다양하게 이어져야 할 것이다. 많은 삼킴 장애는 근육의 약화와 관련 있으나, 모든 문제를 포괄하는 단순한 치료 기법은 존재하지 않을 것이다. 구체적인 연하장애에 관한 운동 원칙의 더 많은 이해는, 임상가들이 환자 개개인에 대해 적합하고 활용 가능한 중재법을 선택하는데 대한 도움을 줄 것이다. 셋째, 부가적인 기법의 잠재적인 적용에 관해 고려하고 연구해야할 것이다. 부가적인 기법의 사용은 연하장애 재활의 새로운 측면과 관련이 있다. 연하장애 재활에서 부가적인 기법의 더 많은 연구를 통해 기존의 치료 기법들을 보다 용이하게 환자에게 적용하고, 환자 및 임상가의 치료 목표를 명확히 하는데 이바지할 수 있을 것이다. 이렇게 향후 이어질 다양한 연구들은, 임상가들이 연하장애 환자에게 최고의 실현 가능한 치료적 기법의 적용과 보살핌을 제공하는데 도움을 줄 것이다. 근거를 기반으로 한 다양한 임상적 치료 기법과 임상가의 기술(clinician' s skills), 임상적 결과(clinical outcomes)의 객관적 제시야 말로, 수많은 연하장애 환자를 위한 최고의 치료적 접근이 될 수 있을 것이다.

근거 사용에 관한 최종 의견

정보와 근거는 같은 말이 아니다. 근거는 과학적 절차와 엄밀한 최소한의 기준을 거쳐 체계적으로 선정된 정보를 말한다. 근거 중심 이론(evidence-based practice, EBP)이란 용어가 연하장애 재활에 있어 흔한 말이 되어야 한다. 이 장 초반부에 임상적으로 근거 중심 적용에 관한 질문이 논의되었다(근거의 수준에 관한 개념은 12장 Box 12-1 참조). 비록 이 장에서 각 기법의 근거 수준에 관해 다루고 있지는 않지만, 이 장에서 다룬 대부분의 기법은 어느 정도 근거가 뒷받침 되는 것들만을 제시하였다. 연하재활의 전문 치료사들은 더 많은 근거를 획득하기 위해 노력하고, 이 책은 이를 위한 시작일 뿐이다. 임상가들은 환자들의 기능 증진을 위한 지름길을 찾기 위해 애쓰지만, 만능키로서 활용되는 기법은 없으며 다양한 기법의 세심한 고려가 최고의 임상적 중재를 위한 방안이 될 것이다. 무수한 정보들을 이러한 근거로서 활용하려 할 때 고려해야 할 사항들은 다음과 같다. 첫 째, 정보가 신뢰할 수 있는 저널이나 매체를 통해 출판되었는가? 만일 그렇다면 하나 이상의 출판물에 기록되어 있는가? 임상적 자료가 존재한다는 것은 근거를 뒷받침하는 좋은 요소가 된다. 만약 정보가 등재되어 있지 않다면 그것이 신뢰할만한 근거를 어디에 두고 있는가? 이다. 연하장애 재활에서 이루어진 대부분의 연구들은 근거의 수준에 비추어 최고 높은 수준은 아니다. 임상가는 여전히 주어진 기법이 적절한지 아닌지에 대해서는 스스로의 선별 시스템을 통해 평가해야할 경우가 많다. 이런 논의는 완전히 해결 될 수가 없지만, 유용한 문헌을 찾았을 때 다음의 질문을 던져보면 자신의 환자를 위한 치료 기법으로 선택하는데 도움이 될 것이다.

1. 논문에 나온 환자가 나의 환자와 유사한가?
2. 내가 같은 방법을 적용할 수 있을만큼 충분하게 상세히 기술되어 있는가?
3. 기법을 적용할 환경이 내가 처한 임상환경과 유사한가(병원, 외래 진료소, 장기요양시설 등)?
4. 기법은 내가 사용하고자 할 때 별도의 기술이 필요한가?
5. 논문에서 얻은 결과처럼 나의 환자에게서 비슷한 결과를 얻을 수 있는가? 환자에게 무슨 이득을 주는가?
6. 기법의 실패와 실패에 대한 이유가 기술되어있는가? 나의 환자에게 위험 요소는 무엇이 있는가?
7. 내가 이 기법을 적용하는데 논문에서 기술한 것처럼 임상적인 기술이 요구되는지 혹은 특별한 트레이닝이 필요한가?
8. 이 기법을 나의 환자와 환경에 적용할 만큼 실용적인가? (예: 기법 적용 시간, 내 환자의 지구력이나 순응 정도 등)

요점

1. 근거 중심 이론(evidence-based practice, EBP)은 환자에게 특화된 치료를 가능하게 하고, 임상 이론을 향상시켜 임상가들에게 체계적인 접근을 제공한다. 이러한 접근을 위해서는 과학적 정보 사용이 요구된다.
2. 연하장애 영역에서 이루어진 연구들이 근거의 최고 수준은 아닌 경우가 많지만, 임상 이론과 개인별 환자 관리를 위한 활용 가능한 지표가 될 수 있다.
3. 보상적 기법은 안전하고 효율적 삼킴을 위한 즉각적이고 긍정적인 효과를 목적으로 단기간 적용해야 한다. 재활적 기법은 즉각적인 효과는 아니지만 삼킴 손상에 대해 근본적인 기능 개선을 목적으로 적용된다.
4. 환자, 환경, 임상가를 포함한 많은 요인들이 치료 기법을 적용하기 전에 고려되어야 한다. 임상가에게 필요한 모든 정보를 아우르는 포괄적인 연구는 진행되지 않은 경우가 많다. 임상가들은 치료 기법을 적용하기 전에 제한된 근거에 직면한 많은 요인들을 고려해야 한다.
5. 치료 기법의 기능적 효과는 영상 검사가 진행되는 동안 평가된다. 이 밖에 추가적이고 부가적인 절차(바이오피드백 같은)를 통해 평가되고 다양한 기법의 효과가 관찰될 수 있다.

CLINICAL CASE EXAMPLE 14-1

70살 노인이 2년 전 뇌줄기 뇌졸중을 앓았다. 환자는 경피내시경위창냄술(PEG)후 튜브를 통해 섭식하였으나, 간헐적으로 액체를 삼켰을 때 성공한다고 보고하였다. 비디오투시검사 상에서 인두 수축의 감소, 목뿔-후두 움직임 감소, 인두-식도조임근의 개방 감소를 보였다. 흡인은 없었고, 음식 잔여물을 스스로 효과적으로 제거할 수 있었다.

정보를 토대로 이 같은 만성 연하장애 환자의 최선의 치료적 접근법을 찾아야 했으며, 뇌줄기 뇌졸중 환자의 연하 장애에 관한 3편의 논문을 확인해야 했다. 논문 중 2편 모두 멘델슨 메뉴버와 표면근전도 바이오피드백을 통한 접근을 추천하였다. 3번째 논문은 다양한 환자를 대상으로 사후적 결과에 대해 보고한 논문으로, 연구의 대상자가 모두 뇌줄기 손상으로 인한 뇌졸중이 아니었다.

중재

이 케이스에서 활용한 연구의 근거 수준은 Level-IV이다. 첫 번째 두 논문은 과거 대조군(historical controls) 연구였다. 두 논문 모두 소수의 환자를 대상으로 후향적 조사를 하였다. 이러한 연구들의 강점은 유사한 환자군의 적용시 유사한 결과를 얻을 수 있다는 것이다. 이를 위한 첫 번째 질문은, 논문에서 나온 환자가 당신의 환자와 동일한가라는 것이다. 이는 논문에서 세밀히 묘사한 환자와 당신이 평가한 환자가 얼마나 일치하느냐에 달려있다. 이러한 동질성의 확보는 당신의 환자에게 적용하기에 앞서 필수적이다. 평가 결과, 기능적 식사 정도, 만성 정도, 다른 묘사적인 특징들이 논문에서 제시한 환자 그룹과 당신의 환자와 같은지를 확인해야 한다. 또한 연구와 유사한 환경에서 실시될 수 있는가? 등을 확인하고 당신의 환자와 논문에서 묘사한 환자군이 같다면 연구에서 언급된 치료적 기법을 적용해도 된다.

두 번째 질문은 논문의 결과가 당신의 환자에게 목표하는 바와 같은가 라는 것이다. 결과 측정은 어떻게 하였는가? 당신은 결과를 이해하고 유사한 결과 측정을 할 수 있는가? 등이 관건이 된다. 세 번째 질문은 "나는 치료 기법을 이해하고 있나?" 이다. 이것은 연구에서 얼마나 내용을 상세히 제시하고 있는가에 달려있다. 치료 프로토콜은 표준화 되었나? 적용할 때 반복 횟수라든지 빈도에 대한 구체적인 단계를 표현하였나? 이를 위해 표면근전도 바이오피드백이 사용된다면 나는 이 기계를 활용할 수 있는가? 이 기계를 사용할 기술이 있는가? 혹은 환자에게 적절한 시기에 사용할 수 있는가? 논문에서 치료 기법으로 바이오피드백의 적용을 완벽히 설명하였는가? 논문에서 표현한 것처럼 당신의 환자에게 사용할 수 있는가? 등을 고려해야 한다.

마지막으로 고려 할 점은 치료의 실패에 대해 기술되어 있느냐는 것이다. 임상가들은 모든 치료의 결과가 긍정적이라고 생각하지는 않는다. 결과가 좋지 않은 경우에는 환자의 특성을 파악하는 것이 중요하고, 가능하다면 왜 효과가 없었는지를 파악해야 한다. 하지만, 출판된 문헌들을 토대로 이러한 모든 질문에 대한 답변을 내리기 어려운 경우가 많다. 임상가들은 기법을 적용하기 전에 이러한 질문에 직면하게 될 것인데, 출판된 문헌을 통해 개인에게 적합한 부분을 추출하고, 구체적인 기법의 적용에 대해 다양한 문헌들을 통해 객관화하여야 한다.

참고문헌

1. Okada S, Saitoh E, Palmer JB et al: What is the chin-down posture? A questionnaire survey of speech language pathologists in Japan and the United States, *Dysphagia* 22:204, 2007.
2. Logemann JA, Rademaker AW, Pauloski BR: Effects of postural change on aspiration in head and neck surgical patients, *Otolaryngol Head Neck Surg* 110:222, 1994.
3. Rasley A, Logemann JA, Kahrilas PJ et al: Prevention of barium aspiration during videofluorographic swallowing studies: value of change in posture, *AJR Am J Roentgenol* 160:1005, 1993.
4. Logemann J: *Evaluation and treatment of swallowing disorders*, San Diego, 1983, College Hill Press.
5. Ohmae Y, Karaho T, Hanyu Y et al: Effect of posture strategies on preventing aspiration, *Nippon Jibiinkoka Gakkai Kaiho* 100:220, 1997.
6. Johnsson F, Shaw D, Gabb M et al: Influence of gravity and body position on normal oropharyngeal swallowing, *Am J Physiol* 269:G653, 1995.
7. Bernhard A, Pohl D, Fried M et al: Influence of bolus consistency and position on esophageal high-resolution manometry findings, *Dig Dis Sci* 53:1198, 2008.
8. Tutuian R, Elton JP, Castell DO et al: Effects of position on oesophageal function: studies using combined manometry and multichannel intraluminal impedance, *Neurogastroenterol Motil* 15:63, 2003.
9. Portale G, Peters J, Hsieh CC et al: When are reflux episodes symptomatic? *Dis Esophagus* 20:47, 2007.
10. Johnson LF, DeMeester TR: Evaluation of elevation of the head of the bed, bethanechol, and antacid form tablets on gastroesophageal reflux, *Dig Dis Sci* 26:673, 1981.
11. Ekberg O: Posture of the head and pharyngeal swallowing, *Acta Radiol Diagn* 27:691, 1986.
12. Castell JA, Castell DO, Schultz AR et al: Effect of head position on the dynamics of the upper esophageal sphincter and pharynx, *Dysphagia* 8:1, 1993.
13. Welch MV, Logemann JA, Rademaker AW et al: Changes in pharyngeal dimensions effected by chin tuck, *Arch Phys Med Rehabil* 74:178, 1993.
14. Bülow M, Olsson R, Ekberg O: Videomanometric analysis of supraglottic swallow, effortful swallow and chin tuck in patients with pharyngeal dysfunction, *Dysphagia* 16:190, 2001.
15. Bülow M, Olsson R, Ekberg O: Supraglottic swallow, effortful swallow, and chin tuck did not alter hypopharyngeal intrabolus pressure in patients with pharyngeal dysfunction, *Dysphagia* 17:197, 2002.
16. Bülow M, Olsson R, Ekberg O: Videomanometric analysis of supraglottic swallow, effortful, and chin tuck in healthy volunteers, *Dysphagia* 14:67, 1999.

17. Ayuse T, Ayuse T, Ishitobi S et al: Effect of reclining and chin-tuck position on coordination between respiration and swallowing, *J Oral Rehabil* 33:402, 2006.

18. Shanahan TK, Logemann JA, Rademaker AW et al: Chin-down posture effect on aspiration in dysphagia patients, *Arch Phys Med Rehabil* 74:736, 1993.

19. Lewin JS, Hebert TM, Putnam JB Jr et al: Experience with the chin tuck maneuver in postesophagectomy aspirators, *Dysphagia* 16:216, 2001.

20. Logemann JA, Gensler G, Robbins J et al: A randomized study of three interventions for aspiration of thin liquids in patients with dementia or Parkinson's disease, *J Speech Lang Hear Res* 51:173, 2008.

21. Zuydam AC, Rogers SN, Brown JS et al: Swallowing rehabilitation after oro-pharyngeal resectoin for squamous cell carcinoma, *Br J Oral Maxillofac Surg* 38:513, 2000.

22. Robbins J, Gensler G, Hind J et al: Comparison of 2 interventions for liquid aspiration on pneumonia incidence: a randomized trial, *Ann Intern Med* 148:509, 2008.

23. Kirchner JA: Pharyngeal and esophageal dysfunction: the diagnosis, *Minn Med* 50:921, 1967.

24. Logemann JA, Jahrilas PJ, Kobura M et al: The benefit of head rotation on pharyngoesophageal dysphagia, *Arch Phys Med Rehabil* 70:767, 1989.

25. Tsukamoto Y: CT study of closure of the hemipharynx with head rotation in a case of lateral medullary syndrome, *Dysphagia* 15:17, 2000.

26. Ohmae Y, Ogura M, Kitahara S et al: Effects of head rotation on pharyngeal function during normal swallow, *Ann Otol Rhinol Laryngol* 107:344, 1998.

27. O'Gara JA: Dietary adjustments and nutritional therapy during treatment for oral-pharyngeal dysphagia, *Dysphagia* 4:209, 1990.

28. Pardoe EM: Development of a multistage diet for dysphagia, *J Am Diet Assoc* 93:568, 1993.

29. Penman JP, Thomson M: A review of the textured diets developed for the management of dysphagia, *J Hum Nutr Diet* 11:51, 1998.

30. Garcia JM, Chambers E, Molander M: Thickened liquids: practice patterns of speech-language pathologists, *Am J Speech Lang Pathol* 14:4, 2005.

31. Castellanos VH, Butler E, Gluch L et al: Use of thickened liquids in skilled nursing facilities, *J Am Diet Assoc* 104:1222, 2004.

32. Kuhlemeier KV, Palmer JB, Rosenberg D: Effect of liquid bolus consistency and delivery method on aspiration and pharyngeal retention in dysphagia patients, *Dysphagia* 16:119, 2001.

33. Whelan K: Inadequate fluid intakes in dysphagic acute stoke, *Clin Nutr* 20:423, 2001.

34. Garon BR, Engle M, Ormiston C: A randomized control study to determine the effects of unlimited oral intake of water in patients with identified aspiration, *J Neurol Rehabil* 11:139, 1997.

35. Panther K: *Frazier Water Protocol: safety, hydration, and quality of life*, Rockville, MD, 2008, American Speech-Language-Hearing Association.

36. Pouderoux P, Kahrilas PJ: Deglutitive tongue force modulation by volition, volume, and viscosity in humans, *Gastroenterology* 108:1418, 1995.

37. Chi-Fishman G, Sonies BC: Effects of systematic bolus viscosity and volume change on hyoid movement kinematics, *Dysphagia* 17:278, 2002.

38. Dantas RO, Dodds WJ, Massey BT et al: The effect of high- vs low-density barium preparations in the quantitative features of swallowing, *AJR Am J Roentgenol* 153:1191, 1989.

39. Butler SG, Stuart A, Castell D et al: Effects of age, gender, bolus condition, viscosity, and volume on pharyngeal and upper esophageal sphincter pressure and temporal measurements during swallowing, *J Speech Lang Hear Res* December 8, 2008 [epub ahead of print].

40. Clavé P, de Kraa M, Arreola V et al: The effect of bolus viscosity on swallowing function in neurogenic dysphagia, *Aliment Pharmacol Ther* 24:1385, 2006.

41. Bülow M, Olsson R, Ekberg O: Videoradiographic analysis of how carbonated thin liquids and thickened liquids affect the physiology of swallowing in subjects with aspiration of thin liquids, *Acta Radiol* 44:366, 2004.

42. Logemann JA, Pauloski BR, Colangelo L et al: Effects of a sour bolus on oropharyngeal swallowing measures in patients with neurogenic dysphagia, *J Speech Hear Res* 38:556, 1995.

43. Pelletier CA, Lawless HT: Effect of citric acid and citric acid-sucrose mixtures on swallowing in neurogenic oropharyngeal dysphagia, *Dysphagia* 18:231, 2003.

44. Chee C, Arshad S, Singh S et al: The influence of chemical gustatory stimuli and oral anaesthesia on healthy human swallowing, *Chem Senses* 30:393, 2005.

45. Palmer PM, McCulloch TM, Jaffee D et al: Effects of sour bolus on the intramuscular electromyographic (EMG) activity of muscles in the submental region, *Dysphagia* 20:210, 2005.

46. Pelletier CA, Dhanaraj GE: The effect of taste and palatability on lingual swallowing pressure, *Dysphagia* 21:121, 2006.

47. Miyaoka Y, Haishima K, Takagi M et al: Influences of thermal and gustatory characteristics on sensory and motor aspects of swallowing, *Dysphagia* 21:38, 2005.

48. Matta Z, Changers E, Mertz Garcia J et al: Sensory characteristics of beverages prepared with commercial thickeners used for dysphagia diets, *J Am Diet Assoc* 106:1049, 2006.

49. Feinberg MJ, Kneble J, Tully J: Prandial aspiration and pneumonia in an elderly population followed over 3 years, *Dysphagia* 11:104, 1996.

50. Curran J, Groher ME: Development and dissemination of an aspiration risk reduction diet, *Dysphagia* 5:6, 1990.

51. Wright L, Cotter D, Hickson M et al: Comparison of energy and protein intakes of older people consuming a texture modified diet with a normal hospital diet, *J Hum Nutr Diet* 18:213, 2005.

52. Germain I, Dufresne T, Gray-Donald K: A novel dysphagia diet improves the nutritional intake of institutionalized elders, *J Am Diet Assoc* 106:1614, 2006.

53. Groher ME, McKaig N: Dysphagia and dietary levels in skilled nursing facilities, *J Am Geriatr Soc* 43:528, 1995.

54. National Dysphagia Diet Taskforce: *The National Dysphagia Diet: standardization for optimal tare*, Chicago, 2002, American Dietetic Association.

55. Strowd L, Kyzima J, Pillsbury D et al: Dysphagia dietary guidelines and the rheology of nutritional feeds and barium test feeds, *Chest* 133:1397, 2008.

56. Hall G, Wendin K: Sensory design of foods for the elderly, *Ann Nutr Metab* 52(Suppl 1):25, 2008.

57. Stathopoulos E, Duchan JF: History and principles of exercised-based therapy: how they inform our current treatment, *Semin Speech Lang* 27:227, 2006.

58. Lazarus C, Logemann JA, Huang CF et al: Effects of two types of tongue strengthening exercises in young normals, *Folia Phoniatr Logop* 55:199, 2003.

59. Robbins J, Gangnon RE, Theis SM et al: The effects of lingual exercise on swallowing in older adults, *J Am Geriatr Soc* 53:1483, 2005.

60. Robbins J, Kays SA, Gangnon RE et al: The effects of lingual exercise in stroke patients with dysphagia, *Arch Phys Med Rehabil* 88:150, 2007.

61. Hagg M, Anniko M: Lip muscle training in stroke patients with dysphagia, *Acta Otolaryngol* 128:1027, 2008.

62. Shaker R, Dodds W, Dantas R et al: Coordination of deglutitive glottic closure with oropharyngeal swallowing, *Gastroenterology* 98:1478, 1990.

63. Mendelsohn M, Martin RE: Airway protection during breath holding. *Ann Otol Rhinol Laryngol* 102:941, 1993.

64. Hirst LJ, Sama A, Carding PN et al: Is a "safe swallow" really safe? *Int J Lang Commun Disord* 33(Suppl):279, 1998.

65. Donzelli J, Brady S: The effects of breath-holding on vocal fold adduction: implications for safe swallowing, *Arch Otolaryngol Head Neck Surg* 130:208, 2004.

66. Martin BJ, Logemann JA, Shaker R et al: Normal laryngeal valving patterns during three breath hold maneuvers: a pilot investigation, *Dysphagia* 8:11, 1993.

67. Flaherty RF, Seltzer S, Campbell T et al: Dynamic magnetic resonance imaging of vocal cord closure during deglutition, *Gastroenterology* 109:843, 1995.

68. Bodén K, Hallgren A, Witt Hedström H: Effects of three different swallow maneuvers analyzed by videomanometry, *Acta Radiol* 47:628, 2006.

69. Ohmae Y, Logemann JA, Kaiser P et al: Effects of two breath-holding maneuvers on oropharyngeal swallow, *Ann Otol Rhinol Laryngol* 105:123, 1996.

70. Miller JL, Watkin KL: Lateral pharyngeal wall motion during swallowing using real time ultrasound, *Dysphagia* 12:125, 1997.

71. Lazarus C, Logemann JA, Song CW et al: Effects of voluntary maneuvers on tongue base function for swallowing, *Folia Phoniatr Logop* 54:171, 2002.

72. Logemann JA, Pauloski BR, Rademaker AW et al: Super-supraglottic swallow in irradiated head and neck cancer patients, *Head Neck* 19:535, 1997.

73. Hamlet S, Mathog R, Fleming S et al: Modification of compensatory swallowing in a supraglottic laryngectomy patient, *Head Neck* 12:131, 1990.

74. Lazarus C, Logemann JA, Gibbons P: Effects of maneuvers on swallowing function in a dysphagic oral cancer patient, *Head Neck* 15:419, 1993.

75. Lazarus C: Effects of radiation therapy and voluntary maneuvers on swallowing function in head and neck cancer patients, *Clin Commun Disord* 3:11, 1993.

76. Chaudhuri G, Hildner CD, Brady S et al: Cardiovascular effects on the supraglottic and super-supraglottic swallowing maneuvers in stroke patients with dysphagia, *Dysphagia* 17:19, 2002.

77. Kahrilas PJ, Logemann JA, Krugler C et al: Volitional augmentation of upper esophageal sphincter opening during swallowing, *Am J Physiol* 260:G450, 1991.

78. Jaffe DM, Van Daele DJ, Rao SSC et al: Contribution of cricopharyngeal muscle activity to upper esophageal sphincter manometry in the normal swallow and Mendelsohn's maneuver [abstract], *Dysphagia* 15:101, 2001.

79. Ding R, Larson CR, Logemann JA et al: Surface electromyographic and electroglottalgraphic studies in normal subjects under two swallow conditions: normal and during the Mendelsohn maneuver, *Dysphagia* 17:1, 2002.

80. Neumann S, Bartolome G, Buchholz D et al: Swallowing therapy of neurologic patients: correlation of outcome with pretreatment variables and therapeutic method, *Dysphagia* 10:1, 1995.

81. Crary MA: A direct intervention program for chronic neurogenic dysphagia secondary to brainstem stroke, *Dysphagia* 10:6, 1995.

82. Crary MA, Carnaby-Mann GD, Groher ME et al: Functional benefits of dysphagia therapy using adjunctive biofeedback, *Dysphagia* 19:160, 2004.

83. Huckabee ML, Cannito MP: Outcomes of swallowing rehabilitation in chronic brainstem dysphagia: a retrospective evaluation, *Dysphagia* 14:93, 1999.

84. Hind JA, Nicosia MA, Roecker EB et al: Comparison of effortful and noneffortful swallows in healthy middle-aged and older adults, *Arch Phys Med Rehabil* 82:1661, 2001.

85. Huckabee ML, Butler SG, Barclay M et al: Submental surface electromyographic measurement and pharyngeal pressures during normal and effortful swallowing, *Arch Phys Med Rehabil* 86:2144, 2005.

86. Hiss SG, Huckabee ML: Timing of pharyngeal and upper esophageal sphincter pressures as a function of normal and effortful swallowing in young healthy adults, *Dysphagia* 20:149, 2005.

87. Huckabee ML, Steele CM: An analysis of lingual contribution to submental surface electromyographic measures and pharyngeal pressure during effortful swallow, *Arch Phys Med Rehabil* 87:1067, 2006.

88. Steele CM, Huckabee ML: The influence of oralingual pressure on the timing of pharyngeal pressure events, *Dysphagia* 22:30, 2007.

89. Witte U, Huckabee ML, Doeltgen SH et al: The effect of effortful swallow on pharyngeal manometric measurements during saliva and water swallowing in healthy participants, *Arch Phys Med Rehabil* 89:822, 2008.

90. Lever TE, Cox KT, Holbert D et al: The effect of an effortful swallow on the normal adult esophagus, *Dysphagia* 22:312, 2007.

91. Carnaby-Mann GD, Crary MA: Adjunctive neuromuscular electrical stimulation for treatment-refractory dysphagia, *Ann Oto Rhinol Laryngol* 117:279, 2008.

92. Robbins JA, Logemann JA, Kirshner HS: Swallowing and speech production in Parkinson's disease, *Ann Neurol* 19:283, 1986.

93. Dziadziola J, Hamlet S, Michou G et al: Multiple swallows and piecemeal deglutition; observations from normal adults and patients with head and neck cancer, *Dysphagia* 7:8, 1992.

94. Leslie P, Drinnan MJ, Ford GA et al: Swallow respiration patterns in dysphagia patients following acute stroke, *Dysphagia* 17:202, 2002.

95. Nilsson H, Ekberg O, Olsson R et al: Quantitative aspects of swallowing in an elderly population, *Dysphagia* 11:180, 1996.

96. Fujiu M, Logemann JA, Pauloski BR: Increased postoperative posterior pharyngeal wall movement in patients with anterior oral cancer: preliminary findings and possible implications for treatment, *Am J Speech Lang Pathol* 4:24, 1995.

97. Fujui M, Logemann JA: Effect of a tongue holding maneuver on posterior pharyngeal wall movement during deglutition, *Am J Speech Lang Pathol* 5:23, 1996.

98. Fujui-Kurachi M: Developing the tongue holding maneuver, *Perspectives on Swallowing and Swallowing Disorders (Dysphagia)* 11:9, 2002.

99. Doeltgen SH, Witte U, Gumbley F et al: Evaluation of manometric measures during tongue-hold swallows, *Am J Speech Lang Pathol* 2008 Oct 9 [epub ahead of print].

100. Shaker R, Kern M, Bardan E et al: Augmentation of deglutitive upper esophageal sphincter opening in the elderly by exercise, *Am J Physiol* 272:G1518, 1997.

101. Shaker R, Easterling C, Kern M et al: Rehabilitation of swallowing by exercise in tube-fed patients with pharyngeal dysphagia secondary to abnormal UES opening, *Gastroenterology* 122:1314, 2002.

102. Ferdjallah M, Wertsch J, Shaker R: Spectral analysis of surface EMG of upper esophageal sphincter opening muscels during head lift exercise, *J Rehabil Res Dev* 37:335, 2000.

103. White KT, Easterling C, Roberts N et al: Fatigue analysis before and after shaker exercise: physiologic tool for exercise design, *Dysphagia* 23:385, 2008.

104. Mepani R, Antonik S, Massey B et al: Augmentation of deglutitive thyrohyoid muscle shortening by the shaker exercise, *Dysphagia* August 2008 [epub ahead of print].

105. Yoshida M, Groher ME, Crary MA et al: Comparison of surface electromyographic (sEMG) activity of submental muscles between the head lift and tongue press exercises as a therapeutic exercise for pharyngeal dysphagia, *Gerodontology* 24:111, 2007.

106. Easterling C, Grande B, Kern M et al: Attaining and maintaining isometric and isokinetic goals of the Shaker exercise, *Dysphagia* 20:133, 2005.

107. Pommerenke W: A study of the sensory areas eliciting the swallowing reflex, *Am J Physiology* 84:36, 1928.

108. Lazzara, GL, Lazarus C, Logemann JA: Impact of thermal stimulation on the triggering of the swallowing reflex, *Dysphagia* 1:73, 1986.

109. Rosenbek J, Robbins J, Fishback B et al: Effects of thermal application on dysphagia after stroke, *J Speech Hear Res* 34:1257, 1991.

110. Rosenbek J, Roecker EB, Wood JL et al: Thermal application reduces the duration of stage transition in dysphagia after stroke, *Dysphagia* 11:225, 1996.

111. Rosenbek J, Robbins J, Willford WO et al: Comparing treatment intensities of tactile-thermal application, *Dysphagia* 13:1, 1998.

112. Kaatzke-McDonald MN, Post E, Davis PJ et al: The effects of cold, touch, and chemical stimulation of the anterior faucial pillar on human swallowing, *Dysphagia* 11:198, 1996.

113. Sciortino K, Liss JM, Case JL et al: Effects of mechanical, cold, gustatory, and combined stimulation to the human anterior faucial pillars, *Dysphagia* 18:16, 2003.

114. Knauer CM, Castell JA, Dalton CB et al: Pharyngeal/upper esophageal sphincter pressure dynamics in humans: effects of pharmacologic agents and thermal stimulation, *Dig Dis Sci* 35:774, 1990.

115. Ali GN, Laundl TM, Wallace KL et al: Influence of cold stimulation on the normal pharyngeal swallow response, *Dysphagia* 11:2, 1996.

116. Clark HM: Neuromuscular treatments for speech and swallowing: a tutorial, *Am J Speech Lang Pathol* 12:400, 2003.

117. Burkhead LM, Sapienza C, Rosbenbek J: Strength-training exercise in dysphagia rehabilitation: principles, procedures, and directions for future research, *Dysphagia* 22:251, 2007.

118. LaGorio LA, Carnaby-Mann GD, Crary MA: Cross-system effecs of dysphagia treatment on dysphonia: a case report, *Cases J* 1:67, 2008.

119. Easterling C: Does exercise aimed at improving swallow function have an effect on vocal function in the healthy elderly? *Dysphagia* 23:317, 2008.

120. El Sharkawi A, Ramig L, Logemann J et al: Swallowing and voice effects of Lee Silverman Voice Treatment (LSVT): a pilot study, *J Neurol Neurosurg Psychiarty* 72:31, 2002.

121. Carnaby-Mann GD, Crary MA: A case-control evaluation of the McNeill Dysphagia Therapy Program (MDTP). Presented at the Dysphagia Research Society, New Orleans, March 2009.

122. Carroll WR, Locher JL, Canon CL et al: Pretreatment swallowing exercises improved swallow function after chemoradiation, *Laryngoscope* 118:39, 2008.

123. Carnaby-Mann GD, Crary MA, Amdur R et al: Preventative exercise for dysphagia following head/neck cancer, *Dysphagia* 22:381, 2007 (abstract).

124. Mulder T, Hulstyn W: Sensory feedback therapy and theoretical knowledge of motor control and learning, *Am J Phys Med* 63:226, 1984.

125. Crary MA, Groher ME: Basic concepts of surface electromyographic biofeedback in the treatment of dysphagia: a tutorial, *Am J Speech Lang Pathol* 9:116, 2000.

126. Haynes SN: Electromyographic biofeedback treatment of a woman with chronic dysphagia, *Biofeedback Self Regul* 1:121, 1976.

127. Lichstein KL, Eakin TL, Dunn ME: Combined psychological and medical treatment of oropharyngeal dysphagia, *Clin Biofeedback Health Int J* 9:9, 1986.

128. Bryant M: Biofeedback in the treatment of a selected dysphagic patient, *Dysphagia* 6:140, 1991.

129. Crary MA, Carnaby-Mann GD, Groher ME et al: Functional benefits of dysphagia therapy using adjunctive sEMG biofeedback, *Dysphagia* 19:160, 2004.

130. Logemann JA, Kahrilas PJ: Relearning to swallow after stroke—application of maneuvers and indirect biofeedback: a case study, *Neurology* 40:1136, 1990.

131. Denk DM, Kaider A: Videoendoscopic biofeedback: a simple method to improve the efficacy of swallowing rehabilitation of patients after head and neck surgery, *ORL J Otorhinolaryngol Relat Spec* 59:100, 1997.

132. Sheffler LR, Chae J: Neuromuscular electrical stimulation in neurorehabilitation, *Muscle Nerve* 35:562, 2007.

133. Freed ML, Freed L, Chatburn RL et al: Electrical stimulation for swallowing disorders caused by stroke, *Respir Care* 46:466, 2001.

134. Leelamint V, Limsakul C, Geater A: Sychronized electrical stimulation in treating pharyngeal dysphagia, *Laryngoscope* 112:2204, 2002.

135. Blumenfeld L, Hahn Y, LePage A et al: Transcutaneous electrical stimulation versus traditional dysphagia therapy: a noncurrent cohort study, *Otolaryngol Head Neck Surg* 135:754, 2006.

136. Shaw GY, Sechtem PR, Searl J et al: Transcutaneous neuromuscular electrical stimulation (VitalStim) curative therapy for severe dysphagia: myth or reality? *Ann Otol Rhinol Laryngol* 116:36, 2007.

137. Oh BM, Kim DY, Paik NJ: Recovery of swallowing function is accompanied by the expansion of the cortical map, *Int. J Neurosci* 117:1215, 2007.

138. Baijens LW, Speyer R, Roodenburg N et al: The effects of neuromuscular electrical stimulation for dysphagia in opercular syndrome: a case study, *Eur Arch Otorhinolaryngol* 265:825, 2008.

139. Ryu JS, Kang JY, Park JY et al: The effect of electrical stimulation therapy on dysphagia following treatment for head and neck cancer, *Oral Oncol* 2008 Dec. 16 [epub ahead of print].

140. Crary MA, Carnaby-Mann GD, Faunce A: Electrical stimulation therapy for dysphagia: descriptive results for two surveys, *Dysphagia* 22:165, 2007.

141. Kiger M, Brown CS, Watkins L: Dysphagia management: an analysis of patient outcomes using VitalStim therapy compared to traditional swallow therapy, *Dysphagia* 21:243, 2006.

142. Bülow M, Speyer R, Baijens L et al: Neuromuscular electrical stimulation (NMES) in stroke patients with oral and pharyneal dysphagia, *Dysphagia* 23:302, 2008.

143. Suiter DM, Leder SB, Ruark JL: Effects of neuromuscular electrical stimulation on submental muscle activity, *Dysphagia* 21:56, 2006.

144. Humbert IA, Poletto CJ, Saxon KG et al: The effect of surface electrical stimulation on hyolaryngeal movement in normal individuals at rest and during swallowing, *J Appl Physiol* 101:1657, 2006.

145. Ludlow CL, Humbert IA, Saxon K et al: Effects of surface electrical stimulation both at rest and during swallowing in chronic pharyngeal, *Dysphagia* 22:1, 2007.

146. Humbert IA, Poletto CJ, Samon KG et al: The effect of surface electrical stimulation on vocal fold position, *Laryngoscope* 118:14, 2007.

147. Park CL, O'Neill PA, Martin DF: A pilot exploratory study of oral electrical stimulation on swallow function following stroke: an innovative technique, *Dysphagia* 12:161, 1997.

148. Power ML, Fraser CH, Hobson A et al: Evaluating oral stimulation as a treatment for dysphagia after stroke, *Dysphagia* 21:49, 2006.

149. Sackett DL, Haynes RB, Guyatt GH et al: *Clinical epidemiology: a basic science for clinical medicine*, ed 2, Boston, 1991, Little, Brown.

15 윤리적 고려

개요

목표

1 연하장애 환자에 대한 의료윤리의 기본 원칙을 알아본다.
2 삼킴의 다양한 방법에 대한 이점과 위험을 알아본다.
3 흡인과 흡인성 폐렴을 방지하기 위한 요소들을 확인한다.
4 튜브영양법을 적용하는 방법에 대하여 알아본다.
5 다양한 형태의 섭식 방법이 야기하는 윤리적 딜레마의 예를 살펴본다.

의료윤리

1991년 12월 1일, 미국에서 환자 자기-결정 법안(The Patient Self-Determination Act)이 발효되었다. 이 법안은 자신의 건강과 관련한 결정에 전적으로 스스로 참여할 수 있도록 하는 내용의 법안으로, 특히 심각한 상황이나 질병의 말기 상황에서도 효력이 유지된다. 이 법안은 환자에게 질병의 상태를 정확히 알리고, 제시된 의료적 치료의 위험과 이점에 대하여 확인시키고, 환자 스스로 치료 여부나 치료법을 선택하게 하는 법안이다. 이를 통해 환자와 의료진 양측 모두가 도덕성과 존엄성을 지킬 수 있도록 함과 동시에, 치료적 선택에 대한 책임 소재를 분명히 하였다. 예를 들어, 환자는 어떤 상황에서 자신이 인공호흡을 통해서라도 소생되길 원하거나, 혹은 삶을 연장하기 위하여 튜브영양법을 통해서라도 영양분을 공급받기를 원할 수 있다. 이때, 의료진은 인공호흡 및 튜브영양법의 위험과 이점에 대해 환자를 포함한 가족 및 보호자에게 알리고 스스로 선택하게 한다. 또한 이 과정 중에 연하장애 전문가를 포함한 관련 전문가들의 의견을 듣도록 하여, 제시된 내용의 객관성을 높이고 다양한 전문 지식과 의료적 조언들을 참고하도록 하고 있다.

의료윤리란 환자, 보호자, 비의료전문가 및 의료전문가 모두가 최상의 건강관리를 계획하는데 반드시 고려해야하는 의료서비스의 전문 지침 중 하나이다. 최상의 건강관리를 결정하는 것은 개인과 사회의 도덕과 가치, 의학에 근거한 지식, 현행법 사이의 균형을 맞춰가며 진행된다. 윤리적 딜레마는 한쪽이 치료 계획에 동의하지 않을 때처럼 그 균형이 깨질 때 발생하는데, 예를 들면 환자는 자신의 종교적 신념으로 말미암아 생명을 안전하게 연장시킬 수 있는 비위영양관의 사용에 동의하지 않을 수 있다. 이러한 딜레마는 반드시 해결되어야 하며, 그 방법의 하나로 의료기관에 개설된 윤리위원회에 회부할 수도 있다. 일반적인 해결방법은 다음에서 제시하는 바와 같이 합리적인 분석을 통해 이루어진다; ① 환자가 자신의 치료 방법으로 선호해왔던 방법은 무엇인가, ② 제시된 치료 방법의 의학적 위험과 이점에 대한 고려, ③ 의학적 방법이 환자와 보호자에게 주게 될 부담 분석, ④ 환자와 보호자의 삶의 질에 미치는 영향 고려, ⑤ 움직이지 못하거나 자기표현이 어려운 환자에게 결정된 사항을 알려 스스로 선택하게 하는 법률적 지침.

사전지침

사전지침(advance directives)이란 자신의 의사를 전달할 능력이 있는 환자들이 다양한 상황에 따르는 의료적 치료에 대해,

그 수용 여부를 사전에 스스로 선택해 놓은 지침서이다. 환자는 의료 기관에 의뢰됨과 동시에 사전지침을 확인하고 실행할 권한이 주어진다. 의료기관에 입원한다는 것이 사전지침에 동의한 것이 아니므로, 사전지침은 별도의 절차를 통해 이뤄져야 한다. 의료진은 환자에게 특정한 치료가 필요한 경우 사전지침에 의거하여 치료를 시작할 수도 있고, 치료 시작을 하지 못할 수도 있다. 만일 이전에 사전지침이 실행되었던 과거의 의료기록이 있다면, 환자에게 응급상황이 발생했을 때 과거의 기록을 근거로 의료진이 의료행위를 할 수 있다. 대부분의 사전지침들은 환자에 대한 의학적 처치가 한계 상황에 다다랐을 때, 삶의 종결을 결정해야 하는 상황에서 특별한 의미를 지닌다. 전형적으로 사전지침에는 존엄사 실행 여부와 법정 대리인의 권한과 관련한 내용을 포함한다. 존엄사 실행 여부는 의학적으로 더 이상 가망이 없는 상황에서의 의학적 치료에 대한 요청을 기록한 것이다. 건강과 관련한 법정대리인은 의학적으로 더 이상 가망이 없는 상황에서, 의사표현이 불가능한 환자를 대신하여 환자의 의학적 치료에 대한 결정을 내려주는 역할을 한다. 대리인은 주로, 환자가 무엇을 원하는지 가장 잘 알고 있는 가족이나 보호자가 되며, 환자를 대신하여 의사결정을 내린다. 말기의 진행성 질병을 가진 환자는 더 이상 상황이 악화되기 전에, 대리인에의한 사전지침을 실행해야하는 경우가 종종 있다. 환자가 위급한 상황에 빠졌을 때에 혼돈된 상황에서 자신의 치료법을 결정하는 것은, 합리적인 결정을 어렵게 하고 의료적 치료를 복잡하게 만들 수도 있다.

튜브영양법

대부분의 연하장애 전문가들은 임상에서 튜브영양법(tube feeding)과 관련한 수많은 문제와 마주치기 때문에, 튜브영양법의 이점과 위험에 대해 정확히 이해하는 것이 중요하다. 튜브영양법은 필연적으로 정신적, 의학적 위험과 이점을 동반한다. 비구강(nonoral) 영양 공급 방법에는 두 가지가 있는데, 경장영양법(enteral neutrition)과 장관외영양법(parenteral nutrition)이 그것이다. 경장영양법은 구강이 아닌 직접 위나, 소장으로 영양을 공급하는 것을 말하며, 장관외영양법은 정맥을 통한 영양 공급을 의미한다. 전체 영양 공급을 장관외영양법에 의존하는 것을 다른 말로, 주사를 통한 영양 공급(hyperalimentation)이라고 한다.

경장영양법

경장 튜브영양법의 주요 형태는 코를 통해 위로 보내는 경비위(nasogastric), 위창냄술(위조루술, gastrostomy), 공장창냄술(jejunostomy, 공장조루술)을 포함한다. 특별한 형태의 고칼로리 인공 식단(formuals)이 특정 섭식 부위로 관을 통해 전달된다. 이러한 인공 식단은 섭식 위치보다 높은 곳에 걸린 비닐팩에서 주사기를 통해 주입시키거나 기계적인 펌프에 의해 주입된다.

비위영양관

코를 통하여 위까지 연결된 튜브는 주로 영양분을 공급하는데 쓰이고, 불필요한 분비액들을 빨아내는데도 사용된다. 이처럼 영양 공급을 목적으로 코에서 위까지 연결한 튜브를 비위영양관(nasogastric tube)이라고 한다. 이 튜브의 직경은 8Fr-18Fr이며, 가장 넓은 부위(18Fr)는 딱딱하고 불편한 재질로 코와 목구멍 사이에 위치한다. 이보다 더 큰 직경의 비위영양관은 약물과 퓨레 재질의 음식(pureed foods)을 주입하는데 사용된다. 튜브의 직경이 작을 경우 보다 편안한 삽입 느낌을 가질 수 있으나 막히기 쉬우며, 직경이 넓은 튜브도 많은 양의 물질이 주입될 경우 막힐 수 있다. 작은 직경의 튜브는 일반적으로 호흡소화관(aerodigestive tract)에 사용되는데, 음식의 주입 없이 엎드린 자세에서도 가끔 막힐 수 있다. 이러한 작은 직경의 튜브를 Dobhoff tubes라고 부른다.

비위영양관은 콧구멍(nostril)을 통해 인두(pharynx)로 삽

CLINICAL CORNER 15-1

환자의 보호자가 환자가 식사할 때 지나치게 많은 기침을 한다며 구강 식이의 중단을 의료진에게 요청했다. 의료진은 환자의 임상적 삼킴 평가를 통해 환자가 구강 식이를 하는데 전혀 문제가 없음을 확인한 상태이다.

논리적 사고

1. 이 경우 의료진은 다음 단계에 무엇을 해야 하는가? 무엇을 선택해야 하는가?
2. 만일 환자의 보호자와 의료진 사이에 의견이 일치하지 않는다면, 누가 최종 결정을 내려야 하는가?

CLINICAL CORNER 15-2

3년간 측삭경화증(amyotropic lateral sclerosis)을 앓아온 58세의 남자 환자가 있다. 삼킴 검사에서 모든 농도의 음식물에서 약한 기침과 함께 흡인이 발생하는 것으로 나타났다. 비록 환자가 사전지침을 작성하지는 않았지만, 그는 완강하게 구강 식이를 원하고 있다.

논리적 사고

1. 이 경우 당신이 환자의 담당 의료진이라면 어떻게 하겠는가?
2. 환자의 뜻에 따라 당신은 구강 식이를 유지하도록 지시하였고, 나중에 환자가 구강 식이로 인해 폐렴이 발생하여 소송을 제기하였다. 당신은 어떤 방법으로 자신을 방어할 것인가?

입되어 인두-식도 분절(pharyngoesophageal segment)을 통해 식도(esophagus)를 경유하여, 최종적으로 위 속으로 들어간다. 일부의 경우에는 위의 유문식 밸브(pyloric valve)를 통하여 공장(jejunum)까지 삽입되기도 한다. 섭식 전에 튜브가 호흡소화관에 정확하게 위치되었는지 특수 방사선 사진을 통해 확인할 수 있다. 비위영양관은 구강으로 삼키기가 어렵거나 충분한 영양분을 섭취하지 못하는 초기 의학적 상황에서 주로 사용된다. 비위영양관은 환자의 의학적 상태가 짧은 시기에 향상될 것으로 예상되는 경우에 주로 사용된다. 비록 비위영양관이 처방될 때 구체적인 사용 기간을 명시하지는 않지만, 환자가 3-4주 이상의 경장영양법을 원할 경우에는 비위영양관이 아닌 위창냄술 튜브나 공장창냄술 튜브와 같이 좀 더 장기간 사용이 가능한 방법을 적용한다. 이와 같은 위창냄술이나 공장창냄술 튜브는 환자를 완전 마취시킨 후 외과적인 방법을 사용하거나, 부분 마취를 통한 내시경을 이용하여 환자에게 적용된다. 내시경을 이용하여 이런 수술법을 경피내시경위창냄술(percutaneous endoscopic gastrostomy, PEG)이나 경피내시경공장창냄술(percutaneous endoscopic jejunostomy, PEJ)이라고 한다.

위창냄술과 공장창냄술

위창냄 튜브는 위의 소화 기능이 정상적일 때, 직접적으로 위 속에 튜브를 위치시킨다. 환자에게 맞는 인공 식단이 위 밖에 설치된 도관(catheter)을 통해 위 속으로 직접 주입된다. 만일 위의 기능이 정상적이지 않다면, 섭식 튜브는 소장(small intestine)의 공장(jejunum)에 위치시키는 공장창냄술을 적용해야 한다. 이 경우는 위의 소화 단계를 건너뛰기 때문에 특별히 소화가 잘 되는 인공 식단을 공장창냄술 튜브를 통해 주입해야 한다. 의료진 중 일부는 위의 유문식 밸브가 위 속의 내용물을 식도로 역류시키는 추가적인 장애물로 작용하기 때문에, 위창냄술보다는 공장창냄술이 튜브 영양물질들을 역류시킬 위험성을 낮추어 준다고 주장한다. 그러나 이러한 주장을 뒷받침 할 만한 실험적 근거는 부족하다. 표 15-1에는 튜브영양법의 의학적 위험과 이점을 요약하였다.

표 15-1
튜브영양의 의학적 위험과 이점

위험	이점
비위영양관	
불편함	쉬운 삽입
흉한 외관	마취 필요 없음
인두식도분절(PES)과 상부식도조임근(UES)의 팽창으로 인한 역류 발생	좁은 직경의 튜브 사용에 따른 편안한 착용감
	단기간의 영양공급에 적합
코의 염증	자가 튜브 급식 가능
부비강염(sinusitis)	
연하반응 지연	
미주신경 서맥(vagal bradycardia) 유발	
위창냄술	
외과적 수술 필요	장기간 사용에 적합
튜브 삽입 부위의 감염	외관상 보이지 않음
튜브 돌출 및 빠짐	쉬운 튜브 교체
위가 급속히 채워질 경우에 역류 발생	손쉬운 제거
설사(diarrhea)	자가 튜브 급식 가능
공장창냄술	
외과적 수술 필요	역류 감소
점적제 급식(drip feeding)	외관상 보이지 않음
튜브 이탈시 병원 내방	위 기능 저하 시 효율적 영양공급 가능
경피내시경위창냄술(PEG) 또는 공장창냄술	
흡인	부분 마취 후 삽입
튜브 주위의 감염	일반적으로 견디기 쉬움
역류 가능성	수술이 필요 없음

장관외영양법

비경구적 영양법은 위의 마비(gastroparesis), 폐색(obstruction), 출혈(bleeding)과 같은 의학적 합병증 때문에 위장관이 제 역할을 수행할 수 없을 때 필요하다. 완전장관외영양법(total parenteral nutrition, TPN)은 특수한 인공 식단을 중심정맥(central vein) 속으로 직접 주입시키는 것으로, 가장 일반적으로 쇄골하(subclavian)정맥이나 경정맥(internal jugular)을 이용한다. 이러한 접근은 기흉(pneumothorax)과 같은 의학적인 합병증의 위험을 가져오지만, 이러한 방법을 통해 4~6주간 인공 식단을 공급 받는 경우 충분한 영양 지원을 받을 수 있다는 이점이 있다. 말초장관외영양법(peripheral parenteral nutrition, PPN)은 말초 정맥(peripheral vein)을 통해 영양을 공급한다. 이 접근법은 의학적 합병증의 위험으로 인하여 7~10일의 짧은 기간 적용에 효과적이다. 정맥영양공급(intraveous feeding)은 아미노산과 같은 복잡한 물질들 보다는 단순한 수분과 약물 위주로 공급한다. 피하조직주사(hypodermal clysis)는 가슴, 배, 넓적다리의 피하조직을 통하여 수분을 공급하는 장관외영양법의 하나이다(표 15-2).

CLINICAL CORNER 15-3

다발성 양측 뇌손상으로 인해 구강 식이 능력이 저하된 90세 여자 환자가 있다. 이 환자에게 임상적인 평가를 적용하기 어려워 섭취 능력 저하의 원인을 알 수 없었다. 환자는 몸무게가 서서히 감소하고 있으며, 섭취 능력 향상을 위한 행동적인 노력에도 반응하지 않는 상태이다. 의료진은 영양 공급을 위해 위창냄술이 필요하다고 결정했다. 환자의 딸도 필요성에 대해서는 동의했지만 환자가 과거에 튜브영양법을 강하게 거부했기 때문에 결정을 주저하고 있다.

논리적 사고

1. 이 상황에서 환자가 원하지 않는다는 것을 알면서도 딸에게 튜브영양법의 필요성을 강요해야하는가?
2. 만일 당신이 딸의 입장이라면 어떤 선택을 할 것인가?

CLINICAL CORNER 15-4

연하장애 치료진은 89세의 뇌졸중 환자에게 위창냄술을 적용했을 경우 정신적인 문제를 유발할 수 있을 것이라는 점에 동의한다. 법정 대리인인 가족 구성원들은 위창냄술을 반대하고, 위험이 있더라도 환자가 직접 음식을 섭취하기를 요구한다. 환자의 간병인은 자신이 환자의 증상을 악화시킬 것을 우려하여 환자에게 음식 주는 것을 거부한다. 이에 환자의 가족들은 환자가 양질의 치료를 받지 못한다며 근무태만을 이유로 병원을 상대로 소송을 걸겠다고 압력을 행사한다.

논리적 사고

1. 이러한 문제를 해결하기위해 무엇을 해야 하며, 누가 그 일을 시작해야 하는가?
2. 의료진은 윤리적으로 타당하지 않다고 생각되는 치료를 계속 제공해야 하는가? 의료진이 고려해야할 지침은 무엇인가?

CLINICAL CORNER 15-5

흡인성 폐렴 증상을 보이는 요양시설에 거주하는 65세 환자가 있다. 이 환자는 실어증과 연하장애 증상을 보였으며 다발성 뇌손상의 과거력도 가지고 있다. 환자는 폐렴을 치료하고 나서, 구강 급식 능력을 회복하였다. 정기적인 흉부 방사선 사진을 통해 폐조직의 일부에 침윤의 흔적이 발견되었지만, 환자는 여전히 구강으로 음식물을 섭취하고 있다. 작업치료사의 관찰 결과에 의하면 환자는 모든 음식물에 대하여 초기 10분간 문제없이 음식물을 구강으로 섭취하였으나, 그 이후 폐색 증상이 시작되었다. 가족들은 보험에서 지불하지 않는다는 이유로 비디오투시검사를 거부했다. 환자의 흡인성 폐렴에 대한 과거력과 비디오투시검사의 미시행으로 인하여 작업치료사는 환자가 구강으로 음식물을 섭취하지 말아야 한다고 판단했다. 그러나 환자에게 심각한 연하장애 증상이 관찰되지 않고, 왕성한 식욕을 보이고 있기 때문에 주치의 작업치료사의 판단에 동의하지 않았다.

논리적 사고

1. 작업치료사와 주치의 간에 의견이 일치하지 않는 상황을 어떻게 다루어야 하는가? 누구의 입장이 더 타당한가? 각자의 입장에서 의견을 말해보자.
2. 이 환자의 의학적 상태를 고려했을 때 튜브영양법이 필요한 시점은 언제인가?

튜브영양법의 목적

튜브영양법을 선택하는 일반적인 목적에는 다음의 세 가지를 들 수 있다; ① 안전한 삼킴 반응이 유발되더라도 구강 섭취만으로 충분한 영양 공급이 어려운 경우, ② 초기 의학적 문제를 극복하기 위해 단기간의 충분한 영양 섭취가 요구되는 경우, ③ 구강으로 음식물을 섭취할 때 기관 흡인(tracheal aspiration)의 위험이 있는 경우이다.

튜브영양법의 사용은 논쟁의 여지가 있으며, 의료진 전체를 윤리적 딜레마에 빠지게 할 수도 있다. 아직까지 장기간 튜브영양법을 시행하는 것에 대한 분명한 기준 지침이 없고, 이러한 치료의 시행여부가 환자나 가족의 요구에 따라 결정되는 경우가 많다. 통증이 심하거나 의학적 상태가 불안정하여 삼키기를 할 수 없는 환자의 경우에는 경장영양법(enteral feeding)의 적용에 대한 이견 및 논쟁의 소지가 없다. 그러나 안전한 삼킴이 가능하지만 충분한 영양 섭취의 우려로 튜브영양법이 추천된 경우, 환자 스스로가 이러한 변형된 섭식을 거부할 경우에는 의료적 딜레마에 빠지게 된다. 이는 환자 스스로가 영양 결핍과 수분 공급 부족이라는 의학적인 문제들을 야기하지만, 사전지침에 의거하여 의료진은 환자를 강제할 수 없고, 단지 설득만이 가능하다. 기관 흡인의 가능성이 있는 환자에게 튜브영양법을 시행하는 것 또한 논쟁을 일으킬 수 있다. 연구결과 만성 질환으로 인한 말기 환자들에게 위창냄술이나 공장창냄술 같은 튜브영양법이 흡인성 폐렴을 줄이지 못한다는 연구결과들이 보고되었다. 나아가 이러한 방법들이 예상 생존기간을 더 연장시키지도 못하는 것으로 보고되었다. 단순히 생존 기간을 연장시키기 위한 기대를 가진 환자와, 섭식에 전혀 관심을 보이지 않는 말기 치매 환자 정도만이 이러한 방법을 통해서 생존 기간을 연장시킬 수 있다. 튜브영양법의 시행에 대한 여부는 신중히 결정하여야 하며, 환자나 그 대리인은 특정 결정을 내리기 전에 의학적인 위험과 이점을 충분히 고려하여 한다.

튜브영양법의 방법

튜브영양에 대한 대부분의 연구들이 튜브영양법을 고려해야 하는 환자들에게 초점이 맞춰져왔으나, 일부에서는 튜브영양법을 마치고 구강으로 섭식을 시작하는 단계에 대한 연구들도 진행되었다. 구강식이(oral feeding)로 되돌아가기 위해서는, 연하장애 환자들이 최소한의 안전 확보와 환자 스스로의 충분한 노력이 선행되어야 한다. 또한 영양 공급에 문제가 생기지 않도록 충분한 양의 음식이나 음료를 섭취할 수 있어야 한다. 인지 상태는 한 단계의 지시따르기가 가능하고, 구강섭취가

표 15-2
잠재적인 영양공급 방법들

영양공급 형태	공급 경로	공급 방법	적응증	공급액 성분	유발 가능한 합병증
단순 IV/CTPN	IV(작은 정맥을 통해; CTPN을 위해 심부 중심 정맥에 외과적으로 카테터 삽입을 통해)	펌프를 통한 지속적이거나 순환적 공급	수분 공급; 수분의 충족과 전해질 균형, 완전 장관외 영양이나 장기간의 CTPN이 필요한 경우	단순 IV 용액: % 포도당, 염분, 전해질 완전 용액: 아미노산, 포도당, 지방산, 비타민, 미네랄, 미량 원소, 지질	단순 IV: 감염, 부종, 출혈, 주사 부위 화상, 정맥의 약화 및 괴사 중심 카테터: 공기 색전, 기흉, 심근 천공, 정맥염, 혈전, 감염, 패혈증
비위영양관 Nasogastric tube	카테터/위로 직접 연결되는 튜브	펌프에 의한 간헐적이거나 지속적인 공급	구강 섭식의 단계로 가는 단기 적용(약 2주); 코를 통한 삽입, 쉽게 제거 가능	시판되는 환자영양식 공급	튜브의 기도 삽입; 코, 인두, 식도 점막의 염증; 불편감; 미용상의 저하; 삼킴 기능에 영향을 줄 수 있음; 역류나 흡인 유발 가능
G-tube/PEG	섭식 튜브를 직접적으로 위장에 삽입	중력이나 주사기의 압력; 공급펌프	구강 섭식의 단계 전까지 장기 적용 가능; 구강 섭식과 병행 가능	완전한 영양 성분으로 만들어진 시판 제품 사용; 장관식으로 별도로 만들어짐, 섬유질 공급이나 액체형 투약 가능	구역질, 구토, 설사, 변비, 역류, 튜브 막힘, 위창냄술 부위 피부 염증, 흡인
J-tube/PEG	섭식 튜브를 직접적으로 공장(소장의 일부)에 삽입	중력이나 주사기의 압력; 공급펌프	위장의 소화를 필요로 하지 않음; 역류나 흡인의 위험이 낮음	완전한 영양 성분으로 만들어진 시판 제품 사용; 장관식으로 별도로 만들어짐	위장이 비어있음으로 인한 조절력 상실, 설사, 탈수
피하조직 주입 Hypodermal Clysis	경피 주입; 주로 사용되는 부위로는 가슴, 복부, 허벅지, 상완 등이 있음	주사(24시간 동안 3L / 2 부위)	초기 탈수 예방을 위한 수분 공급	염분, 포도당, 칼륨 염화물 첨가 가능	경도의 피부하 염증

CTPN, Central total parenteral nutrition; IV, intravenous; PEG, percutaneous endoscopic gastrostomy.
Reprinted from Krival K, McGrail A, Kelchner L: Frequently asked questions about alternate nutrition and hydration(ANH) in dysphagia care, MD, 2006, American Speech-Language-Hearing Association.

종료될 때까지 충분히 긴 시간동안 분명한 의식을 유지할 수 있어야 한다. 구강으로 음식물을 섭취하는 동안 피로(fatigue)가 유발될 수 있기 때문에 안정적인 호흡 역시 필수 요소가 된다. 삼킴이 진행되는 동안 기도 보호에 기전을 방해하는 피로가 발생할 수 있으며, 이 경우 발생된 피로로 인해 흡인의 가능성이 높아진다(8장 참조). 마지막으로 자가 섭식 능력이나 섭식 보조를 위한 보호자가 반드시 필요하다.

Buchholz는 뇌손상 환자나 뇌졸중 환자가 튜브영양법에서 구강식이로 전환하기 위한 매우 중요한 알고리즘을 제안하였다. 그는 튜브영양법에서 구강 섭식으로의 전환을 위한 초기 단계를 준비기(preparatory phase)라고 명명했다. 이 시기는 구강 영양을 위한 생리학적인 준비에 집중하는데, 주로 의학적이고 영양학적인 안정을 도모하고, 튜브영양법을 간헐적으로 시도하면서 전반적인 삼킴 평가를 시행하는 시기이다. 두 번째 단계는 튜브영양법에 대한 의존을 단계적으로 구강 식이를 증가시키는 이유기(weaning phase, 젖떼기 단계)이다. 이 시기에는 비위영양관을 삽입하고 있더라도 구강 식이를 시도하는데 아무런 문제를 야기하지 않는다. 또한 환자가 구강 식이를 회피할 때에는 배고픔을 이용하여 구강 섭취를 유도할 수도 있다. 일단 환자가 3일간 지속해서 자신의 영양 요구량의 75% 이상을 구강 식이로 섭취할 수 있다면 모든 튜브영양법을 중단한다. 몸무게가 증가하고, 적절한 수분을 섭취할 수 있으며, 삼킴 반응이 정상적이고, 호흡기 계통의 합병증이 더 이상 발생하지 않는 것과 같은 임상적 수치들은 성공적인 이유기를 통해 얻어지는 결과들이다.

Naik 등은 암환자의 경피내시경위창냄술을 통한 튜브영양법을 중단하고 구강 식이의 시행 여부를 결정하는데 영향을 미치는 예견인자에 대한 연구를 실시하였다. 65세 이상, 목과 머리 부위의 암, 혈청 알부민(serum albumin) 수치 3.75g/dL 이상, 혈청 크레아티닌(serum creatinine) 수치 1.1mg/dL 이하라는 4가지의 임상적 변수가 제시되었으며, 다변량 분석을 통해 65세 이상의 나이, 목과 머리 부위의 암이 경피내시경위창냄술에서 구강 식이로 전환하는데 참조해야할 중요한 예견인자임이 밝혀졌다.

임상의 다양한 상황들은 환자들에게서 튜브의 위치를 변경하거나, 튜브를 제거하여 튜브영양법을 종결시키는데 여러가지 영향을 미친다. 또한 모든 튜브영양법을 시행하는 환자들이 튜브영양법의 종결을 원하는 것은 아니다. 또한 튜브영양법에서 구강 식이로 전환하는 것은 인지적, 신체적으로 큰 변화를 가져올 수도 있다. 튜브영양법을 시행하고 있는 환자들에게 가장 중요한 전형적인 목표는 튜브를 제거하는 것이다. 그러나 소량의 음식을 구강으로 섭취가 가능한 것으로 판단되는 환자라 할지라도, 반드시 환자가 튜브영양법을 종결하려고 하지는 않는다. 이는, 환자가 구강 섭취를 큰 부담으로 느끼고 오히려 튜브를 통해 영양을 공급받는 것에 익숙해지거나, 튜브영양법이 더 적은 노력을 필요로 한다고 생각하기 때문이다. 하지만 이러한 성향이 강한 환자라 할지라도 큰 틀에서의 치료 목표는, 튜브영양법에서 구강 식이로 전환시키는 것이다. 예를 들어, 구강 식이로 전환하는 도중에 실패를 경험했던 환자는 튜브를 빼는 것에 대하여 강한 회피 반응을 보일 수 있다. 이와 반대로 완전하게 구강 식이로 전환할 수 있도록 더 많은 안내와 체계적인 치료를 필요로 하는 환자들도 있다. 구강 식이로의 전환을 위한 환자 맞춤형 목표(12장 참조)에 대한 논의가 유용할 수 있다.

구강 식이의 초기단계에는 섭취가 간단하면서도 영양이 충분한 재료 위주로 식단을 선택해야 한다. 구강 식이를 확대하는 것에 초점을 맞추며 튜브영양법을 줄여나가는 과정을 거친다.

튜브영양법에서 구강 식이로 전환할 때, 제일 처음 섭취하는 음식의 유형은 삼킴 검사에 근거해야 하며, 여러 상황을 복합적으로 고려해야 한다. 가장 중요하게 고려되어야 할 것은 구강 내에서 환자가 스스로 조절 가능하고, 인두 쪽으로 음식덩이를 옮겨갈 수 있는 재질의 음식물 선택이다. 예를 들어, 구강 내의 근육이나 구조물이 위축되어 있는 뇌졸중 환자에게 액상의 음식을 적용하게 되면, 음식물이 앞쪽으로는 입술 밖으로 누출되고, 뒤쪽으로는 인두나 기도 쪽으로 누출되어, 음식덩이 조절의 실패 및 환자로 하여금 구강 식이를 기피하는 계기를 만들 수 있다. 반대로 머리와 목 부위의 항암 치료를 통해 구강건조증을 가지고 있는 암 환자라면 액상의 음식물을 더 선호할 것이다. 삼킴의 구강 단계를 지나면서, 임상가들은 삼키는 동안 기도를 보호하는 환자의 능력과, 삼킬 때 생길 수 있는 잔여물로 인해 야기되는 흡인의 발생 가능성을 고려해야 한다. 여러 가지 성상의 음식물을 적용시켜가며 임상적 평가를 시행해야 하며, 이에 대한 정보를 바탕으로 기도 보호 방법을 추천하고, 삼킴 후 잔류물이 가장 적은 음식물의 종류(13장, 14장 참조)를 추천하며, 초기 구강식이 단계에 적응시켜야 한다.

일단 영양학적인 목표와 적절한 행동학적 중재 수준이 확인되면, 환자의 구강 식이에 대한 준비는 완료된다. 예측한 결과와 실제로 환자가 튜브를 제거한 후에 구강을 통해 섭취할 수 있는 음식물의 양에는 차이가 있을 수 있음을 명심하고, 필요 영양분 충족을 위한 다양한 방법을 미리 강구해야 한다. 또한 환자가 구강으로 섭취하는 음식물의 양과 종류를 꼼꼼하게 기록하는 것 역시 매우 중요하다. 만일 환자가 펌프에 의해 침상에서 지속적인 튜브영양법을 시행해왔다면, 정상적인 배고픔 주기를 고려한 식이의 시기에 대한 계획도 세워야한다. 이상적으로는 구강 식이 이전에 환자가 이와 같은 간헐적인 섭식에 잘 이겨낼 수 있는 내성을 지니고 있어야 한다. 또한 구강 식이를 위해 환자가 식사 시간 동안 분명한 의식과 바른 자세를 유지할 수 있도록 하는 사전 준비도 중요하다. 불안정한 의식 상태를 보이는 환자는 의식이 가장 명료한 때를 관찰하여 구강 식이를 시도해야 한다. 하루에 한두번씩 짧은 시간에 구강 식이를 유도한다. 음식 종류의 형태나 횟수는 임상적 평가를 바탕으로 영양학자와 관련 의료진과의 충분한 협의를 통해 결정해야 한다. 삼킴 능력이 꾸준히 향상될수록 보다 다양한 재료와 보다 부피가 큰 음식덩이를 시도해 나간다. Box 15-1에는 튜브영양법에서 구강 식이로 전환하는데 필요한 몇 가지 고려해야할 전략들에 대하여 정리하였다.

Box 15-1 튜브영양법에서 구강 식이로 전환할 때의 고려사항

1. 안전하게 구강으로 음식덩이를 형성할 수 있는지 확인한다.
2. 간헐적인 튜브영양법을 제공한다.
3. 구강 식이를 적용해 보고, 이후에 튜브영양법을 제공한다.
4. 시험적인 구강 식이에 일상적으로 정상적인 음식을 제공한다.
5. 전환 초기에 환자에게 특화된 음식요법을 제공한다.
6. 구강으로 섭취한 모든 음식물의 형태나 양을 기록한다.
7. 음식물 섭취 시간에 대한 지침을 만들고 이를 준수한다.
8. 구강으로 음식물을 섭취할 때 발생되는 모든 문제점들을 기록한다.
9. 환자와 가족이 선호하는 음식들을 구강 식이 식도에 포함시킨다.
10. 삼킴과 관련한 안전, 영양, 수분, 폐의 기능상태 등을 세심하게 살핀다.

흡인성 폐렴

흡인성 폐렴(aspiration pneumonia)이란 삼키는 동안 발생한 흡인 및 흡인을 일으키는 삼킨 음식물의 이상 정체, 위식도 내용물의 기도 흡인에 의해 야기되는 폐의 감염을 말한다. 흡인성 폐렴의 신체적 증상은 심박동수의 급격한 증가를 동반한 호흡 감소, 급성 의식 혼란, 실금, 감염 등이 있다. 일부 환자에서는 열이 오르고 기침과 함께 가래가 많아지는 증상을 보인다. 기관에 장기 거주하는 노인 환자에서는 이러한 명백한 신체적인 증상들이 잘 관찰되지 않는 경우가 많다. 이런 경우, 흉부 방사선 사진을 통해 폐의 후방과 오른쪽 아래 부분에 산재

해있는 침윤물을 확인하여야 한다. 만일 감염의 원인이 구인두 삼킴장애(oropharyngeal dysphagia)와 관련된 것으로 생각된다면, 항생 물질이 감염을 치유할 때까지 음식물 섭취를 중단시켜야 한다. 위장관(gastrointestinal tract)이 감염이 원인으로 생각된다면, 약물과 자세조절로 감염을 감소시킬 수 있다.

흡인의 위험 요소

폐 속으로 음식물이 흡인된 환자들 모두에서 흡인성 폐렴이 나타나는 것은 아니다. 예를 들어, 환자들은 자신의 타액이 기도로 흡인되는 경우가 많지만, 이 경우 아무 문제도 발생하지 않는 경우가 많다. 이는 구강 위생이 충분하게 적용된 경우, 세균이 증식하여 폐조직을 감염시킬 위험이 크게 감소된다는 것을 설명해준다. 또한 이런 이유로, 구인두 연하장애 환자의 적극적인 구강위생 프로그램의 중요성이 대두된다. 삼킬 때 음식물이 기도로 들어가게 되면, 일차 방어기전으로 성대주름 위치에서 기침이 발생한다. 기침의 강도가 충분하면, 기침을 유발한 성대주름 아래쪽 기도로 넘어간 소량의 음식물들 대부분은 인두 쪽으로 빠져나가 다시식도 쪽으로 넘어가게 된다. 이런 보호기전에도 불구하고 일부의 음식물이 폐로 들어가더라도, 폐의 아래쪽 공간을 보호하기 위한 더욱 강한 이차 기침이 유발되어 폐는 정상적으로 보호된다. 음식덩이나 액체류가 외부로부터 폐 공간으로 들어오게 되더라도 특수한 세포들이 이를 집어삼키고, 흡수하고, 이동시키는 작용을 한다. 위에서 역류한 산성 물질들은 폐조직에 매우 치명적일 수 있는데, 폐 안의 또 다른 세포들은 화학 반응을 일으켜 이러한 산성 물질을 중화시키는 작용을 한다. 환자의 면역체계가 좋을 때에는 상부와 하부 기도의 방어체계도 매우 활발하게 작동한다. 그러나 급성 의료 상태, 만성 노인성 질환, 복합적 의료 상태, 비이동성을 지닌 환자들은 흡인성 폐렴의 위험성이 증가될 수 있다.

인간을 대상으로 폐렴을 일으키는 요인에 대한 양과 형태를 확인한 연구는 없었다. 다만, 임상적 경험을 통해 흡인이 발생한 환자가 반드시 폐렴으로 이어지지는 않는다는 것을 확인하였다. 폐렴으로 발전할 가능성이 있는지를 확인하기 위해서 의료진은 폐렴이 발생할 수 있는 환경에서도 환자가 구강 식이를 하도록 허용하기도 한다. Silver와 Van Nostrand는 비디오투시검사에서 흡인의 징후가 발견되어, 구강 식이를 중단한 15명의 뇌졸중 환자들을 대상으로 연구하였다. 그들은 부차적으로 섬광계수법(scintingraphy)이라고 알려진 핵의학 검사를 시행하였다. 섬광계수법을 시행하는 동안 환자는 방사성 핵종 표식이 되어있는 응괴를 삼킨다. 이때 3시간 동안 매 한 시간 간격으로 폐나 소화기 계통의 방사선 잔류 물질을 검사한다. 이를 통하여 일반 검사에서는 단기적으로 폐에 잔류물이 남아있지 않은 것으로 나타났던 환자들 중 일부에서 방사성 핵종이 발견되었다. 이는 폐의 방어기전이 활발하게 작용하여 폐렴의 발생 가능성을 줄여주고 있음을 나타낸 것이다. 비디오투시검사 상에서 흡인의 증거가 나타났음에도 불구하고 8명의 환자에게서 폐가 깨끗한 것으로 나타났다.

비록 강력한 근거를 제공해주는 수치는 아니지만, 과거력과 같은 다른 변수들이 흡인성 폐렴의 발생 여부를 좀 더 명확하게 알려주기 때문에, 이러한 보조 근거들이 흡인을 예측하는 임상 징후로 받아들여질 수 있다. 즉, 흡인성 폐렴은 임상적 평가를 통해 흡인이 일어난다고 밝혀진 모든 환자에게 발생하는 것은 아니다. 흥미롭게도 일반적인 흡인과 흡인성 폐렴을 유발시키는 흡인(9장 참조)을 구별해 줄 수 있는 임상적 평가(발음장애, 구음장애, 삼킴 후 젖은 목소리, 3-온스 물 검사의 부정적 결과)를 통해 어떠한 임상적인 연결인자도 발견되지 않았다.

흡인성 폐렴을 유발시키는 인자에 대한 연구는 이제껏 연령에 가장 많은 초점이 맞춰져 왔다. 이밖의 연구들의 결과로 흡인성 폐렴의 예견 인자로 울혈성 심장기능 상실과 만성폐쇄성 폐질환, 복합적인 약물 복용(특히 진정제의 복용), 식사시의 도움 필요, 구강 위생 저하, 흡인성 폐렴의 과거력, 음식을 먹을 때 목의 과신전, 장기적 침상 상태(bed-bound state), 튜브영양법의 적용 등이 제시되었다. 비록 실험을 통해 확인되지는 않았지만, 흡인 물질로부터 폐렴으로 발전되는데 따른 더 많은 수의 인자들과 더 큰 위험 요소들이 있을 수 있다. 흥미롭게도 일부 연구에서는 연하장애의 존재 여부가 흡인성 폐렴의 예측인자이긴 했지만 강력한 예견인자는 아닌 것으로 나타났다.

비의학적 위험과 이점

의료진과 환자 및 보호자는 환자에게 장관영양법(enteral feeding)이 최선의 선택인지 아닌지를 결정할 수 있게 해주는 비의학적 위험과 이점을 알고 있어야, 튜브영양법의 의학적 위험에 대해 판단할 수 있다.

비의학적 이점

연하장애를 가진 환자들은 구강으로 영양과 수분을 섭취하기 위해 많은 노력을 한다. 보호자 또한 환자의 영양 수준을 유지하기 위해 많은 노력을 한다. 가족 구성원 모두는 소중한 가족의 체중 소실을 지켜보며 슬픔에 잠기며, 체중소실은 체력 소실로 이어지고 이는 운동성을 약화시킨다. 나쁜 영양 수치는 의식 혼란을 촉진시킬 수도 있다. 환자와 가족들은 이처럼 삶의 질이 악화되어 가는 것을 지켜보게 된다. 이는 환자와 가족 모두 우울한 상황으로 빠져들게 한다. 이때에 장관영양법을 통하여 환자에게 충분한 영양을 공급하는 것은 구강 식이를 통한 영양 유지의 부담을 덜어주며, 환자와 보호자들의 삶의 질을 향상시키는 방안이 되기도 한다. 환자들의 경우 장관영양법을 통하여 영양과 수분의 수치가 정상으로 회복되면, 잃어버린 기능 또한 회복하게 될 가능성이 높다. 비록 환자와 보호자가 장관영양법에 대하여 익숙해져야 하겠지만, 이를 통하여 연하장애로부터 야기된 신체적, 정신적 스트레스를 경감시킬 수 있을 것이다.

비의학적 위험

더 이상 입으로 먹을 수 없는 환자들은 삶에서 먹는 기쁨을 잃게 된다는 점을 두려워한다. 이에 따라 사회적 저항이나 우울증이 생길 수 있다. 장관영양법이 필요한 치매 환자들은 튜브를 빼내려하는 등의 행동을 보일 수 있기 때문에, 진정제나 신체적인 제한을 줄 필요가 있다. 그러나 장관영양법을 시행하기위해 진정제나 신체적인 제한을 가하는 것은 삶의 질을 악화시킬 수 있으므로 신중히 결정되어야 한다.

윤리적 딜레마

튜브영양법을 시행할 때에 의료진, 환자, 보호자들은 무수히 많은 윤리적 딜레마에 빠지게 된다. 주로 환자나 보호자가 의료진의 계획을 이해하지 못하여 그것에 동의하지 않을 때에 윤리적인 딜레마가 발생하게 된다. 대부분의 딜레마는 그와 같은 결정을 하게 된 상황을 다시 한번 검토해보면서 해결될 수 있다. 그러한 검토는 의료진, 환자, 보호자와 같은 중요한 구성원들의 심도있는 토론을 필요로 한다. 만일 이러한 노력에도 불구하고 딜레마가 해결되지 않는다면 병원 차원의 윤리위원회에 보내진다. 일반적으로 이 위원회는 의사, 간호사, 임상심리사나 사회복지사 등으로 구성된다. 연하재활 전문가나 영양사의 전문지식이 필요한 경우 위원회에 참여할 수 있다. 연하장애에 대해 폭넓게 관여하는 의료진도 위원회에 참여한다.

의료 현장에서는 여러 가지 이유로 인하여 윤리적인 문제에 직면하게 된다. 첫째, 환자나 가족들은 의료적 결정에 대한 충분한 근거를 제공받지 못하므로 그 결정에 따르지 않으려고 한다. 둘째, 최선의 치료에 대한 결정이 불분명하다고 여긴다. 예를 들면, 환자는 의사와 상의하여 최선의 치료 방법을 결정할 수도 있지만, 친한 지인과 함께 구체적인 근거들을 통하여 최선의 치료 방법을 결정할 수도 있는 것이다. 셋째, 의료진과 환자는 합리적인 의사 결정을 방해하는 개인적인 성향을 가지고 있을 수도 있다. 넷째, 누가 환자의 편인지 그리고 누구의 의견이 환자의 의견과 가장 일치하는지가 불분명하다. 마지막으로 환자나 대리인이 바람직한 결론을 내릴 수 있을지도 불분명하다.

의료진이 튜브영양법을 추천하였으나 환자나 가족이 이를 거부하는 경우, 혹은 환자나 가족들은 튜브영양법을 원하지만 의료진이 필요하지 않다고 결정하는 경우에 병원 윤리위원회가 중재에 나선다. 이를 해결하기 위하여 위원회는 튜브영양법과 관련한 의료적이고 비의료적 위험에 대하여 전반적이고 공평한 검토를 수행한다. 대부분의 경우 위원회는 합법적이고 윤리적인 기준 내에서 환자의 인권과 바람을 가장 잘 반영할 수 있는 방향으로 결정한다.

Practice Note 15-1

3년간 다발경화증과 연하장애를 함께 겪고 있는 환자가 환자는 구강을 통해 음식물을 섭취하긴 했지만, 전체 식사시간이 오래 걸리고, 특정 영양분들이 강화된 특별식을 섭취해야 했다. 우리는 튜브영양법에 대한 환자의 견해를 들어보진 않았지만, 이 시점에서 튜브영양법을 고려해야 할 것으로 보였다. 그래서 환자에게 충분한 영양 섭취를 위하여 구강 식이를 포기하고 튜브영양법을 시행할 것을 제안하였다. 그러나 환자는 자신이 좋아하는 음식을 먹을 수 없다는 이유로 튜브영양법의 시행을 거절하였다. 의료진은 경피위창냄술에 대한 평가를 위해 소화기계 전문의에게 의뢰하였다. 이렇게 하면 구강 식이를 지속하면서 부족한 영양을 튜브를 통해 공급할 수 있을 것이다. 구강 식이의 중단에 따른 환자의 스트레스 정도를 평가하는 것은, 환자에게 최적의 기능 유지를 위해서 중요하다.

CLINICAL CORNER 15-6

여러분이 다음의 두 환자와 마주쳤다고 가정해보자. 첫 번째 환자는 평가와 과거 기록을 통한 질병의 상태가 의학적으로 말기에 놓여있으나, 가족들은 환자가 더 살 수 있기를 간절히 바라고 있다. 연하장애 평가에서 환자는 여러 번에 걸친 흡인성 폐렴의 병력이 있었으며, 삼킴 평가의 일부 검사는 실시가 불가능했으며, 기침은 잘하였고, 언어장애도 보이지 않았다. 하지만 음식물 섭취 후 질식 반응이 자주 발생했고, 인지 능력 저하로 인하여 튜브를 빼려는 시도를 하는 등의 임상 증상을 보였다. 두 번째 환자는 여러 가지 만성적인 의학적 상황에 있으며, 묽은 음식물 섭취 시 약간의 흡인이 발생하며, 진한 농도의 음식물 섭취 시 인두기에서 정체를 보였다. 환자가 작성한 사전지침은 없으며, 흡인성 폐렴의 과거력이 있고, 인지 능력은 좋으며, 구강 위생도 양호하다. 현재, 체중이 계속 감소하고 있으며 영양상태는 정상이하 수준이다.

논리적 사고

1. 첫 번째 환자의 구강 식이가 가능한가? 여러분이 그렇게 답한 근거는 무엇인가?
2. 두 번째 환자의 구강 식이가 가능한가? 여러분이 그렇게 답한 근거는 무엇인가?

CLINICAL CASE EXAMPLE 15-1

원인 미상의 진행성 기저핵 질환으로 요양원에서 10년간 거주하고 있는 55세의 남자 환자가 있다. 환자는 머리, 목, 사지의 모든 근육에 문제가 발생했다. 이 환자는 비교적 초기에 상담을 받았고, 이 때문에 사전지침을 만들 수 있었다. 여기에서 그는 병의 말기 상태에 다다를 경우 공격적인 치료방법을 원하지 않는다고 밝혔다. 즉, 이것은 튜브영양법을 시행하지 않겠다는 뜻을 밝힌 것이다. 이 병은 관절의 근육들에 위축이 발생하기 때문에 유창한 발음을 할 수 없게 만든다. 그는 대화 기술을 잃었기 때문에 전자대화판을 사용하여 대화한다. 그는 간병인이 음식을 먹여줄 때, 매 식사시간 마다 거칠게 숨이 막히더라도 튜브가 아닌 구강으로 음식을 섭취하길 원한다. 작업치료사가 상담을 진행하면서, 이 환자가 불과 18개월 전에 6차례나 흡인성 폐렴을 치료받았던 것을 확인하였다. 비디오투시검사를 통하여 묽은 액체에서부터 반고체의 음식물까지, 모든 형태와 모든 양에서 흡인이 나타났다. 그는 입에서 인두까지 음식덩이를 옮길 수 있는 능력은 가지고 있었다. 폐렴으로 발전할 수 있는 위험을 줄이기 위해 튜브영양법을 시행하는 것으로 생각을 바꾸도록 시도하였지만 그는 거부했다.

환자의 간병인은 자신이 음식물을 먹여주는 것이 그의 죽음을 앞당기게 하는 것 같아 더 이상 환자에게 음식물을 먹여주는 것을 원하지 않는다고 하였다. 하지만 현재 환자에게 음식을 먹여줄 가족이나 친구가 없는 상황이다. 그래서 이 딜레마를 해결하기 위해 윤리위원회에 회부시켰다.

윤리위원회는 환자의 의료기록을 살펴보았고, 환자가 자신의 상태를 정확히 알 수 있도록 환자를 이해시킬 계획을 세웠다. 위원회는 환자가 구강 식이를 계속했을 때와 튜브영양법을 시행했을 때에의 위험과 이점에 대하여 이해시킬 적임자를 의료진과 협의하여 물색하였다. 작업치료사의 보고를 통해 보상적 식단과 행동학적 삼킴의 치료 전략이 환자의 흡인 위험을 줄일 수 없다는 것이 분명해졌다. 또한 환자의 영양학적 위험을 떠나서 간호사들은 환자의 구강으로의 음식 섭취를 돕고 싶지 않다는 것이 분명했다. 최종적으로 선택적인 후두절제술을 통한 기도와 식도의 효과적인 분리를 유도하여 흡인의 위험을 줄이도록 하는 것이 제안되었다. 이는 성대주름을 희생해야 하는 것을 의미한다. 그의 말은 이미 회복이 어려운 불분명한 상태에 있기 때문에, 구강급식을 위한 이성적인 선택인 것처럼 보였다. 이 결과가 환자에게 최종적으로 설명되었다.

CLINICAL CORNER 15-7

반복적인 흡인성 폐렴으로 인해 위창냄술을 시행한 환자가 있다. 안타깝게도 이 환자는 인지 저하로 인해 튜브를 계속해서 잡아 뺀다. 의료진은 구강 식이를 시도하기 위해 흡인의 위험이 어느 정도인지 파악하려고 하였다. 이상적인 상황에서 비디오투시검사가 시행되었으며 환자에게서 흡인이 발생하지 않는다는 것을 확인하였다. 그러나 의료진은 환자가 구강 식이 이후 폐렴이 재발하게 되었을 때 가족들의 비난을 염려하고 있다.

논리적 사고

1. 당신은 의료진에게 어떤 조언을 해주겠는가?
2. 가족들은 무엇을 알고 싶어하겠는가? 최종 결정을 내리는데 영향을 주게 될 요소는 무엇인가?

윤리적 딜레마

연하재활 전문가가 가장 흔하게 직면하게 되는 윤리적 딜레마

CLINICAL CORNER 15-8

3년간 지속적으로 자살을 시도하고 먹는 것을 거부하여 16kg의 체중이 감소한 남자 환자가 있다. 이 환자는 튜브영양법을 시도할 때까지 지속적으로 건강이 악화될 가능성이 높다. 보행과 적절한 반응이 가능함에도 환자는 자신의 상황을 이해하지 못하고 있다. 의료진은 비위영양관이 환자의 건강을 회복시킬 것이라고 했지만, 가족들이 거부했다. 흥미롭게도 환자의 아내는 환자가 자살을 시도하려할 때, 자신이 충분히 환자를 막을 수 있다고 의료진에게 말했다. 환자 스스로는 자신이 자살하는 것은 자신에게 부여된 특권이라고 말했다.

논리적 사고

1. 이 딜레마를 해결하기 위해 수집해야할 정보에는 어떤 것들이 있는가?
2. 의료진은 누구의 의견을 따라야하는가? 각자의 입장에서 말해보자.

는, 흡인이 발생했다고 해서 환자 스스로 먼저 튜브영양법을 적용하고 싶어하는 경우이다. 또한 환자가 장관영양법 보다 구강 식이를 지속할수록 흡인성 폐렴의 위험이 훨씬 증가하게 되는데, 이때에도 딜레마가 발생한다. 만일 환자가 구강 식이를 지속하면서 발생할 수 있는 문제점들을 환자와 보호자에게 이해시킨다면, 이러한 이해를 바탕으로 환자 스스로 자신이 원하는 식이 방법을 선택하도록 하여 추가적인 윤리적 딜레마가 발생하는 문제를 해결할 수 있다. 또한 이를 통하여 환자가 계속 먹기를 원할 경우 그것을 허용할 수도 있다. 그러나 여기에서 또 다른 딜레마가 나타날 수 있다. 비록 환자가 그 책임을 확실히 지겠다고 하더라도 음식물 섭취의 결과로 흡인성 폐렴이 발생하여 환자가 사망한다면 의료진은 법적으로 책임을 져야할 수도 있다. 이러한 경우에 의료진의 구강 식이 추천 여부와 환자의 거부 여부 같은 내용이 적힌 문서가 의료기록지에 적혀있어야 한다. 이 때문에 일부 의료기관에서는 환자가 의료진의 조언을 거부하고 음식물을 섭취하였다는 점을 문서화하여 환자에게 직접 확인을 시키고 기록한다. 의료기록은 법적 문서이기 때문에 튜브영양법에 대한 위험과 이점에 대하여 가족과 대화한 모든 내용을 필수적으로 기록하여야 한다. 그리고 이러한 부분에 대하여 환자 교육을 실시한 것 등을 포괄적으로 기록하여야 한다. 특히 안전을 이유로 삼키는데 지속적인 도움이 필요한 환자에게 구강 식이를 허용했다면, 그것을 허용한 것은 윤리적으로 대단히 위험한 결정일 수 있다. 일부 의료진들은 그들의 판단이 잘못된 것인지 아니면 가족들의 잘못된 선택으로 인하여 환자가 사망하게 된 것인지 법적인 책임공방을 벌이게 될 수도 있다. 만일 환자와 보호자가 지속되는 위험에 대한 완전한 정보를 얻고, 이를 의료 기록에 적당하게 기록한다면 문제를 최소화할 수 있다.

CLINICAL CASE EXAMPLE 15-2

치매와 함께 연하장애를 가지고 있는 90세의 양측 뇌손상 환자가 있다. 퇴원 전에 호흡기계의 문제로 인하여 기관절개술을 받았다. 현재 상태가 비록 나쁘기는 하지만 구강 식이가 가능할 정도로 조금씩 회복되고 있는 중이다. 작업치료사는 임상적 평가를 통해 ① 인지 상태가 저하되어 있지만 간단한 명령을 따를 수 있는 정도의 의식 수준, ② 혀, 입술, 입 천장의 전반적인 위축, ③ 기관절개술로 인한 약하고 쉰 목소리 등을 확인하였다. 5mL와 10mL 각각의 묽은 용액과 점도 있는 용액을 삼켰을 때 모든 형태의 음식덩이에서 기침을 보였다. 푸딩은 구강에 고였지만 결국 삼켰고, 삼킨 후에 기침을 했다. 이러한 취약한 의학적 상태와 임상적 평가 결과에 근거하여 작업치료사는 비위영양관을 지속해서 사용할 것을 권고하였고, 가족에게는 위창냄술을 준비하도록 하였다. 환자의 딸은 즉각, 먹는 것이 환자의 유일한 기쁨이라며 반대하였다. 작업치료사는 딸에게 환자가 지속해서 구강으로 음식물을 섭취할 경우 흡인성 폐렴으로 인해 환자의 생명이 위태로울 수 있다는 검사 결과를 설명해 주었다. 몇 차례의 질문을 더 하던 딸은 비디오투시검사를 자신이 지켜보는 가운데 시행할 것을 요구하였다. 검사는 진행되었고 환자는 10mL의 점도 있는 액체를 삼켰다. 이 액체는 인두-식도 분절 위에 잔류물을 남겼고, 또한 후두개곡(vallecula)에도 고였다. 목뿔뼈(hyoid bone)의 움직임이 있었지만, 위축된 혀로 인해 잔류물들이 쌓인 것이다. 잔류물을 이어진 호흡을 따라 기도로 들어갔으며, 환자는 기침을 하였다. 또한 몇 번은 기침이 없는 상태에서 일부 물질들이 성대주름 아래로 내려갔다. 다양한 삼킴의 문제들이 관찰되었지만 인두벽은 비교적 깨끗했다. 마지막으로 푸딩과 같은 짙은 농도의 음식덩이를 삼키도록 하였을 때, 지연 현상이 없이 삼킴이 일어났으며, 미량의 인두 잔류물들이 유입되는 것 이외에는 큰 문제가 없었다. 환자의 나이, 기관절개술, 환자의 전반적인 건강상태, 문제없는 듯한 구강 섭취 형태 등을 종합적으로 감안한다고 하더라도, 작업치료사는 이 검사가 흡인의 위험을 여전히 보여주는 것이라고 평가하였다. 환자의 딸이 아무리 환자의 위창냄술을 반대하더라도 구강 식이 여부를 최종적으로 결정하는 것은 임상적 평가에 기초하여야 한다. 그럼에도 불구하고 환자는 점도를 높인 구강 식이를 지속했으며, 검사 3일 후 흡인성 폐렴의 증상이 나타났다. 흡인성 폐렴을 치료하는 동안 환자의 구강 식이는 중단되었다. 환자의 딸은 지속해서 구강 식이를 요구하였고, 결국 의료진은 또다시 구강 식이를 허용하였다. 환자는 이 후 5일간 정상적으로 구강 식이를 하였고, 기관절개관을 제거하였다. 그 후 환자는 특별한 제한없이 병원에서 일반식을 먹었다.

요점

1. 의료윤리란 환자, 보호자, 비의료전문가 및 의료전문가 모두가 최상의 건강관리를 계획하는데 반드시 고려해야하는 의료의 전문분야 중 하나이다. 이는 환자 스스로 자신의 건강 문제를 결정해야 한다고 결론짓고 있다.
2. 사전지침이란 환자에 의해 만들어진 어떤 의료 상황에서 치료 및 치료 거부에 대한 환자의 의견이 고려된 건강관리 프로그램의 진술서이다.
3. 비구강 식이의 큰 범주에는 경장영양법과 장관외영양법이 포함된다.
4. 주요 경장영양법으로는 비위영양관, 위창냄술, 공장창냄술 등이 있다.
5. 튜브영양법이 반드시 흡인성 폐렴의 위험을 감소시키거나 삶을 연장시키는 것은 아니다.
6. 흡인성 폐렴은 흡인이 있는 모든 환자에게서 발생하는 것은 아니다. 폐렴이 발생하는 환자에게는 흡인 유발 물질보다 좀 더 민감한 임상 요인들이 있을 수 있다.
7. 튜브영양법에 따른 윤리적 딜레마는 환자와 의료진 사이에서 발생할 수 있다. 대부분의 이러한 딜레마는 환자가 원하는 것과 의료적 처치의 과정을 세심하게 재검토해 보는 것을 통하여 해결할 수 있다.
8. 전문적인 윤리는 환자가 의료진의 의견을 거부할 때에 제기될 수 있다. 이때에는 의료진의 권한 내에서 다른 전문가에게 환자의 치료를 이양할 수 있다.

참고문헌

1. Groher ME: Ethical dilemmas in providing nutrition, *Dysphagia* 9:12, 1990.
2. Sharp HM, Bryant KN: Ethical issues in dysphagia: when patients refuse assessment or treatment, *Semin Speech Lang Pathol* 24:285, 2003.
3. Lazarus BA, Murphy JB, Culpepper L: Aspiration associated with long-term gastric versus jejunal feeding: a critical analysis of the literature, *Arch Phys Med Rehabil* 70:46, 1990.
4. Griggs B: Nursing management of swallowing disorders. In Groher ME, editor: *Dysphagia: diagnosis and management*, Boston, 1997, Butterworth-Heinemann.
5. Feinberg MJ, Knebl J, Tully J et al: Aspiration in the elderly, *Dysphagia* 5:61, 1990.
6. Finucane TE, Christmas C: Aspiration pneumonia, *N Engl J Med* 44:1869, 2001.
7. Finucane TE, Christmas C, Travis K: Tube feeding in patients with advanced dementia: a review of the evidence, *JAMA* 13:1365, 1990.
8. Buchholz AC: Weaning patients with dysphagia from tube feeding to oral nutrition: a proposed algorithm, *Can J Diet Pract Res* 59:208, 1998.
9. Naik AD, Abraham NS, Roche VM et al: Predicting which patients can resume oral nutrition after percutaneous endoscopic gastrostomy tube placement, *Aliment Pharmacol Ther* 21:1155, 2005.
10. Groher ME, McKaig TN: Dysphagia and dietary levels in skilled nursing facilities, *J Am Geriatr Soc* 43:528, 1995.
11. Fein AM: Pneumonia in the elderly: special diagnostic and therapeutic considerations, *Med Clin North Am* 78:1015, 1994.
12. Silver KH, Van Nostrand D: The use of scintigraphy in the management of patients with pulmonary aspiration, *Dysphagia* 9:107, 1994.

13. Peck A, Cohen CE, Mulvibill MN: Long-term enteral feeding of aged demented nursing home patients, *J Am Geriatr Soc* 38:1195, 1990.

14. Langmore SE, Terpenning MS, Schork A et al: Predictors of aspiration pneumonia: how important is dysphagia? *Dysphagia* 13:69, 1998.

15. Langmore SE, Skarupski KA, Park PS et al: Predictors of aspiration pneumonia in nursing home residents, *Dysphagia* 17:298, 2002.

16. Beauchamp TL, Childress JF: *Principles of biomedical ethics*, ed 5, New York, 2001, Oxford University Press.

찾아보기